生物药物分析

第二版

何 华 主编

焦庆才 戚雪勇 副主编

化学工业出版社

·北京·

本书围绕微生物药物、基因工程药物、动植物细胞组织提取的药物等生物药物的质量研究、监控等编写。以各种生物学检测方法的原理、基本知识和操作技术为主，同时介绍多种物理化学的分析方法。

本书系统总结了当前各种生物药物分析方法的原理、技术及应用进展，内容包括生物药物分析的信息获取，药物分析方法的选择、建立和认证，光谱技术，酶法分析，电泳法分析，免疫分析法，高效液相色谱法，生物质谱法，生物核磁共振法，氨基酸、多肽和蛋白质类药品检验，酶类药品检验，糖类、脂类和核酸类药品检验，基因工程药物质量控制，生物药物研发和药物分析，生物药物分析进展和动态。

本书内容全面、新颖，注重反映现代生物药物分析与检验的新技术和新进展，力求体现科学性、先进性和实用性，可供从事生物药物生产、研究和分析检验的技术人员参考，同时可作为制药工程、生物工程、药学等专业的本科学生的专业教材，也可作为研究生、高职学生的参考教材，可满足生物药物分析各教学环节及不同层次的需求。

图书在版编目（CIP）数据

生物药物分析/何华主编. —2 版. —北京：化学
工业出版社，2014.1（2022.7 重印）
ISBN 978-7-122-19003-1

Ⅰ.①生⋯　Ⅱ.①何⋯　Ⅲ.①生物制品-药物分析-
高等学校-教材　Ⅳ.①R917

中国版本图书馆 CIP 数据核字（2013）第 271596 号

责任编辑：傅聪智　周　寒　　　　　　　　　　装帧设计：王晓宇
责任校对：宋　玮

出版发行：化学工业出版社（北京市东城区青年湖南街 13 号　邮政编码 100011）
印　　装：北京虎彩文化传播有限公司
787mm×1092mm　1/16　印张 24　字数 723 千字　2022 年 7 月北京第 2 版第 6 次印刷

购书咨询：010-64518888　　售后服务：010-64518899
网　　址：http://www.cip.com.cn
凡购买本书，如有缺损质量问题，本社销售中心负责调换。

定　　价：69.00 元　　　　　　　　　　　　　　　　　版权所有　违者必究

编写人员名单

主　　编　　何　华

副主编　　焦庆才　戚雪勇

编写人员　　何　华　中国药科大学

　　　　　　焦庆才　南京大学

　　　　　　戚雪勇　江苏大学

　　　　　　张冬梅　南京大学

　　　　　　钱爱民　中国药科大学

　　　　　　纪　宇　江苏省食品药品检验所

　　　　　　王羚郦　广州中医药大学

　　　　　　刘　杨　江苏省疾病预防控制中心

　　　　　　李　洁　中国药科大学

　　　　　　徐礼生　南京大学

　　　　　　汤　瑶　中国食品药品检定研究院国家药物安全评价监测中心

前　言

　　《生物药物分析》一书自 2003 年在化学工业出版社出版以来，受到了读者的欢迎，取得了很好的影响，至今已经历时 10 年。在这 10 年间，生物药物的品种不断增多，有关的分析技术、分析仪器等也有了较大发展；有关的法律、法规相继出台或完善，有关的标准也有不同程度的更新；《中华人民共和国药典》（以下简称《中国药典》）2010 年版已实施。为了使本书能更好地为药物分析行业的从业者服务，我们对本书进行再版修订。

　　此次修订，保持了本书第一版内容全面、与药检工作实践结合紧密的特色，依据本学科现在的发展态势，对内容进行吐故纳新，增补近年来新发展的分析技术手段以及新生物药品的分析方法，将原书中目前已不常用或应用面不大的分析方法进行精简或删除。另外，根据《中国药典》2010 年版及最新的标准，对书中涉及的有关术语、推荐方法、检测限量等进行更新。

　　本书可供药物分析、药品及生物制品检定等领域的技术人员参考，也可作为高等院校"药物分析"课程的教材，所以在编写过程中注重突出以下几个特色：

　　(1) 努力使本书适应我国高等院校培养目标的要求；

　　(2) 注重图书内容的先进性和实用性；

　　(3) 便于学生自学，且有利于学有余力的学生在药物分析课程上的进一步提高；

　　(4) 内容体系和结构安排尽量符合教学规律，以利于教师组织教学。

　　再版时将第一版的第二章经缩减、修订后并入第一章，第三章修订后作为第二章；本版增加光谱技术为第三章。考虑到《中国药典》2010 年版附录已收载生物检定法有关内容，因此删除第一版的第九章，增加生物核磁共振法为本版第九章。其他章节也进行了修订，修订后全书仍为 15 章。本书由何华、焦庆才、戚雪勇、张冬梅、钱爱民、纪宇、王羚郦、刘杨、李洁、徐礼生、汤瑶等 11 位编者通力合作完成编写任务，在编写过程中得到化学工业出版社的大力支持，在此表示感谢。

　　由于时间和水平所限，书中疏漏在所难免，欢迎广大读者提出宝贵意见。

编者

2013 年 9 月

第一版前言

生物药物分析是药物分析学的一个分支。化学在过去较长的时间里，对小分子之间的反应研究得很多，这些反应都是一些相对比较快的反应和比较简单的体系。而生命科学的进展带给化学家的问题都是大分子与大分子或者大分子与小分子之间的反应。这些都是一些相对比较慢的过程和比较复杂的体系。作用的形式也不仅仅只是化学键的断裂、组合或重排，而是包含了很多的弱相互作用（氢键、偶极作用、范德华力等等）。大分子与大分子的相互作用以及大分子与小分子的相互作用又联系到复杂的结构层次上的变化，大分子可能通过有序的高级结构重组，其中的能量传递、信号分子的传递又会产生新的变化。化学家对小分子之间的相互作用已经有了一系列的监测、跟踪、定性、定量以及理论计算等方法，而对大分子与大分子、大分子与小分子相互作用的复杂体系的慢过程却缺乏相应的方法和工具。生物药物与化学药物相比，其质量控制的方法有很多不同，如生物药物多数为大分子药物，有的化学结构不明确，有的分子量不是定值，这给质量控制带来了一定的困难；在检查项目上生物药物与化学药物也有不同。例如，生化药物均需做热原检查、过敏试验、异常毒性等试验；对生物药物有效成分的检测，除应用一般化学方法外，更应根据制品的特异生理效应或专一生化反应拟定其生物活性检测方法。所以，生物药物的定量方法，除了重量法、滴定法、比色法及 HPLC 法等理论分析法外，还有电泳法、酶法、免疫法和生物检定法等生物测定法；大多数生物是生物活性分子，对人体往往是异源物质，其化学性质与生物学性质都很不稳定，对热、酸、碱、重金属等敏感，易引起变性和失活。从生物原料中分离生物药物，通常比较困难，易受到微生物污染变质。因此，在原料贮存、生产加工和成品保存及临床应用过程中，对制品的均一性、有效性、安全性和稳定性等应有严格要求，其制造工艺设计与质量标准的制定也应与一般化学药物有较多区别。目前，生物药物分析方面的参考书较少，为此，我们编写了《生物药物分析》。

全书共 15 章，阐述各种分析方法的基本原理、基础理论与基本技术，力求简明扼要。在阐明方法基本理论的基础上，着重编写了应用部分，包括示例和测定的药物等。因此本书具有相当强的实用性，既能够为读者日常工作提供方便，又能为读者从事科研提供思路与指导，鉴于近年来仪器分析的飞速发展，在我国及其他国家药典中，仪器分析的应用占有越来越大的比例，本书以较多的篇幅进行了阐述。

《生物药物分析》考虑到高校各层次的培养规格、特别是突出"制药类"的特点，而编写的内容体现了科学性、先进性和适用性，本书可以作为高等医药院校高年级选修课和研究生教材及其他有关专业的教学参考书，也可供制药公司、药品检验和临床药学部门或从事生物药物分析的科技人员参考。

本书在编写过程中，江苏省药品检验所徐连连主任药师和南京大学孙成教授于百忙之中承担了部分审阅，得益于书中所引用有关书籍和期刊的编著者，并得到了中国药科大学领导和专家们的关心支持，在此一并谨致谢意。

为了使本书适应我国医药工业发展的需要，我们参考了大量国内外有关书籍和文献，并结合我国国情而进行编撰工作，但限于水平和时间仓促，难免会有错误和不足之处，祈盼专家、同仁及广大读者批评指正，与我们共同来丰富生物药物分析学科的内容。

中国药科大学何华

2002 年 10 月于南京

目　录

第四章 酶法分析

第五章 电泳分析法

第六章 免疫分析法

第七章 高效液相色谱法

第八章 生物质谱法

第九章 生物核磁共振法

第十章 氨基酸、多肽和蛋白质类药品检验

第十一章 酶类药品检验

第十二章 糖类、脂类和核酸类药品检验

第十三章 基因工程药物质量控制

第十四章 生物药物研发与药物分析

第十五章 生化药物分析进展和动态

参考文献

附　　录

第一章

生物药物分析学概述

第一节
药物分析的性质和任务

一、药物分析的性质

药物是指用于预防、治疗、诊断人的疾病，有目的地调节人的生理功能并规定有适应证和用法、用量的物质。因此，药物必须要达到一定的质量标准。药物分析是药学中的一门分支学科，它是药学和分析科学的交叉学科，其内容包括药物的检验、药物稳定性、生物利用度、药物临床监测以及生物药物检定等诸多方面的有关定性定量分析工作。其目的是确保药物的质量，保证病人用药的安全有效。此外，像毒物分析、运动员的兴奋剂检测、成瘾药物检查等也属于药物分析的范畴。

二、药物分析的任务

为了对药品的生产、贮运、供应、调配以及临床使用过程的各个环节进行全面的控制和研究，药物分析必须运用各种有效的检测手段参与各个环节的工作，按照合理的需要或规定进行药品质量检测和研讨，探索保证药品质量的新技术、新方法。鉴于以上要求，药物分析的任务可以概括为以下几个方面。

（1）对药物生产过程的控制 对生产过程中所涉及的原料、反应中间体、反应副产物及成品进行检测，配合生产单位发现问题、改进生产、提高产量及质量。

（2）对药物贮运进行监测 药物在贮运过程中由于受各种环境因素（光、空气、水等）的影响，有时产生分解而变质。因而需定期进行检测，考察其质量的变化，进一步研究改进药物稳定性的科学管理条件和方法，以保证供应药物的质量。

（3）对临床用药进行监护 药物质量好坏最终取决于临床疗效和安全。临床用药效果的好坏，除了药物本身质量外，医生用药是否合理，用药时是否注意到病人的个体差异等因素，都直接影响到临床用药的效果。因此，应配合医疗，开展临床药物分析工作，以提高医疗质量，保证用药的有效、合理及安全。

（4）配合药物研究部门进行新药与新剂型的研制 在研制过程中，进行常规的检测，并对药物进入体内后，进行吸收、分布、排除及制剂生物利用度等测试，提供有效数据，以利于研究和发现新药。

（5）提高药物工作者的素质，提供一些确保用药有效、合理、安全的新技术、新方法等信息。

第二节
药物的质量控制

一、药物质量的评价

药物的质量要求，首先要考虑药物本身的有效性和安全性及其中的杂质和降解产物对人体的危害性和不良反应。药物的质量优劣，直接影响预防与治疗的效果及其毒副作用。因此必须保证药物有严格的质量标准和科学合理的分析方法，对药物质量进行全面控制。大部分药物都是机体的化学异物，故评价一个药物质量的优劣，不仅要控制它的性状、鉴别、纯度检查、含量等质量指标，而且要掌握其在体内吸收、分布、排泄、生物转化及其生物利用度，即药物的体内过程等有效性与安全性才能确定，还要进行科学管理。

二、药物的质量标准

为了保证药品的质量，国家设立了各级药品检验的法定机构（各级药品检验所），并要求药厂、医药公司及医院药房等单位也必须建立药品质量检验部门，以专门负责药品质量的全面管理。

为了使药品检验工作有法可依，药品标准根据其使用和生产的广泛和成熟程度，分别订有《中华人民共和国药典》（简称《中国药典》）、《中华人民共和国卫生部药品标准》（简称《部颁标准》或局标准）以及地方各省、市、自治区的《地方药品标准》。药品的质量标准是药品生产和管理的依据，并具有法定的约束力。凡被药品标准收载的药品，其质量不符合规定标准的均不得出厂、不得销售、不得使用。其他未收载于药品标准中的药品的生产、销售和使用，必须具有经过严格审定并经过卫生部门批准的质量标准，且其质量必须符合规定标准。

药品的质量检验一般遵照我国质量标准，但在特殊情况下如进口药品、仿制国外药品等，需要按照国外药典标准进行检验。目前世界上已有数十个国家编制了国家药典。另外尚有区域性药典及世界卫生组织（WHO）编制的《国际药典》。在药物分析工作中可供参考的国外药典主要有：美国药典（The United States Pharmacopeia，USP）、英国药典（British Pharmacopeia，BP）、英国副药典（The Pharmaceutical Codex，BPC）、欧洲药典（European Pharmacopeia，EP）、美国国家处方集（The National Formulary，NF）（1985 年为第 XVI 版和 USP XXI 合并为一册）、日本药局方（Japanese Pharmacopeia，JP）以及国际药典（The International Pharmacopeia，Ph Int）等。

三、药典与分析方法

为保证药品的质量，很多国家都有自己的国家药典，它是记载药品标准和规格的国家法典，通常都由专门的药典委员会组织编写，由政府颁布施行。药典中列出许多分析方法，分别用于不同药物的检验。从这些方法可以看出该国的药物分析水平，但是有一个规定，就是所提出的方法必须是很成熟的方法，同时也是容易推广和掌握的方法。因此尽管可能已经报道有很先进的或者用很新技术或仪器的方法，在没有经过更多的考验之前，还是不能收载在药典中。也就是说，药典中给出的方法并不是越新、越高级越好。此外，药典中所规定的指标都是该药物应达到的最低标准，各生产厂可制定出自己的高于这些指标的标准，以生产出更高质量的药物。此外，药厂完全可以使用自己认为合适的分析方法进行药品的质量控制，但是如果一旦产品质量出现问题，需要进行仲裁时，则要以药典收载的方法为准。

四、药物分析与生物药物分析的关系

生物药物分析是药物分析学的一个分支。化学在过去较长的时间里对小分子之间的反应研究得很多，这些反应都是一些相对比较快的反应和比较简单的体系。而生命科学的进展带给化学家的问题都是大分子与大分子或者大分子与小分子之间的反应。这些都是一些相对比较慢的过程和比较复杂的体系。作用的形式也不仅仅只是化学键的断裂、组合或重排，而是包含了很多的弱相互作用（氢键、偶极作用、范德华力等）。大分子与大分子的相互作用以及大分子与小分子的相互作用又联系到复杂的结构层次上的变化，不像小分子之间的反应分子在反应体系中做布朗运动无序碰撞而反应。大分子可能通过有序的高级结构重组，其中的能量传递、信号分子的传递又会产生新的变化。化学家对小分子之间的相互作用已经有了一系列的监测、跟踪、定性、定量以及理论计算等方法，而对大分子与大分子、大分子与小分子相互作用的复杂体系的慢过程却缺乏相应的方法和工具。生物药物与化学药物相比，其质量控制的方法有很多不同，如生物药物多数为大分子药物，有的化学结构不明确，有的分子量不是定值，这给质量控制带来了一定的困难；在检查项目上生物药物与化学药物也有不同。例如，生化药物均需做热源检查、过敏试验、异常毒性等试验；对生物药物有效成分的检测，除应用一般化学方法外，更应根据制品的特异生理效应或专一生化反应拟定其生物活性检测方法。所以，生物药物的定量方法，除了重量法、滴定法、比色法及 HPLC 法等理化分析法外，还有电泳法、酶法、免疫法和生物检定法等生物测定法；大多数生物是生物活性分子，对人体往往是异源物质，其化学性质与生物学性质都很不稳定，对热、酸、碱、重金属等敏感，易引起变性和失活。从生物原料中分离生物药物，通常比较困难，易受到微生物污染变质。因此，在原料贮存、生产加工和成品保存及临床应用过程中，对制品的均一性、有效性、安全性和稳定性等应有严格要求，其制造工艺设计与质量标准的制定也应与一般化学药物有较多区别。

第三节
生物药物概述

生物药物是利用生物体、生物组织或组成生物体的各种成分，综合应用多门学科的原理和方法，特别是采用现代生物技术，进行加工、制造而形成的一大类用于预防、治疗、诊断的药物。

一、生物药物的范围

生物药物（biopharmaceuticals）包括生化药物（biochemical drugs），生物技术药物（biotechnology drugs，或称生物工程药物，bioengineering drugs）、生物制品（biological products）。

生化药物是从生物体分离纯化所得，用于预防、治疗和诊断疾病的生化基本物质，以及用化学合成、微生物合成或现代生物技术制得的这类物质。生化药物有两个基本特点：其一，它来自生物体；其二，它是生物体的基本生化成分。生物技术是利用生物体或其组成部分发展产品的技术体系。

现代生物技术是一种手段，可用以研究和开发药物。由于用现代生物技术研制的药物日渐增多，这类药物可称为生物技术药物，作为现代生物技术主体的基因工程，用以生产的药物可称为基因工程药物（genetic engineering drugs）。

生物制品是应用普通的或以基因工程、细胞工程、蛋白质工程、发酵工程等生物技术获得的微生物、细胞及各种动物和人源的组织和液体等生物材料制备，用于人类疾病预防、治疗和诊断的药品。主要包括疫苗、菌苗、类毒素和抗毒素等，近年来其范围有所扩大，与基因工程药物密切相关。

新生物制品是指我国未批准上市的生物制品；已批准上市的生物制品，当改换制备的疫苗和生物技术产品的菌毒种、细胞株及其他重大生产工艺改革对制品的安全性、有效性可能有显著影响时也属新生物制品范围。

新生物制品的特点如下。

① 新生物制品的生产方式，是应用基因修饰活的生物体产生的蛋白或多肽类产物，或是依据靶基因化学合成互补的寡核苷酸，所获产品往往分子量较大，并具有复杂的分子结构。

② 新生物制品存在着种属特异性。许多生物制品的药理学活性与动物种属及组织特异性有关，来自人源基因编码的蛋白质或多肽类药物，其中有的与动物的相应蛋白质或多肽的同源性有很大的差别，因此对一些动物无药理学活性或不敏感。

③ 新生物制品由于是人类天然存在的蛋白质或多肽，量微而活性强，用量极少就会产生显著的效应，相对来说副作用较小，毒性较低，安全性较高。

④ 新生物制品活性蛋白质或多肽药物较不稳定，易变性，易失活，也易为微生物污染、酶解破坏。

⑤ 新生物制品的基因稳定性。生产菌种及细胞系的稳定性和生产条件的稳定性非常重要，它们的变异将导致生物活性的变化或产生意外的或不希望的一些生物学活性。

⑥ 新生物制品的免疫原性。许多来源于人的生物制品，在动物中有免疫原性，所以在动物中重复给予这类药品将产生抗体，有些产品在人体中对人源性蛋白也能产生血清抗体，主要可能是重组药物蛋白质在结构及构型上与人体天然蛋白质有所不同所致。

⑦ 新生物制品很多在体内的半衰期短，迅速降解，并在体内降解的部位广泛。

⑧ 新生物制品的受体效应。许多生物技术药物是通过与特异性受体结合，信号传导机制而发挥药理作用，且受体分布具有动物种属特异性和组织特异性，因此药物在体内分布有组织特异性和药效反应快的特点。

⑨ 新生物制品的多效性和网络性效应。许多生物制品可以作用于多种组织或细胞，且在人体内相互诱生。相互调节，彼此协同或拮抗，形成网络性效应，因而可具有多种功能，发挥多种药理作用。

⑩ 新生物制品的生产系统复杂性，致使它们的同源性，批次间一致性及安全性的变化要大于化学产品，所以对生产过程的检测，GMP步骤的要求和质控的要求就更为重要和严格。

实际上由于各学科的发展、交叉和渗透，并受习惯的影响，生化药物、生物技术药物和生物制品有时无明确界限，它们的关系愈来愈密切，其内涵也愈来愈接近，有时不易划分清楚。只是生物制品更多地涉及免疫学、预防医学和微生物学。随着现代生物制药技术的发展和应用，上述三者正在彼此交叉，互相融合，因而可统称为生物药物。

二、生物药物的研制发展过程

生物药物按照其发展过程大致划分为以下三代。

第一代生物药物是利用生物材料加工制成的含有某些天然活性物质与混合成分的粗提物制剂，如脑垂体后叶制剂、肾上腺提取物、眼制剂、混合血清等。

第二代生物药物是根据生物化学和免疫学原理，应用近代生化分离纯化技术从生物体制取的具有针对性治疗作用的特异生化成分，如猪胰岛素、前列腺素 E、尿激酶、肝素钠、人丙种球蛋白、转铁蛋白、狂犬病免疫球蛋白等。

第三代生物药物是应用生物工程技术生产的天然生理活性物质，以及通过蛋白质工程原理设计制造的具有比天然物质更高活性的类似物，或与天然物质结构不同的全新的药理活性成分，如基因工程白细胞介素（IL）、红细胞生成素（EPO）等。

三、生物药物的分类

由于生物药物结构多样，功能广泛，因此任何一种分类方法都会有一些不完美之处。通常生物药物可以按照其化学本质和化学特性来分类，也可以按照临床用途进行分类。

（一）按生物药物的化学本质和化学特性来分类

1. 氨基酸及其衍生物类药物类

这类药物包括天然的氨基酸和氨基酸混合物，以及氨基酸衍生物。主要品种有谷氨酸、蛋氨酸、赖氨酸、天冬氨酸、精氨酸、半胱氨酸、苯丙氨酸、苏氨酸和色氨酸。谷氨酸产量最大，占氨基酸总产量的 80%。氨基酸的使用可用单一氨基酸，如用蛋氨酸防治肝炎、肝坏死和脂肪肝；谷氨酸用于防治肝昏迷、神经衰弱和癫痫等，也可用复方氨基酸作血浆代用品和向病人提供营养等。发酵制造氨基酸优于蛋白水解与化学合成，可直接获得具有生理活性的 L-氨基酸，目前可用发酵法生产的氨基酸包括谷氨酸、缬氨酸、丙氨酸、赖氨酸、高丝氨酸、苏氨酸、亮氨酸、脯氨酸、鸟氨酸、瓜氨酸、异亮氨酸、精氨酸、组氨酸、苯丙氨酸、酪氨酸、色氨酸、丝氨酸、天冬氨酸、5-羟色氨酸、半胱氨酸等 20 余种。

2. 有机酸、醇酮类

用发酵法生产的有机酸包括葡萄糖酸、乙酸、2-酮葡萄糖酸、5-酮葡萄糖酸、D-异抗坏血酸、水杨酸、丙酮酸、丙酸、α-酮戊二酸、乳酸、柠檬酸、丁二酸、富马酸以及苹果酸等。用发酵法生产的醇酮类有乙醇、丙醇和甘油等。

3. 维生素

维生素 B_2、维生素 B_{12}、β-胡萝卜素和维生素 D 的前体麦角醇均可由发酵获得。维生素 C 可用一步发酵加四步化学法或两步发酵加一步化学法制造。

4. 酶及辅酶类

(1) 酶类药物　酶类药物有以下几类。①助消化酶类：有胃蛋白酶、胰酶、凝乳酶、纤维素酶和麦芽淀粉酶等。②消炎酶类：有溶菌酶、胰蛋白酶、糜蛋白酶、胰 DNA 酶、菠萝蛋白酶、无花果蛋白酶等。可用于消炎、消肿、清疮、排脓和促进伤口愈合。胶原蛋白酶还用于治疗褥疮和溃疡，木瓜凝乳蛋白酶用于治疗椎间盘突出症。胰蛋白酶还用于治疗毒蛇咬伤。③心血管疾病治疗酶：弹性蛋白酶能降低血脂，用于防治动脉粥样硬化。激肽释放酶有扩张血管、降低血压的作用。某些酶制剂对溶解血栓有独特效果，如尿激酶、链激酶、纤溶酶及蛇毒溶栓酶，凝血酶可用于止血。④抗肿瘤酶类：L-天(门)冬氨酸酶用于治疗淋巴肉瘤和白血病，谷氨酰胺酶、蛋氨酸酶、组氨酸酶、酪氨酸氧化酶也有不同程度的抗癌作用。⑤其他酶类：超氧化物歧化酶（SOD）用于治疗类风湿性关节炎和放射病。PEG-腺苷脱氨酶用于治疗严重的联合免疫缺陷症，DNA 酶和 RNA 酶可降低痰液黏度，用于治疗慢性气管炎。青霉素酶可治疗青霉素过敏，现在正开发 RNA 酶用于抗 RNA 病毒。

(2) 辅酶类药物　辅酶在酶促反应中起着传递氢、电子或基团的作用，对酶的催化反应起着关键作用。现在辅酶Ⅰ（NAD）、辅酶Ⅱ（NADP）、黄素单核苷酸（FMN）、黄素腺嘌呤二核苷酸（FAD）、辅酶 Q_{10}、辅酶 A 等已广泛用于肝病和冠心病的治疗。辅酶种类繁多，结构各异，一部分辅酶也属于核酸类药物。

5. 脂类

脂类药物在化学结构上差异较大，包括许多非水溶性的但能溶于有机溶剂的小分子生理活性物质，有以下几类。

(1) 磷脂　脑磷脂、卵磷脂可用于治疗肝病、冠心病和神经衰弱症。

(2) 降血脂　多价不饱和脂肪酸（PUFA）和前列腺素、亚油酸、亚麻酸、花生四烯酸和 DHA、EPA 等有降血脂，降血压，抗脂肪肝的作用，可用于冠心病的治疗。前列腺素是一大类含五元环的不饱和脂肪酸，重要的天然前列腺素有 PGE_1、PGE_2、PGF_{2a} 和 PGI_2。PGE_1、PGE_2 和 PGF_{2a} 已成功地用于催产和中期引产。PGI_2 有望用于抗血栓和防止动脉粥样硬化。

(3) 胆酸　去氧胆酸可治疗胆囊炎，猪去氧胆酸可治疗高血脂，鹅去氧胆酸可作胆石溶解药。

(4) 固醇　主要有胆固醇，麦角固醇和 β-谷固醇，胆固醇是人工牛黄的主要原料，β-谷固醇有降低血胆固醇的作用。

(5) 卟啉　主要有血红素、胆红素。原卟啉用于治疗肝炎，还用作肿瘤的诊断和治疗。

6. 多肽和蛋白质类

多肽和蛋白质的化学本质是相同的，性质也相似。这类药物颇受人们关注，是人体内的生理活性因子，如激素和免疫球蛋白等。

7. 核酸类及其降解物和衍生物

(1) 核酸　从猪、牛肝中提取的 RNA 制品用于慢性肝炎、肝硬化和肝癌的辅助治疗。免疫

RNA是一种高度特异的免疫触发剂。其制造是将人肿瘤细胞免疫于动物，再从动物的淋巴细胞中提取免疫RNA，用于肿瘤的免疫治疗。从小牛胸腺或鱼精中提取的DNA可用于治疗精神迟缓、虚弱和抗辐射。

(2) 多聚核苷酸　多聚胞苷酸、多聚次黄苷酸、双链聚肌胞、聚肌苷酸及巯基聚胞苷酸是干扰素的诱导剂，用于抗病毒、抗肿瘤。

(3) 核苷、核苷酸及其衍生物　较为重要的有混合核苷酸、混合DNA注射液。ATP、cAMP、CDP-胆碱、GMP、IMP、AMP和肌苷等。也可将它们进行化学修饰后用于治疗肿瘤和病毒感染。治疗肿瘤的有6-巯基嘌呤、2-脱氧核苷和阿糖胞苷等。抗病毒的有阿糖胞苷、环胞苷、6-氟环胞苷、5-碘苷和无环鸟苷等。

8. 糖类

糖类药物来源广泛，以黏多糖为主。多糖类药物的特点是具有多糖结构，由糖苷键将单糖连接而成。但由于单糖结构糖苷键的位置不同，因而多糖种类繁多，药理功能各异，有抗凝、降血脂、抗病毒、抗肿瘤、增强免疫功能和抗衰老等多方面的生理活性。这类药物有肝素、硫酸软骨素A、透明质酸、壳聚糖，取自海洋生物的刺参多糖（抗肿瘤、抗病毒等）。各种真菌多糖具有抗肿瘤、增强免疫功能和抗辐射作用，有的还有升白和抗炎作用。这类药物有的是从植物中提取的多糖，如银耳多糖、灵芝多糖、茯苓多糖、香菇多糖、人参多糖、芸芝多糖和黄芪多糖；有的是从动物中提取的多糖，如硫酸软骨素、人胎盘脂多糖等。

9. 生物技术药物类

细胞生长因子是人类或动物各类细胞分泌的具有多种生物活性的因子。细胞生长因子类药物是近年来发展最迅速的生物药物之一，也是生物技术在该领域中应用最多的产品。它们的功能是在体内对人类或动物细胞的生长与分化起重要调节作用。近10年来人们广泛研究的细胞生长因子有干扰素、白细胞介素、肿瘤坏死因子、集落刺激因子等四大系列十几种细胞生长因子。这些基因工程药物的问世，将在治疗当今疑难症如心血管疾病，癌症与病毒感染等疾病中发挥巨大作用。

10. 生物制品类

从微生物、原虫、动物或人体材料直接制备或用现代生物技术方法制成作为预防、治疗、诊断特定传染病或其他疾病的制剂，统称为生物制品。如疫苗、免疫血清、血液制剂、免疫调节剂（胸腺肽、免疫核糖核酸）、诊断试剂等。

（二）按生物药物的用途分类

生物药物广泛用作医疗用品，特别是在传染病的预防和某些疑难病的诊断和治疗上起着其他药物所不能替代的独特作用。随着预防医学和保健医学的发展，生物药物正日益渗入到人民生活的各个领域，大大扩展了其应用范围。

(1) 治疗药物　对许多常见病和多发病，生物药物都有较好的疗效。对目前危害人类健康最严重的一些疾病如恶性肿瘤、艾滋病、乙型肝炎、糖尿病、心血管疾病、遗传病、内分泌障碍、免疫性疾病等，生物药物发挥了很大的作用。

(2) 预防药物　许多疾病，尤其是传染病的预防比治疗更为重要。通过预防，许多传染病得以控制，直到根绝。常见预防用生物药物有菌苗和疫苗等。

(3) 诊断药物　生物药物用作诊断试剂是其最突出又独特的另一临床用途，具有速度快、灵敏度高、特异性强等特点，诊断药使用途径包括体内（注射）和体外（试管）。绝大部分临床诊断试剂都来自生物药物，主要有：①免疫诊断试剂；②酶诊断试剂；③器官功能诊断药物；④放射性核素诊断药物；⑤单克隆抗体（McAb）诊断试剂；⑥基因诊断药物。

(4) 用作其他生物医药用品　生物药物应用的另一个重要发展趋势就是渗入到生化试剂、生物医学材料、保健品、营养品、食品、日用化工和化妆品等各个领域。

四、生物药物的性质

生物药物常常是一些生物大分子。它们不仅组成、结构复杂，而且具有严格的空间构象，以维持其特定的生理功能。生物药物的使用越来越多，范围越来越宽。在化学构成上，生物药物十分接近于人体内的正常生理物质，进入人体后也更易为机体所吸收利用和参与人体的正常代谢与调节。经人们长期使用后发现，生物药物使用安全，毒性小。随着现代医疗理论的进步，开发出的人体内生理活性因子，由于源自人体自身，故使用时毒性低、副作用小，疗效可靠及营养价值高。在药理学上，生物药物具有更高的生化机制合理性和特异治疗有效性。现在正开发的治疗用基因、核糖核酸酶、单克隆抗体及与之伴随产生的"生物导弹"也正利用这一特异性的优势。

生物药物的有效成分在生物材料中浓度很低，杂质的含量相对较高，如胰腺中脱氧核糖核酸酶的含量为 0.004%，胰岛素的含量为 0.002%。生长激素抑制素在十万只羊的下丘脑中才含有 1mg。生物药物的相对分子质量较大，如酶类药物的相对分子质量介于一万到五十万之间，抗体蛋白的相对分子质量为五万到九十五万。多糖类药物的相对分子质量小的上千，大的可上百万。这类生物药物功能的发挥需要保持其特定的生理活性结构，故它们对酸碱、重金属、热等理化因素的变化较敏感，各种理化因素的变化易对生物活性产生影响。生物制药所用的材料大多含有丰富的营养成分，利于微生物生长，故易被微生物分解。另外，生产中搅拌力、金属器械及空气等也可能对活性有影响。因此，生产中必须全面严格控制，包括从原料选择和预处理、生产工艺、制剂成型、保藏、运输及使用各个环节。

化学药物和生物药物特性比较如下：

特性	化学药物	大分子生物药物
相对分子质量	大多<1000	小分子:100~1000 大分子:>100000
分子结构	一般较简单 容易用特定的结构式表示	大多较复杂 部分药物难以用结构式准确表示
纯度	同源	异源
溶解度	通常疏水	通常亲水
稳定性	相对较好	对光、热、pH 敏感,大多易失活或降解
生物基质中存在形式	外源性	内源性
合成代谢	有机合成	生物途径
生物转化	有规定	未有明确规定,取决于环境及体内条件而发生
血清结合	白蛋白	特异载体蛋白
特异性	特异性不高,副作用较强	特异性高,副作用一般较小
免疫原性	一般不显著	较显著

五、生物药物检测的特点

（1）相对分子质量的测定　生物药物除氨基酸、核苷酸、辅酶及甾体激素等属化学结构明确的小分子化合物外，大部分为大分子的物质（如蛋白质、多肽、核酸、多糖类等），其相对分子质量一般为几千至几十万。对大分子的生物药物而言，即使组分相同，往往由于相对分子质量不同而产生不同的生理活性。所以，生物药物常需进行相对分子质量的测定。

（2）生物活性检查　在制备多肽或蛋白质类药物时，有时因工艺条件的变化，导致活性多肽或蛋白质失活。因此，对这类生物药物除了用通常采用的理化法检验外，尚需用生物检定法进行检定，以证实其生物活性。

（3）安全性检查　由于生物药物的性质特殊、生产工艺复杂，易引入特殊杂质，故生物药物常需做安全性检查，如热源检查、过敏试验、异常毒性试验等。

（4）效价测定　生化药物多数可通过含量测定，以表明其主药的含量。但对某些药物需进行效价测定或酶活力测定，以表明其有效成分含量的高低。

（5）生化法确证结构　在大分子生物药物中，由于有效结构或相对分子质量不确定，其结构的确证很难沿用元素分析、红外、紫外、核磁、质谱等方法加以证实，往往还要用生化法如氨基酸序列分析等方法加以证实。

第四节
生物药物的科学管理

一、药品质量和药品质量标准

（一）药品质量标准制订原则

为了控制药品质量。保证用药安全、有效，在药品生产、储存、供应及使用过程中应有一个统一的质量标准，以便定期进行严格的检查，药品标准应能完全地反映药品生产、储藏、供应和使用等各个环节中有关质量变化的情况包括药品研究的问题和结果，不同来源的同一药品应能体现各自的工艺特点而做出相应规定。

（二）药典的内容

1. 国家药典

药典的内容一般分为凡例、正文、附录三大部分。凡例部分是为正确理解和使用药典的阐述部分，它叙述了药典中的有关术语如溶解度、温度、度量衡单位等及其正文与附录的说明；正文部分的主要内容为其所收载药品或其制剂的质量标准，包括药品的性状、鉴别、检查、含量测定、作用与用途、用法与用量以及贮藏方法等；附录部分收载了制剂通则、一般杂质检查方法、一般鉴别试验、有关物理常数测定法、试剂配制法、分光光度法、化学分析法、色谱法、氧瓶燃烧法、乙醇测定法、电位滴定法、永停滴定法、氮测定法、放射性药品检定法、试剂、指示剂、缓冲液和滴定液等配制法、生物测定法和生物测定统计法等。另组织编著了有关临床用药问题的《中国药典临床用药须知》一书，指导临床用药。红外吸收光谱亦有专集《药品红外光谱集》。

药典中对每一个药品及其制剂都单独列为一个项目，每项之下包括性状，该药品的各种物理化学性质、鉴别、检查即杂质的检查和含量测定（主要确定药品中有效成分的含量范围）等质量控制内容。

2. 部（局）颁药品标准和副药典

部（局）颁药品标准的性质与药典相同，亦具有法律的约束力。它收载了中国药典未收载的、但还常用的药品及制剂。新药经批准生产后，其药品标准为试行标准，试行期为两年，试行期后，即直接转为部（局）颁标准。其他国家如英国、美国则编副药典以补国家药典的不足。

3. 地方药品标准

药典与部颁药品标准所收载的品种，往往不能完全满足各地区对药品生产、供销、使用和管理的需要，因此，对药典以外的某地区常用的药品、制剂的规格和标准，可制订地区性的标准。

二、生物制品的标准化

对于生物制品标准化受到人们的高度重视，因为标准化是组织生物制品生产和提高制品质量的重要手段，是科学管理和技术监督的重要组成部分。它主要包括两个方面的工作：一是生物制品规程的制定和修订；二是国家标准品的审定。

（一）生物制品规程

1952 年我国颁布了《生物制品及检定规程草案》初步形成我国统一的生产方式和质量标准，1959 年出版了我国第一部《生物制品制造检定规程》，其后于 1979 年、1990 年、1995 年已出版了 5 版《中国生物制品规程》，并自 1990 年起分为一、二部，一部收载预防、治疗和体内诊断制品，二部收载体外诊断制品（已出版 1993 年、1998 年二版）。每版规程的出版都是在大量调查研究及试验论证的基础上经各生物制品检定、科研、生产和使用单位有关专家及专业技术人员认真修订、增补和审定、经卫生部批准颁布实施的,是广大生物制品科技工作者当前生产实践的总结和科研成果结晶。生物制品规程《中国生物制品规程》是我国生物制品的国家标准和技术法规。生物制品规程包括生产规程和检定规程两方面的内容。许多制品已达到和超过世界卫生组织生物制品规程标准,具有一定的国际先进水平。生物制品规程不但规定了生产和检定的技术指标,还对原材料、工艺流程、检定方法等作了详细规定,对制品质量起保证作用,是生物制品生产和质量的最低要求,是国家对生物制品实行监督的准绳。因此它是我国生物制品生产的国家法典。

《中国生物制品规程》2000年版经第三届中国生物制品标准化委员会审议通过,并经国家药品监督管理局批准颁布。该版规程为原《中国生物制品规程》一、二部的合订本,并经修订、删减、增补,为建国以来的第六版规程。规程分为正式规程和暂行规程两部分。正式规程收载通则14个,其中新增通则4个。正式规程收载制品共计137个,包括预防类品种36个,治疗类品种39个,诊断类品种62个,其中新增制品37个。暂行规程收载了因有效性的质量控制标准及其检定方法尚需完善或验证的预防、治疗类品种10个,因技术水平不高或不成熟的诊断试剂29个。这些制品需在国家规定期限内完善质量控制标准,经审核符合要求者增补入正式规程,否则将予以删除。

2000年版《中国生物制品规程》的主要特点如下。

① 强调了生产用菌、毒种系统(原始种子批、主种子批及工作种子批)的三级管理,提出了包括建库、传代、检定及储存的要求,规定了对主种子批及工作种子的检定项目及要求,增补了病毒外源因子检查规程、SV40核酸序列检测附录及逆转录酶活性测定等要求。

② 强调了生物制品生产用起始材料的质量控制要求。提出生产及检定用动物(除灵长类动物和某些大动物外)应符合清洁级或SPF级要求;增补了SPF鸡胚检测附录;规定了用自动血浆分离机取代人工采浆,以减少献血人员间的交叉感染及提高原料浆的质量;在新增的"生物制品生产用动物细胞制备及检定规程"中,规定了对原代细胞、二倍体细胞及传代细胞的制备及检定要求。

③ 加强了对成品及半成品的质量控制。成品检定增加了鉴别试验的要求;病毒类疫苗(除重组疫苗外)成品检定增加了热稳定性试验;细胞因子成品检定增加了小鼠异常毒性试验;血液制品成品中增加HIV-1/HIV-2抗体、HCV抗体检测;规定了以人源及可能引起人畜共患疾病的动物源起始材料的产品成品需经病毒灭活的要求。

④ 改进并提高了生产工艺的质量控制要求。血液制品生产工艺中增加去除或灭活病毒的步骤;为便于血液制品生产过程中质控点的热源检查,用细菌内毒素检查法取代家兔法;规定了各类制品均应有明确的有效性成分检定指标及检定方法,并规定其检定方法必须得到充分验证的原则;生物制品无菌试验的培养时间由8d改为14d,并增加支原体检测部分;生物制品热原质试验取消肌肉注射判定标准,一律以静脉注射制品判定标准来判定。

⑤ 全面统一规范了各类规程及使用说明的框架、专业术语和书写格式;根据《新生物制品审评办法》修订了生物制品的定义,规范了生物制品名称命名原则;增补了生物制品常用词解释及中英文规程目录;根据规程,在框架中规范了原液的制备及检定要求;增加了生产设施、生产用水、原辅材料等的基本要求;在使用说明中增加了药理作用、副反应及处理等内容;明确了制品保存与有效期的制定原则,即有效力试验的制品自效价检。

⑥ 化学检定的方法及手段进一步向仪器化、自动化发展,取消了肉眼判定标准,减少了检测误差,提高了准确性和科学性;由于该版规程新增了多种生物技术产品,增补化学检定项目10个,分别是:聚山梨酯残留量测定、SDS-PAGE测定、肽图分析、残余DNA含量测定、免疫球蛋白类制品糖含量测定、磷酸三丁酯残留量测定、大肠杆菌苗体蛋白残留含量测定、氨苄青霉素残留量检定、紫外光谱测定、等电点测定;规定了纳入"生物制品规程化学检定方法附录"的项目为仲裁方法。

2000年版《中国生物制品规程》包括了重组基因工程产品13个,体现了近年来我国高新技术和生物技术领域的发展步伐。重组乙型肝炎疫苗的问世,完全取代了血源乙肝疫苗,使该疫苗的安全性、有效性得到进一步提高;人用纯化狂犬病疫苗在有效性及副反应等方面均有较大改进,成为浓缩狂犬病疫苗的换代产品；重组人红细胞生成素、各类亚型重组人干扰素产品、重组人白介素-2、重组人粒细胞集落刺激因子等基因工程产品将在肿瘤等疾病的治疗中发挥积极作用。

2000 年版规程在质量标准及规范化方面均有明显提高，全面统一规范了各类制品规程及使用说明的框架、专业术语和书写格式，并根据 WHO 规程，规范了原液、半成品及成品的制备及检定要求；强调菌、毒种及细胞库的三级管理；增加了生产设施、生产用水、原辅材料等的基本要求；在使用说明中增加了副反应及处理、作用和用途等内容；修订了生物制品名称命名原则；规范了生物制品名称；增补了生物制品常用词汇注释以及规程的英文目录。随着科学技术的不断发展，规程需要不断充实、完善和提高，使其更好地反映我国生物制品生产和质量水平。

为配合该版规程的实施，第三届标委会编制了 2000 年版《中国生物制品主要原辅材料质控标准》，收载了纳入 2000 年版《中国生物制品规程》的制品生产用主要原辅材料，主要包括在最终生产工艺中不能完全去除和直接加入到成品中的主要原辅材料。

为理顺药品标准体系，完善《中国药典》内容，自 2005 年版《中国药典》开始将《中国生物制品规程》列为药典第三部。与此相适应，中国生物制品规程专业委员会统一合并到药典委员会。《中国生物制品规程》现编入 2010 年版《中国药典》的通则中。

（二）生物检测用国家药品标准物质

生物制品不能单纯用理化方法来衡量其效力或活性的，只能用生物学方法来衡量。但生物学测定往往由于试验动物个体差异、所用试剂或原材料的纯度或敏感性不一致等原因，导致试验结果的不一致，为此，需要在进行测定的同时，用一已知效价的制品作为对照来校正试验结果，这种对照品就是标准品。药品标准物质是药品检测（定性、定量分析）中使用的实物对照，用于确定药品的真伪、评价药品质量优劣，在控制药品生产、提高和保证药品质量方面发挥着重要作用。按照《药品管理法》、《药品注册管理办法》的规定，中国食品药品检定研究院承担着对国家药品标准物质进行标定和管理的职能，负责对药品标准物质原材料的选择、制备方法、标定方法、标定结果、定值准确性、量值溯源、稳定性及分装与包装条件等环节进行全面技术审核和批准。

至 2011 年 7 月中国食品药品检定研究院的生物标准品及参考品已达 180 种。

生物检测用国家药品标准物质系指用于生物制品效价、活性、含量测定或其特性鉴别、检查的生物标准品或生物参考物质，可分为生物标准品和生物参考品。

生物标准品系指用国际生物标准品标定的，或由我国自行研制的（尚无国际生物标准品者）用于定量测定某一制品效价或毒性的标准物质，其生物学活性以国际单位（IU）或以单位（U）表示。

生物参考品系指用国际生物参考品标定的，或由我国自行研制的（尚无国际生物参考品者）用于微生物（或其产物）的定性鉴定或疾病诊断的生物试剂、生物材料或特异性抗血清；或指用于定量检测某些制品的生物效价的参考物质，如用于麻疹活疫苗滴度或类毒素絮状单位测定的参考品，其效价以特定活性单位表示，不以国际单位（IU）表示。

三、生物药物的科学管理

根据生物药物的性质和特点，它除用于临床治疗和诊断以外，还用于健康人特别是儿童的预防接种，以增强机体对疾病的抵抗力。许多基因工程药物，特别是细胞因子药物都可参与人体机能的精细调节，在极微量的情况下就会产生显著的效应，任何性质或数量上的偏差，都可能贻误病情甚至造成严重危害。因此，为了保证用药的安全、合理和有效，在药品的研制、生产、供应以及临床使用过程中，对生物药物及其产品进行严格的全面质量控制和科学管理就显得十分必要。

1985 年 7 月 1 日，我国颁布了《药品管理法》。根据《药品管理法》规定，我国自 1988 年开始实施《药品生产管理规范》制度。我国药品质量管理工作的目标是：形成能适应国民经济与社会发展需要的监督管理体系，实现对药品研制、生产、流通、使用、价格和广告等环节的法制化、科学化、规范化管理。根据规定，自 1998 年 7 月 1 日起，我国未取得药品 GMP 认证的企业，管理部门不予受理生产新药的申请；不批准药品的仿制、新药技术的转让和进口药品的分包装。对未取得药品 GMP 认证的新开办药品生产企业不发给其药品生产企业许可证。

为了确保药品的质量能符合药品质量标准的要求，许多国家都根据本国的实际情况制定了一些科学管理规范和条例。

GLP（good laboratory practice）即《良好药品实验研究规范》，也称《药品非临床研究质量管理规范》，科研单位或研究部门为了研制安全、有效的生物药物，必须按照 GLP 的规定开展工作。规范从各个方面明确规定了如何严格控制药物研制的质量，以确保实验研究的质量与实验数据的准确可靠。GCP（good clinical practice）即《良好药品临床试验规范》，也称《药品临床研究质量管理规范》。治疗用生物药物临床研究参照新药临床研究的要求，需在国家药品监督管理局确定的药品临床研究基地按《药品临床研究质量管理规范》（GCP）的要求进行。这项《规范》的制订有两个作用：一是为了在新药研究中保护志愿受试者和病人的安全和权利；二是有助于生产厂家申请临床试验和销售许可时，能够提供符合质量的有价值的临床资料。《规范》对涉及新药临床的所有人员都明确规定了责任，以保证临床资料的科学性、可靠性和重现性。使药品研究和药品检验实验室达到 GLP 要求，药品临床实验达到 GCP 的要求，目的是建立系统化、完整化的药品再评价机制，提高药品标准的质量。

GMP（good manufacture practice）即《良好药品生产规范》，在我国制药行业称之为《药品生产质量管理规范》，是对生产的全面质量管理，即涉及人员、厂房和设备、原材料采购、入库、检验、发料、加工、制品及半成品检验、分包装、成品检定、产品销售、运输、用户意见及反应处理等在内的全过程质量管理。生产企业为了生产出全面符合药品质量标准的生物药物，必须按照 GMP 的规定组织生产和加强管理。目前国内已有一些药厂或车间按照 GMP 规定要求组织生产。在此同时，国家医药监督局还对化学医药工业产品实行发放"生产许可证"制度，以加强对药品的质量管理，使药品生产和质量管理企业全面达到药品 GMP 要求，提高药品质量和安全有效性。

生物制品必须保证所发出的产品安全、有效、质量稳定，1969 年世界卫生组织推行《药品生产质量管理规范》成为药品生物制品国际贸易的必备条件。我国 GMP 是以 WHO 提出的 GMP 为基础，参考了日、美、英等国家 GMP 的有关规定，结合我国医药工业实际，由中国医药工业公司于 1982 年起草制订，1985 年作为行业 GMP 颁布。任何产品质量的形成都是设计和生产出来的，故要以预防为主。在生产过程中实施全面质量管理，防止不良品产生，才能保证药品生物制品的安全、有效、质量稳定。从事后检验把关变为工序控制，从管结果变为管因素，产品的质量保证来自严格注意许多因素，包括选择优良的成分和原材料、适宜的工艺设计、工序和制造全过程的质量控制以及成品检验。对生物制品生产在若干方面还不同于药品生产，还必须十分重视减少或排除外源因子的污染危险性，由于产品是活性制剂，温度、pH 值或化学品等的微小变化皆能致使失活，但用来证明这些有害作用的试验都是相对不敏感，应用生物学方法更有随意波动的不可靠性，所以更多地依赖在生产过程中防止有害因子的能力。GMP 管理的核心是全员、全过程的管理，人员是生物制品生产的第一要素，高质量的生物制品是依赖人生产出来的，全体人员必须对产品质量负责，队伍素质依靠企业内部培训和再培训来提高。

在 GMP 管理中值得强调的是生物制品生产企业必须建立一个独立的质量保证（QA）部门，它能够使生产企业从组织上、制度上保证企业长期稳定地生产用户满意的安全有效的优质产品。它从企业的整体目标（优质、低耗、高效益）出发，运用系统的概念和方法对生物制品生产进行综合监督，从原辅材料的质量审核到生产全过程的质量监控，从质量控制（QC）部门监督和评价到产品售后服务的控制和调研，从而对产品做出综合评价并行使质量否决权，即不受行政干扰地行使其法定权力。

GSP（good supply practice）即《良好药品供应规范》。药品供应部门为了药品在运输、贮存和销售过程中的质量和效力，必须按照 GSP 的规定进行工作，完善以《国家基本药物》为基础的基本药物制度和处方药、非处方药分类管理制度，提高合理用药水平；使药品经营和质量管理达到 GSP 要求，实现良好的药品供应，充分发挥药品在预防、医疗和保健中的作用，提高全民健康水平。

除此以外，有关药品检验工作本身的质量管理更应重视。AQC（analytical quality control）即《分析质量管理》，用于检验分析结果的质量。

2010 年中国药品生物制品检定所编写了《中国药品检验标准操作规范》（standard operation procedures for drug control，简称 SOPDC）。该规范目的是使全国实验室操作进一步标准化和规范化，可使全国各地药检所之间检验数据、结果与结论可靠和一致。按规范进行药检实验室认证，指导新药研究、开发、生产、质量控制，上市药品的监督管理检验，进出口药品的检验，药品质量仲裁、复核，以及药品质量评价和合理应用。

第五节
生物药物的分析检验

分析化学与其他学科相结合，迄今已繁衍出很多新的分支，生物药物分析即为其中之一。生物药物分析一般包括生化药物、生物技术药物和生物制品及其代谢产物的分析。

一、生物药物质量检验的程序与方法

生物药物检验工作的基本程序一般为取样、鉴别、检查、含量测定、写出检验报告。

1. 药物的取样

分析任何药品首先是取样，要从大量的样品中取出少量样品进行分析。应考虑取样的科学性、真实性和代表性，不然就失去了检验的意义。取样的基本原则应该是均匀、合理。

2. 药物的鉴别试验

鉴别就是依据生物药物的化学结构和理化性质，采用化学法、物理法及生物学方法进行某些特殊反应，或测试某些专属的物理常数（如紫外吸收系数）或光谱图（如紫外吸收光谱与红外光谱等）来判断并验证生物药物及其制剂的真伪。通常需用标准品或对照品在同一条件下进行对照试验。药物的鉴别不是由一项试验就能完成，而是采用一组试验项目全面评价一种药物，力求使结论正确无误。常用的鉴别方法有：化学反应法、紫外分光光度法、色谱法、酶法、电泳法等。

3. 药物的杂质检查

药物在不影响疗效及人体健康的前提下，可以允许生产过程和贮藏过程中引入的微量杂质的存在。药物的杂质检查主要是对生产或贮藏过程中引入的杂质，按照药品质量标准规定的项目，根据生产该药品所用的原料、制备方法、贮存容器与贮存过程可能发生的变化等情况，考虑可能存在的杂质，再联系这些杂质的毒性，经综合考虑进行检查。一般情况下，对杂质规定有一定限量，不能超过这个限量，否则即不合格。判断药品的纯度是否符合限量规定要求，也称为纯度检查。药物的杂质检查分为一般杂质检查和特殊杂质检查，特殊杂质检查主要是指从生产过程中引入或原料中带入的杂质。

4. 药物的安全性检查

生物药物应保证符合无毒、无菌、无热源、无致敏原和降压物质等一般安全性要求，故中国药典 2010 版附录列出了下列安全性检查：异常毒性试验、无菌检查（许多生物药物是在无菌条件下制备的，且不能高温灭菌，因此无菌检查就更有必要）、热源检查、过敏试验、降压物质检查等，此外，某些生物药物还需要进行药代动力学和毒理学（致突变、致癌、致畸等）的研究。

5. 药物的含量（效价）测定

含量测定就是采用化学分析方法或物理分析方法，测定药品有效成分的含量是否符合规定的含量标准。测定方法力求简便快速，易于推广和掌握。同时，还要考虑所用仪器是否容易获得。含量测定也可用于判定药物的优劣。生物药物的含量表示方法通常有两种：一种用百分含量表示，适用于结构明确的小分子药物或经水解后变成小分子的药物；另一种用生物效价或酶活力单位表示。适用于多肽、蛋白质和酶类等药物。

所以，判断一个药品的质量是否符合药品质量标准的规定要求，必须全面考虑鉴别、检查与含量测定三方面的检验结果。以上三方面中只要有任何一项不符合规定要求者，根据药品质量标准的规定，这个药品即为不合格品。除此之外，尚有药物的性状（外观、色泽、气味、晶形、物理常数等）也能综合地反映药物的内在质量。

6. 检验报告的书写

上述药品检验及其结果必须有完整的原始记录，实验数据必须真实，不得涂改，全部项目检验完毕后，还应写出检验报告，并根据检验结果做出明确的结论。药物分析工作者在完成药品检验工作，写出书面报告后，还应对不符合规定的药品提出处理意见，以便供有关部门参考，并尽快地使药品的质量符合要求。

二、生物制品的质量检定

生物制品的质量检定的依据是《生物制品规程》，它是国家技术法规。规程中对每个制品的检定项目、检定方法和质量指标都有明确的规定。生物制品的检定一般分理化检定、安全检定和效力检定三个方面。

（一）生物制品的理化检定

生物制品中的某些有效成分和无效有害成分，需要通过物理的或化学的方法才能检查出来，这是保证制品安全有效的一个重要方面。近年来，由于蛋白质化学、分子生物学和基因工程技术的迅猛发展，纯化菌苗、亚单位疫苗和基因工程产品的不断问世，因而理化检定更显重要。

1. 物理性状检查

（1）外观检查　制品外观异常往往会涉及制品的安全和效力，因此必须认真进行检查。通过特定的人工光源检测澄明度，对外观类型不同的制品（透明液、混悬液、冻干品）有不同的要求。

（2）真空度及溶解时间　冻干制品进行真空封口，可进一步保持制品的生物活性和稳定性。因此真空封口的冻干制品应进行真空度和溶解时间检查，通常可用高频火花真空测定器检查其真空程度，凡有真空度者瓶内应出现蓝紫色辉光。取一定量冻干制品，按规程要求，加适量溶剂，检查溶解时间，其溶解速度应在规定时限内。

2. 蛋白质含量测定

类毒素、抗毒素、血液制品、基因工程产品等需要测定蛋白质含量，以检查其有效成分，计算纯度和比活性。目前常用的测定蛋白质含量的方法有：①半微量凯氏定氮法；②酚试剂法（Lowry法）；③紫外吸收法。

3. 防腐剂含量测定

生物制品在制造过程中，为了脱毒、灭活和防止杂菌污染，常加入适量的苯酚、甲醛、氯仿、汞制剂等作为防腐剂或灭活剂。规程中对各种防腐剂的含量都要求控制在限度内。①苯酚含量常用溴量法测定；②汞类防腐剂（硫柳汞或硝酸汞苯）含量可用双硫腙法测定；③氯仿含量用绿色滤光片比色法测定；④游离甲醛含量用比色法测定。

4. 纯度检查

精制抗毒素、类毒素、血液制品以及基因工程产品在制造过程中经过精制提纯后，要求检查其纯度是否达到规程要求。检查纯度的方法通常采用区带电泳、免疫电泳、凝胶色谱和其他色谱技术。

5. 其他测定项目

（1）水分含量测定　冻干制品中残余水分的含量高低，可直接影响制品的质量和稳定性，一些活菌苗和活疫苗含残余水分含量过高，易造成活菌苗、活疫苗的死亡而失效；水分含量过低，使菌体脱水，亦可造成活菌苗、活疫苗死亡。冻干血浆、白蛋白、抗毒素等则要求水分含量越低越好，有利于长期保存，不易变性。水分测定方法很多，如烘干失重法、五氧化二磷真空干燥失重法和费休氏水分测定法等。

（2）氢氧化铝与磷酸铝含量测定　精制破伤风类毒素、白喉类毒素、流脑多糖菌苗等常用氢氧化铝作吸附剂，以提高制品的免疫原性，因此吸附制剂应测定氢氧化铝的含量。制品的铝含量用络合物滴定法测定。

（3）磷含量测定　流脑多糖菌苗需要测定磷含量，以控制其有效成分的含量。用钼蓝法测定。

（二）生物制品的安全检定

生物制品在生产全过程中需进行安全性方面的全面检查，排除可能存在的不安全因素，以保证制品用于人体时不致引起严重反应或意外事故。为此，必须抓好菌毒种和主要原材料的检查、半成品检查和成品检查三方面的安全性检查。检查的项目有如下几项。

（1）一般安全性检查　包括安全试验、无菌试验和热源质试验。

（2）杀菌、灭活和脱毒情况的检查　灭活疫苗、类毒素制品，常用甲醛或苯酚作为杀菌剂或灭活剂。这类制品的菌毒种多为致病性强的微生物，如未被杀死或解毒不完善，就会在使用时发生严重事故，因此通常需要进行活毒检查、解毒试验和残余毒力试验等安全性检查。

（3）外源性污染检查　主要有野毒检查、支原体检查、乙肝表面抗原（HBsAg）和丙肝抗体（HcAg）的检查和残余细胞 DNA 检查。

（4）过敏性物质检查　某些生物制品（如抗毒素）是采用异种蛋白为原料所制成，因此需要检查其中过敏原的去除是否达到允许限度。此外，有些制品在生产过程中可能污染一些能引起机体致敏的物质。上述情况都需要进行过敏性物质的检查。通常做过敏性试验、牛血清含量测定和血型物质的检测等。

（三）生物制品的效力检定

生物制品是具有生物活性的制剂，它的效力一般采用生物学方法测定。生物测定是利用生物体来测定待检品的生物活性或效价的一种方法，它以生物体对待检品的生物活性的反应为基础，以生物统计为工具，运用特定的实验设计，通过比较待检品和相应标准品或对照品在一定条件下所产生特定生物反应的剂量间的差异，来测得待检品的效价。理想的效力试验应具备下列条件：①试验方法与人体使用应大体相似；②试验方法应简便易行，重现性好；③结果应明确；④试验结果要能与流行病学调查基本取得一致；⑤所用实验动物应标准化。

1. 动物保护力试验（或称免疫力试验）

动物保护力试验是将疫苗或类毒素免疫动物后，再用同种的活菌、活毒或毒素攻击，从而判定制品的保护水平。这种方法可直接观察制品的免疫效果，较之测定动物免疫后的抗体水平为好。保护力试验可分为以下三类。

（1）定量免疫定量攻击法　先以定量抗原免疫原鼠或小鼠数周后，再以相应的定量毒菌或毒素攻击，观察其存活数或不受感染数，以判定制品的效力。但试验前需测定一个最小感染量 MID（或一个最小致死量 MLD）的毒菌或毒素的剂量水平，同时要设立对照组。只有在对照组成立时，试验组的检定结果才有效。此法一般多用于活菌苗或类毒素的效力检定。

（2）变量免疫定量攻击法　也称之为 50% 有效免疫剂量 ED_{50} 测定法。将疫苗或类毒素经系列稀释成不同的免疫剂量，分别免疫各组动物（小鼠），间隔一定时期后，各免疫组均用同一剂量的活菌、活毒或毒素攻击，观察一定时间，用统计学方法计算出能使 50% 动物获得保护的免疫剂量。

（3）定量免疫变量攻击法　也称之为保护指数（免疫指数）测定法。动物经抗原免疫后，其耐受毒菌或活毒攻击相当于未免疫动物耐受量的倍数，称为保护指数。如对照组用 10 个毒菌即可使动物死亡一半，而免疫组必须用 1000 个毒菌才能使动物死亡一半，那么免疫组的耐受量为对照组的100 倍，表明免疫组能保护 100 个 LD_{50}，即该疫苗的保护指数为 100，此法常用于疫苗的效力检定。

2. 活疫苗的效力测定

（1）活菌数测定　先用比浊法测出制品含菌浓度，然后稀释 10 倍，由最后几个稀释度（估计接种后能长出 1～100 个菌）取一定量菌液涂布接种于适宜的平皿培养基上，培养后计取菌落数，并计算活菌率。活菌苗多以制品中的抗原菌的存活数表示其效力。

（2）活病毒滴度测定　常用组织培养法或鸡胚感染法测定。活疫苗多以病毒滴度表示其效力。

3. 抗毒素和类毒素的单位测定

（1）抗毒素单位（U）测定　能与一个 L+量（致死限量）的毒素作用后，注射小鼠仍能使该小鼠在96h左右死亡的最小抗毒素量，称为一个抗毒素单位。目前国际上都采用国际单位（U）数表示抗毒素的效价。

（2）絮状单位（Lf）测定　能和一个单位抗毒素首先发生絮状沉淀反应的类毒素（或毒素）量称为一个絮状单位（Lf），常用絮状单位数表示类毒素或毒素效价。

4. 血清学试验

用血清学试验可检查抗体或抗原的效价。所谓血清学试验系指体外抗原抗体试验。抗原抗体反应具有高度的特异性，已知抗原，即可检测抗体；反之亦然。抗原抗体在体外结合时，可因抗原的物理性状不同或参与反应的成分不同而出现各种类型的反应，如凝集反应、沉淀反应、中和反应和补体结合反应，以上四种类型反应是经典血清学反应。在此基础上经过不断的技术改进，又衍生出许多快速而灵敏的抗原抗体反应，诸如间接凝集试验、反向间接凝集试验、各种免疫扩散、免疫电泳以及荧光标记、酶标记、同位素标记等高度敏感的检测技术。预防用的生物制品免疫动物或人体后，可刺激机体产生相应抗体。抗体形成水平，也是反映制品质量的一个重要方面。

三、生物药物常用的定量分析法

1. 酶法

酶法通常包括两种类型：一种是酶活力测定法，是以酶为分析对象，目的在于测定样品中某种酶的含量或活性；另一种是酶分析法，是以酶为分析工具或分析试剂，测定样品中酶以外的其他物质的含量，分析的对象可以是酶通过对酶反应速率的测定或对生成物等浓度的测定而检测相应物质的含量。

2. 电泳法

电泳法就是在电解质溶液中，带电粒子或离子在电场作用下以不同的速率向其所带电荷相反方向迁移，基于溶质在电场中的迁移速率不同达到分离的。电泳法具有灵敏度高、重现性好、检测范围广、操作简便并兼备分离、鉴定、分析等优点，已成为生物技术及生物药物分析的重要手段之一。常用的电泳法包括自由界面电泳、区带电泳和高效毛细管电泳。

3. 理化测定法

包括重量分析法、滴定分析法、分光光度法、高效液相色谱法等。

4. 生物检定法

生物检定法是利用药物对生物体（整体动物、离体组织、微生物等）的作用以测定其效价或生物活性的一种方法。它以药物的药理作用为基础，生物统计为工具，运用特定的实验设计，通过供试品和相应的标准品或对照品在一定条件下比较产生特定生物反应的剂量比例，来测得供试品的效价。生物检定法的应用范围包括如下几项。

（1）药物的效价测定　对一些采用理化方法不能测定含量或理化测定不能反映临床生物活性的药物可用生物检定法来控制药物质量。

（2）微量生理活性物质的测定　一些神经介质、激素等微量生理活性物质，由于其很强的生理活性，在体内的浓度很低，加上体液中各种物质的干扰，很难用理化方法测定。而不少活性物质的生物测定法由于灵敏度高、专一性强，对供试品稍作处理即可直接测定。

（3）某些有害杂质的限度检查　如内毒素等致热物质和生化制剂中降压物质的限度检查等。

第六节
药物代谢与药物动力学中的分析方法

一、药物代谢与药物动力学的研究

药物的代谢转化是指药物进入人体后，在体内进行一些反应，发生结构变化，使脂溶性的药物获得极性基团，增加水溶性，而利于从肾及胆道排泄的过程。药物在体内的整个过程通常用ADME表示。A表示吸收（absorption），为药物被生物体的吸收；D为分布（distribution），为药物在生物体内的分布；M为代谢（metabolism），即药物在体内的代谢转化；E为排泄（excretion），即药物及其代谢产物自体内的排除。药物化学结构与存在状态都可能发生变化。化学结构的变化主要是药物在体内受代谢酶的作用产生一个或多个代谢物，存在状态的变化主要是药物及代谢物可与血浆蛋白结合。因此，除少数情况外，一般都需要将药物自生物基质中分离出来，并经纯化、富集后测定，即需要对样品进行预处理。研究药物及其制剂在体内的过程，阐明药物剂型因素、生物因素与疗效之间的关系，生化代谢与调控理论及其研究手段是重要的理论基础。药物的代谢转化一般分为两类反应：第一类反应包括氧化、还原、水解、水合、脱硫乙酰化、异构化等；第二类反应为结合反应，主要包括葡萄糖醛酸化、硫酸酯化、谷胱甘肽结合、乙酰化、甲基化、氨基酸结合、脂肪酸结合以及缩合等。药物的两相转化反应均需要体内多种酶的参与。经过一类反应后，药物分子上形成羧基、羟基、醇基、胺基等，便于进行第二类结合反应，形成极性更高、水溶性更大的代谢产物，有利于从肾及胆道排出体外。药物经过机体的转化，可能发生相应理化性质的改变，从而改变其药理和毒理活性，如代谢失活、代谢活化、药理活性增强或减弱，以及形成毒物及致癌物等。因此研究药物的代谢转化过程，明确药物的代谢转化途径，有助于理解药物的药理作用及毒副反应的机理，指导临床合理用药。应用生化药学的理论与技术手段研究药物作用的分子机制以及药物在体内的代谢转化和代谢动力学是近代药理学的主要发展方向。

当前国际上药物代谢与药物动力学的主要研究领域有：药物代谢的化学基础、药物代谢的生物学和生物化学基础、药物代谢与生物活性的关系研究以及影响药物动力学参数和药物代谢的因素。近年来的研究热点包括：根据药代动力学性质对化合物进行高通量筛选，药物转运的细胞机制与分子机制，药物代谢酶的遗传药理学研究，特定类别药物的吸收、转运和靶向性机制，药代动力学和药效学的相关性，人体药代动力学、制剂生物利用度和生物等效性预测，手性药物立体选择性体内过程研究等。

药物代谢产物动力学是定量研究代谢物在体内生成的量及其生成速率，可正确判断生物转化的药理学意义。在体内形成药物代谢产物的新药，特别是药物代谢产物具有重要的药理与（或）毒理作用的情况下，除研究母药的药代动力学之外，还必须进行药物代谢产物的动力学研究。

二、生物技术药物的药物动力学特点

由于生物技术药物具有相对分子质量大、不易透过生物膜、易在体内降解等特点，因此，在生物体内的药物动力学机制有其特殊性及复杂性。主要有以下6点：①生物技术药物的半衰期常与其分子大小，分子组成，二、三级结构作用靶点等特点有关。小分子肽的半衰期最短，而大分子抗体半衰期最长；②生物技术药物在体内降解速度快，且分布容积较小，接近血浆或血浆加细胞间隙的体积；③大多数生物技术药物经静脉、皮下或肌内给药，因为经口服、皮肤、眼或鼻喷给药的生物利用度很低；④吸收是长效消除的限制因素，而且与相对分子质量、分子聚合和药物处方组成有关；⑤生物技术药物的代谢排泄途径与内源性同类分子相似，经肝肾代谢和内吞的代谢降解占重要地位，而原形药物的排泄量极低；⑥某些生物技术药物可能存在靶向性分布和活性代谢物。鉴于生物技术药物具有以上药物动力学特点，而在体内的药物动力学的研究又受到诸多因素的限制，因此，从整体上讲，进行生物技术药物的药物动力学研究较复杂。对于大多数生物技术药物，尤其是对于蛋白质类药物而言，最重要的一个特性是药物蛋白质与内源性蛋白质结构相似，由共同的氨基酸组成，微量的需要被测定的生物因子及蛋白质存在于大量的内源性蛋白质中。因此，设计合适的实验方案、选择正确的药物动力学研究方法和可靠的测定方法至关重要。

三、药物代谢动力学研究的常用分析方法

药物代谢动力学研究所选的方法应能将进入体液的药物及其降解产物和代谢产物与内源性物质区别开来；应能排除许多因子如生物基质、基质内的蛋白水解、结合蛋白质以及其他许多干扰物等

可能产生的干扰。常用的测定方法主要有色谱法、色谱-质谱联用法、同位素标记法（radiolabel）、免疫分析法（immunoassay）和生物检定法（bioassay）。

1. 以色谱等分离制备为基础的分析方法

这一类分析方法主要包括代谢物的分离、检测、纯品制备与结构鉴定几方面的工作。药物的分离检测，主要方法有柱色谱、TLC、GC 与 HPLC，常用于药物及其代谢产物的同时分离与检测。根据药物代谢的一般规律，代谢物的极性较原药大，所以在 RP-HPLC 系统中代谢物一般先于原药被洗脱出来，特别有利于代谢产物的识别。与 RP-HPLC 结合的检测方法主要有电化学方法（EC）、荧光检测（FD）、紫外吸收检测（UV）与放射性检测（RA）。二极管阵列检测器（DAD）由于能同时进行多波长检测，并同步记录色谱峰的吸收光谱、检测峰纯度，与 HPLC 配合，已成为快速分离检测未知代谢产物的有力工具，适合于体外代谢研究的代谢条件的优化，以及体液中未知代谢产物的分离检测。

柱色谱、TLC、制备 HPLC 由于样品容量大，操作条件灵活，适合于代谢产物的制备与纯化。对体外、体内代谢进行色谱分离前，需要对样品先进行提取分离，必要时先做去蛋白处理。常用的提取方法有液液提取与液固提取。液液提取中常用的溶剂有乙酸乙酯、二氯甲烷、氯仿、乙醚等。根据药物及其可能形成的代谢产物的性质，可能需要调节溶液的 pH 值，或加入离子对试剂等，以尽可能全面地提取出主要代谢产物。液固提取由于需要的溶剂量相对较少，提取时没有乳化现象，提取的代谢物极性范围较广等优点，而日益受到重视。常用的固相提取材料有 Sep-PaK C_{18} 柱，XAD-2，Bond Elut 柱等。而 MG Horning 等介绍的盐-溶剂对提取法，适合于多种生物体液中弱酸性、中性、碱性代谢物的提取，并且回收率高。

分离制备得到的代谢物纯品的结构鉴定主要借助于紫外、红外、核磁共振、质谱等手段。由于代谢物的结构与原药密切相关，因此比较它们波谱信息的异同，可以推断代谢产物的化学结构。质谱中各种软电离技术，如场解吸（FD）、快原子轰击（FAB）等的使用，有利于提供代谢产物的分子量信息。^{1}H-NMR 谱、^{13}C-NMR 谱以及其他有关的 NMR 谱，如 NOE 等技术在药物代谢产物研究中已有广泛的应用，能够提供有关代谢产物分子结构较为详尽的信息，能够用于区别位置异构体及立体异构体。

2. 色谱-质谱联用分析方法

色谱-质谱联用方法由于将色谱的高度分离能力与质谱的高检测灵敏度、定性专属性集于一身，在药物代谢的分离与鉴定工作中已得到广泛应用。这类方法的主要依据是药物发生代谢转化后，一般仅是在原药的基础上进行部分结构修饰，药物的母体结构一般不会发生太大变化，因此代谢产物与原药常有相似的质谱特征离子，据此可以对代谢产物进行识别，再结合其他碎片特征，对其结构做出合理的判断。实际应用中，常结合同位素标记来辅助代谢物的识别，并将代谢物的 EI-MS 行为与合成品对照，进一步证实其化学结构。色谱-质谱联用方法由于灵敏度高，特异性强，特别适用于体液中痕量代谢物的检出及质谱行为较相似的系列化合物代谢转化规律的研究工作。

气相色谱-质谱联用技术（GC-MS）由于商品化仪器出现较早，在药物代谢研究中应用较为广泛。但气相色谱对样品的极性与热稳定性有一定要求，因此在用 GC-MS 分析前，样品的预处理颇为重要，药物及其代谢产物的热稳定性、挥发性、极性可能差异较大，需要根据具体情况对样品先进行水解处理或衍生化处理，其中硅醚化衍生方法在药物代谢研究中应用最为普遍。衍生化后的代谢物不但色谱行为改善，而且其质谱行为对代谢物的结构阐明能提供更多证据。

近年来，各种液相色谱-质谱（LC-MS）接口的研制成功及商品化，使 LC-MS 成为药物代谢及药物代谢动力学研究的有力工具。与 GC-MS 技术相比，LC-MS 的样品前处理简单，一般不需要水解或衍生化处理，可直接用于药物及其代谢产物的同时分离与鉴定。较早的 LC-MS 接口有传送带（MB）、粒子束（PB）、热喷雾（TS）；其中 TS-LC-MS 较为成熟，灵敏度较高，在药物代谢研究中应用已较多。新近出现的大气压电离技术、电喷雾（ES）和大气压化学电离（APCI）技术，是液相色谱-质谱联用接口方面的一大进步，国外已有商品供应，正在受到药物研究工作者的重视与欢迎，应用日益广泛。电喷雾技术作为一种相对"软"的电离技术，特别适合于药物第二相结合物

（如葡萄糖醛酸结合物、硫酸酯结合物等）的检出。大流量电喷雾技术（megaflow-ES）与 APCI 技术还能与内径 2.1mm 或 4.6mm 的常规 HPLC 柱直接联用。同时在 APCI 技术中，通过灵活改变锥电压，可以获得与 MS/MS 中碰撞诱导解离（CID）相比拟的分子诱导碰撞碎片信息，克服一般化学电离技术碎片信息少的缺点。LC-MS/MS、MS/MS 联用技术中，CID 技术使药物代谢产物的分离、检测与结构签定的过程变得更为方便和快捷。总之，随着质谱技术以及液质接口技术的不断发展，液相色谱-质谱联用技术终将成为研究药物代谢及药物代谢动力学中十分有利的分析手段。

3. 同位素标记法

同位素标记法是在被测定的生物技术药物上标记同位素，以此来鉴别内源性生物大分子物质。所使用的同位素有 ^{3}H、^{14}C、^{32}S、^{125}I 等。^{125}I 因其比放射性高、半衰期适宜、标记制备简单而最为常用。标记方法有两种：一是内标法，即把含有同位素的氨基酸加入生长细胞或合成体系，该法对生物活性的影响可能较小，但由于制备复杂而限制了其应用；二是外标法，常用的化学方法如氯胺 T 法或 Lodogen，将 ^{125}I 连接于大分子上，因相对简单而被首选。同位素示踪法具有灵敏度高、操作简便、方便快捷等特点，可成为研究蛋白多肽药物药物动力学常用的方法，特别是对研究基因工程产品在动物体内的组织分布具有其他方法不可比的优越性。

4. 免疫学方法

免疫学方法是利用生物技术药物抗原决定簇部位的单克隆抗体特异性来识别被检测药物，再以放射计数、比色等方法予以定量，即将特异性的抗原抗体反应配以灵敏的检测方法。优点是有较好的特异性、灵敏、操作简便，特别适用于生物制品的临床药物动力学试验。常用的有 3 种，即酶联免疫吸附法（enzyme-linked immunosorbent assay，ELISA）、放射免疫分析法（radioimmunoassay，RIA）和免疫放射分析法（immunoradiometric assay，IRMA）等。ELISA 是最常用的免疫分析方法，具有高灵敏度、重复性较好、自动化、非放射性、高效性和适合批量测定等优点。其中双抗体夹心法能够选用单克隆或多克隆抗体，甚至两者可以同时使用。ELISA 特异性强、灵敏度高，可广泛用于蛋白和多肽类生物制品的药物动力学研究。RIA 的特异性取决于抗原抗体的亲和力及标记药物的纯度，与生物检定法一样，都具有简便易于控制的特点。IRMA 的基本原理是试验时受检抗原与过量的标记抗体反应，然后加入固相的抗原免疫吸附剂，以结合游离的标记抗体，经离心后测定上清液中放射性强度，从而推算出标本中抗原的含量。IRMA 具有快速、准确和有高度的特异性。免疫学方法的主要缺点是不能够对生物技术药物作出完全的鉴定，如确切的生化组成和氨基酸序列等；也不能区别生物技术药物的活性形式和无活性形式；生物技术药物的部分降解可能改变或消除它与探针抗体的相互作用；不能够同时测定生物技术药物及其代谢产物；受到大量的内源性或外源性物质（如结合蛋白质、代谢产物、抗体形成或混合物）的干扰等。

5. 生物检定法

将生物技术药物的生物活性如抗菌、抗肿瘤、降压、凝血等药理学作用，作为生物检定法的观察指标用于药物动力学研究。生物鉴定法的基本原理是在体内和体外组织活细胞对被测生物技术药物的某种特异反应，通过剂量（或浓度）效应曲线对生物技术药物定量分析（绝对量或比活性单位）。整体生物分析测定过程对实验条件的要求较严格，操作程序较多。细胞分析法常以细胞增殖、变异和细胞毒性为观察终点。与免疫分析方法相似，生物分析法也受到代谢产物、生物基质、血清中抑制因子的干扰以及种属特异性的限制，也不能提供关于分析药物体内降解过程的信息。生物检定法在生物技术药物的研究中具有特殊位置，但由于涉及复杂的生物学过程，易受实验条件影响，一般特异性较差，有时灵敏度不高，观察终点易受主观因素影响，变异较大。总之，生物检定法是利用药物对生物体所起的作用，测定药物效价含量的方法，属定量药理学范畴。主要用于药物效价的测定、建立检验方法、比较药物作用强度、微量生理活性物质的测定等。

四、我国生物大分子药物的代谢与动力学研究

多糖类、蛋白多肽类、寡核苷酸类等大分子药物的研究与开发，是当前备受国内外关注的热点课题。我国对大分子生物活性药物的医学应用极为重视，已发现许多多糖类药物具有良好的生物活

性并预期有广泛的临床应用范围，多种生物工程药物的医学应用课题已列入国家重大计划。但是由于传统方法对生物样品中原型药物、代谢产物、内源性物质的检测和区别能力不够，导致对生物大分子的代谢与动力学研究滞后，影响了这些药物的进一步开发。

近二三十年，我国的药物代谢与药物动力学领域取得的巨大进展，首先得益于新技术、新方法、新概念的运用。我国在未来的生物大分子类新药研究中要取得重大突破就必须大力加强与药物代谢与药物动力学相关的新方法研究，要大力采用化学、免疫学、同位素标记示踪、生物检定等技术，综合运用化学、生物学、物理学、电子计算机的最新技术，通过良好的试验设计，开发快速、灵敏、准确测定生物样品中药物及代谢产物浓度的方法，建立组织培养、细胞培养、微生物转化、基因工程酶表达等体外代谢模型，研究 LC-MS、LC-MS/MS、LC-NMR、放射标记示踪技术等结合型代谢及代谢产物结构的鉴定方法，以及与研究药物代谢参与酶及其表达有关的细胞生物学、分子生物学方法等。

随着生物技术的发展，生物大分子药物如多肽、蛋白质、基因等在医学领域中将会得到越来越广泛的应用。但是，对于生物技术药物的药物动力学研究，目前还没有十分满意的方法。一般来说，在动物药物动力学研究阶段，首选同位素示踪法结合电泳法或 HPLC 法进行全面药物动力学研究，同时选用免疫分析法和生物检定法测定血液药物浓度的动力学，用两种以上方法彼此互相补充和验证。有关基因工程产品的药物动力学，现在一般是采用同位素示踪法，特别是碘标记法，作为研究生物制品药物动力学的常规方法；碘标记法重现性较好，但使用碘标法得到的结果必须采用某些辅助手段以证实放射性来自完整的具有生物活性的生物制品，而不是其他代谢片段和降解产物。

生物技术药物药物动力学研究的分析方法应该根据具体情况来选择，在某种程度上，可应用的分析方法依赖于生物技术药物的物理化学性质和生物特性。一般来说，没有哪一种分析方法能够解决研究中可能遇到的所有分析问题如原形物、复合物和代谢物的定量、生物活性的评价等。由于各类的生物技术药物差别很大，用药途径各异，因此很难用统一的研究模式来研究，应该根据实际情况，几种分析方法联用，取长补短，来进行药物动力学的研究，将会取得令人满意的结果。

第七节
生物药物（分析）信息的获取

一、常用传统文献信息源

（一）常用参考书

1. 各国药典

（1）《中华人民共和国药典》 《中华人民共和国药典》由中华人民共和国卫生部聘请全国药政、药检、教学、科研和生产单位的专家组成的中华人民共和国卫生部药典委员会编辑出版。它是中国历史上最大的一部药典，比较全面地记载了各类药品和制剂的性状、鉴别和检查方法、各类制剂的通则、试药、指示剂、溶液配制方法等，并介绍了药品的主要作用与用途、用法与剂量、允许用的最高剂量（极量）、禁忌证和副作用等。它是国家对药品质量标准和检定方法的技术规定，也是药品生产、使用、供应、检验和管理的法定依据。

中国药典自 1953 年首版以来，已先后出了 9 版，最新版本为 2010 年版。2010 年版《中国药典》分为三部出版，一部为中药，二部为化学药，三部为生物制品。药典二部收载化学药品、抗生素、生化药品、放射性药品以及药用辅料等。药典三部收载生物制品。

（2）美国药典及美国国家处方集 《The United States Pharmacopeia》简称 USP（美国药典），《The National Formulary》简称 NF（美国国家处方集或美国药方集）。美国药典由美国药典委员会（The United States Pharmacopeial Convention，简称 USPC）编撰。于 1820 年，由 11 位来自各州的

医生、药剂师及药学院的代表自发成立了美国药典委员会，共同制定了 USP，这就是美国药典的最早版本。其后，每 10 年左右修订一次，自 1950 年改为每 5 年修订一次。

美国国家处方集为美国药典补充资料，它也具有法律约束力。美国国家处方集原由美国药学会编撰，首版于 1984 年发行。它与美国药典有非常密切的关系，两者相互配合，成为美国确保药品质量的依据。美国国家处方集可看成是美国的副药典。

美国药典 USP33-NF28 版于 2010 年 10 月 1 日生效。同时 USP33-NF28 联合版是迄今为止美国药典史上最大的一部药典。目前，世界上许多国家都以美国药典作为药品质量检验的标准，该药典具有一定的国际性。

（3）英国药典及英国副药典　《British Pharmacopeia》简称 BP（英国药典），《The British Pharmaceutical Codex》简称 BPC（英国副药典或英国准药典）。英国药典由英国药典委员会编撰，经英国药品委员会推荐，由英国卫生部颁发施行。英国药典首次出版于 1864 年，以后每隔数年出一次修订版。英国药典最新版为 2013 年版，为两卷本，即药品各论分为一、二两部分，第一部分（第一册）为原料药物，第二部分（第二～四册）为各种制剂、免疫制品、放射性药品等。

英国副药典（BPC）收载英国药典以外的药品，还提供英国药典中所没有的原料药规格标准以及各种详细的处方。首版（1907 年版）由英国药学会编撰，以后由英国药学会所属英国药典修订委员会负责修订改版工作，自 1907 年至 1979 年共发行 11 版。

（4）日本药局方及日本药局方解说书　《日本药局方》（Japanese Phamrrnacopoia，简称 JP）这是一部日本官方颁布的具有法律效力的法典，1892 年首版，至今已有近 120 年的历史。第 5 改正版以前，日本药局方只有一部，不分册。二战后日本药局方都分两部出版，第一部主要收载原料药及其基础制剂，第二部主要收载生药、家庭药制剂和制剂原料。最新版为 2006 年 3 月 31 日发行的《第十五改正日本药局方》，并从 2006 年 4 月 1 日开始实施。

此外，还有《日本药局方注解》、《日本药局方解说书》、《日本药局方表解》等，分别对药局方收载的内容做进一步的解说，各有特点。

（5）国际药典　《Pharmacopeia Internationalis》简称 Ph. Int（国际药典），1947 年由联合国世界卫生组织（World Health Organization，简称 WHO）设立的药典专家委员会编撰。当时，制定国际药典的用意，是为了向各国提供一个统一的标准，以便开展国际贸易和援助。但由于各国新药研究和科学技术进展甚快，使得建立一个指导各国药典体制的理想在力量和时间上都缺乏可能性。只能由各国根据各自的实际情况制定自己的国家药典。国际药典第一版分两卷，分别于 1951 年和 1955 年出版，1959 年出增补本，第 5 版正在编制。国际药典收载原料药、辅料和制剂测试的推荐分析方法和标准，可供成员国制定药典标准时参考和采用。

（6）欧洲药典　《European Pharmacopeia》简称 EP（欧洲药典），1953 年欧洲共同市场（包括法国、联邦德国、意大利、比利时、荷兰、卢森堡、瑞士和英联邦八个国家）签订协议，决定编订欧洲药典。欧洲药典的法定版本为法文版和英文版，其他文版不作法定文版。《欧洲药典》为欧洲药品质量检测的唯一指导文献。所有药品和药用底物的生产厂家在欧洲范围内推销和使用的过程中，必须遵循《欧洲药典》的质量标准。首版于 1969 年开始分四部陆续出版。2010 年 7 月出版的第七版《欧洲药典》，即 EP7.0，于 2011 年 1 月生效。同时欧洲药典有印刷版、USB 闪存版和在线版。《欧洲药典》的基本组成有凡例、通用分析方法、容器和材料、试剂、正文和索引等。

2. 经典图书

（1）《生物药物分析》　白秀峰主编，中国医药科技出版社，2002 年 8 月出版。

该书主要围绕微生物药物、基因工程药物、动植物细胞组织提取的药物等生物药物的质量研究、监控等编写。以各种生物学检测方法的原理、基本知识和操作技术为主，同时介绍多种物理化学的分析方法。全书共 21 章，书中还介绍了体内药物分析，是目前研究生物药物质量分析方法较完整的教材。

（2）《中国国家处方集》　《中国国家处方集》编委会，人民军医出版社，2010 年 1 月出版。

《中国国家处方集》是我国第一部统一的国家级权威性的处方集，它既是合理用药的指导性文件，也是实施国家药物政策的重要文件。"处方集"所遴选的药品品种涵盖了国家基本药物目录、国家医保药品目录中的全部药物和其他一些常用药物，基本满足了临床常见病、多发病及复杂疾病抢救、治疗的需要。"处方集"借鉴了英国等西方发达国家以及世界卫生组织编写处方集的经验，同时也结合了我国地域分布、临床治疗习惯等因素，由国内百余名著名医药学专家历时两年编写而成。"处方集"的编写和发布，为规范医疗行为、提高临床药物应用水平等工作奠定了基础，对于促进医患沟通，建立和谐医患关系也具有十分重要的意义。

(3)《药物分析》（第六版）　刘文英主编，人民卫生出版社，2007 年 8 月出版。

该书根据 21 世纪我国药学人才培养的需要，结合药物分析学科的性质和特点，系统介绍了药物质量控制的基本程序和基本要求，并选用新版药典典型药物实例，阐述对药物真伪判断、纯度检查和品质优良度的测定。强调药品质量控制方法规律性知识的传授，以利于加强学生的法典意识，并强化学生对药品分析检验过程中依法行政、依法工作之重要性的认识。

(4)《药物分析（案例版）》　宋粉云主编，科学出版社，2010 年 8 月出版。

该书借鉴国外 PBL（problem-based learning）教学模式，采用以案例导入为主线，在保持现有药物分析教学核心内容的基础上，将典型案例融于教材中。在编写中，结合药物的结构、性质、制备工艺路线和质量控制中存在的问题，力求所选案例具有典型性、针对性、启发性和实践性，突出案例的引导效果，起到画龙点睛的作用；根据案例情况，提出相关的问题，启发学生思维，激发学生的学习兴趣，提高学生学习的主动性和积极性，培养学生的创新能力。

(5)《药物色谱分析》　丁黎主编，人民卫生出版社，2008 年 7 月出版。

该书以介绍《中国药典》药品质量标准中被广泛采用的高效液相色谱法和气相色谱法为主，并介绍了毛细管电泳及色谱-光谱联用技术等相关知识与技能。内容涉及色谱的基本方法及其在化学药物、中药、生化药物和体内药物分析中的应用。通过各种典型药物分析实例的介绍，给出如何针对不同类型药物建立最佳色谱分析方法的思路。通过这些内容的学习，有助于读者对色谱基本理论和方法的理解与掌握，正确建立各类药品体内外质量控制的色谱分析方法。

(6)《药物残留溶剂分析》　胡长勤主编，化学工业出版社，2009 年 1 月出版。

该书简要介绍了残留溶剂控制标准的沿革和残留溶剂分析方法的沿革；重点探讨了在不知道药品生产工艺的情况下，如何实现对药品中的残留溶剂进行准确定性问题，以及残留溶剂分析中的快速定量问题；总结了药品残留溶剂测定中的各类常见问题，并提出解决方案；介绍了如何利用计算机辅助优化药品残留溶剂测定中色谱柱、色谱条件的选择等问题；最后探讨了如何制定药典各论品种的残留溶剂检测方法。

（二）常用期刊介绍

1. 中文核心期刊

分析化学（Chinese Journal of Analytical Chemistry）（CN：22-1125，ISSN：0253-3820）　1972 年 9 月创刊，全年共 12 期（月刊）。由中国科学院长春应用化学研究所和中国化学会共同主办。主要刊载无机分析、有机分析和仪器分析等领域的文章。报道我国分析化学创新性研究成果，反映国内外分析化学学科的前沿和进展，成为工、农、医、国防、环境等各个学科中应用最广泛的刊物。

药物分析杂志（Chinese Journal of Pharmaceutical Analysis）（CN：11-2224，ISSN：0254-1793）　由中国科学技术协会主管，中国药学会主办，中国食品药品检定研究院承办，药物分析编辑委员会编辑出版，国内外公开发行的专业性学术期刊。该刊是我国药检领域首批学科带头人创办的学术期刊，由始创于 1951 年的《药检工作通讯》发展而来，1981 年更名为《药物分析杂志》，是中国自然科学核心期刊和中国中文核心期刊。主要报道药物分析学科最新研究成果，探讨药物分析新理论，介绍药物分析新进展，传播药物分析新技术，推广药物分析新方法。

中国药师（China Pharmacist）（CN：42-1626，ISSN：1008-049X）　该刊由国家食品药品监督管理局主管，1998 年创刊。旨在面向广大药师，积极宣传国家的相关政策和法规，传播药学新理论和新工艺等，促进药师经验交流和医、药学人员间的信息沟通，为药学事业的发展和医药经济的繁荣服务。主要登载药品科研及临床使用诸多方面的研究成果，并及时传播国内外药学领域的最新进展。

中国新药杂志（China Journal of New Drugs）（CN：11-2850，ISSN：1003-3734） 1992 年创刊，现为半月刊。是由国家食品药品监督管理局主管，中国医药科技出版社、中国医药集团总公司和中国药学会共同主办的药学类学术期刊，目前已经成为全国中文核心期刊、中国科技核心期刊、中国药学会系列期刊。该刊以我国自主创制的新药为重点，内容专注于创新药物的研发与合理应用，是我国中药、化学药新药创制的国内外学术交流的重要平台。

中国药理学报（Acta Pharmacologica Sinica）（CN：31-1347，ISSN：1671-4083） 该刊 1980 年创刊，是中国科学院上海药物研究所承办的高级学术性期刊。报道以药理学为主的生物医学创新的研究成果，英文稿优先发表。并接受国际学术会议论文摘要。该刊也报道基于作者自己工作为主的、具有国际水平的综述。

中国药业（China Pharmaceuticals）（CN：50-1054，ISSN：1006-4931） 经国家科委和国家新闻出版总署批准，国内外公开发行的中国科技核心期刊，现由国家食品药品监督管理局主管，重庆市食品药品监督管理局主办，中国医药企业发展促进会、中国药科大学国际医药商学院、沈阳药科大学工商管理学院荣誉协办，中国药业杂志社编辑出版。面向各级药品监管部门、药品检验单位以及医院药剂部门等广大医药管理干部，在开展中西医药药学研究等学术交流的同时，提供大量药品监督管理和发展现状等方面的信息资讯，具有较强的指导性、可读性、实用性。

2. 外文核心期刊

Analytical Chemistry《分析化学》（ISSN：0003-2700） 由美国化学会出版，创刊于 1929 年，用英语出版，月刊，是化学领域中一流的计量科学杂志，刊载分析化学原理与应用方面的优秀论文，侧重于新测量方法的发展和环境、药物、生物技术以及材料科学方面实际应用的探讨。

Analyst《分析师》（ISSN：0003-2654） 由英国皇家化学会分析化学分会编辑出版，创刊于 1877 年，用英语出版，月刊。主要刊登论文、简报和速报，也有评述和书评等。分析师发表论文全文和快讯在所有方面的科学理论和实践的分析，无论是基础还是应用，包括生物分析法、电泳色谱法、质谱法、电化学、传感器、成像技术、取样和样品处理、化学计量/统计学、原子和分子光谱学和所有其他相关的区域测量科学。

Analytica Chimica Acta《分析化学学报》（ISSN：0003-2670） 由荷兰 Elsevier 公司出版，于 1947 年创刊，月刊，以刊登分析化学领域中的论文为主，也登载评述、书评等文章。编委会由世界各国分析化学专家组成。该杂志用英文、德文、法文三种文字出版，英文用得最多。不管用哪种文字，都附英文摘要。

Talanta《塔兰塔》，即《国际纯粹和应用分析化学杂志》（ISSN：0039-9140） 由 Elsevier 公司出版，于 1958 年创刊，月刊，使用的文种为英文、德文和法文，而以英文用得最多。主要发表原始论文、评述、简报、分析数据和书评等。鼓励发表基础研究和新型仪器发展的原始研究论文，后者包括物理化学、无机化学和有机化学的测量仪表及化学传感器等。

Analytical Letter《分析快报》 由美国纽约 Marcel Dekker 出版社社出版，创刊于 1967 年，月刊，用英文出版。主要以速报形式发表各种分析方法，以及各种无机和有机物质、生物、临床分析和分离等方面的研究成果。现分两辑出版：Part A 化学分析，Part B 临床分析和生物化学分析，A 辑和 B 辑交错出版。

Analytical and Bioanalytical Chemistry《分析和生物分析化学》（ISSN：1618-2642） 于 1862 年在德国创刊，现由 Springer 出版，全年 24 期，是分析和生物分析科学方面的国际期刊。期刊涵盖分析和生物分析化学的研究论文、前沿报道、挑战、社论书评、技术与应用、分析科学教学、会议亮点、综述和趋势等方面，主题涵盖生命科学、工程和材料科学、环境科学、地球科学等。领域包括化学、生物化学、生物学和物理分析方法（如传感器、生物测定、光谱技术、色谱法、电化学），仪器仪表，样品制备，分离，小型化系统，化学计量学，方法验证和过程控制。

Journal of Pharmaceutical and Biomedical Analysis《药学与生物医学分析杂志》（ISSN：0731-7085） 由 Elsevier 公司出版，于 1983 年创刊，用英文出版，是发表制药和生物医学分析的原始研究报告和权威评论的国际期刊。涵盖了医药和生物医学等跨学科的分析研究，包括相关分析方法的发展、仪器仪表、计算和解释。应用关注个性化药物、药物稳定性研究、药代动力学、治疗监测、代谢组学；分析化学、法医毒理学与毒品有关的方面；在制药工业中的质量保证和安全健康与毒品有关的话题。该杂志是针对学术、临床、政府和工业分析的需要，提出的一个独特的论坛，讨论制药、生化及临床分析的进展。

Chemical Abstract《化学文摘》（刊号：540B0102，ISSN：0093-5719）创刊于 1907 年，英文。周刊，每年出版 2 卷，每卷 26 期。出版机构：Chemical Abstract Service，USA。主要收录的文献以化学化工为主，并在不同程度上涉及到生物、医学等相关领域，它着重摘报纯化学和应用化学各领域的科研成果和工艺成就。

Analytical Abstract《分析化学文摘》（刊号：546C0001，ISSN：0003-2689）创刊于 1954 年。由英国皇家化学会（Royal Society of Chemistry）出版，是根据特定的分析化学信息的需求而设计的，所涉及的行业比较广泛，从生物化学、临床化学到工业和应用科学；从环境到制药业。刊载分析化学高质量文摘，选自 250 多种期刊、图书、会议录、标准和技术报告。

Analytical Biochemistry《分析生物化学》（刊号：582B0009，ISSN：0003-2697）创刊于 1960 年。出版机构：Academic Press Inc，USA。该刊主要发表应用于生物化学和生物学及相关领域的分析技术和方法学的研究论文和评论。

European Journal of Analytical Chemistry-Eur JAC《欧洲分析化学杂志》（刊号：546F0001/I，ISSN：1286-482X）创刊于 1896 年。主要刊载有关化学分析和物理化学分析方面的研究论文、文摘和简讯。内容涉及矿物、水、气体、食品和药物等领域的分析技术以及分析仪器产品介绍。

Indian Journal of Chemistry《印度化学杂志：A 辑和 B 辑》（刊号：540HA003，ISSN：0376-4710，0376-4699）创刊于 1963 年，出版机构为：Publications and Information Directorate，INDIA。主要刊载研究论文、简报和札记。分两辑出版，A 辑为无机化学、物理化学、理论化学和分析化学；B 辑为有机化学（包括医药）。

Italian Journal of Biochemistry《意大利生物化学杂志》（刊号：582MC001，ISSN：0021-2938）创刊于 1952 年，出版机构为 Biomedia srl，ITALY。主要刊载生物化学以及生化研究新方法等方面的研究论文。

二、电子型文献信息源

（一）中文期刊数据库

1. 万方数据系统

万方数据资源系统（http://www.periodicals.net.cn/index.html）是以中国科技信息所（万方数据集团公司）全部信息服务资源为依托建立起来的，是一个以科技信息为主，集经济、金融、社会、人文信息为一体，以 Internet 为网络平台的大型科技、商务信息服务系统。自 1997 年 8 月向社会开放以来，在国内外产生了较大影响。目前，万方数据资源系统的数字化期刊子系统以刊为单位上网，保留了刊物本身的浏览风格和习惯。为了方便读者随时阅读和引用，期刊全文内容采用 HTML 和 PDF 两种国际通用格式。

2. 维普中文科技期刊数据库

维普中文科技期刊数据库（http://lib.cqvip.com），源于重庆维普资讯有限公司 1989 年创建的《中文科技期刊篇名数据库》，是国内大型综合性数据库之一，收录我国自然科学、农业科学、医药卫生、教育科学和图书情报等学科近 9000 种期刊刊载的文献。维普由专业质检人员对题录文摘数据进行质检，确保原始文本数据的质量。数据库具有检索入口多、辅助手段丰富、查全查准率高和人工标引准确的传统优点，广泛应用于高等院校和公共图书馆、信息研究机构、科研院所、公司企业等多个领域。检索方法主要包括快速检索、传统检索、和高级检索，这三种检索方法各有其特点，适用于不同类型的浏览者。

3. 中国知网

中国知网（http://www.cnki.net）是目前世界上最大的连续动态更新的中国期刊全文数据库，

收录国内 8200 多种重要期刊，以学术、政策指导、高等科普及教育类为主，内容覆盖范围较广，包括自然科学、医学、人文社会科学等各个领域。收录年限为 1994 年至今（部分刊物回溯至创刊）。检索方法包括初级检索、高级检索和专业检索。其中专业检索比高级检索功能更强大，但需要检索人员根据系统的检索语法编制检索式进行检索。适用于熟练掌握检索技术的专业检索人员。

（二）美国化学文摘数据库

美国化学文摘（CA）数据库作为化学信息的领军者、美国化学协会的分支机构，提供化学及相关学科内已公开研究的最全面的数据库。它出版的类型有印刷版、光盘版（CA on CD）和网络版（SciFinder Scholar）三种。

CA 光盘版数据库是在 1996 年美国化学文摘社推出的，它使 CA 的检索不限于手工检索和联机检索，CA 的用户可以直接通过 CA 光盘检索有关信息。且检索方式也更为直接，有浏览式检索、搜寻式检索、分子式检索和物质名称检索四种方式。

SciFinder Scholar 是由美国化学学会所属的化学文摘服务社 CAS 出版的化学资料电子数据库学术版。它整合了 Medline 医学数据库、欧洲和美国等 30 家专利机构的全文专利资料以及化学文摘 1907 年至今的所有内容，它涉及学科领域最广、收集文献类型最全、提供检索途径最多，是数据最为庞大的、全世界最大、最全面的世界性检索工具和化学、科学信息库。其收集由 CAS 出版的数据库的内容以及 Medline 数据库，所有的记录都为英文。有了 SciFinder Scholar 你可以从世界各地的数百万的专利和科研文章中获取最新的技术和信息。据统计，全球 95％以上的科学家们对 SciFinder 给予了高度评价，认为它加快了他们的研究进程，并在使用过程中得到启示和创意。

（三）BIOSIS Previews 和 Pubmed 数据库

1. BIOSIS Previews

BIOSIS Previews 是由美国生物科学信息服务社（BIOSIS）出版，是世界上最大的关于生命科学的文献索引数据库，也是全世界最完整的生命科学参考性资料库。BIOSIS Previews 学科覆盖范围广，从传统生物学领域到与生物学相关的领域，再到交叉学科领域，共收录了 1926 年以来的将近两千万条记录。数据来源于 90 多个国家出版的 5 千多种期刊以及 1 千 5 百多种会议录、图书和专利说明书等出版物。数据库每周更新，每年新增记录约 60 万条。其中 BIOSIS Previews 内容还包含 Biological Abstracts（1969 年至今）、Biological Abstracts / RRM（1980 年至今）、BioResearch Index（1969—1979）三种资料库。

2. Pubmed 数据库（http://www.ncbi.nlm.nih.gov/PubMed）

Pubmed 系统是由美国国立生物技术信息中心（NCBI）开发的用于检索 MEDLINE、PreMEDLINE 数据库的网上检索系统。内容覆盖了全世界 70 多个国家和地区的 4300 多种生物医学期刊的摘要和部分全文，时间可以追溯到 20 世纪 60 年代。由于 Pubmed 挂钩的出版商自动向 Pubmed 提供最新的文献摘要，此时的文献还没有正式出版，所以尽管生物医学的文章从被期刊接受到出版往往要好几个月的时间，但借助于 Pubmed 仍然可以随时掌握最新的动向，从而大大有利于临床和研究工作。

在 PubMed 系统中 PreMEDLINE 是一个临时性医学文献数据库。它每天都在不断地接受新数据，不断更新，可为用户提供基本的文献条目和文摘。其次，PubMed 还通过电子通讯等其他方式接受出版商提供的文献条目数据，这种条目带有［MEDLINE record in process］的说明，并标有［Record as supplied by publisher］的标识。这种条目每天都在不停地向 PreMEDLINE 数据库中传送，使得 PreMEDLINE 数据库的内容及时得到更新。

（四）ACS 数据库和 Elsevier（SDOS）数据库

1. ACS 数据库（http://pubs.acs.org）

美国化学会（ACS）成立于 1876 年，现已成为世界上最大的科技学会。ACS 数据库是旗下的一个综合数据库。多年以来，ACS 一直致力于为全球化学研究机构、企业及个人提供高品质的文献资讯及服务，在科学、教育、政策等领域提供多方位的专业支持，成为享誉全球的科技出版机构。同时 ACS 数据库也伴随着 ACS 的发展而得到较好的完善。ACS 所出版的期刊有 37 种，内容涵盖了生化研究方法、药物化学、有机化学、应用化学、分子生物化学、分析化学等 24 个主要的化学研究领域。ACS 数据库的数据源来自 ACS 所出版的期刊，当然外界的也有。有了这些综合性期刊的铺垫，ACS 数据库的内容变得越加丰富，覆盖范围更加广泛，让人们在 ACS 数据库更容易找到自己想要的内容。

2. Elsevier（SDOS）数据库

Elsevier Science 是设在荷兰的一家跨国科学出版公司，该公司出版的期刊一直是世界上公认的高品位学术期刊。该数据库提供 1995 年以来 Elsevier 公司 1800 多种电子期刊全文服务。内容涉及四大学科领域：物理学与工程、生命科学、健康科学、社会科学与人文科学。其中 Science Direct OnLine（SDOS）系统是 Elsevier 公司的核心产品，向读者提供电子出版物全文的在线服务，包括 Elsevier 出版集团所属的 2200 多种期刊以及系列丛书、手册及参考书等。Elsevier Science 向国内订购 Elsevier SDOS 的用户提供服务。该系统的期刊更新及时，有些刊物先于纸质刊物面世。

（五）专利数据库

1. 中国专利数据库

中国专利文献数据库（http://home.exin.net/patent）该数据库收录了我国自 1985 年以来公布的所有发明专利和实用新型专利，总数接近百万件。每一件申请均有发明名称、发明人、申请号、申请人、国际专利分类号等 27 个描述字段。检索途径设有文摘、专利名称、申请人、权利要求等共计 27 个字段。用户可以根据需要选择某一个字段，输入关键词进行单项全文检索；也可以选择两个以上字段进行布尔检索。

2. 美国专利全文数据库（1790 年至今）

该数据库（http://www.uspto.gov/patft）由美国专利商标局（United States patent and trade-mark office）提供，包括专利全文数据库和专利文摘数据库，收录了 1976 年以来的美国专利，数据库每周更新一次。专利全文数据库和专利文摘数据库的检索方式基本相同，均有专利号检索、布尔检索和高级检索。文献库的可检索字段就是收录专利时的著录项目，全文库的可检索范围扩大到专利的权利要求（claims）和专利说明的正文。但是 1790—1975 年间专利只能用专利号和美国专利分类号检索。

3. 加拿大专利全文数据

该数据库（http://patents1.ic.gc.ca/intro-e.html）是由加拿大知识产权局 CIPO（the Canadian intellectual property office）专门为从 Internet 上检索加拿大专利而建立的 Web 站点。该库包括 1920 年以来的加拿大专利文档，包括专利的著录项目数据、专利的文本信息、专利的扫描图像。加拿大专利库也提供了功能丰富的检索途径如专利号查询、基本文本查询、布尔文本查询、高级文本查询。

4. 日本专利数据库

该数据库（http://www.ipdl.jpo.miti.go.jp/homepge.ipdl）由日本专利局 JIPO（the Japan intellectual property office）提供，收录了自 1994 年以来公开的日本专利的英文题录和摘要。

5. 世界知识产权组织的 IPDL

世界知识产权数字图书馆（WIPO intellectual property digital library）简称为 IPDL（http://www.ipdl.wipo.int），由世界知识产权组织（WIPO）国际局于 1998 年建立，其目的是为政府机构和个人提供全方位的知识产权信息咨询与服务，其中包括各种数据库检索服务。其中数据库包括：PCT 国际专利公报数据库（PCT electronic gazette）、JOPAL 专利审查最低文献量科技期刊数据库（JOPAL）、外观设计样品数据库（Hague Express）。其中 JOPAL 数据库在新颖性检索中起到很重要的作用，是科技人员使用最多的数据库之一。除以上数据库之外，IPDL 还以超文本方式提供了几十个国家及国际组织专利数据库网站链接入口。

6. 欧洲专利数据库

欧洲专利数据库（http://www.european.patent.office.org）是由欧洲专利组织（EPO）及其

成员国的专利局提供的，可以免费检索。其中提供该数据库服务的 EPO 成员国包括奥地利、比利时、丹麦、芬兰、法国、德国、葡萄牙、西班牙、瑞典、英国等。使用该数据库可以通过某一 EPO 成员国专利局的网上数据库站点检索其他成员国的专利局出版的专利申请。还可以查找到美国、日本、PCT 等 50 多个世界其他国家和专利组织的专利文献，这些专利文献大部分可以回溯到 1970 年。

7. PCT 国际专利

PCT 国际专利（http://pctgazette.wipo.int）由世界知识产权组织（WIPO）提供，收录了 1997 年 1 月 1 日至今的 PCT 国际专利，仅提供专利扉页题录、文摘和图形。

8. IBM 知识产权信息网（http://patents.ibm.com）

IBM 知识产权网 IPN（The IBM Intellectual Property Network）的前身是 IBM 专利服务器（the IBM patent server），于 1997 年推出。其由美国 IBM 公司提供，用户可通过该网页免费检索美国专利数据库（1971 年至今）、欧洲专利数据库（1979 年至今）、PCT 国际专利数据库（1978 年至今）、德温特 WPI 数据库（1963 年至今）（试用）、日本专利摘要数据库（1976 年至今）、INPADOC 专利族及法律状态数据库（1968 年至今）、瑞士专利数据库（1990 年至今）以及 IBM 技术公开通报等。

（六）数字图书馆

1. 超星数字图书馆

由清华大学图书馆与超星公司合作，从 2000 年初建构了超星电子图书系统。它包括文学、历史、法律、军事、经济、交通、计算机和环保等十几个图书馆。是国家"863"计划中国数字图书馆示范工程项目。

2. 书生之家数字图书馆

书生之家是由北京书生科技有限公司开发的综合性数字图书馆。于 2000 年 5 月正式开通。它收录的图书信息完整，书内有四级目录导航，用先进的搜索引擎实现海量数据的准确锁定。

3. 方正 Apabi 数字图书馆

由北京大学方正电子有限公司开发，利用独有的激光排版技术，同出版社合作，得到著作人和出版社的直接授权，制作电子版图书。网站于 2000 年正式开通。

4. 中国数字图书馆

2001 年 6 月 30 日由国家图书馆组建的"中国数字图书馆有限责任公司"正式挂牌运营，并开通了"中国数字图书馆网站"。

（七）电子信息源

在 Internet 上可免费获得的期刊涉及各个领域，数量成千上万，其提供的服务限度也不尽相同，有的可免费全文浏览下载，而有的仅提供摘要或目次；时间跨度上有的几年内皆可查阅，而有的仅能查阅最新一期的内容，并且网上期刊提供的服务也常有变动。还有一些期刊，其纸质版和网络版内容一致，也可以通过网上查阅，周期较短。寻找网上免费期刊可通过很多方式来完成，其中最常见的就是通过搜索引擎，还有就是访问科技情报信息机构网站，以及访问期刊编辑部、出版社、科研机构或行业协会网站，最后还有访问大学图书馆或公共图书馆网站等方式。

1. 利用搜索引擎

在搜索引擎的分类目录下，各分类主题的期刊杂志项内给出刊名列表，点击刊名进入该杂志。而对于使用关键词检索的搜索引擎，直接输入"Free Journal"或"Free Source"即可。当然，每个搜索引擎的覆盖范围是有限的，所以当搜索效果不理想时，你可以尝试使用多个搜索引擎。

2. 访问科技情报信息机构网站或行业协会网站

当前，尽管使用搜索引擎已成为查询信息的主要方式，当时由于其信息量庞大，而且任何搜索引擎都不能做到覆盖所有信息，信息也比较杂乱，专业性不强，所以仅仅使用搜索引擎难免会给人们带来一些遗漏，还需要广泛借助其他途径来查询免费学术期刊，其中访问科技情报信息机构网站即是重要的途径之一。有许多科技情报信息机构本身就主办、编辑、出版学术性期刊，同时也承担收集整理信息的责任，在他们的网站上收集了大量的电子学术期刊。

3. 访问大学图书馆或公共图书馆网址

大学或公共图书馆网站已经成为获得学术性期刊网址的重要渠道。众多大学或公共图书馆都将收集到的期刊作为重要的虚拟馆藏资源之一，有的还进行一定程度的分类加工和整理。例如中国药科大学图书馆（http://lib.cpu.edu.cn）设有"数据库资源"专栏，提供了大量国外著名学术期刊的网址，如 Ovid 高影响因子核心药学电子期刊全集、RSC 电子期刊及数据库等。还有由清华大学和国家光盘中心主办的"中国期刊网"（http://www.chinajournal.net.cn）堪称"中国知识基础设施"，提供 3000 余种学术期刊的文摘免费检索服务。

（八）其他文献信息源

1. 生物、医药、化学主题资源

为了使 Internet 网上的信息资源充分发挥其作用，世界上许多国家的信息工作者根据网上提供的资源，开展了大量的分类、收集、索引等工作，形成一系列的网上专业资源指南和 www 虚拟图书馆，把读者和网上信息资源连接起来，可以节省医药、化学工作者网上漫游的时间。如：

（1）Pharmweb（http://www.pharmweb.net） Pharmweb 是第一个医药信息服务器，创建于 1994 年。该网站专门为制药和保健相关的组织服务，由药剂师、医学和通讯专业人员管理和运作。为了确保用户的访问速度，世界许多地方像美国、日本、英国等都设有它的镜像站点。PharmWeb 相对于综合性的搜索网站来讲更具特色，可以把它看成一个药学专业的搜索引擎，它基本涵盖了 Internet 上的各种药学信息资源，提供了大量与药学相关的网站的链接，为药学工作者获取本专业的最新资讯提供了极大的方便。

（2）Biomednet（http://biomednet.com） Biomednet 是一个大型生物医学搜索引擎，由美国多家大学、政府机构、非盈利行学术机构合作开发，可向用户免费提供含著名的 MEDLINE 在内的多个生物医学和药学数据库，并提供网上讨论组、学术会议信息检索等免费服务。

（3）虚拟图书馆 虚拟图书馆（Virtual Library）是随着图书馆的电子化、数字化、网络化而逐渐发展起来的信息空间。虚拟图书馆是一个群体，是由连接上网的许多数字图书馆以及以图书馆形式出现的各种信息中心被数字化的那部分信息资源共同构成的。它没有具体、固定的图书馆形态，也不是单指某一个图书馆电子化或数字化后的结果，而是指通过网络远程获取信息与知识的一种方式，也就是全球信息库。如美国哈佛大学的"www 虚拟图书馆"是目前 Internet 上最有权威性的数字图书馆。

2. 网上交流

Internet 目前的用户已经遍及全球，有超过几亿人在使用 Internet，并且它的用户数还在以等比级数上升。而且现在网上交流的方式越来越多，其中最主要的有 E-mail、BBS、博客、个人主页及各种形式的网络论坛等。如 Bionet 是一个很有用的网络论坛，该论坛由美国能源部和美国科学基金会（NSF）及英国 CCLDaresburg 实验室共同资助建立，其目的是使世界上不同国家和地区的生物学者能够通过网络进行通讯和交流。

3. 医药卫生及化学机构

（1）国家食品药品监督管理总局（简称 SDA） 通过访问 SDA 网站（http://www.sda.gov.cn）可获取我国药品生产、经营的法规、药品注册公告、药品行政保护公告等许多有关药物分析方面的信息。

（2）中华人民共和卫生部 通过卫生部网站（http://www.moh.gov.cn）可查询国内卫生法律法规以及卫生统计信息，另有国产保健食品库、进口保健食品库、国产化妆品库、进口化妆品库等可供免费使用。

（3）美国食品药品监督管理局（简称 FDA） 在国际上，FDA（http://www.moh.gov）被公认为是世界上最大的食品与药物管理机构之一。它在世界医药行业的影响是众所周知的，其下信息资源也十分丰富。FDA 的职责是确保美国本国生产或进口的食品、化妆品、药物、医疗设备等的安全。

三、 检索实例与分析

1. 检索实例一：检索有关周效磺胺的药效学作用的文献

（1）课题分析　此课题比较单一，要求全面了解周效磺胺目前的药效学作用。到目前为止，我们知道周效磺胺是属于磺胺类合成抗微生物药，它主要用于治疗皮肤及软组织感染、气管炎和肺炎等疾病。我们应该分别从中文数据库和外文数据库两方面进行检索。

（2）主题词分析　此课题直接显示的主题词有磺胺多辛（通用名）、周效磺胺、药效学作用，另外也可以把它的别名 6-二甲氧嘧啶、法纳西、磺胺-5、周效磺胺、磺胺邻二甲氧嘧啶作为检索主题词。其相应的英文主题词为：sulfadimoxine、SDM、pharmacodynamic effects。

（3）实际检索　中国期刊全文数据库是目前世界上最大的连续动态更新的中国期刊全文数据库，其具有信息量大、覆盖面广、分类科学、筛选严谨等特点，具有较高学术参考价值。同时，全文数据库能免去检索书目数据库后还得费力去获取原文的麻烦，查全率和查准率都较高。对于单一的课题，CNKI 是最佳的中文检索数据库。下面我们就以 CNKI 为检索平台进行检索。进入检索页，在首页登陆后，点击数据库名称即可进入中国期刊全文数据库检索（图 1-1）。

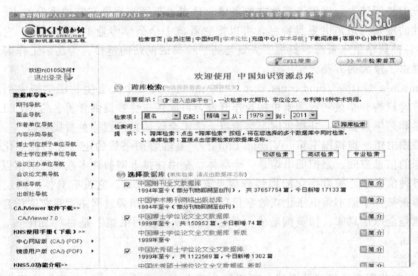

图 1-1　CNKI 主页

CNKI 有三种检索方式，可分别进行尝试。为了提高查全率，检索的时间范围可设为 1979 到 2011。当进行初级检索时直接在检索框里输入主题词"周效磺胺"即可进行检索（图 1-2）：

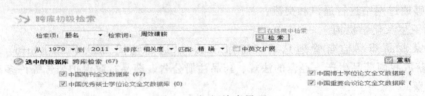

图 1-2　初级检索界面

其检索结果共检索到 67 条记录（图 1-3）：

通过检索结果我们可以看到中国期刊全文数据库筛选严谨，所检索得到的结果相关度都是较高的，其收录的范围也很广泛，如图 1-3 所示，我们可以看到来源有《国际医学寄生虫病杂志》、《上海实验动物科学》、《中国药科大学学报》等。当然在检索过程中可能由于一些专业知识的欠缺而造成漏检，比如主题词的漏选。所以检索过程中也需要检索人员具有一定的专业知识基础。

我们知道 Pubmed 是一个主要提供生物医学方面的论文搜寻以及摘要的专业数据库，在几个常

序号	文献标题	来源	年期	来源数据库
1	甲氟喹加乙胺嘧啶·周效磺胺合剂与单用乙胺嘧啶·周效磺胺治疗恶性疟的效富试验	国际医学寄生虫病杂志	1986/04	中国期刊全文数据库
2	甲氟喹与周效磺胺-乙胺嘧啶合用与单用周效磺胺-乙胺嘧啶化学预防疟疾效果的比较	国际医学寄生虫病杂志	1986/06	中国期刊全文数据库
3	间歇性给予铁和周效磺胺-乙氨嘧啶以控制南尼亚儿童的贫血	国外医学·卫生学分册	2003/01	中国期刊全文数据库
4	蒿甲醚、周效磺胺、乙胺嘧啶和伯喹伍用单剂治疗猴疟杆囊原虫血症	上海实验动物科学	2001/03	中国期刊全文数据库
5	周酯酚配伍周效磺胺对红内期约氏疟原虫超微结构的影响	华东师范大学学报(自然科学)	1996/02	中国期刊全文数据库
6	周酯酚配伍周效磺胺对红内期约氏疟原虫超微结构的影响	中国寄生虫防治杂志	1994/04	中国期刊全文数据库
7	乙胺嘧啶/周效磺胺引起垂疮多形红斑	国际皮肤性病学杂志	1991/01	中国期刊全文数据库
8	在非洲恶性疟原虫耐药性和周效磺胺-乙胺嘧啶	国际医学寄生虫病杂志	1990/06	中国期刊全文数据库
9	周效磺胺稀土配合物的合成及性质	华中科技大学学报(自然科学)	1989/05	中国期刊全文数据库
10	HPLC法测定周效磺胺的血药浓度	中国药科大学学报	1989/05	中国期刊全文数据库

图 1-3　检索结果界面

用的医药类数据库中，Pubmed 比 Medline 收录的文献范围广，而且每天都收录新文献，所以它报道的速度比 Medline 的更快、更新。同时可以阅读 PubMed 提供的翔实的题录信息，当然最主要的是摘要。另外在检索结果里，可勾选感兴趣的文献保存在软件里供日后查阅，也可以通过系统的Email 或其他软件（如 twitter 应用）发送给好友分享或备份至自己的邮箱。在 Pubmed 里，同样具有垃圾信息少的特点。所以选择 Pubmed 作为一个检索平台是一个很好的选择。进入 Pubmed 首页，首先看到的是图 1-4 所示的页面：

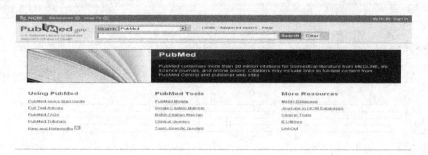

图 1-4　Pubmed 首页

当我们在检索框里面输入 Sulfadimoxine 进行检索，可以得到图 1-5 所示的结果：

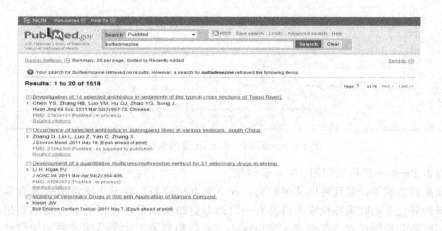

图 1-5　检索界面及结果显示

从图 1-5 中可以看到 Pubmed 检索结果出现的形式与其他数据库不一样的地方，它可以把作者姓名一同显示出来。我们也可以用 Limits 功能进行更多功能的设置，还可用 Pubmed 里面的 Advanced Search 进行高级搜索。当然，Pubmed 还有许多强大的功能有待读者去探索，这里不再赘述。

2. 检索实例二：通过化学结构式搜索该物质

（1）课题分析 该类课题实际是一个在化学合成以及化学分析中常见的问题。比如说：当我们用波谱解析的方法得出我们熟悉的化合物的结构式，但是不知道其名称及其相关的反应式等的时候，我们就可以通过这种方式来进行检索，查出关于该化学结构式的相关信息。

我们平时使用的数据库，无论是中文的还是外文的，一般都会针对不同用户提供各种各样的检索手段，如初级、高级、专业检索等，但是不足之处在于，往往因用户不能全面表达检索式而遗漏信息，从而影响查全率。然而 SciFinder Scholar 数据库一开始就提倡用户从广域范围入手，获得大批量比较相关的信息，然后利用文献分析功能获得最佳结果。同时我们也知道 SciFinder Scholar 收录了像 Medline 这样的大型专业文献数据库，而且实现了几个数据库之间无缝连接的跨库检索，用户可以从文献、物质或反应三个入口进行检索，能让用户从一点信息获得与之相关的、最为全面的文献、物质和反应信息。最为重要的是 SciFinder Scholar 里面附带的化学软件可以让检索者通过化学式或者分子式来进行检索的功能，这点是其他数据库不能比拟的。所以从这些特点出发，选择其作为检索平台会让我们得到较好的检索结果。

（2）实际检索 如图 1-6 所示，在 SciFinder Scholar 里画出异烟肼的化学结构式。

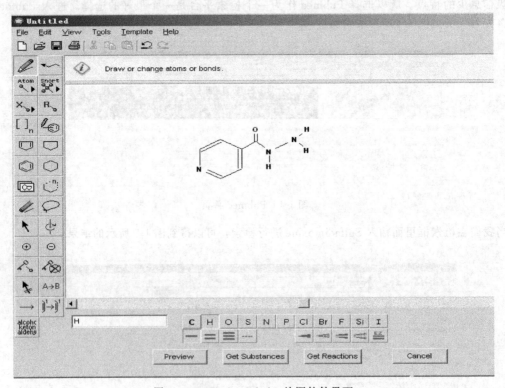

图 1-6 SciFinder Scholar 绘图软件界面

然后点击 Preview 可得到如图 1-7 所示结果。

检索结果简单明了，而且可以从中看到，查全率也比较高。由于化学结构式具有多种异构体，所以在选择所需化合物时需要检索人员具有一定的专业知识水平，否则可能会得不到想要的结果。当选中我们想要的结构式时，点击 Get Substance，可以得到关于这个结构式的相关信息，如图 1-8 所示。

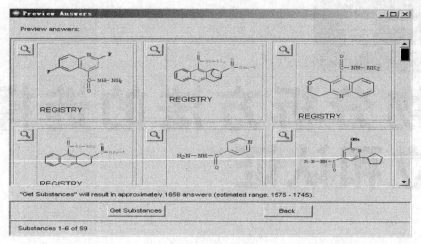

图 1-7　检索结果显示

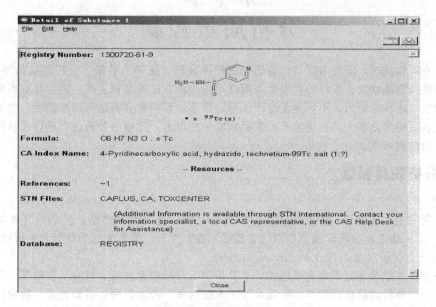

图 1-8　检索最终结果

（何华，钱爱民）

第二章

药物分析方法的选择、建立和认证

第一节
分析质量控制

在进行分析测试时，所使用仪器设备的性能和准确性、试剂的质量、分析测试的环境和条件、技术人员的技术熟练程度、采样的代表性及所选用的分析方法的灵敏度等，都会受到当前科学技术水平和人的生理条件的制约，不可避免地产生测定误差，影响到分析结果的准确性。为了把误差包括系统误差、随机误差减少到预期水平，需要采取一些措施，对整个分析过程进行质量控制，以确保分析结果的准确可靠。

一、分析质量保证

1. 质量

在分析测试中，从采样、样品制备到分析的全过程，直到计算结果，各个环节都存在质量问题，"质量"这一概念在分析实验室中常包含数据本身的质量、分析方法的质量和分析体系的质量。

2. 分析质量保证（analytical quality assurance）

分析质量保证就是通过采取包括组织、人员培训、分析质量监督、检查、审核等一系列的活动和措施，对整个分析过程包括取样、样品处理、方法选择、测定过程、实验记录、数据检查、数据的统计分析，直到分析结果的表达等进行质量控制，使分析结果达到预期可信赖的要求。它既是一项具体的技术工作，也是一项实验室管理工作，主要包括质量控制和质量评价两个方面。

二、标准物质和标准分析方法

（一）标准

1983 年 7 月国际标准化组织发布的 ISO 第二号指南对"标准"的定义是：由有关各方根据科学技术成就与先进经验，共同合作起草，一致或基本上同意的技术规范或其他公开性文件。

（二）标准的分类

根据《中华人民共和国标准化法》，我国标准分为国家标准、行业标准、地方标准和企业标准。

（三）标准物质

1. 标准物质（standard material）

标准物质包括化学成分分析标准物质、物理性质与物理化学特性测量标准物质、工程技术特性测量标准物质，是一种或多种经确定了高稳定度的物理、化学和计量学特性，并经正式批准可作为标准使用，用来校准测量器具、评价分析方法或给材料赋值的物质或材料。

2. 标准物质的分类方法

(1) 国际理论与应用化学联合会（IUPAC）的分类方法　①相对原子量标准的参比物质（reference of atomic weight standard）；②基准标准物质（ultimate standard）；③一级标准物质（primary standard）；④工作标准物质（working standard）；⑤二级标准物质（secondary standard）；⑥标准参考物质（standard reference material）。

(2) 我国标准物质的等级　我国的标准物质等级按照从国际单位制传递下来的准确度等级分为两级，即国家一级标准物质和二级标准物质。

一级标准物质指由绝对测量法或其他准确可靠的方法确定物质特性量值，准确度达到国内最高水平，均匀性在准确度范围之内，稳定性在一年以上，或达到国际上同类标准物质的先进水平，经中国计量测试学会标准物质专业委员会技术审查和国家计量局批准而颁布的，附有证书的标准物质。

二级标准物质的特性量值通过与一级标准物质直接对比或用其他准确可靠的分析方法测试而获得，准确度和均匀性能满足一般测量的需要，稳定性在半年以上，或能满足实际测量需要，经有关主管部门审查批准，报国家计量局直接备案。

3. 标准物质的用途

①用于评价测量方法和测量结果的准确度；②用作校准各种测试仪器；③作为分析的标准；④研究和验证标准分析方法，建立新方法；⑤用于分析质量保证计划；⑥用于分析质量控制。国际上明确规定：如果一个实验室在分析工作中使用标准物质，则称该实验室采用了分析质量控制技术，该实验室的分析结果会被国际上采用；⑦用于仲裁依据。

(四) 标准分析方法

标准分析方法必须满足以下条件：①按照规定的程序编制；②按照规定的格式编写；③方法的成熟性得到公认，通过协作实验确定了方法的误差范围；④由权威机构审批和发布。

撰写标准分析方法要用规范化的术语和准确的文字对分析程序的各个环节进行描述和作出规定，必须对实验条件做出明确的规定。同时，还要规定结果的计算方式（包括单位）并用统计的方法对结果的好坏进行判断。

三、分析质量控制

分析质量控制（analytical quality control）是用现代科学管理技术和数理统计方法来控制分析实验室质量，把分析误差控制在允许限度内，保证分析结果有一定的精密度和准确度，使分析数据在给定的置信水平内，有把握达到所要求的质量。实验室质量控制主要包括实验室内部质量控制和实验室间质量控制。

(一) 实验室内部质量控制

实验室内部质量控制是实验室分析人员对分析质量进行自我控制的全过程，它是保证实验室提供准确可靠分析结果的必要基础，如应用某种质量控制图来控制分析质量。它主要反映分析质量的稳定性。

1. 常规质量控制

(1) 空白实验　空白实验的方法是用纯水代替试液，与样品同时进行平行测定，分析步骤与样品测定完全相同，每天测定两个空白试样，共测 5～6 天，计算测定结果的标准偏差，并按规定方法计算检出限，该值应低于标准分析方法中的规定值。空白试验值的大小及其重复性，在相当大的程度上较全面地反映分析实验室及其分析人员的水平。如实验室用水、试剂纯度、容器的洁净度、分析仪器的精度和使用情况，实验室内的环境污染状况及分析人员的水平和经验等。

(2) 校准曲线的绘制　校准曲线是用于描述待测物质的浓度（或量）与相应的测量仪器的响应量或其他指标量之间定量关系的曲线。校准曲线通常包括：工作曲线——绘制校准曲线的标准溶液的分析步骤与样品分析步骤完全相同；标准曲线——绘制校准曲线的标准溶液的分析步骤与样品分析步骤相比有所省略。按统一标准方法绘制在线性范围内的校准曲线。一般用 4～6 个浓度的标准溶液进行测定，根据标准溶液的浓度及其测量信号绘制校准曲线，求出直线回归方程式和相关系数。

（3）方法精密度评价　一般用高、中、低三种浓度的标准溶液，用相同的方法分别进行多次平行测定，并应分散在一段适当长的时间里进行分析，计算相对标准偏差，评价实验方法精密度。

（4）方法准确度评价　可以用测量标准参考物质或将不同浓度的标准物质加到实际样品中做回收率测定等方法评价分析方法的准确度。

2. 质量控制图

绘制质量控制图是记录与控制所获得的精密度和准确度的最好方法。将均匀、稳定的"控制标准样"（已知值的标准物质）与样品一起进行分析测试，将获得的数据绘图以检验测量系统是否在统计控制之下。制作质量控制图常用的方法是：在常规样品分析过程中，每分析一批样品插入一个"控制标准样"，或者在分析大批样品时，每隔10～20个样品插入一个"控制标准样"，其分析方法应与试样完全相同，并至少独立分析20次以上，然后以实验测定结果为纵坐标，实验顺序为横坐标，在普通方格纸上绘制而成。常用的质量控制图有精密度控制图和准确度控制图。

（1）精密度控制图　即均值控制图。以测定结果的平均值 $\overline{X}$ 为控制图的中心线，并计算出测量值的标准偏差 S，以 $\overline{X}\pm2S$ 作为上、下警告限（上警告限，UWL；下警告限，LWL），用虚线表示；$\overline{X}\pm3S$ 作为上、下控制限（上控制限，UCL；下控制限，LCL）绘制成。精密度控制图，见图2-1。图中 $\overline{X}=4.68\text{mmol/L}$，$S=0.12\text{mmol/L}$，$\overline{X}+2S=4.92\text{mmol/L}$，$\overline{X}-2S=4.44\text{mmol/L}$，$\overline{X}+3S=5.04\text{mmol/L}$，$\overline{X}-3S=4.32\text{mmol/L}$。

（2）准确度控制图　也称回收率控制图。向不同浓度的样品中加入不同的已知量的标准物，积累测得的回收率数据，计算百分平均回收率 $\overline{P}$ 及其标准偏差 S_P，以 $\overline{P}\pm2S_\text{P}$ 为上、下警告限，$\overline{P}\pm3S_\text{P}$ 为上、下控制限，绘制成准确度控制图。见图2-2。

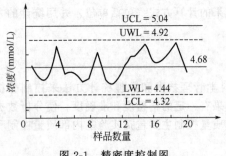

图2-1　精密度控制图

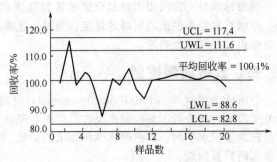

图2-2　准确度控制图

在进行样品分析时，将"控制标准样"插入样品组内，在相同条件下进行分析测定。如果"测定结果"在控制图的警告限内，说明测定过程处于控制状态；如果"测定结果"在警告限外，但仍在控制限内，则提示分析结果开始变劣，应进行初步检查；如"测定结果"超出控制限，表示测定过程失控，应找出原因并纠正；如果虽然所有"测定结果"均在控制限内，但有7个"测定结果"连续在中心线的同一侧，亦为异常，应查明原因并加以纠正。

（二）实验室间质量控制

实验室间质量控制是检查各实验室间是否存在明显的系统误差，由上级检测机构对实验室及其分析人员的分析质量定期或不定期实行考察，方法如下。

（1）用标准物质作平行测定　实验室间质量控制通常由中心实验室指导和负责，向各个实验室分发均匀、稳定、已知准确浓度的标准溶液，各实验室使用统一规定的方法测定后报分析结果，中心实验室可以根据每个实验室测定标准物质的结果与"证书值"的相符程度来判定该实验室分析未知样品结果的可靠性。

（2）双样品法　在没有标准物质的情况下，中心实验室可将两个浓度不同但很类似的样品同时分发给各实验室，各实验室分别对样品进行单次测定，将数据上报。中心实验室对数据进行处理，如发现实验室间存在着影响分析结果的可比性的系统误差，则应立即找出原因并采取相应的措施。

第二节
计 量 认 证

一、计量认证概述

我国计量认证依据的主要法规文件《中华人民共和国计量法》和《中华人民共和国计量法实施细则》规定："为社会提供公正数据的产品质量检验机构，必须经省级以上人民政府计量行政部门对其计量检定、测试能力和可靠性考核合格。"此考核称为"产品质量检验机构的计量认证"，简称"计量认证"，计量认证即通常国际上所说的实验室认证，是对某一质检机构有能力进行特定测试或某种类型的实验的一种正式承认，是对整个实验室能力的综合评定。按照国际标准建立的各国实验室认证体系，为相互承认测试数据提供了条件，简化了贸易手续，能促进贸易发展。通过与国际接轨，可以在经济贸易往来中扩大信息交流范围，为开展国际间技术合作与交流，向国际服务市场开放等，提供了有利条件。同时，在全国范围内保证计量检测数据一致、准确，保护国家、消费者和厂家利益。

《产品质量检验机构计量认证管理办法》和《产品质量检验机构计量认证技术考核规范》JJG1021—1990 也是我国计量重要的认证法规文件。

二、常用术语

（1）计量（measurement）　是用法制和技术手段保证单位统一和量值准确可靠的测量。是以准确确定被测对象为目的的测量，是测量的特殊形式。对整个测量领域起指导、监督、保证和仲裁作用。

（2）认证（accredidation）　是甄别合格（承认科研服务部门、学校、医院或社会工作机构等达到标准）和任命之意。

（3）标准化（standardization）　为了获得最佳秩序和社会效益，在经济、技术、科学及管理等社会实践中，对重复性事物和概念通过制定、发布和实施标准，达到统一的办法。

（4）质量管理（quality management，QM）　是"对确定和达到质量要求所必须的职能和活动的管理"。它是为保证和提高工作质量所进行的工作调查、计划、组织、协调、控制、信息反馈等各项工作的总称。

（5）计量基准　计量基准经国务院计量行政部门批准，作为统一全国量值最高依据的计量器具，是国家计量基准器具的简称。用以复现和保存计量单位量值。

（6）计量标准　是指准确度低于计量基准的、用于检定其他计量标准或工作计量器具的计量器具，是计量标准器具的简称。它是把计量基准所复现的单位量值逐级传递到工作计量器具以及将测量结果在允许范围内溯源到国家计量基准的重要环节。

（7）量值传递　量值传递是将计量基准所复现的单位量值，通过计量检定（或其他传递方式），准确传递给下一等级的计量标准，并依次逐级传递到工作计量器具，这一过程称之为量值传递。

（8）量值溯源　是测量结果通过具有适当准确度的中间比较环节逐级往上追溯至国家计量基准或国家计量标准的过程。量值溯源是量值传递的逆过程，它使被测对象的量值能与国家计量基准或国家计量标准相联系，从而保证量值准确一致。

三、计量认证的主要内容

1. 主要内容

① 计量检定、测试设备的配备及其准确度、量程等技术指标，必须与检验的项目相适应，其

性能必须稳定可靠并经检验或校准合格。

②　计量检定、测试设备的工作环境，均应适应其工作的需要并满足产品质量检验的要求。工作环境包括温度、湿度、防尘、防震、防腐蚀、抗干扰等。

③　使用计量检定、测试设备的人员，应具备必要的专业知识和实际经验，其操作技能必须考核合格。

④　具有保证量值统一、准确的措施及检测数据公正可靠的管理制度。

2. 计量认证的评审内容

计量认证的评审内容包括：组织机构、仪器设备、检测工作、人员、环境和工作制度六个方面。

3. 计量认证评定办法

评审组根据上述评审内容的六个方面，依据《产品质量检验机构计量认证技术考核规范》对被认证单位进行评定。

四、计量认证的实施步骤

依据计量认证管理办法和我国国家计量技术考核范围的规定，计量认证的实施一般包括申请、受理、准备、初查和预审、正式评审及审批发证六个基本步骤。

五、质量管理手册

质量管理手册是说明质量检验机构的测试能力、工作范围和检验公正性的文件，是一个指导检测工作的文件，是控制检测工作质量、最大限度地发挥产品检测能力的有力工具。它全面地、系统地反映质检机构的检验测试水平和管理水平。因此，它是计量认证评审中判断质检机构能否完成其所申请的检验项目，能否通过计量认证的重要依据之一。

第三节
药物分析方法的选择和建立

一、药物分析方法的选择

随着药学及其相关学科的发展，向分析工作者提出了更多更高的要求，同时也为药物分析提供了更多更好的测定方法。当一个药物分析课题确定后，可能有几种测定方法。究竟使用哪一个（些）方法为宜？测定方法的选择原则可从以下几个方面考虑。

1. 被测组分的性质

一般来说，测定方法都是基于被测组分的性质。对被测组分性质的了解，可帮助我们去选择测定方法。例如，试样具有酸性或碱性，且纯度高，就考虑选用酸碱滴定法测定；试样具有氧化性或还原性，纯度又高，可考虑用氧化还原滴定法测定；对复杂样品如体液分析，需先分离，一般用色谱法测定；对有一定挥发性的药物及其制剂的分析，可选用气相色谱法测定；非挥发性的有机药品可采用高效液相色谱法或薄层色谱法测定等。

2. 被测组分的含量

测定常量组分时，多数采用滴定分析法，相对误差为千分之几。滴定分析法准确、简便、迅速，原料药的含量测定首选滴定分析法；重量法虽很准确，但操作费时，灼烧残渣和干燥失重法在药品分析中常用于杂质检查。测定微量组分时，则采用仪器分析法，灵敏度高，如紫外-可见分光光度法、荧光分光光度法、原子吸收分光光度法等，这些方法的相对误差一般是百分之几。药物制剂的含量测定、含量均匀度或溶解度检查往往首选紫外分光光度法。对有干扰组分的制剂，需分离后才能测定，此时用色谱法较为合适。

3. 干扰物质的影响

在选择测定方法时，必须考虑到干扰物质对测定的影响，改变分析的条件，选择适当的分离方法或加入掩蔽剂，排除各种干扰以后，才能进行准确测定。

4. 测定的具体要求

由于药物分析所涉及的面很广，药品种类繁多，测定要求各不相同。例如：药物成品分析、仲裁分析，对方法的准确度要求高；中间体分析、环境检测，要求快速简便；微量和痕量分析，如体内药物分析，对方法的灵敏度要求高等。

所以，我们必须根据药物的结构、性质和含量、测定的对象和要求（如准确、专属、灵敏、快速、简便等）、存在的干扰组分情况和现有设备与技术条件，选用适宜的测定方法。

二、药物分析方法的建立和论文发表

1. 药物分析方法的建立

当一个药物分析课题确立后，假如欲建立一个新药的含量测定方法，首先根据该药物的结构特征，选择可能采用的分析方法。第二步是查阅文献，了解文献上有无该药的测定方法，若有的话，文献方法可能是设计分析方法的重要依据，但也需分析一下文献方法的可靠性和合理性，是否适合该药物的该项分析任务的要求。最后设计的方法是完全按照文献方法还是有某方面的重大改进，或者完全是自己设计的，都需要在总结资料中或申报资料中叙述清楚。

2. 药物分析论文的发表

若书写药物分析论文，一般情况下，都按温哥华论文写作格式依次包括以下项目：题目、作者姓名和所在单位、摘要、关键词、引言或前言、材料与方法、结果、讨论、小结或结论、参考文献。

（1）题目 题目的拟定是否准确地表达了研究的内容？恰如其分地反映了研究的范围和深度？另外尚要看其是否体现了简洁性，有无多余的文字，一般在 20 个字以内为宜，实在太长者可采用副标题。文题中一般不出现标点符号，且应避免使用疑问性文题。

（2）署名 科学论文应该署真名和真实的工作单位。主要体现责任、成果归属和便于后人追踪研究。严格意义上的作者是指对选题、论证、查阅文献、制订设计、建立方法、实验操作、整理资料、归纳总结、撰写成文等全过程负责的人，应该是能解答文章的有关问题者。现在往往把参加工作的人同时列上，那就应该以作用大小依次排列，署名应征得本人同意，出差、出国、病故者的工作应一视同仁。学术指导人根据实际情况可以是作者，也可以作为一般致谢。行政领导人一般不署名，但由他亲自负责或指导的也可以是作者，也可以是指导者。对论文提过指导意见及做过一些辅助工作的人，如确有必要，宜列入论文的致谢部分。作者姓名之后应写明单位、地区和邮编，以备读者查询。

（3）摘要 为了让读者首先了解论文的大意，一般较长的论文在正文前都应有一个摘要。它是正文的高度浓缩，现多提倡采取结构式摘要。即：①目的 为什么要写这篇论文；②方法 实验研究论文要简单地说明测定方法；③结果 根据设计方案和应用的方法，得出什么结果；④结论 即作者通过实验研究想告诉读者的最主要的问题。摘要一般不宜超过 200 字。按文献（全国文献工作标准化技术委员会 GB 64746 文摘编写规则）规定：摘要需用第三人称，但不少作者在摘要开头喜冠以"本文研究"、"本文报告"、"本文分析"等字样，这是错误的。摘要一般不分段。

（4）关键词 也叫索引词。现在读者查文献、找索引，主要从关键词着手，一般为 3～5 个。关键词应写出真正关键的学术词汇，如蛋白质、HPLC，固相萃取等，不要硬凑一般性用词。

（5）引言或前言 是引人入胜之言，是论文最前面的一段短文，也是开场白。它应包括论文所涉及问题的背景，国内外对这个问题研究的概况、研究价值、写本文的意义等。这部分应阐明为什么要检测，说明建立的新方法的特点，该新方法与其他分析方法相比较有哪些优越性，并简述方法的基本原理。若建立的方法是在参考文献基础上改进发展而成的，一定要列出参考文献，将方法中改进发展部分叙述清楚，并与原文献方法进行比较，说明改进方法的先进性与优越性。不要与摘要雷同。文字要简练，一般300字即可。

（6）材料与方法　实验研究的科学性体现在实验的可重复性。因此必须交代清楚所用的材料和方法，以便其他人可重复实验。对于众所周知的方法，不必详细写出，只写出出处即可。但如为首创或改进的分析方法（如提高了反应速率、比旧方法更灵敏、更精确等），则应详细交代，使精通操作者可重复实验，其内容应包括所有重要操作参数和具体说明。例如，用高效液相色谱法测定蛋白质，内容应包括：仪器与所用药品试剂；色谱条件及优化方法，说明所用的色谱柱、流动相、系统适应性试验和色谱条件优化等；样品预处理方法；阐述药物完整的分析方法，说明注意点和实验结果计算公式。尤其设有对照组时，应将影响结果和数据的条件及因素列出，便于他人对结果作出评价。另外，试剂应写明生产厂家和规格、批号，仪器也应写明生产厂家和型号。

（7）实验结果　结果是论文的重要部分，是体现论文科学性、创新性和实用性的关键。多由数据来表达。实验结果的整理应紧扣主题，删繁就简，不是报流水账。应尽量采用专业术语，文、表、图互不重复。实验中的偶然现象和意外事故等特殊情况应作必要的交代。分析方法的验证写在这部分，通常提供完整的分析方法验证的资料，其内容包括实验数据的总结和每个验证参数的计算。

（8）讨论　是论文比较重要、也是比较难写的一部分。应统观全局，从感性认识提高到理性认识；要对实验结果作出分析、推理，而不要重复叙述实验结果。应着重对国内外相关文献中的结果与观点作出讨论，表明自己的观点，讨论中可以提出假设，提出本课题的发展设想，但分寸应该恰当，不能写成"科幻"或"畅想"。

讨论是决定论文水平的部分，也是论文的精华部分，论文的逻辑性也主要体现在这一部分。写好讨论的前提条件是作者需要阅读大量的相关文献，对所要讨论的问题全面掌握。一般讨论部分应包括以下几个内容。

① 以本实验研究的结果与国内外文献进行对比，找出异同点，并对其原因进行探讨。本研究的重点要解决什么问题。

② 对本实验研究作进一步发挥和论述，以表达作者对此问题的见解。

③ 对本实验研究的意义、价值和应用作出估计，以表明本研究所具有的水平。

④ 提出尚存在的问题，实验方法的不足之处以及明显的缺点，对今后待解决的问题或对课题提出展望。

另外，在讨论中尚需注意的是：①要结合结果进行讨论，不要离题太远；②逻辑性要强，层次要清楚，必要时列出小标题；③不要过多引用文献报道而缺乏自己的观点，或不自觉地用自己的结果去验证别人的结论，如，本实验结果与某某的结果一致。

（9）小结或结论　应写出明确可靠的结果，写出确凿的结论。文字应简洁，可逐条写出。致谢，对指导者、技术协助者、提供特殊试剂或器材者、经费资助者和提出过重要建议者都属致谢对象。

（10）参考文献　一篇论文中几乎自始至终都有需要引用参考文献之处。如引言中应引用对本题最重要、最直接有关的，在方法中应引用所采用或借鉴的，在结果中有时要引用与文献对比的资料，在讨论中更应引用与本文有关的各种支持的或有矛盾的结果与观点。参考文献也是学术论文的重要组成部分，列出参考文献的目的是让读者了解研究命题的来龙去脉，便于查找。同时也是尊重前人劳动，对自己的工作有准确的定位。不同期刊对参考文献的要求不尽相同。一般来讲，应是作者亲自阅读过的近年的与论文关系密切的文献。数量不宜过多，除个别综述文章外，不应超过20条。教科书或一般参考书可不列出。

第四节
药物分析方法的验证与质量控制

近年来，国外对药物分析方法的质量控制已进行了较深入的研究，从对分析方法提出"评价"（evaluation），进而强调实施"验证"（validation），可见其重要性。美国药典（USP）已将"质量标准方法的认证"载入其附录。由于美国联邦法规已明确规定 USP 收载的药品质量标准为法定标准，故凡分析工作者使用 USP 收载的分析方法时不必再去验证其准确性与可靠性而仅需证实其在实际使用条件下的适用性。基于 USP-NF 标准的法定地位，对推荐 USP 采用新的或修订的质量标准分析方法，必须有足够的以实验数据支持的文件资料对该法的准确、可靠性进行验证。药物分析方法的质量控制近年在国内已引起关注，卫生部药典委员会已将药典分析方法的验证列入了 2010 年版《中华人民共和国药典》(中国药典)。

一、药物分析方法的验证

（一）概述

药物分析方法的验证，就是对药品分析实验所采用的分析方法是否完全达到了预期目的，或证明由分析方法误差而导致试验结果判断错误的概率是否在允许范围之内而进行的科学证明。分析方法的内容要足以能对分析方法进行评价，并且必要时可用复核试验进行评价。分析方法主要内容包括：分析的步骤、标准品及样品的制备方法、试剂与试药的调配、注意事项、分析系统是否正常运转的检验证明方法（例如高效液相色谱法中的分离效率的研究）、分析结果的计算公式、测定次数等。药物分析方法的验证包括在不同的分析类型的验证中必须考核的典型验证参数，常用的分析方法认证评价参数包括：分析方法准确度、精密度、专属性、检测限和定量限、线性和线性范围、耐用性、稳定性等。在制定药品质量标准时，既可以把它看作对分析测定方法的评价尺度，也可以作为建立新的测定方法的实验研究依据。

任何一种分析测定方法，根据其使用的对象和要求，都应有相应的分析认证评价参数，药典收载的方法更应如此。药品质量标准分析方法验证的目的是证明采用的方法适合于相应检测要求。在起草药品质量标准时，分析方法需经验证；在药物生产工艺变更、制剂的组分变更、原分析方法进行修订时，则质量标准分析方法也需进行验证。方法验证理由、过程和结果均应记载在药品质量标准起草或修订说明中。需验证的分析项目有：鉴别试验，杂质定量或限度检查，原料药或制剂中有效成分含量测定，以及制剂中其他成分（如防腐剂等）的测定。药品溶出度、释放度等功能检查中，其溶出量等测试方法也应做必要验证。

（二）分析方法的验证参数

验证参数（validation characterisitics）的有关术语及定义因分析方法的应用领域不同而不同。确定验证参数的方法很多，采用何种方法没有具体限制。但是，验证参数的限值常因确定方法的不同而发生变化。因此，确定验证参数的实验方法、实验数据、计算方法等应尽可能详细地记述。分析方法适当与否可通过验证参数进行评价。新药申报资料（包括动物、人体药代动力学以及生物利用度）应用的分析方法，都应当考核，包括：①仪器分析法 光谱法（比色法、UV 法和荧光法）、色谱法及联用（HPLC、GC、GC/MS）；②生物学方法 免疫分析法（RIA、EIA、FIA）和微生物测定法。以上凡是新建立的，或文献方法部分修改，或首次移植文献方法，都应进行考核。国外有作者建议对方法建立和应用阶段的质量应有不同要求，还建议将应用阶段分为新药筛选期、临床前研究期和临床研究期，对各期的要求也应不同。综合文献观点，考核内容应包括：①书面详细报告测定方法，包括样品采集、处理和贮存，测定时样品预处理方法、测定操作、仪器及参数，数据处理与计算等；②提供方法建立时对方法质量全面考核结果与数据；③提供方法应用阶段的质控数据。除书面报告以上内容外，还应保留原始资料备查。

下面列举了最典型的分析方法验证参数的定义及其评价方法。方法验证内容如下。

1. 准确度（accuracy）

准确度是指用该方法测定的结果与真实值或参考值接近的程度，原料药物可用经典方法测定值作为真值，还可以通过可靠的方法检查其纯度作为真值，例如色谱法、相溶解度法等。准确度应在规定的范围内建立，一般以回收率（%）表示。

（1）含量测定方法的准确度　原料药可用已知纯度的对照品或样品进行测定，或用本法所得结果与已建立准确度的另一方法测定的结果进行比较。

药物制剂可采用模拟样，回收试验和加样回收试验两种方法来考察方法的准确度，主要考察制剂中的辅料，其他组分和杂质等对测定有无影响。模拟样回收试验是于空白样品（除被测药物以外的所有辅料和其他成分）中加入已知量药物标准品，混匀后作为考核样品；加样回收试验是在已知含量的制剂中，再加入已知量药物标准品，混匀后作为考核样品。然后用建立的分析方法测定上述考核样品中药物的含量。模拟样回收试验一般在比较简单的制剂中使用，考核样品尽量按照原制剂处方配制。加样回收实验往往用于比较复杂的制剂。关于回收试验中加入待测药物含量的要求参见美国药典附录。

　　（2）杂质定量测定的准确度　可向原料药或制剂中加入已知量杂质进行测定。如果不能得到杂质或降解产物，可用本法测定结果与另一成熟的方法进行比较，如药典标准方法或经过验证的方法。如不能测得杂质或降解产物的相对响应因子，则可用原料药的响应因子。应明确证明单个杂质和杂质总量相当于主成分的质量比（％），或是面积比（％）。

　　（3）数据要求　在规定范围内，至少用 9 次测定结果进行评价，例如设计 3 个不同浓度，每个浓度分别制备 3 份供试品溶液，进行测定。应报告已知加入量的回收率（％），或测定结果平均值与真实值之差及其相对标准偏差可信限。

　　2. 精密度（precision）

　　精密度是指在规定的测试条件下，同一个均匀供试品，经多次取样测定所得结果之间的接近程度，一般用偏差、标准偏差或相对标准偏差来评定。含量测定和杂质定量测定应考虑方法的精密度。精密度可用三种形式表达：重复性、中间精密度和重现性。

　　在相同条件下，由一个分析人员测定所得结果的精密度称为重复性（repeatability）；重复性在规定范围内，至少用 9 次测定结果进行评价，如设计 3 个不同浓度，每个浓度分别制备 3 份供试品溶液，进行测定。或将相当于 100％浓度水平的供试品溶液，用至少测定 6 次的结果进行评价。在同一个实验室，不同时间由不同分析人员用不同设备测定结果的精密度，称为中间精密度。为考察随机变动因素对精密度的影响，应设计方案进行中间精密度试验。变动因素为不同日期、不同分析人员、不同设备、在不同实验室由不同分析人员测定结果的精密度，称为重现性（reproducibility）。当分析方法将被法定标准采用时，应进行重现性试验。如建立药典分析方法时通过协同检验得出重现性结果，协同检验的目的、过程和重现性结果均应记载在起草说明中。

　　精密度均应报告标准偏差、相对标准偏差和可信限。对精密度数值的具体要求，目前尚无规定，所用方法不同，要求也不同，如高效液相色谱法和气相色谱法的 RSD 小于 2％，放射免疫测定（RIA）法中 RSD 范围高达 20％～25％。

　　3. 专属性（specificity）

　　专属性是指在其他成分（如杂质、降解产物、辅料等）可能存在下，采用的方法能准确测定出被测物的特性。通常通过分析含有加了杂质、降解产物、有关化学物质或安慰剂成分的样品，将所获分析结果与未加前述成分之样品的测试结果进行比较，两组测试结果之差即专属性。专属性是在分析复杂样品混合物时衡量其是否受到干扰及其程度的一种方法。鉴别反应、杂质检查、含量测定方法，均应考察其专属性。例如，分析方法的专属性可以通过比较 A 为仅含被测物质样品（阳性对照）；B 为含有制剂的其他各组成成分及不纯物或分解产物中添加被测物质的样品；C 为不含被测物质，仅含制剂的其他组分、不纯物及分解产物的样品（阴性对照）。根据 A、B、C 三种样品的分析结果进行评价。考虑到有些被测物不可能有很完善的专属性高的分析方法，在提供的分析方法专属性不够时可应用其他分析方法作为补充。

　　（1）鉴别反应　应能与可能共存的物质或结构相似化合物区分。不含被测成分的供试品，以及结构相似或组分中的有关化合物，均应呈负反应。

　　（2）含量测定和杂质测定　色谱法和其他分离方法，应附代表性图谱，以说明专属性。图中应标明诸成分的位置，色谱法中的分离度应符合要求。

　　在杂质可获得的情况下，对于含量测定，试样中可加入杂质或辅料，考察测定结果是否受干扰，并可与未加杂质和辅料的试样比较测定结果。对于杂质测定，也可向试样中加入一定量的杂质，考察杂质能否得到分离。

在杂质或降解产物不能获得的情况下，可将含有杂质或降解产物的试样进行测定，与另一个经验证了的方法或药典方法比较结果。用强光照射、高温、高湿、酸碱水解或氧化的方法进行加速破坏，以研究降解产物。含量测定方法应比对两法的结果，杂质测定应比对检出的杂质个数，必要时可采用光二极管阵列检测和质谱检测，进行纯度检查。

分析方法还应该用与分析样品相同的生物基质进行认证，用该生物基质作标准曲线，来补偿基质的效应与干扰。对于生物样品，还应考核下列内容。

（1）生物基质的影响　取 3 个以上不同个体的空白样品，考察正常生理情况下样品中生物基质的影响。①色谱分析　药物峰附近应无干扰峰。近期发展的液相色谱光电二极管阵列检测器是区分主要成分与其代谢物的有效武器。对类似结合物的分析，一般通过评价空白试验无响应或结构类似物质及相伴物质的交叉反应来证明，当这些物质以被分析物最低限度的千分之一存在时，称作无交叉反应或小于 0.1% 的交叉反应。②光谱分析　药物测定波长处应无杂质吸收（或荧光）。③免疫分析　比较同量药物加入空白体液和加入缓冲液中测值的差异，并尽可能用参比方法（色谱法）对比。研究临床药代动力学的分析方法，还应考察病理状态下样品中内源成分干扰，除特殊情况外，一般考察高血脂和高胆红素对药物分析的影响。

（2）药物代谢物和合并用药的影响　应针对可能存在的药物代谢物和合并用药，可将代谢物标准品和药物标准品加入空白样品以及加入供分析样品后再测定，观察是否有干扰。

4. 检测限 LOD（limit of detection）

检测限是指试样中被测物能被检测出的最低量。检测限是一种限度试验的参数，用以表示测量方法在所述条件下对样品中供试物的最低检出浓度，无需定量测定，只要指出高于或低于该规定浓度即可，常用百分数、10^{-6} 或 10^{-9} 表示。根据采用的方法来确定检测限度。常用的方法有非仪器分析目视法和信噪比法。非仪器分析目视法就是用已知浓度的被测物，试验出能被可靠地检测出的最低浓度或量。例如：薄层色谱法检查药物中的杂质，求某杂质的 LOD，可配系列递减量的杂质和样品混合，按照拟订的分析方法处理，进行薄层色谱，显色，以能检出的最低量或在样品中的最低浓度为 LOD。信噪比法用于能显示基线噪声的分析方法，即把已知低浓度试样测出的信号与空白样品测出的信号进行比较，算出能被可靠地检测出的最低浓度或量。一般以信噪比为 3∶1 或 2∶1 时相应浓度或注入仪器的量确定检测限。如高效液相色谱分析可直接用空白样品制备的溶液进行走基线，然后后一段长度相当于被测物峰宽 20 倍的基线，且被测物的色谱峰也在此段基线范围内，以基线偏离平均噪声水平上或下振幅最大值（N）计算 S_B，即 $S_B = N/2$。S_B 为空白样品分析时测得的仪器响应值的标准差，也是仪器本底噪声的标准差。$LOD = K \times S_B / S$，$K = 3$，S 为标准曲线的斜率，即相当于灵敏度。

5. 定量限 LOQ（limit of quantitation）

定量限是指样品中被测物能被定量测定的最低量，用样品中被测物的浓度表示，其测定结果应具一定准确度和精密度。杂质和降解产物用定量测定方法研究时，应确定定量限。确定定量限的方法也因所用方法不同而异。当用非仪器分析方法时，与上述检测限的确定方法相同；如用仪器分析方法时，常用信噪比法确定定量限。一般以信噪比为 10∶1 时相应的浓度或注入仪器的量进行确定。检测限 LOD 与定量限 LOQ 两者既有区别又有联系。LOD 是在规定的实验条件下，分析方法能够检测的样品中被测物质的最低浓度，但不必定量。LOD 是限度检测效能指标，只判断被测组分含量是高于或低于某一水平。LOQ 是在规定的实验条件下和具有可接受的精密度和准确度的前提下，分析方法能够测定样品中被测物质的最低浓度。LOQ 是定量分析效能指标，需测定被测物质的具体含量。在常规药物分析中，LOD 和 LOQ 中的被测物质均是样品中低浓度的干扰物质，如杂质或降解产物，是针对控制药品纯度而制定的分析方法。定量限往往也用百分数、10^{-6} 或 10^{-9} 表示。生物药物分析也使用 LOD 和 LOQ 表示方法的灵敏度，但因生物样品量少，不能以增加取样量方式提高灵敏度，因此更强调 LOQ，它反映了标准曲线低浓度端的可靠性。

6. 线性（linearity）

线性是指在设计的范围内，测试结果与试样中被测物浓度直接呈正比关系的程度。应在规定的范围内测定线性关系。可用一储备液经精密稀释，或分别精密称样，制备一系列供试样品的方法进行测定，至少制备 5 份供试样品（非线性者如免疫分析适当增加）。以测得的响应信号作为被测物浓度的函数作图，观察是否呈线性，再用最小二乘法进行线性回归。必要时，响应信号可经数学转换，再进行线性回归计算，列出回归方程、相关系数和线性图。

7. 范围（range）

范围系指能达到一定精密度、准确度和线性，测试方法适用的高低限浓度或量的区间。范围应根据分析方法的具体应用和线性、准确度、精密度结果和要求确定。原料药和制剂含量测定，范围应为测试浓度的 80%～120%；制剂含量均匀度检查，范围应为测试浓度的 70%～130%，根据剂型特点，如气雾剂、喷雾剂，范围可适当放宽，溶出度或释放度中的溶出量测定，范围应为限度的 ±20%；如规定限度范围，则应为下限的 −20% 至上限的 +20%；杂质测定，研究时，范围应根据初步实测，拟订出规定限度的 ±20%。如果含量测定与杂质检查同时测定，用百分归一化法，则线性范围应为杂质规定限度的 −20% 至含量限度（或上限）的 +20%。线性范围通常使用与分析方法的实验结果相同的单位（如百分数）来表示。关于范围的确定可用作图法（响应值-浓度）或计算回归方程来研究建立。

8. 耐用性（robustness）

耐用性是指在测定条件有小的变动时，测定结果不受影响的承受程度，为常规检验提供依据。耐用性表示工作与环境的变化对分析方法没有多大影响，是衡量实验室和工作人员之间在正常情况下试验结果重现性的尺度。开始研究分析方法时，就应考虑其耐用性。如果测试条件要求苛刻，则应在方法中写明。典型的变动因素有被测溶液的稳定性、样品提取次数、时间等。液相色谱法中典型的变动因素有流动相的组成和 pH 值、不同厂牌或不同批号的同类型色谱柱、柱温、流速等。气相色谱法变动因素有不同厂牌或批号的色谱柱、固定相、不同类型的载体、柱温、进样口和检测器温度等。变动因素还有不同实验室、不同分析人员、不同仪器装置、不同批号试剂试药、不同温度、不同日期等。经试验，应说明小的变动能否通过设计的系统适用性试验，以确保方法有效。

9. 稳定性（stability）

在体内药物分析中，稳定性首先应考核药物标准品溶液的稳定性，即在贮存条件下可稳定的时间。其次应考核药物在生物样品中的稳定性，包括：①在室温中的稳定性，考察持续的时间应超过采样至冷冻所需时间；②冷冻条件下的稳定性，可将样品分成小份冷冻，每隔一定时间取样分析，确定可保存时间，由于有时同一份样品需多次分析，因此还应考察反复冷冻-解冻周期（freeze-thaw cycles）后的稳定性，并至少应考察 2 个周期；③此外还应考察加入稳定剂（如抗氧剂、酶抑制剂）后药物的稳定性，以及考察样品提取物的稳定性。

10. 其他考核指标

（1）对免疫分析的特殊考虑　免疫分析方法还应着重考察结构相近化合物（如内源物质、结构相近药物与药物代谢物）的交叉免疫干扰，并尽可能用色谱法核对结果。采用市售药盒时应全面考察其质量，尤其是批间质量稳定性。

（2）药物代谢物的分析　对于测定代谢物或同时测定药物和代谢物的分析方法，应按照前述相同要求考核。

（3）药物立体异构体的分析　由于具立体异构的药物，其左、右旋体在体内的处置和生理活性都可能存在差异，而目前已经能够同时分析生物样品中不同的药物立体异构体。根据文献的观点，对所有测定药物立体异构体的分析方法都应考核，重点是分析方法的立体选择性（stereospecificity）。若各异构体体内处置速率和程度差别甚微（统计学边缘），则不需分别测定。

（4）萃取回收率（extraction recovery）　又称绝对回收率，它有别于以考核准确度为目的的方法回收率（analytical recovery），是指预处理（通常用萃取法）能够将生物样品内含药物多少比例分离出来供分析，它与分析方法的 LOQ 密切相关，可指导样品预处理。

目前国外生物药物分析方法研究一般都考察了萃取回收率。近年国际学术会议文献建议的测定方法可供参考：①分别制备 A，B 两条标准曲线，其中 A 为药物标准品直接分析，B 为同量药物标准品加入空白生物基质经萃取后分析，两条标准曲线上同浓度的响应值之比（B/A）即为该浓度的萃取回收率，由此可考察标准曲线浓度范围内萃取回收率的变化。②使用放射性同位素标记药物，比较萃取前后样品中放射性强度的改变，由此求得萃取回收率，并可探知各萃取步骤的萃取效率，借以改进萃取方法。

评价一种分析方法的认证，并不一定对上述指标都有要求。

二、不同分析类型对验证参数的要求

质量标准分析方法的验证是通过实验室研究，确立该方法的性能特征符合预定分析申报要求，以证明该分析方法的适用性。需要验证的分析方法种类一般应包括：

① 原料药主成分及制剂中活性成分（含防腐剂）的定量分析；

② 原料药的杂质及制剂降解产物的定量分析与限度试验；

③ 性能特征测定的分析方法如药物溶出度和释放度、原料药的粒度试验等；

④ 药品的鉴别试验；

⑤ 拟推荐国家标准采用的新的或修订质量标准的分析方法。

考虑到对不同的检测项目和不同的检测方法应有不同的验证方案，因此对各种测试项目进行验证考核的要求见表 2-1。

表 2-1 各种测试项目对验证考核的要求

验证项目	鉴别	杂质测定		含量测定或溶出度（含量或效价）	验证项目	鉴别	杂质测定		含量测定或溶出度（含量或效价）
		定量	限度				定量	限度	
准确度	−	+	−	+	检测限	−	−[③]	+	−
精密度	−	−	−	+	定量限	−	+[③]	−	−
重复性	−	+	−	+	线性范围	−	+	−	+
中间精密度	−	+[①]	−	+[①]	耐用性	+	+	+	+
专属性[②]	+	+[①]	+	+					

① 如已有重现性验证，无需再验证中间精密度。

② 如一种分析方法专属性不够，可用其他分析方法予以补充。

③ 视具体情况予以验证。

对于已经确立的一般分析和检测方法，如用于检定水的滴定分析方法，细菌内毒素检查法，用于新产品或原料药的检验仍应通过验证以确定它们的准确度并排除可能的干扰。在药物合成方法改变、成品组分改变、分析方法改变时亦有必要重复验证。其重复认证的程度需要视发生变化的性质而定。

三、分析方法验证的资料要求

有关分析方法验证的资料应包括求导各验证参数的试验设计、试验数据、计算结果及检定结果等。

① 应论述新分析方法的合理性，充分说明所推荐方法的合理性与必要性，并应将修订的标准与原分析方法进行比较，指出其局限性同时证明新方法的优越性。

② 应提供新分析方法可重复性的详细资料，如具体操作步骤与说明，包括试剂的配制，系统适用性试验的实施、空白试验的描述、实验注意事项及分析结果的计算公式等，以使其他分析工作者能重复操作。

③ 应提供新分析方法完整的数据资料，包括对实验资料的详细总结和深入分析以及每个分析参数的计算核实等。

四、药物分析的质量控制

20 世纪 80 年代末，国外已开始研究应用于药代动力学和生物利用度的分析方法的质量控制，因其涉及新药的审批和注册。其中有文献认为对分析方法应予以评价，而另一些文献则更强调从法定角度出发应进行认证。经前述实验验证的药物分析方法，在用于实际测定时，由于种种原因，如标准品配制时间过长、仪器不正常、操作失误、样品污染等仍可使测定数据变得不可靠。为了及时发现问题，保证测定结果的准确性，就需要建立质量控制（quality control，QC）体系，主要目的是检测分析过程可能发生的偶然或系统误差，确保标准曲线的可靠性。样品在整个分析时间内或在不同条件下的质量控制（QC）为测试方法稳定性的常用手段，用来观察测定结果的变化。质量控制图可方便地观察数据漂移，这些数据经统计处理后得到日常工作可采纳的 QC 标准值。在实际工作中经常按与精密度测定相同要求设置三种浓度 QC 样品（双份），6 个质控样本中至少应有 4 个样本的测定值在已知值±2S％范围内，但同一浓度的两个样本，不得均超过已知值的±2S％。QC 样品测定结果以及 QC 图还反映了分析方法在不同时间，不同条件下的重现性。

五、质量源于设计

21 世纪初，美国推出了"质量源于设计"。质量源于设计（quality by design，QbD）这一理念首先出现在人用药品注册技术规定国际协调会议（international conference on harmonization of technical requirements for registration of pharmaceuticals for human use，ICH）发布的 Q8 中，其定义为"在可靠的科学和质量风险管理基础之上的，预先定义好目标并强调对产品与工艺的理解及工艺控制的一个系统的研发方法"。ICH Q8 指出，质量不是通过检验注入到产品中，而是通过设计赋予的。要获得良好的设计，必须增加对产品的认知和对生产的全过程控制。实施 QbD 的理想状态是：不需要监管部门过多的监管，实行药品高效灵活的生产，持续可靠地生产出高质量的药品。QbD 的要素是将产品特性与临床表现相联系的重要表现，其中包括质量风险管理、平台、设计空间和过程分析技术。如单克隆抗体生产细胞培养和抗体纯化中实施 QbD，通过 DoE（实验设计）和一定的设计空间，合理优化试验方案，最终使产品开发的风险降低到最小，提高产品开发的效率；开发生物制药工艺过程中，要引入质量源于设计的理念，需要充分考虑过程的复杂性，在工艺条件、生物反应过程和过程结果三者之间找到对应的规律，要从分子尺度到反应器尺度对工艺过程进行分析与探讨，最终保证产品的产量、质量和效率；在开发高质量的抗体生产工艺过程中，要在每一个环节考虑到工艺对最终产品的影响以保证药物质量等。目前，QbD 还处于早期发展阶段。在国际上，QbD 在化学制药领域已经进入实施阶段，但在生物制药方面的应用刚刚开始。大公司比如 Pfizer 使用 QbD 提升了新产品和现有产品的工艺能力和灵活性，已经获得了良性的回报。

（何华，王羚郦）

第三章

光谱技术

第一节
紫外-可见分光光度法

分光光度法是通过测定被测物质在特定波长处或一定波长范围内的吸光度或发光强度，对该物质进行定性和定量分析的方法。

常用的波长范围为（见图3-1）：①远紫外光谱区100～200nm；②紫外光谱区200～400nm；③可见光谱区400～800nm。近紫外光区又称石英紫外，绝大多数含有共轭体系的有机分子中电子能级跃迁均在此波长范围内，对分子骨架结构解析有着非常重要的意义。远紫外光区在此波长范围内大气有吸收，必须在真空条件下操作，实验技术上较难实现，也称为真空紫外。

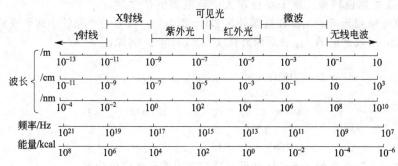

图 3-1　电磁波谱的波段（1kcal＝4.184J）

紫外-可见光谱（ultraviolet-visible spectroscopy，UV-Vis），是吸收光谱的一种，属于电子光谱。紫外光谱具有灵敏度高（$10^{-2}\sim10^{-4}$mol/L）、准确度较高等优点，仪器的价格便宜、操作简便、快速、易于普及推广，广泛用于药学、化学化工、食品和环境科学等领域。

一、电子跃迁的分类

分子轨道是由相应的原子轨道线性组合而成，有几个原子轨道参加组合，就组成相同个数的分子轨道。成键分子轨道（bonding molecular orbital）电子云互相重叠，能量低；反键分子轨道（antibonding molecular orbital）电子云相互背离，能量高。分子处于基态时，电子占据成键轨道，且两个电子自旋方向相反，反键轨道上无电子。当吸收紫外-可见光的能量（$E＝h\nu$）后，成键轨道中的电子可受激发跃入反键轨道（高能级）。以羰基为例来说明电子跃迁类型（图3-2）。

组成羰基的碳原子提供一个 p 轨道和一个 sp^2 杂化轨道参与成键，组成羰基的氧原子以两个 p 电子参与成键，还剩一对电子在 p_x 轨道上，形成了 5 个分子轨道。碳原子提供的 sp^2 轨道上的一个电子和氧原子提供的一个 p_y 电子形成成键分子轨道 σ，相应的有反键分子轨道 σ^*；氧原子的一

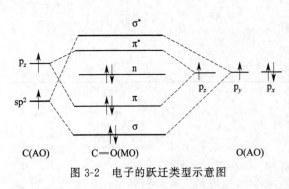

图 3-2　电子的跃迁类型示意图

个 p_z 电子与碳原子的 p_x 电子形成另一个成键分子轨道 π，其反键分子轨道为 π^*；氧原子的一对 p_x 电子在非键轨道 n 中。

成键轨道能级低，一般 $\sigma < \pi < n < \pi^* < \sigma^*$，比反键轨道稳定。电子跃迁发生在电子基态分子轨道和反键轨道这间或基态原子的非键轨道和反键轨道之间。处于基态的电子吸收了一定能量的光子后，理论上可分别发生 $\sigma \to \sigma^*$、$\sigma \to \pi^*$、$\pi \to \sigma^*$、$n \to \sigma^*$、$\pi \to \pi^*$ 和 $n \to \pi^*$ 等跃迁类型。其中 $\pi \to \sigma^*$ 和 $\sigma \to \pi^*$ 是禁阻的，不易发生。

根据能级顺序可以比较不同类型能级跃迁所需要能量的大小以及与吸收波长之间的关系。不同化合物中分子轨道的种类和各能级之间的能量差不同，吸收波长和能量也不同。因此，光谱可用于化合物的结构解析。化合物吸收紫外-可见光引起电子能级的跃迁主要有以下几种类型。

（1）$\sigma \to \sigma^*$ 跃迁　由图 3-2 可知，σ 电子能级很低，一般不易被激发。$\sigma \to \sigma^*$ 跃迁需要吸收很多能量，这种跃迁谱带都落在远紫外区（$\lambda_{max} < 150nm$）。饱和碳氢化合物只含有结合牢固的 σ 键，仅在远紫外区可观察到它们的吸收光谱，甲烷的最大吸收为 125nm，乙烷为 135nm，环丙烷的 $\sigma \to \sigma^*$ 跃迁稍靠近近紫外区，约为 190nm。

（2）$n \to \sigma^*$ 跃迁　饱和烃含氧、氮、卤素、硫等杂原子的衍生物的分子轨道中，有一对非成键电子（简称为 n 电子），它们除有 $\sigma \to \sigma^*$ 跃迁外还有 $n \to \sigma^*$ 跃迁，见图 3-3。

$n \to \sigma^*$ 跃迁需要能量较低。原子半径较大的硫或碘的衍生物，n 电子的能级较高，吸收光谱的 λ_{max} 在近紫外区 220～250nm；而原子半径较小的氧或氯的衍生物，n 电子的能级较低，吸收光谱的 λ_{max} 在远紫外区 170～180nm。例如：

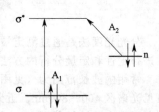

图 3-3　含杂原子的饱和烃衍生物的 $\sigma \to \sigma^*$ 和 $n \to \sigma^*$ 跃迁

		λ_{max}/nm	$\lg\varepsilon$
ROH	$n \to \sigma^*$	180～185	2.5
R—N(R)(R)	$n \to \sigma^*$	199～200	3.4
RSR'	$n \to \sigma^*$	210～215	3.1

上述化合物只有硫化物的 $n \to \sigma^*$ 跃迁最易通过常规紫外光谱仪检测。

（3）$\pi \to \pi^*$ 跃迁　π 电子容易跃迁到反键轨道 π^*，$\pi \to \pi^*$ 跃迁的吸收波长比 $\sigma \to \sigma^*$ 的长。含孤立双键体系的 $\pi \to \pi^*$ 跃迁的吸收波长比 $n \to \sigma^*$ 跃迁短，所需能量较大，如具有一个孤立 π 键的乙烯吸收光谱的 λ_{max} 约在 165nm。但如果分子中有两个或多个 π 键处于共轭的关系，则这种 $\pi \to \pi^*$ 跃迁的谱带将随共轭体系的增大而向长波方向移动。共轭体系的 $\pi \to \pi^*$ 跃迁的吸收波长比 $n \to \sigma^*$ 跃迁长，所需能量较小。

在共轭非封闭体系中的 $\pi \to \pi^*$ 跃迁产生的吸收带为 K（德文，意为"共轭"）吸收带，一般 $\varepsilon_{max} > 10^4$。芳香族和含杂原子芳香族化合物的谱带称为 B 带，苯的 B 带在 230～270nm 为一宽峰，具有多重峰，反映含苯环化合物的精细结构。

（4）$n \to \pi^*$ 跃迁　π 键的一端连接含非键电子对的杂原子（O、N、S 等）和双键时，则杂原子的非键电子可以激发到反键轨道 π^*，称为 $n \to \pi^*$ 跃迁，如 C＝O、C＝S、N＝O 等基团都可能发生这类跃迁。成键轨道中 n 轨道的能级最高，所以 $n \to \pi^*$ 跃迁所需能量最小，吸收谱带波长最长，称为 R 带。例如，饱和醛、酮在紫外区可出现两个谱带，一个是 λ_{max} 约为 180nm 的强谱带，另一个是处于 270～290nm 的弱谱带。前者来自 $\pi \to \pi^*$ 跃迁，后者则来自 $n \to \pi^*$ 跃迁。

除电子从有机化合物的基态轨道跃迁到激发态会产生紫外-可见吸收谱带外，还有两种情况会产生紫外-可见吸收谱带，即电荷转移引起的吸收谱带和配位体场吸收谱带。

（5）电荷转移跃迁　电荷转移络合物（charge transfer complex，简称荷移络合物或 CTC 络合物）又称电子供体-受体络合物（electron donor-acceptor complex），指由富电子（donor，简称 D 分子）和缺电子（acceptor，简称 A 分子）的两种分子形成的一类络合物。利用生成荷移络合物进行的光谱分析，称为荷移光谱分析。1952 年 Mulliken 在量子力学基础上提出了电荷转移理论（charge transfer theory），认为荷移络合物可以看作是两个不同结构的共振杂化，可用下式表示：

$$D+A \longrightarrow (D,A) \longleftrightarrow (D^+ — A^-)$$

式中，（D,A）表示非键结构；（D^+—A^-）表示电荷分离结构。在非键结构中，D 分子与 A 分子相互作用力弱，并未发生电荷转移作用，分子间作用力主要为范德华力；在电荷分离结构中，（D^+—A^-）则表示电子由 D 分子转移到 A 分子上，分子间作用力主要为电荷转移作用。

荷移络合物中的电子供体（electron donor），是具有微弱结合着电子的分子（或自由基），并具有相应的低电离能。与此性质相关，此类分子可以是还原剂。电子供体可分为 4 类：①具有孤对电子的 n-供体，如醇、硫醇、醚、硫醚和胺类等；②含有不饱和键的 π-供体，如烯烃、酮和不含电子取代基的芳环化合物；③易受化学环境影响而极化的供体，如小环烃化合物；④具有还原性的自由基供体，如 Na·和 H·。

荷移络合物中的电子受体（electron acceptor），是具有较高电子亲和能的分子、离子（含自由基）。与此性质相关，此类分子可以是氧化剂。电子受体可分为 4 类：①含低位能空轨道的过渡金属离子，如 Ag^+、Fe^{3+}、Cu^{2+}、Hg^{2+}、Pt^{2+} 和 Co^{2+} 等。它们能与 π-给予体形成 CTC，但这类 CTC 中的电荷转移作用不够明显；②电子轨道的芳香化合物，如多硝基苯衍生物类、苯醌类、茚酮类、多氰基化合物类等，这类化合物形成的 CTC 最常见；③具有正电荷或碳原子正电性强的化合物，如季铵盐、锍盐、氯仿等；④具有氧化自由基的 σ-受体，如 I·、O·、三苯甲烷自由基等。

理论上讲，只要 D 分子比 A 分子电子密度高，而 A 分子具有可接受电子的空轨道，D 和 A 就可以发生电荷转移作用，形成络合物，但事实并非如此，这可能与分子位阻、基团的相互影响及介质等因素有关。分子和分子发生电荷转移反应与分子的电离能、分子的亲合能有关。分子的电离能越小，电子密度越高，分子的亲合能越大，电子密度越低，形成所需的激发能就越低，就越稳定。此外，溶剂、反应温度等反应条件也影响电荷转移的形成。增大介质的极性有利于电荷转移的形成，升温则不利于电荷转移的形成，因为电荷转移的形成过程是一个熵减的过程。所以，在选择合适的 D 分子和 A 分子以后，选择合适的溶剂、温度是制备的关键。

例如，碘在无水乙醇中呈棕色，随着罗红霉素的加入立即转变成淡黄色，这可能是由于电荷由电子给体（罗红霉素氮上的 n-电子）转移到 σ-电子受体（碘）所引起的变化，此时电子给体带正电荷，而电子受体带负电荷，以至使它们通过静电引力结合成一种状态，即复合物的基态是不成键结构和电荷转移的共振杂化体，这种基态是稳定的。根据罗红霉素和碘分子的反应比是 1∶3，罗红霉素化学结构中含有 2 个氮原子，推测碘是以 I_3^- 形式与罗红霉素形成复合物，即生成 1∶1.5 型络合物，其可能的反应机理如图 3-4 所示。

（6）配位体场微扰的 d→d* 跃迁　配位体场吸收谱带是指过渡金属水合离子或过渡金属离子与显色剂（通常是有机化合物）所形成的配合物吸收了适当波长的紫外光或可见光，从而获得相应的吸收光谱。根据配位场理论，过渡金属离子（又称中心离子）具有几个简并（能量相等）的 d 轨道，而 H_2O、NH_3 等偶极分子或 Cl^-、CN^- 等阴离子（又称配位体）按一定的几何形状排列（配位）在过渡金属离子周围时，将使这些原来简并的 d 轨道分裂为能量不同的能级。若 d 轨道原来是未充满的，则电子可以吸收电磁波，由低能级的 d 轨道跃迁到高能级的 d* 轨道而产生吸收谱带。由于配位场引起的 d 轨道跃迁能级相差很小，因此这类跃迁多出现在可见光区。例如，水合离子 $[Ti(H_2O)_6]^{3+}$ 的配位场跃迁吸收带 λ_{max} 为 490nm。

由此可知，有机分子的紫外-可见吸收光谱最常见的是由 π→π* 或 n→π* 跃迁产生的；此外是由含原子半径较大的杂原子的 n→σ* 跃迁造成的；另外，还有电荷转移跃迁和配位体场微扰的 d→d* 跃迁得到紫外-可见吸收光谱。

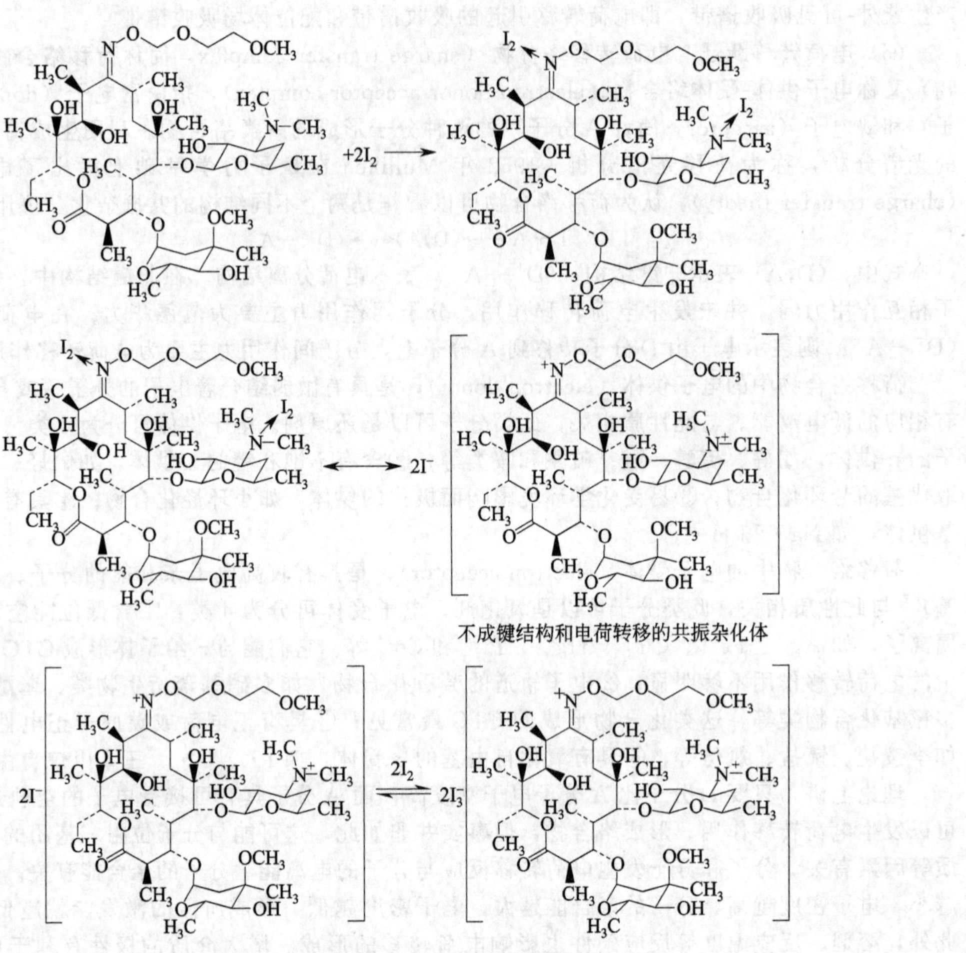

图 3-4 罗红霉素-碘荷移复合物的形成

二、Lambert-Beer 定律

单色光辐射穿过被测物质溶液时，在一定的浓度范围内被该物质吸收的量与该物质的浓度和液层的厚度（光路长度）成正比，其关系如下式：

$$A = \lg \frac{1}{T} = \varepsilon c l$$

式中，A 为吸光度；T 为透光率；ε 为吸收系数，其物理意义为：当溶液浓度为 1%（g/mL），液层厚度为 1cm 时的吸光度数值；c 为 100mL 溶液中所含被测物质的质量（按干燥品或无水物计算），g；l 为液层厚度，cm。

化合物对光选择性吸收波长，以及相应的吸收系数是该物质的物理常数。当已知某纯物质在一定条件下的吸收系数后，可用同样条件将该供试品配成溶液，测定其吸光度，即可由上式计算出供试品中该物质的含量。在可见光区，除某些物质对光有吸收外，很多物质本身没有吸收，但可在一定条件下加入显色试剂或经过处理使其显色后再测定，故又称比色分析。

三、定性和定量分析

（1）波长 由于环境因素对机械部分的影响，仪器的波长经常会略有变动，因此除应定期对所用的仪器进行全面校正检定外，还应于测定前校正测定波长。常用汞灯中的较强谱线 237.83nm、253.65nm、275.28nm、296.73nm、313.16nm、334.15nm、365.02nm、404.66nm、435.83nm、

546.07nm 与 576.96nm，或用仪器中氘灯的 486.02nm 与 656.10nm 谱线进行校正。钬玻璃在波长 279.4nm、287.5nm、333.7nm、360.9nm、418.5nm、460.0nm、484.5nm、536.2nm 与 637.5nm 处有尖锐吸收峰，也可作波长校正用，但因来源不同或随着时间的推移会有微小的变化，使用时应注意。近年来，常使用高氯酸钬溶液校正双光束仪器，以 10% 高氯酸溶液为溶剂，配制含氧化钬（Ho_2O_3）4% 的溶液，该溶液的吸收峰波长为 241.13nm、278.10nm、287.18nm、333.44nm、345.47nm、361.31nm、416.28nm、451.30nm、485.29nm、536.64nm 和 640.52nm。

仪器波长的允许误差为：紫外光区 ±1nm，500nm 附近 ±2nm。

（2）吸光度　吸光度的准确度可用重铬酸钾的硫酸溶液检定。取在 120℃ 干燥至恒重的基准重铬酸钾约 60mg，精密称定，用 0.005mol/L 硫酸溶液溶解并稀释至 1000mL，在规定的波长处测定并计算其吸收系数，并与规定的吸收系数比较，应符合表 3-1 中的规定。

表 3-1　吸收系数校正表

波长/nm	235(最小)	257(最大)	313(最小)	350(最大)
吸收系数($\varepsilon_{1cm}^{1\%}$)的规定值	124.5	144.0	48.6	106.6
吸收系数($\varepsilon_{1cm}^{1\%}$)的许可范围	123.0～126.0	142.8～146.2	47.0～50.3	105.5～108.5

（3）杂散光的检查　可按表 3-2 所列的试剂和浓度，配制成水溶液，置 1cm 石英吸收池中，在规定的波长处测定透光率，应符合表 3-2 中的规定。

表 3-2　杂散光校正表

试剂	浓度/%(g/mL)	测定用波长/nm	透光率/%
碘化钠	1.00	220	<0.8
亚硝酸钠	5.00	340	<0.8

（4）对溶剂的要求　含有杂原子的有机溶剂，通常均具有很强的末端吸收。因此，当作溶剂使用时，它们的使用范围均不能小于截止使用波长。例如甲醇、乙醇的截止使用波长为 205nm。另外，当溶剂不纯时，也可能增加干扰吸收。因此，在测定供试品前，应先检查所用的溶剂在供试品所用的波长附近是否符合要求，即将溶剂置 1cm 石英吸收池中，以空气为空白（即空白光路中不置任何物质）测定其吸光度。溶剂和吸收池的吸光度，在 220～240nm 范围内不得超过 0.40，在 241～250nm 范围内不得超过 0.20，在 251～300nm 范围内不得超过 0.10，在 300nm 以上时不得超过 0.05。

很多化合物可以在紫外-可见吸收光谱中作为溶剂，紫外-可见吸收光谱常用的溶剂，见表 3-3。三种常见的溶剂是环己烷，95% 的乙醇和 1,4-二氧六环。可以采用活性硅胶的过滤的方法来除去芳香烃和烯烃杂质，环己烷的"透明"极限波长是 210nm。芳香化合物，特别是多环芳香烃，在环己烷中测定时，能够保持它们的精细结构。如果采用极性溶剂精细结构往往消失。当需要使用极性溶剂时，95% 的乙醇通常是一个好的选择。乙醇中残留的苯杂质，可以通过分馏的方法除去。乙醇的截止波长是 210nm。

表 3-3　紫外-可见吸收光谱常用溶剂及其截止波长

溶剂	截止波长/nm	溶剂	截止波长/nm	溶剂	截止波长/nm
水	191	正丁醇	210	吡啶	305
乙醇	210	庚烷	210	十氢萘	210
甲醇	205	二氯甲烷	235	异辛烷	210
乙腈	190	乙醚	215	十二烷	200
三氯甲烷	237	N,N-二甲基甲酰胺	270	丁醚	210
己烷	195	四氯化碳	257	1,4-二氧六环	220
环己烷	210	苯	280	1,2-二氯乙烷	235
乙酸乙酯	255	二甲苯	295	四氯乙烯	290
丙酮	330	甲酸甲酯	260	二硫化碳	380
异丙醇	215	甲基环己烷	210	硝基苯	380

溶剂的选择要考虑：①溶剂本身的透明范围；②溶剂对溶质是惰性的；③溶剂对溶质要有良好的溶解性。

例如丙烯醛 λ_{max}＝207nm，因此不能选醇作溶剂，甲醇和乙醇在210nm以下是不透明的。丁二烯 λ_{max}＝217nm不能用三氯甲烷作溶剂，三氯甲烷在237nm以下是不透明的。通常非极性化合物选用非极性溶剂如环己烷，极性化合物则选极性溶剂如醇等，否则溶解性不好。

（5）测定法　测定时，除另有规定外，应以配制供试品溶液的同批溶剂为空白对照，采用1cm的石英吸收池，在规定的吸收峰波长±2nm以内测试几个点的吸光度，或由仪器在规定波长附近自动扫描测定，以核对供试品的吸收峰波长位置是否正确。除另有规定外，吸收峰波长应在该品种项下规定的波长±2nm以内，并以吸光度最大的波长作为测定波长。一般供试品溶液的吸光度读数，以在0.3～0.7之间为宜。仪器的狭缝波带宽度宜小于供试品吸收带的半高宽度的十分之一，否则测得的吸光度会偏低；狭缝宽度的选择，应以减小狭缝宽度时供试品的吸光度不再增大为准。由于吸收池和溶剂本身可能有空白吸收，因此测定供试品的吸光度后应减去空白读数，或由仪器自动扣除空白读数后再计算含量。

四、紫外-可见分光光度法在氨基酸、多肽、蛋白质和核酸研究等方面的应用

腺苷脱氨酶（ADA）是嘌呤核苷代谢中的重要酶类，广泛分布于各组织中，该酶与免疫功能缺陷有密切关系。尤颖健等用紫外吸收检测ADA的活性。为了了解肌红蛋白Mb表面44位天冬氨酸（Asp）残基对稳定蛋白结构的影响，用聚合酶链式反应（PCR）定点突变的技术将Mb基因上的第44位天冬氨酸的密码子GAT突变成赖氨酸的密码子AAA，获得突变体D44K。突变体蛋白在大肠杆菌BL21-DE3中成功表达并且得到纯化。唐干、曹洪玉等用紫外-可见光谱研究了野生型肌红蛋白及其突变体D44K的耐热、耐酸的变性过程，结果表明，用碱性氨基酸赖氨酸（Lys）取代酸性氨基酸Asp44残基，增强了肌红蛋白耐热、耐酸能力，说明Asp44具有稳定肌红蛋白结构的作用。三丁基锡（TBT）作为船体防污涂料的广泛使用，被认为是迄今为止人为引入海洋环境中毒性最大的有毒物质之一。TBT进入人体内能与蛋白质发生作用，而且进入人体的TBT可降解为一丁基锡（MBT）和二丁基锡（DBT）也将与蛋白质发生作用。张朝红等通过紫外（UV）和圆二色（CD）光谱，研究了丁基锡化合物与牛血清白蛋白（BSA）的作用方式以及浓度变化对丁基锡化合物与BSA作用的影响。

芦丁亦称芸香苷，是黄酮类生物活性物质，具有降低毛细血管的异常通透性和脆性的作用，具有维持与增强毛细血管抵抗力，降低其通透性，促进细胞增生和抗炎、抗过敏、利尿、降血脂等作用。临床上用于治疗毛细血管引起的出血症，并常作为高血压的辅助治疗药。黄汉昌等通过测定芦丁与HSA相互作用前后的紫外可见吸收光谱、圆二色性及人血清白蛋白（HAS）的荧光特性，研究了芦丁与HSA结合作用。Bellina等人用紫外-可见分光光度法分析气相光致电离后的一系列蛋白质分子并讨论了几个影响参数（粒径、价态、发色团的数目）。紫外检测波长的范围在220～310nm之间。

夏炳乐等人通过对烟草过氧化物酶Ⅰ（TOPⅠ）的紫外-可见光谱进行分析，证实了TOPⅠ为一含血红素的酸性蛋白酶。发现pH变小，TOPⅠ的在紫外-可见区的Soret带特征吸收峰出现蓝移；当pH变大时，则产生红移。变性剂脲对TOPⅠ的紫外-可见光谱的影响结果表明，当加入变性剂后，变性的TOPⅠ可能发生了去折叠的结构变化，使肽链充分伸展。向脱铁烟草过氧化物酶TOPⅠ加入相同量的Fe(Ⅲ)、Fe(Ⅱ)、Cu(Ⅱ)、Zn(Ⅱ)、Co(Ⅱ)、Ni(Ⅱ)，Sn(Ⅱ)金属离子后，发现除Fe(Ⅲ)基本不变外，溶液的UV-Vis谱图发生变化，Soret带的最大特征吸收峰均发生不同程度的蓝移，且峰强减弱，α带和β带特征吸收峰位置基本不变，但二者的相对峰强均略有减弱。

Patil发展了一种新的简单的检测血管紧张素Ⅱ受体拮抗剂（ARA-Ⅱs）的滴定方法并验证了。直接酸碱滴定四种血管紧张素Ⅱ受体拮抗剂（eprosartan mesylate，irbesartan，telmisartan和valsartan），以乙醇：水＝1∶1的混合溶液为溶剂，以标准的NaOH溶液为滴定剂，用酚酞作指示剂。该方法测定所有ARA-Ⅱs的标准偏差小于2%。该方法的结果都是用紫外-可见分光光谱法获得的。

紫外-可见分光光谱是以乙醇为溶剂，以波长 233nm、246nm、296nm、250nm 分别检测 eprosartan mesylate、irbesartan、telmisartan 和 valsartan 四种 ARA-IIs。该方法简单、快速、方便，能达到满意的质量控制目的。

盐酸四环素是一种广谱抗菌素，具有良好的抗菌作用，可用于治疗斑疹伤寒，原发性异型肺炎和尿道感染等疾病。四环素分子结构中存在给电子体，易与一些金属离子形成不同形式的配合物，这些配合物的形成导致四环素生理活性的改变。文志刚和吴桂玲用紫外-可见光谱法研究了四环素（TC）-Sm（Ⅲ）配合物与 ctDNA 的相互作用。在最佳条件下，390nm 处的最大吸收峰随着 ctDNA 量的增加，吸光度显著下降，并表现出一定的线性关系。测定 ctDNA 的线性范围为 $0.4 \sim 11\mu g/mL$，检出限为 $0.08\mu g/mL$。接下来，文志刚等人又用紫外-可见光谱法研究了金霉素（CT）-Sm（Ⅲ）配合物与 ctDNA 的相互作用。在最佳条件下，396nm 处的最大吸收峰随着 ctDNA 量的增加，吸光度显著下降，并表现出一定的线性关系。测定 ctDNA 的线性范围为 $0.8 \sim 12.5\mu g/mL$，检出限为 $0.18\mu g/mL$。

Anna 等人用一个不断更新的紫外-可见分光光谱检测系统表征不稳定药物（如 5-氮胞苷）的酸碱部分。5-氮胞苷是一不稳定化合物，在水溶液中不断分解。与传统的滴定方法相比较，不断加入新的分析液，使得药物的分解程度变得最小。缓冲混合液的组成随着酸和基本储备液的比率发生改变。结果显示，测试液的 pH 值的变化范围在 $1 \sim 13$ 内。从不断更新系统获得的结果与传统方法获得的结果相比，可以得到该方法比较先进。

五、紫外-可见分光光度法在脂类和糖类方面的应用

Malena 等在没有细胞外基质的情况下用紫外-基质辅助激光解析电离质谱法分析 NBD-糖苷神经鞘脂类。紫外-基质辅助激光解析电离质谱方法带来了新的潜在应用。用荧光标记（二环庚二烯）鞘脂类化合物，然后，被标记的不同鞘脂类化合物被分析出来，分别为：ceramide、dihydroceramide、acetylceramide、glucosylceramide、galactosylceramide and galactosyldihydroceramide。另外，用荧光标记的一种糖苷鞘脂类化合物的萃取物也被分析出来。此实验结果显示，不把细胞外基质加到质谱分析作标记物会产生有效的分析离子从而获得高的质量信号。

当氨基酸分子中有未质子化的氨基时，氨基可作为电子给体，与电子受体生成 n-π 型 CTC。用荷移分光光度法定量分析氨基酸（见表 3-4）。

表 3-4　荷移分光光度法定量分析氨基酸的研究

氨基酸	受体	溶剂	络合比
色氨酸、环丝氨酸、胱氨酸	2,3-二氯-5,6-氰-1,4-苯醌（DDBQ）	硼砂缓冲液	1:1
甲硫氨酸	DDBQ	pH＝9.0 缓冲液	
缬氨酸、L-酪氨酸、谷氨酸、L-苏氨酸、脯氨酸、甘氨酸、盐酸精氨酸	四氯苯醌（TCBQ）	硼砂缓冲液	
盐酸精氨酸、赖氨酸、苯丙氨酸、精氨酸、亮氨酸、谷氨酸、半胱氨酸	四氰代苯醌二亚甲基 TCNQ	pH9.5~10.5	
γ-氨基丁酸	DDBQ,TCBQ	硼砂缓冲液	1:1

第二节
分子荧光和磷光分析

处于高能态的分子或原子寿命很短，当它们回到基态或较低能态时，以光辐射形式释放出来，由此获得发射光谱。通过测量分子的特征发射光谱来研究物质结构和测定其化学组成的方法称为分子发射光谱法，主要包括分子荧光光谱法和磷光光谱法。

原子和分子都可能产生荧光。物质对特定波长的光产生有选择性的吸收光谱，其电子能级跃迁

到激发态。处于激发态的分子或原子是不稳定的，很容易通过碰撞，以热能或动能的形式消耗其能量，降低到较低能级。这种能级的变化称为无辐射跃迁。有些物质则会发射出一定波长的光，以辐射的形式回到基态。这种现象称之为光致发光（photolumincscence，PL）。

物质吸收光子能量而被激发，然后从激发态的最低振动能级回到基态时所发射出的光称为荧光（fluorescence）。根据物质的荧光谱线位置及其强度鉴定物质并测定物质含量的方法称为荧光分析法（fluoromertry）。物质的原子受 X 射线激发能发射出 X 射线荧光，用以建立的分析方法称 X 射线荧光分析法（X-ray fluorometry）。含有金属原子的物质气化后，用该原子的特征谱线激发，被激发的电子回到基态时亦能发射出荧光，所建立的方法称原子荧光分析法（atomic fluorometry）。基于某些有机物质的分子在用紫外-可见光激发时发射的荧光建立的方法称分子荧光分析法（molecular fluorometry）。

由于荧光分析法具有灵敏度高（检测限可达 1ng/mL）、选择性好（可同时用激发光谱和荧光发射光谱定性）、结构信息量多（包括物质的激发光谱、发射光谱、光强、荧光量子效率、荧光寿命）等优点，已在生物医学、药学以及环境科学等方面被广泛应用，受到分析工作者的广泛关注。因此，荧光分析技术成为近年来发展比较快的分析技术之一。

一、基本原理

（一）分子荧光光谱的产生

1. 分子能级与电子能级的多重性

每个分子中都具有一系列严格分立相隔的能级，称为电子能级，而每个电子能级中又包含有一系列的振动能级和转动能级。分子中电子的运动状态除了电子所处的能级外，还包含有电子的多重态，用 $M=2S+1$ 表示，S 为各电子自旋量子数的代数和，其数值为 0 或 1。根据 Pauli 不相容原理，分子中同一轨道所占据的两个电子必须具有相反的自旋方向，即自旋配对。若分子中所有电子都是自旋配对的，则 $S=0$，$M=1$，该分子便处于单重态，用符号 S 表示。大多数有机化合物分子的基态都处于单重态（singlet state），如图 3-5(a) 中基态的电子分布。基态分子吸收能量后，若电子在跃迁过程中，不发生自旋方向的变化，这时仍然是 $M=1$，分子处于激发的单重态 [图 3-5(b)]；如果电子在跃迁过程中伴随着自旋方向的变化，这时分子中便具有两个自旋不配对的电子，即 $S=1$，$M=3$，分子处于激发的三重态（triplet state）[图 3-5(c)]，用符号 T 表示。

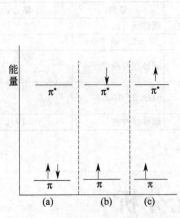

图 3-5　单重态和三重态的电子分布
(a) 基态；(b) 激发单重态；
(c) 激发三重态

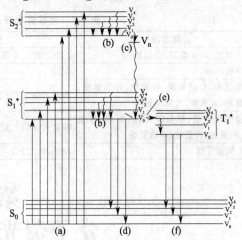

图 3-6　荧光和磷光产生的示意图
(a) 吸收；(b) 振动弛豫；(c) 内转换；
(d) 荧光；(e) 系间窜越；(f) 磷光

图 3-6 为荧光和磷光产生的示意图。图中分子的电子能级包含一系列的振动能级和转动能级。当分子受光照射时，若光子的能量恰好为分子的某两个能级的能量差，则电子就会吸收光子，从基

态跃迁到某一激发态的某个振动能级。此过程中电子的自旋方向一般不会改变。但持续一段时间时，有可能发生电子的自旋，生成三重态。这里 S_0、S_1^* 和 S_2^* 分别表示分子的基态、第一和第二电子激发的单重态，T_1 表示第一电子激的三重态。如图 3-6 所示，单重态与三重态的区别除了电子自旋方向不同外，激发三重态的能级稍低于单重态。

2. 荧光的产生

当基态分子吸收了紫外-可见光后，只能跃迁到激发单重态的各个不同振动-转动能级，而不能直接跃迁到激发三重态的各个振动-转动能级。

处于激发态的分子不稳定，可能通过辐射跃迁和非辐射跃迁等分子内的去活化过程释放多余的能量而返回至基态。发射荧光是其中的一条途径。这些途径如下所述：

（1）振动弛豫　处于激发态的分子，其电子跃迁到第一电子激发态或更高的电子激发态的几个振动能级上。于是，分子从这些能态很快以非辐射形式放出能量而到达同一电子激发态的最低振动能级，这一过程称为振动弛豫（vibrational relaxation）。由于这一部分能量以热的形式释放，而不是以光辐射的形式发出，故振动弛豫属于非辐射跃迁。振动弛豫只能在同一电子能级内进行，发生振动弛豫的时间约为 10^{-12} s 数量级。

（2）内部能量转换（内转换）　当两个电子能级非常靠近以致其振动能级有重叠时，常发生电子由高能级以非辐射跃迁方式转移至低能级。由图 5-2 可见，S_1^* 激发态上较高振动能级与 S_2^* 激发态上较低振动能级的势能非常接近，能量很容易从 S_2^* 转移到 S_1^*。通过内部能量转换及振动弛豫，均返回到第一激发单重态的最低振动能级。

（3）荧光发射　当激发态分子经过振动弛豫回到第一电子激发态 S_1^* 的最低振动能级时，电子还可跃迁到基态的任一振动能级 S_0 上而以辐射形式发射光量子，这时分子发射的光量子即称为荧光。由于振动弛豫损失了部分能量，荧光的能量小于所吸收的紫外光能量，故发射荧光的波长总比原来照射的紫外光波长更长。发射荧光的过程约为 $10^{-9} \sim 10^{-7}$ s。由于电子跃回到基态时可以停留在任一振动能级上，因此得到的荧光谱线有时呈现几个非常靠近的峰；同时，通过进一步振动弛豫，都很快地回到最低振动能级。

（4）外部能量转换　如果分子在溶液中被激发，在激发总分子之间、分子与溶剂分子之间或与其他分子之间相互碰撞而失去能量，常以热能的形式放出，这个过程称为外部能量转换（external conversion）。它也是一种热平衡过程，所需时间为 $10^{-9} \sim 10^{-7}$ s。这种无辐射弛豫，发生在第一电子激发态或第一激发三重态的最低振动能级向基态转换的过程中。外部能量转换可降低荧光强度，因而常使用黏度较高的溶剂及温度较低的条件产生荧光。

（5）系间窜越　系间窜越（intersystem crossing）是一个受激分子的电子在激发态发生自旋反转而使分子的多重性发生变化的过程。如果电子能级 S_1^* 的最低振动能级同三重态 T_1 的最高振动能级重叠，则发生电子自旋反转的系间窜越就有了较大的可能性。由单重激发态到三重态系间跃迁后，荧光强度减弱甚至熄灭。含有重原子如碘、溴等的分子，系间窜越最为常见。这是因为在高原子序数的原子中，电子的自旋与轨道运动之间的相互作用较大，有利于电子自旋反转的发生。在溶液中存在氧分子等顺磁性物质也能增加系间窜越的发生，从而使荧光减弱。

（6）磷光发射　经过系间窜越的分子再通过振动弛豫降至三重态的最低振动能级，分子在三重态的最低振动能级可以存活一段时间（故磷光要延迟一定时间才发生），然后发出光辐射跃迁至基态的各个振动能级，这种光辐射称为磷光。由于激发三重态的最低振动能级比激发单重态的最低振动能级能量低，所以磷光辐射的能量比荧光更小，亦即磷光的波长比荧光更长。另外，从紫外光照射到发射荧光的时间约为 $10^{-8} \sim 10^{-14}$ s，而发射磷光则更迟一些，约在照射后的 $10^{-4} \sim 10$ s，原因是分子激发三重态的寿命较长。由于分子间相互碰撞以及溶剂间相互作用和各种猝灭效应等因素的影响，使三重态以非辐射过程失活转移至基态，因此在室温下溶液很少呈现磷光，必须采用液氮在冷冻条件下才能检测到磷光，所以磷光法不如荧光分析法应用普遍。

综上所述，处于激发态的分子，可通过上述几种不同途径回到基态。

（二）激发光谱与发射光谱

任何发射荧光的物质分子都产生两种特征荧光光谱——激发光谱和发射光谱。

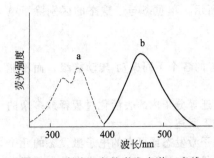

图 3-7 硫酸奎宁的激发光谱（虚线）
和发射光谱（实线）

（1）激发光谱（excitation spectrum） 是指不同激发波长的辐射引起物质发射某一波长荧光所得的光谱。激发光谱的测定是使光源发出的入射光先通过激发单色器分光后以不同波长的入射光激发荧光物质，所产生的荧光通过固定在某一波长的发射单色器后由检测器检测相应的荧光强度，记录荧光强度和激发光波长的光谱曲线，即得到激发光谱。

（2）发射光谱 又称为荧光光谱（fluorescence spectrum）。如使激发光的波长和强度保持不变，而让荧光物质所产生的荧光通过发射单色器分光后照射于检测器上，检测响应波长下相应的荧光强度，记录荧光强度对发射波长的关系曲线，所得到的谱图称为荧光光谱。激发光谱和荧光光谱可用来鉴别荧光物质，并作为在进行荧光测定时选择适当测定波长的根据。图 3-7 是硫酸奎宁的荧光激发光谱及发射光谱。

溶液荧光光谱通常具有如下特征：

① 斯托克斯位移 在溶液荧光光谱中，所观察到的荧光波长总是大于激发光波长。斯托克斯在 1852 年首次观察到这种波长移动的现象，因而称为斯托克斯位移（stockes shift）。斯托克斯位移说明了在激发与发射之间存在着无辐射能量损失。激发态分子由于内部能量转换和振动弛豫过程而迅速到达 S_1^* 电子态的最低振动能级，这是产生斯托克斯位移的主要原因。这和我们前面讨论的荧光产生的机制一致。

② 荧光发射光谱的形状与激发波长无关 虽然分子的电子吸收光谱可能含有几个吸收带，但其荧光光谱却只含一个发射带，虽然分子能被激发到高于 S_1^* 的电子态的更高振动能级，然而由于内部转化和振动弛豫，以至首先以无辐射跃迁的形式释放能量降低到第一电子激发态 S_1^* 的最低振动能级后再发射荧光，所以荧光发射光谱只含一个发射带。由于荧光发射发生于第一电子激发态的最低振动能级，而与激发至哪一个电子激发态无关，荧光光谱的形状通常与激发波长无关。

③ 与激发光谱的镜像关系 物质的分子只有对光有吸收，才会被激发，所以，从理论上说，某化合物的荧光激发光谱的形状，应与它的吸收光谱的形状完全相同。如把某种荧光物质的荧光光谱与其激发（吸收）光谱相比较，便会发现这两种光谱之间存在着"镜像对称"关系。

蒽乙醇溶液的吸收光谱、荧光光谱和磷光光谱如图 3-8 所示，吸收光谱中第一吸收带是物质分子由基态激发至第一激发态的各振动能级所致，所以其形状决定于第一激发态中振动能级的分布情况；荧光光谱是由受激分子从第一激发态的最低振动能级降落至基态中各个振动能级所致，所以荧光光谱的形状决定于基态中振动能级的分布情况。基态中振动能级的分布和第一激发态中振动能级的分布是类似的，因此荧光光谱的

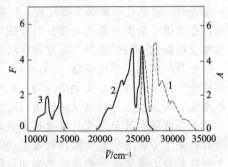

图 3-8 蒽乙醇溶液的吸收光谱（1）、
荧光光谱（2）和磷光光谱（3）

形状和吸收光谱极为相似。又因为电子从基态的最低振动能级跃迁到第一激发态的各个振动能级中，以激发到最高振动能级时吸收光能最大，吸收波长最短；而电子从第一激发态的最低振动能级下降到基态的各振动能级中，如果基态的振动能级也是最高，则发射能量最小，相应的荧光波长最长。反之，当电子从基态的最低振动能级激发到第一激发态的最低振动能级时，吸收的光能就小，相应的吸收波长就长，而当电子从第一激发态的最低振动能级下降到基态的最低振动能级时，发射的能量最大，相应的荧光波长最短。因此，荧光光谱和吸收光谱的形状不仅极为相似，而且还呈镜

像对称关系。值得注意的是，这种镜像对称关系表现为频率或波数对称而不是波长对称。

（三）分子结构与荧光的关系

物质分子结构与荧光的发生及其强度紧密相关，可根据物质的分子结构判断该物质的荧光特性。

1. 荧光寿命和荧光效率

荧光寿命和荧光效率是荧光物质的重要发光参数。

当除去激发光源后，分子的荧光强度降低到激发时最大荧光强度的 $\frac{1}{e}$ 所需的时间称为荧光寿命（fluorescence life time），常用 τ_f 表示。

当荧光物质受到一个极短时间的脉冲光激发后，它从激发态到基态的变化可用指数衰减定律表示：

$$F_t = F_0 e^{-Kt} \tag{3-1}$$

式中，F_0 和 F_t 分别是在激发态时 $t=0$ 和激发后时间 t 时的荧光强度，K 是衰减常数。

假定在时间 $t=\tau_f$ 时测得的 F_t 为 F_0 的 $\frac{1}{e}$，即 $F_t = F_0 e^{-1}$，则根据式（3-1）为：

$$F_t = F_0 e^{-K\tau_f}$$

所以

$$K = \frac{1}{\tau_f}$$

式（3-1）可写成 $F_t = F_0 e^{-t/\tau_f}$ 或 $\ln \frac{F_0}{F_t} = \frac{t}{\tau_f}$

如果以 $\ln \dfrac{F_0}{F_t}$ 对 t 作图，直线斜率即为 $\dfrac{1}{\tau_f}$，由此可计算荧光寿命。

一般 τ_f 与吸光过程的吸光系数存在以下的关系：

$$\tau_f \approx 10^{-5}/\varepsilon_{max} \tag{3-2}$$

因为 ε_{max} 在 $10^3 \sim 10^5$ 之间，所以荧光寿命常在 $10^{-8} \sim 10^{-10}$ s。

利用荧光分子寿命的差别，可以进行荧光物质混合物的分析。

荧光效率（fluorescence efficiency）又称荧光量子产率（fluorescence quantum yield），就是指激发态分子发射荧光的光子数与基态分子吸收激发光的光子数之比，常用 ϕ 表示，即：

$$\phi = \frac{发射荧光的光子数}{吸收激发光的光子数} \tag{3-3}$$

如果在受激分子回到基态过程中没有其他去活化过程与发射荧光过程竞争，那么，所有激发态分子都将以发射荧光的方式回到基态，这一体系的荧光效率就等于1。显然，任何物质的荧光效率 ϕ 只能在 $0 \sim 1$ 之间。荧光效率低的物质可能有强的紫外吸收，但所吸收的能量大都以无辐射跃迁形式释放，所以发射荧光的概率低。

在产生荧光的过程中，涉及到许多辐射和无辐射跃迁过程，如荧光发射、内转移、系间窜越和外转移等。很明显，荧光的量子产率，将与上述每一个过程的速率常数有关。

若用数学式来表达这些关系，得到：

$$\phi = k_f/(k_f + \sum k_i)$$

式中，k_f 为荧光发射过程的速率常数；$\sum k_i$ 为其他有关过程的速率常数的总和。

凡是能使 k_f 值升高而使其他 k_i 值降低的因素，都可增强荧光。

实际上，对于强荧光分子，例如荧光素，其量子产率在某些情况下接近1，说明 $\sum k_i$ 很小，可以忽略不计。一般来说，k_f 主要取决于化学结构，而 $\sum k_i$ 则主要取决于化学环境，同时也与化学结构有关。

磷光的量子产率与此类似。

2. 分子结构对荧光效率的影响

能够发射荧光的物质应同时具备两个条件，即物质分子必须有强的紫外-可见吸收和一定的荧光效率。具有 π、π 及 n、π 电子共轭结构的分子能吸收紫外和可见辐射而发生 π-π* 或 n-π* 跃迁，然后在受激分子的去活化过程中发生 π*-π 或 n-π* 跃迁而发射荧光。

发生 π-π* 跃迁分子，其摩尔吸光系数比 n-π* 跃迁分子的大 100~1000 倍，它的激发单重态与三重态间的能量差别比 n-π* 的大得多，电子不易形成自旋反转，系间窜越概率很小，因此，π-π* 跃迁的分子，发生荧光的量子效率高，速率常数大，荧光也强。所以一般具有 π-π 共轭双键的分子才能发射较强的荧光。

(1) 长共轭结构 绝大多数能产生荧光的物质含有芳香环或杂环。因为芳香环或杂环分子具有长共轭的 π→π* 跃迁。当 π 电子共轭越长，λ_{ex} 和 λ_{em} 都将长移，荧光强度（荧光效率）也会增大。如下面 3 个化合物的共轭结构与荧光的关系。

苯	萘	蒽
λ_{ex} 205nm	286nm	356nm
λ_{em} 278nm	321nm	404nm
ϕ_f 0.11	0.29	0.36

除芳香烃外，含有长共轭双键的脂肪烃也可能有荧光，但这一类化合物的数目不多。维生素 A 是能发荧光的脂肪烃之一。

$$\lambda_{ex}=327nm \qquad \lambda_{em}=510nm$$

(2) 分子的刚性和共平面性 在同样的长共轭分子中，分子的刚性和共平面性越大，荧光效率越大，并且荧光波长产生长移。例如，在相似的测定条件下，联苯和芴的荧光效率分别为 0.2 和 1.0，二者的结构差别在于芴的分子中加入亚甲基成桥，使两个苯环不能自由旋转，成为刚性分子，共轭电子的共平面性增加，使芴的荧光效率大大增加。

联苯	芴
$\phi_f=0.2$	$\phi_f=1.0$

同样情况还有酚酞和荧光素，它们分子中共轭双键长度相同，但荧光素分子中多一个氧桥，使分子的三个环成一个平面，随着分子的刚性和共平面性增加，电子的共轭程度增加，因而荧光素有强烈的荧光，而酚酞的荧光很弱。相反，如果原来结构中共平面性较好，但在分子中取代了较大基团后，由于位阻的原因使分子共平面性下降，则荧光减弱。例如，1-二甲氨基萘-7-磺酸钠的 $\phi_f=0.75$，而 1-二甲氨基萘-8-磺酸钠的荧光效率仅为 0.03，这是因为二甲氨基与磺酸根离子间的位阻效应，使分子发生了扭转，两个环不能共平面，因而使荧光大大减弱。

1-二甲氨基萘-7-磺酸钠	1-二甲氨基萘-8-磺酸钠
$\phi_f=0.75$	$\phi_f=0.03$

同理，对于顺反异构体，顺式分子的两个基团在同一侧，由于位阻原因使分子不能共平面而没有荧光。例如，1,2-二苯乙烯的反式异构体有强烈荧光，而顺式异构体没有荧光。

(3) 取代基作用 荧光分子上的各种取代基对分子的荧光光谱和荧光强度都产生很大影响。取代基可分为三类：第一类取代基是给电子基团，能增加分子的电子共轭程度，使荧光效率提高，荧光波长长移。这一类基团包括—NH₂、—OH、—OCH₃、—NHR、—NR₂、—CN 等。第二类基团是吸电子基团，会妨碍分子的电子共轭性，使荧光减弱甚至熄灭，如—COOH、—NO₂、—C＝O、

—NO、—SH、—NHCOCH$_3$、—F、—Cl、—Br、—I等。应该注意的是卤素取代基会随着原子序数的增加而减少荧光效率，这可能是由于重原子效应加大了系间窜越的概率。第三类取代基对电子共轭体系作用较小，如—R、—SO$_3$H、—NH$_3^+$等，对荧光的影响不明显。

（4）配合物中配位体的发光　不少有机化合物虽然具有共轭双键，但由于不是刚性结构，分子处于非同一平面，因而不发生荧光。若这些化合物和金属离子形成配合物，随着分子的刚性增强，平面结构的增大，常会发生荧光。例如，8-羟基喹啉是弱荧光物质，与Mg^{2+}、Al^{3+}形成配合物后，荧光就增强。

8-羟基喹啉　　　　　　　　8-羟基喹啉镁

（四）影响荧光强度的外部因素

分子所处的外界环境，如温度、溶剂、pH值、荧光熄灭剂等都会影响荧光效率，甚至影响分子结构及立体构象，从而影响荧光光谱和荧光强度。了解和利用这些因素的影响，可以提高荧光分析的灵敏度和选择性。

1. 温度

温度对于溶液的荧光强度有着显著的影响。在一般情况下，随着温度的升高，荧光物质溶液的荧光效率和荧光强度将降低。这是因为，当温度升高时，分子运动速度加快，分子间碰撞概率增加，使无辐射跃迁增加，从而降低了荧光效率。例如荧光素钠的乙醇溶液，在0℃以下，温度每降低10℃，荧光效率增加3%，在-80℃时，荧光效率为1。

2. 溶剂

溶剂的影响可分为一般溶剂效应和特殊溶剂效应。一般溶剂效应是指溶剂的折射率和介电常数的影响。特殊溶剂效应是指荧光体和溶剂分子间的特殊化学作用，如氢键的生成和化合作用。

同一物质在不同溶剂中，其荧光光谱的位置和强度都有差别。一般情况下，荧光波长随着溶剂极性的增大而长移，荧光强度也有增强。这是因为在极性溶剂中，$\pi \rightarrow \pi^*$跃迁所需的能量差ΔE小，而且跃迁概率增加，使紫外吸收和荧光波长均向长移，强度也增强。但也有相反的情况，例如，苯胺萘磺酸类化合物在戊醇、丁醇、丙醇、乙醇和甲醇中，随着醇的极性增大，荧光强度减小，荧光峰蓝移。因此荧光光谱的位置和强度与溶剂极性之间的关系，应根据荧光物质与溶剂的不同而异。

溶剂黏度减小时，可以增加分子间碰撞机会，使无辐射跃迁增加而荧光减弱。故荧光强度随溶剂黏度的减小而减弱。由于温度对溶剂的黏度有影响，一般是温度上升，溶剂黏度变小，因此温度上升荧光强度下降。

一般溶剂效应是普遍的，而特殊溶剂效应则决定于溶剂和荧光体的化学结构。特殊溶剂效应所引起荧光光谱的移动值，往往大于一般溶剂效应所引起的影响。由于溶质分子与溶剂分子间的作用，使同一种荧光物质在不同的溶剂中的荧光光谱可能会有显著不同。

3. pH值

当荧光物质本身是弱酸或弱碱时，溶液的pH值对该荧光物质的荧光强度有较大影响，这主要是因为弱酸弱碱和它们的离子结构有所不同，在不同酸度中分子和离子间的平衡改变，因此荧光强度也有差异。每一种荧光物质都有其适宜的发射荧光的存在形式，也就有相应的pH值范围，以保持荧光物质和溶剂之间的离解平衡。例如，苯胺分子和离子间有下列平衡关系：

$$\underset{pH<2}{\text{⬡—NH}_3^+} \underset{H^+}{\overset{OH^-}{\rightleftharpoons}} \underset{pH=7\sim12}{\text{⬡—NH}_2} \underset{H^+}{\overset{OH^-}{\rightleftharpoons}} \underset{pH>13}{\text{⬡—NH}^-}$$

苯胺在pH=7～12的溶液中主要以分子形式存在，由于—NH$_2$为提高荧光效率的取代基，故苯胺分子会发生蓝色荧光。但在pH<2和pH>13的溶液中均以苯胺离子形式存在，故不能发射荧光。

4. 荧光猝灭

荧光猝灭又称荧光熄灭。荧光物质分子与溶剂分子或其他溶质分子的相互作用引起荧光强度降低的现象称为荧光猝灭。能引起荧光强度降低的物质称为猝灭剂（quenching medium）。常见的猝灭剂有卤素离子、重金属离子、氧分子、硝基化合物、重氮化合物、羰基化合物。荧光猝灭的形式如下。

（1）碰撞猝灭　碰撞猝灭是指处于激发单重态的荧光分子与猝灭剂分子相碰撞，使激发单重态的荧光分子以无辐射跃迁的方式回到基态，产生猝灭作用。

（2）静态猝灭　由于部分荧光物质分子与猝灭剂分子生成非荧光的配合物而产生的。此过程往往还会引起溶液吸收光谱的改变。

（3）转入三重态的猝灭　分子由于系间窜越跃迁，由单重态跃迁到三重态。转入三重态的分子在常温下不发光，它们在与其他分子的碰撞中消耗能量而使荧光猝灭。溶液中的溶解氧对有机化合物的荧光产生猝灭效应是由于三重态基态的氧分子和单重激发态的荧光物质分子碰撞，形成了单重激发态的氧分子和三重态的荧光物质分子，使荧光猝灭。

（4）发生电子转移反应的猝灭　某些猝灭剂分子与荧光物质分子相互作用时，发生了电子转移反应，因而引起荧光猝灭。

（5）荧光物质的自猝灭　在浓度较高的荧光物质溶液中，单重激发态的分子在发生荧光之前和未激发的荧光物质分子碰撞而引起的自猝灭。有些荧光物质分子在溶液浓度较高时会形成二聚体或多聚体，使它们的吸收光谱发生变化，也引起溶液荧光强度的降低或消失。

荧光猝灭在荧光分析中会产生测定误差，但是如果一种荧光物质在加入某种猝灭剂后，荧光强度的减小和荧光猝灭剂的浓度呈线性关系，则可以利用这一性质测定荧光猝灭剂的含量。这种方法称为荧光猝灭法（fluorescence quenching method）。如利用氧分子对硼酸根-二苯乙醇酮配合物的荧光猝灭效应，可测定微量氧。

当荧光物质的浓度超过 1g/L 时，由于荧光物质分子间碰撞的概率增加，产生荧光自猝灭现象。溶液浓度越高，这种现象越严重。

5. 散射光的干扰

当一束平行光照射在液体样品上，大部分光线透过溶液，小部分由于光子和物质分子相碰撞，使光子的运动方向发生改变而向不同角度散射，这种光称为散射光（scattering light）。

光子和物质分子发生弹性碰撞时，不发生能量的交换，仅仅是光子运动方向发生改变，这种散射光叫瑞利光（Reyleigh scattering light），其波长与入射光相同。

光子和物质分子发生非弹性碰撞时，在光子运动方向发生改变的同时，光子与物质分子发生能量交换，使光子能量发生改变。当光子将部分能量转给物质分子时，此时分子从振动低能级跃迁至高能级，波长比入射光更长；当光子从物质分子得到能量时，此时分子从振动高能级跌至低能级，波长比入射光为短。这两种光均称为拉曼光（Raman scattering light）。

散射光对荧光测定有干扰。尤其是波长比入射光波长长的拉曼光，因其波长与荧光波长接近，对荧光测定的干扰更大，必须采取措施消除。

选择适当的激发波长可消除拉曼光的

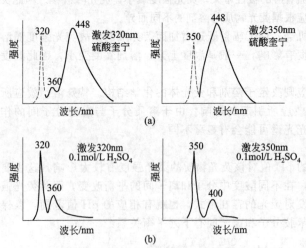

图 3-9　硫酸奎宁在不同波长激发下的
荧光光谱（a）和散射光谱（b）

干扰。以硫酸奎宁为例，无论选择 320nm 或 350nm 为激发光，荧光峰总是在 448nm。将空白溶剂分别在 320nm 及 350nm 激发光照射下测定荧光光谱，此时测得的实际上是散射光而非荧光，从图 3-9 可见，当激发光波长为 320nm 时，瑞利光波长是 320nm，拉曼光波长是 360nm；当激发光波长为 350nm 时，瑞利光波长是 350nm，拉曼光波长是 400nm。波长 400nm 的拉曼光对荧光峰有干扰，因而影响测定结果。如激发光改用 320nm，则 360nm 的拉曼光对荧光测定无影响。

表 3-5 为水、乙醇、环己烷和四氯化碳 4 种常用溶剂在不同波长激发光照射下拉曼光的波长。可供选择激发波长或溶剂时参考。从表中可见，四氯化碳的拉曼光与激发光的波长比较接近，所以其拉曼光几乎不干扰荧光测定；而水、乙醇及环己烷的拉曼光波长较长，使用时必须注意。

表 3-5 在不同波长激发光下主要溶剂的拉曼光波长/nm

λ_{ex}	248	313	365	405	436
水	271	350	416	469	511
乙醇	267	344	409	459	500
环己烷	267	344	408	458	499
四氯化碳	—	320	375	418	450

6. 荧光内滤效应

荧光内滤效应是指由于溶液浓度太高，靠近样品池前边分子发射的荧光被后面分子吸收，使得检测到的荧光强度反而小于低浓度溶液的现象。荧光内滤效应的成因有以下两点：

（1）当溶液浓度过高时，入射光被样品池前部荧光物质强烈吸收后，会使得样品池中后部的荧光物质受到的入射光大幅减弱，使荧光强度下降；

（2）浓度过高时，溶液中的杂质对入射光吸收作用增大，使得用于激发荧光物质的光强降低。

荧光内滤效应是造成浓度效应（荧光强度随溶液浓度增大下降的现象）的原因之一，溶质相互作用形成二聚物或复合物，荧光物质发射和吸收光谱重叠导致的发射荧光再吸收都会导致浓度效应。

内滤光作用的另一种情况是荧光物质的荧光发射光的短波长的一端与该物质的吸收光谱的长波长一端有重叠。在溶液浓度较大时，一部分荧光发射被自身吸收，产生"自吸收"现象而降低了溶液的荧光强度。

7. 重原子效应

使用含有重原子的溶剂（碘乙烷、溴乙烷）或在磷光物质中引入重原子取代基，都可以提高磷光物质的磷光强度，这种效应称为重原子效应。重原子的高核电荷使得磷光分子的电子能级交错，容易引起或增强磷光分子的自旋轨道偶合作用，从而使 S1→T1 的系间窜越概率增大，有利于增大磷光效率。

8. 胶束增敏荧光

加入临界浓度以上的表面活性剂，如十二烷基硫酸钠，可以使荧光增敏。

二、定量分析方法

（一）荧光强度与荧光物质浓度的关系

荧光是物质吸收光能后发射出的光。因此，溶液的荧光强度与该溶液吸收光能的程度以及溶液中荧光物质的荧光效率有关。溶液被入射光（I_0）激发后，可以在溶液的各个方向观察荧光强度（F）。但由于激发光的一部分被透过（I），因此，在透射光的方向测定荧光不行，一般是在与激发光源垂直的方向观测，如图 3-10 所示。

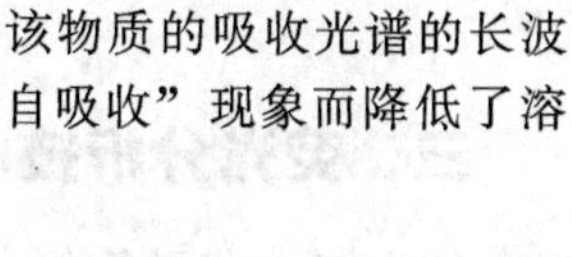

若荧光物质溶液浓度 c 很小，$\varepsilon cl < 0.05$ 时，液层厚度为 l，荧光强度 F 与荧光物质的浓度呈线性关系：

$$F = 2.3KI_0\varepsilon cl = Kc \qquad (3-4)$$

K 为常数，其值取决于荧光效率。

图 3-10 溶液产生荧光
的光路示意图

荧光分析法定量的依据是荧光强度与浓度的线性关系，所测定的是荧光强度 F。测定的灵敏度取决于检测器的灵敏度。即只要增大检测器的灵敏度，使极微弱的荧光也能检测到，就可以测定很稀的溶液浓度。因此，荧光分析法的灵敏度很高。

在紫外-可见分光光度法中测定的是透光率或吸光度，测定值为 I/I_0，即透过光强和入射光强的比值，因此即使将光强信号放大，由于透过光强和入射光强都放大，比值仍然不变，对提高检测灵敏度不起作用，故紫外-可见分光光度法的灵敏度不如荧光分析法高。

（二）定量分析方法

1. 工作曲线法

配制一系列浓度梯度的待测物的标准溶液，同空白溶液，试样经过相同的处理之后分别测定荧光强度：F_s、F_0、F_x，然后作 $(F_s-F_0)-c$ 曲线，根据 (F_x-F_0)，从工作曲线上求得待测物的浓度（或含量）。

为了使在不同时间所绘制的标准曲线能一致，在每次绘制标准曲线时均采用同一标准溶液对仪器进行校正。如果试样溶液在紫外光照射下不很稳定，则需改用另一种具有稳定荧光，且和试样溶液的荧光波长相近的标准溶液作为基准。例如在测定维生素 B_1 时，采用硫酸奎宁作为基准。

2. 直接比较法

如果荧光物质溶液的工作曲线通过原点，就可选择其线性范围，用直接比较法进行测定。

取已知量的对照品，配制一标准溶液，使其浓度在线性范围之间，测定荧光强度，然后在同样条件下测定试样液的荧光强度。由标准溶液的浓度和两个溶液的荧光强度比，求得试样中荧光物质的含量。在空白溶液的荧光强度调不到 0% 时，必须从 F_s 及 F_x 值中扣除空白溶液的荧光强度 F_0，然后计算，则

$$F_s-F_0=Kc_s$$
$$F_x-F_0=Kc_x$$

对于同一荧光物质，其常数 K 相同，故

$$\frac{F_s-F_0}{F_x-F_0}=\frac{c_s}{c_x} \qquad c_x=\frac{F_x-F_0}{F_s-F_0}\times c_s$$

三、荧光分析技术及应用

（一）荧光仪器简介

用于测量荧光强度的仪器有光电荧光计及荧光分光光度计两类。荧光分光光度计既可测量某一波长处的荧光强度，还可绘制激发光谱及荧光光谱。

1. 光电荧光计

光电荧光计的光路示意图见图 3-11。光源采用高压汞灯，产生强度随波长变化的线光谱。单色器采用滤光片，仅让一定波长的光通过。置于光源和样品池间的滤光片为激发滤光片，以获得一定波长范围激发光的谱带。置于样品池和检测器之间的滤光片为发射滤光片，其功能可截去激发光和散射光，获得样品的荧光，样品池采用石英玻璃，检测器一般采用光电管。这种荧光计不能测定光谱，但可用于定量分析。因价格低廉，在实际生产中仍普遍使用。

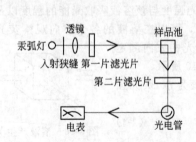

图 3-11　光电荧光计的光路示意图

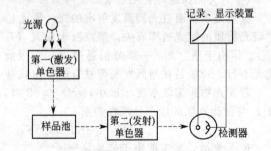

图 3-12　荧光分光光度计的光路示意图

2. 荧光分光光度计

荧光分光光度计由激发光源、激发和发射单色器、样品池及检测系统组成，其结构如图 3-12

所示。荧光分光光度计一般采用氙弧灯作光源，发射波长范围在 230～720nm 的连续光谱，谱线强度大，且波长在 300～400nm 之间的谱线强度几乎相等。激发光通过入射狭缝，经激发单色器分光后照射到样品池，发射的荧光再经发射单色器分光后用光电倍增管检测，并经信号放大系统放大后记录。为消除可能共存的其他光线的干扰，如由激发所产生的反射光、Raman 光以及为将溶液中杂质滤去，以获得所需的荧光，在样品池和检测器之间设置了第二单色器。荧光作用于检测器上，得到响应的电信号。

3. 仪器的校正

（1）灵敏度校正　荧光分光光度计的灵敏度与光源强度、单色器（包括透镜、反射镜等）的性能、放大系统的特征和光电倍增管的灵敏度有关；还与所选用的测定波长及狭缝宽度以及溶剂的 Raman 散射、激发光、杂质荧光等有关。由于影响荧光光度计灵敏度的因素很多，同一型号的仪器，甚至同一台仪器在不同时间操作，所测得的结果也不尽相同。因而在每次测定时，在选定波长及狭缝宽度的条件下，先用一种稳定的荧光物质，配成浓度一致的标准溶液进行校正，使每次所测得的荧光强度调节到相同数值。如果被测物质所产生的荧光很稳定，自身就可作为标准溶液。紫外-可见光范围内最常用的标准荧光物质是硫酸奎宁，产生的荧光十分稳定。用 0.01g 的奎宁标准品，溶于 0.05mol/L 硫酸中使其成为 1g/mL 的溶液，将此溶液进行稀释后用于仪器的校正。

（2）波长校正　荧光分光光度计的波长在出厂前都经过了校正，但若仪器的光学系统和检测器有所变动，或在较长时间使用之后，或在重要部件更换之后，有必要用汞灯的标准谱线对单色器波长刻度重新校正，特别是在要求较高的测定工作中尤为重要。

（3）激发光谱和荧光光谱的校正　用荧光分光光度计所测得的激发光谱或荧光光谱往往是表观的。其原因如单色器的波长刻度不够准确、拉曼散射光的影响以及狭缝宽度较大等，这些因素可予以消除或校正。由于光源的强度随波长而变，每个检测器（如光电倍增）对不同波长光的接受敏感程度不同以及检测器的感应与波长不成线性，故如果在用单光束荧光分光光度计测定激发或发射光谱时，不用参比溶液作相对校正，会有较大的系统误差。尤其是当峰的波长处在检测器灵敏度曲线的陡坡时，误差最为显著。校正方法是先用仪器上的校正装置将各波长的光源强度调整到一致，然后根据每一波长的表观强度除以检测器对每一波长的感应强度进行校正，以消除这种误差。如采用双光束光路的荧光分光光度计，则可用参比光束自动消除光学误差。

4. 磷光分析仪

在荧光分光光度计上配上磷光配件，要增加磷光镜、杜瓦瓶、液氮、液氮储存与运输罐等装置，即可用于磷光测定。

（二）应用

荧光分析法具有灵敏度高、选择性好、工作曲线线性范围宽等优点，且能提供分子的激发光谱、荧光光谱、荧光寿命、荧光效率及荧光强度等诸多信息。因此，它不但已成为一种重要的痕量分析技术，还能从不同角度为研究分子结构提供信息，使其在药学方面的研究发挥重大作用。

1. 荧光探针分析法应用于生命科学研究

荧光探针分析法就是将具有荧光性质的分子或粒子与待测物结合，通过测定其荧光发射光谱从而对样品进行检测的方法。

分布在人体内的许多不含活性基团的药物代谢后，难以用通常的物理仪器和方法检测，如运用核磁、光声、电导、折光等仪器和方法灵敏度较低；放射性检测法选择性不高，且污染环境；免疫分析法须首先制备抗体，有些药物虽然可采用紫外分光光度法、荧光法及磷光法，但痕量药物利用这些方法分析时常常受到生物样品的背景干扰。以稀土离子和药物作用的荧光探针技术和方法，可显著提高荧光分析的灵敏度和选择性，使一些本来不发荧光，或者量子产率很低的荧光测试成为可能。

在生物大分子研究领域中，利用荧光染料进行标记分析，其特点是操作简便、高稳定性、高灵敏度、高选择性等。从单一荧光标记发展到多重荧光标记，且随着现代科技的不断进步和量子点等的出现，荧光探针技术在研究中发挥着越来越大的作用。作为新型的研究方法，荧光探针技术与流式细胞仪和激光扫描共聚焦显微镜等先进的检测仪器联合应用于药物研究，为人们在微观尺度上观测药物分子行为提供了强有力的研究工具，将极大地推动药物及药理等各领域研究的迅速发展。荧光探针技术是研究溶液中生物大分子结构、构象、微环境、含量等的有效手段之一。随着新型、性能优异的荧光探针的开发，人类将能够实现对一些生物过程运用多种方法、多种参数进行实时观测、动态研究，这极大地推动基因组学及相关学科的发展。

由于单链、双链、三螺旋和四螺旋 DNA 之间的相互联系、相互转化而又相互独立，因此，发展高灵敏度的不同结构 DNA 的检测方法具有重要意义。当荧光光谱法直接对它们进行研究时，由于核酸的内源性荧光量子产率很低，因此检测它们最好的方法是利用各种荧光探针，利用核酸对小分子荧光探针的荧光增强或猝灭作用来研究小分子荧光探针和核酸的相互作用或进行核酸的定量分析，方法比较简单，应用广泛。目前使用的荧光探针主要包括各种染料探针、稀土-配体荧光探针、过渡金属配合物探针、纳米探针和核酸分子"光开关"等。

分子信标是一种新型荧光探针，是基于荧光能量转移原理而设计的发夹型寡聚核酸荧光探针。这种荧光探针通过与核酸靶分子进行杂交后发生构象的变化而发出荧光，因其具有背景信号低、灵敏度高、特异性识别强、操作简单以及不必与未反应的探针分离即可实时检测等优点，在短短的几年内得到了迅速的发展，并已广泛地应用于实时监测聚合酶链反应、基因突变的快速分析、DNA 与 RNA 的检测、DNA/RNA 杂交的动力学研究以及 DNA/蛋白质相互作用研究等，其应用领域仍在不断拓展。

荧光免疫分析已成为生物化学、临床化学与环境监测等领域中一个非常重要的方法。放射性标记免疫分析法虽具有灵敏度高、特异性强和使用范围广等突出优点，但它存在放射危害、污物难处理和标记物不稳定等方面的问题。之后，相继发展了酶免疫法、化学发光免疫法、荧光免疫法和电化学免疫法等多种非放射性标记免疫分析方法。均相荧光偏振免疫分析方法（fluorescence polarized immunoassay，FPIA）的最大特点是结合和未结合的抗原或抗体不需物理分离过程即可直接测定使标记免疫分析更方便地实现自动化。近年来，该法已用于人体内治疗药物和毒物含量的测定和临床检验、毒品分析、农药残留量分析、环境和食品监测等等方面。

2. 纳米粒子在生物分析中的应用

有机纳米粒子可不需要功能化修饰而直接应用于生物分子的标记，利用纳米材料的尺寸效应，直接用作探针将具有巨大的优越性。与传统的荧光探针相比，纳米晶体的激发光谱宽，且连续分布，而发射光谱呈对称分布且宽度窄，颜色可调，即不同大小的纳米晶体能被单一波长的光激发而发出不同颜色的光，并且光化学稳定性高，不易光解。目前有 3 种类型的纳米粒子可作为荧光标记：①具有光学活性的纳米粒子；②荧光纳米球乳液；③发光量子点。

纳米粒子探针不仅是现有荧光剂的补充，在某些方面甚至还优于后者。目前已经可以将纳米粒子附于蛋白质上，这样就可观察该蛋白质处于细胞的哪一特定结构中，甚至还可以观察其在细胞中的活动情况。因为大小不同的无机纳米粒子可以发出不同颜色的荧光，所以在标记细胞的不同部分时，正逐渐用它们来代替有机染料。纳米粒子在生物标记中的发展为大量多色实验和诊断学带来了新的机会，其所具有的光学可调谐特点使它们可直接用作探针或作为传统探针的敏化剂。而利用蛋白质对 DNA 分子特定片断的识别，将使我们能实时观测 DNA 和蛋白质的结合以及酶催化动力学，如 DNA 的复制和转录等。

3. 磷光法在生物分析中的应用

可利用磷光寿命变化做定量分析，分析生物体内色氨酸含量及测定动力学参数。吖啶的激发光谱与牛血清白蛋白的发射光谱相覆盖，将两者混合后用血清白蛋白激发光激发，出现吖啶磷光，用来研究分子间的能量转移。利用光化学反应后磷光增强来分析硫胺、二乙基雌激素、甲氨蝶呤等，提高了灵敏度。通过测定血液或脑液中甲氨蝶呤含量，发现患者脑室注射 5mg 甲氨蝶呤后，脑液中甲氨蝶呤比血液中高 900 倍，且维持时间久，72h 后还比血液中要高达百倍，为脑室给药治疗肿瘤患者提供实验依据。

（三）荧光分析新技术

随着仪器分析的日趋发展，分子荧光分析法的新技术发展亦很迅速。荧光仪器使用了单色性极好、强度更大的激光作为光源，提高了荧光分析法的灵敏度和选择性。

1. 时间分辨荧光分析

由于分子荧光的寿命不同，可在激发和检测之间延缓一段时间，使具有不同荧光寿命的物质达到分别检测的目的。这就是时间分辨荧光分析（time-resolved fluorimetry）。时间分辨荧光分析采用脉冲激光作为光源。激光照射样品后所发射的荧光是一混合光，它包括待测组分的荧光、其他组分或杂质的荧光和仪器的噪声。如果选择合适的延缓时间，可测定被测组分的荧光而不受其他组分、杂质的荧光及噪声的干扰。故该法在测定混合物中某一组分时的选择性比用化学法处理样品时更好，而且省去前处理的麻烦。目前已将时间分辨荧光法应用于免疫分析，形成时间分辨荧光免疫分析法（time-resolved fluoroimmunoassay）。

2. 同步荧光分析

同步荧光分析（synchromous fluorometry）是在荧光物质的激发光谱和荧光光谱中选择一适宜的波长差值 $\Delta\lambda$（通常选用 λ_{ex}^{max} 与 λ_{em}^{max} 之差），同时扫描荧光发射波长和激发波长，得到同步荧光光谱。若 $\Delta\lambda$ 的波数相当或大于斯托克斯位移，能获得尖而窄的同步荧光峰。荧光物质浓度 c 与同步荧光峰峰高呈线性关系，故可用于定量分析。同步荧光光谱的信号 F_{sp}（λ_{em}、λ_{ex}）与激发光信号 F_{ex} 及荧光光谱信号 F_{em} 间的关系为：

$$F_{sp}(\lambda_{em},\lambda_{ex})=KcF_{ex}F_{em} \tag{3-5}$$

式中，K 为常数。由式(3-4)可知，当物质浓度 c 一定时，同步荧光信号与所用的激发波长信号及发射波长信号的乘积成正比，具有较高的灵敏度。此外，同步荧光测定法具有使光谱简单、光谱窄化、减少光谱重叠、减少散射光影响、提高选择性等优点。图 3-13(a) 为丁省的荧光发射光谱与激发光谱；图 3-13(b) 为丁省的同步荧光光谱。

3. 胶束增敏荧光分析

除上述仪器和测量技术上的改进外，还可用化学方法提高荧光效率，从而提高荧光分析的灵敏度。溶剂对荧光有很大影响，20 世纪 40 年代起人们就观察到胶束溶液对荧光物质有增溶、增敏和增稳作用。20 世纪 70 年代后发展成胶束增敏荧光法。

胶束溶液即一定浓度的表面活性剂溶液。表面活性剂（如十二烷基硫酸钠）的化学结构都具有一个极性的亲水基和一个非极性的疏水基。在极性溶剂（如水）中，几十个表面活性剂分子聚合成团，将非极性的疏水基尾部靠在一起，形成亲水基向外、疏水基向内的胶束。

溶液中胶束数量开始明显增加时的浓度称为临界胶束浓度。低于临界胶束浓度时，溶液中的表面活性剂分子基本上以非缔合形式存在。超过临界胶束浓度后，再增加表面活性剂的量，非缔合分子浓度增加很慢，而胶束数量的增加和表面活性剂浓度的增长基本上成正比。

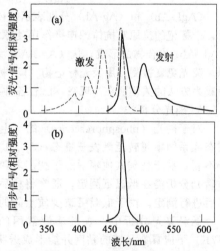

图 3-13　丁省的荧光发射光谱与激发光谱（a）和同步荧光光谱（b）

极性较小而难溶于水的荧光物质在胶束溶液中的溶解度显著增加，例如室温时芘在水中溶解度为 $(5.2\sim8.5)\times10^{-7}\,mol/L$，而在十二烷基硫酸钠的胶束水溶液中溶解度为 $0.043mol/L$。胶束溶液对荧光物质的增溶作用是因非极性的有机物与胶束的非极性尾部有亲和作用，使荧光分子定位于胶束的亲脂性内核中，这也对荧光分子起了一定的保护作用，减弱了荧光质点之间的碰撞，减少了分子的无辐射跃迁，增加了荧光效率，从而增加了荧光强度。这就是胶束溶液对荧光的增敏作用。

除此之外，胶束溶液提供了一种激发单重态的保护性环境。荧光物质被分散和定域于胶束中，得到了有效的屏蔽，降低了溶剂中可能存在的荧光熄灭剂的灭作用，也降低了荧光物质因自身浓度太大造成的荧光自熄灭，从而使荧光寿命延长。这是胶束溶液对荧光的增稳作用。由于胶束溶液对荧光物质有增溶、增稳和增敏作用，可大大提高荧光分析法的灵敏度和稳定性。

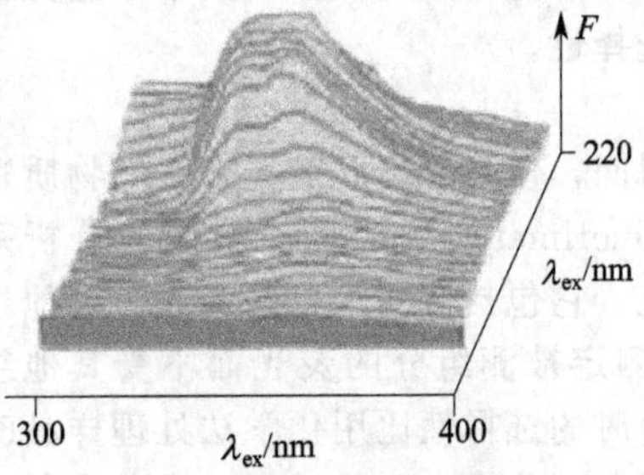

4. 三维荧光光谱测定法

普通荧光分析所得的光谱是二维光谱，即荧光强度随波长（激发波长或发射波长）的变化而变化的曲线。如果同时考虑激发波长和发射波长对荧光强度的影响，则荧光强度应是激发波长和发射波长两个变量的函数。描述荧光强度同时随激发波长和发射波长变化的关系图谱，称为三维荧光光谱。

图 3-14　等角三维投影

20 世纪 80 年代，随着计算机应用的普及，使得三维荧光光谱技术发展起来。三维荧光光谱可用等角三维投影图表示，见图 3-14 所示，这种表示法比较直观，x，y，z 三维坐标轴分别表示发射波长、激发波长和荧光强度。三维荧光光谱图可清楚表现出激发波长和发射波长变化时荧光强度的变化信息，提供了更加完整的荧光光谱信息。作为一种指纹鉴定技术，进一步扩展了荧光光谱法的应用范围；作为一种快速检测技术，对化学反应的多组分动力学研究也有独特的优点；采用三维光谱技术进行多组分混合物的定性、定量分析，是分析化学的热研究点之一。

5. 荧光免疫检测

免疫学的重要对象是抗原和抗体的反应问题。免疫检测法通常以未标记的抗原与特定抗体间的竞争性抑制作用为基础。检测时，抗体（Ab）和已标记的抗原（AgL）两者组成混合物，两者浓度固定，且抗体的浓度受到限制以保证抗原处于过量。未标记的抗原（Ag）加入到一个在一定温度下培育过的混合物中时，已标记的抗原（AgL）被稀释，并发生竞争抑制作用而建立以下的平衡：

$$AgL + Ab + Ag \rightleftharpoons (AgL\text{-}Ab) + (Ag\text{-}Ab)$$

（AgL-Ab）和（Ag-Ab）分别表示抗体与已标记抗原和抗体与未标记抗原的络合物。由于竞争作用，未标记的抗原对抗体的连接作用使原来可连接于已标记抗原的抗体现场量减少了，因而减少了（AgL-Ab）络合物的形成，从（AgL-Ab）络合物的减少或游离 AgL 的增加，都可以检测试样中的抗原。荧光免疫检测采用荧光标记物（L）标记抗原，以进行测定。因此荧光标记物（荧光探针）的选择成为方法的关键所在。现在，已有各种各样的荧光探针应用于生物、生化和医学临床检测。

6. 磷光分析法

对于磷光（phosphorescence）的产生机制前面已经进行了讨论。由于磷光的产生涉及到激发单重态经系间窜越转至激发三重态（$S_1 \rightarrow T_1$），再由激发三重态经禁阻跃迁回到基态，在动力学上处于不利，易于受到其他辐射的干扰削弱磷光强度，甚至完全消失。为了得到足够的磷光强度，早期的磷光分析需在低温下测定。通常将样品溶于乙醚等非极性溶剂中置于冷却剂中，使其冷冻至玻璃状后进行测定。由于低温可减少质点间的碰撞概率，减少无辐射跃迁，得到稳定的磷光强度。

低温磷光分析中，液氮是最常用的合适的冷却剂。因此要求所使用的溶剂，在液氮温度（77K）下应具有足够的黏度并能形成透明的刚性玻璃体，对所分析的试样应具有良好的溶解特性。试样的刚性可减少荧光的碰撞猝灭。溶剂应易于提纯，以除去芳香族和杂环化合物等杂质。溶剂应在所研究的光谱区域内没有很强的吸收和发射。最常用的溶剂是 EPA，它由乙醇、异戊烷和二乙醚按体积比为 2∶5∶5 混合而成。使用含有重原子的混合溶剂 IEPA（由 EPA∶碘甲烷＝10∶1 组成），有利于系间窜越，可以增加磷光效应。

含重原子的溶剂，由于重原子的高核电荷引起或增强了溶质分子的自旋-轨道耦合作用，从而增大了 $S_0 \rightarrow T_1$ 吸收跃迁和 $S_1 \rightarrow T_1$ 系间窜越的概率，有利于磷光的发生和增大磷光的量子产率。这种作用称为外部重原子效应。当分子中引入重原子取代基，例如，当芳烃分子中引入杂原子或重原子取代基时，也会发生内部重原子效应，导致磷光量子效率的提高。

由于低温磷光需要低温实验装置，溶剂选择的限制等因素，从而发展了多种室温磷光法（RTP）。常用的方法是固体基质室温磷光法（SS-RTP）、胶束增稳的溶液室温磷光法（MS-RTP）

和敏化溶液室温磷光法（SS-RTP）。

固体磷光法是在薄层色谱板上挥发溶剂后进行斑点磷光分析。此法基于测量室温下吸附于固体基质上的有机化合物所发射的磷光。所用的载体种类较多，有纤维素载体（如滤纸、玻璃纤维）、无机载体（如硅胶、氧化铝）以及有机载体（如乙酸钠、聚合物、纤维素膜）等。理想的载体是既能将分析物质牢固地束缚在表面或基质中以增加其刚性，并能减小三重态的碰撞猝灭等非辐射去活化过程，而本身又不产生磷光背景。

胶束增稳的溶液室温磷光法是在样品溶液中加入表面活性剂。当溶液中表面活性剂的浓度达到临界胶束浓度后，便相互聚集形成胶束。由于这种胶束的多相性，改变了磷光团的微环境和定向的约束力，从而强烈影响了磷光团的物理性质，减小了内转化和碰撞能量损失等非辐射去活化过程的趋势，明显增加了三重态的稳定性，常用的表面活性剂有十二烷基硫酸盐、环糊精等，有时还可加入溴、碘、铅等重原子，有利于 $S_1 \rightarrow T_1$ 系间窜越，使磷光增强，从而可以在室温下实现在溶液中测量室温磷光。

敏化溶液室温磷光法（SS-RTP）是在没有表面活性剂存在的情况下获得溶液的室温磷光。分析物质被激发后并不发射荧光，而是经过系间窜越过程衰减变至最低激发三重态。当有某种合适的能量受体存在时，发生了由分析物质到受体的三重态能量转移，最后通过测量受体所发射的室温磷光强度而间接测定该分析物质。在这种方法中，分析物质本身并不发磷光，而是引发受体发磷光。

7. 联用技术

近年来，荧光检测技术与其他仪器联用的研究十分活跃，出现了流动注射荧光分析技术，液相色谱、薄层色谱、离子色谱等与荧光分析的联用技术，以及各荧光新技术之间的联用。这些方法具有比一般荧光分析更高的灵敏度和选择性，分析速度快等优点，为药物分析的发展开辟了新的途径。

色谱是药物分离分析的主要手段，常用来分离鉴定各种药物成分以及临床药物的检验。一般说来，色谱的光学检测模式可分为直接检测和间接检测两类。由于许多实际样品中药物的含量都是极微量的，无法满足痕量药物的分析要求，且大多数药物基本不含有生色基团，因此通过常规的光学检测手段对药物进行高灵敏度的直接检测比较困难。因此，通过衍生化将药物转变为具有紫外吸收或可产生荧光的物质，然后再使用色谱进行分离，高灵敏度的荧光法分析的间接检测方法，克服了直接检测方法的缺点，实现了高灵敏度检测和痕量分析。

以下是几种应用较多的荧光衍生化试剂：

① 荧光胺（fluorescamine）　能与脂肪族或芳香族伯胺类形成高度荧光衍生物，所得荧光 $\lambda_{ex} = 390nm$，$\lambda_{em} = 480nm$。荧光胺及其水解产物不显荧光。取荧光胺溶于无水丙酮中，制成浓度为 $1mg/mL$ 的试剂，放置 24h 后即可作为荧光胺试剂使用。

② 邻苯二甲醛（OPA）　在 2-巯基乙醇存在下，pH9～10 缓冲溶液中 OPA 能与伯胺类以及大多数 α-氨基酸产生灵敏的荧光产物，其 λ_{ex} 为 340nm，λ_{em} 为 455nm。取 OPA 500mg 溶于 10mL 乙醇中，加 200μL 2-巯基乙醇。将此混合液加至 1L 3% 的硼酸溶液中，用 KOH 调节至 pH10 即成。

③ 丹酰氯（dansyl-Cl）　其化学结构为 1-2-甲氨基-5-氯化磺酰萘。它与伯胺、仲胺及酚基的生物碱类反应生成荧光性产物，测定时 λ_{ex} 为 365nm、λ_{em} 为 500nm 左右。方法是取 50mg 或 100mg 试剂，溶解于 500mL 无水丙酮中即可使用。丹酰氯试剂不稳定，其水解产物 Dansyl-OH 呈蓝色荧光，必须于暗处保存，每一周重新配制。与丹酰氯类似的还有丹酰肼（Dansyl-NHNH$_2$），能与可的松的羰基缩合，产生强烈荧光。

第三节
圆二色光谱法

手性是化合物的本质属性之一，是药物分子呈现多种现象的源泉之一。在药物学上，具有立体异构的药物分子在体内与受体也通常以立体选择性的方式相互作用，两种对映体往往表现出不同的药理活性；或者其中一种有活性，而另一种无活性甚至有毒。因此对映异构体的分析在药物研究方面具有重要意义。近年来国内外学者建立了许多分离纯化手性物质的方法，以色谱法居多，但因手性固定相、手性流动相、分析条件、分析步骤、外来干扰等的限制，方法的应用性不强。而圆二色光谱（circular dichroism，CD）作为一种光谱分析法，对手性分子的测定具有专属性，在确定某些官能团（如羰基）在手性分子中的位置方面有独到优势，更加适合于手性药物的分析研究。目前已被广泛应用于蛋白质构象研究、酶动力学、光学活性物质纯度测量、手性药物定量分析等领域。

一、旋光谱

药物分子具有手性时，分子和它的镜像是对称的，但相互不重叠，这样的分子能使平面偏振光的偏振平面发生旋转，这就是所谓的"旋光性"。产生旋光现象光学原理，是因为组成平面偏振光的左旋圆偏振光和右旋圆偏振光，在具有手性的药物介质中传播时，它们的折射率不同，也就是左旋圆偏振光和右旋圆偏振光在这种介质中的传播速度不同，所引起的偏振平面的旋转程度（旋转角）也不相等，其关系可以表示为

$$\alpha = \pi(n_L - n_R)/\lambda$$

式中，λ 为波长，α 为旋转角，n_L、n_R 分别为折射率，单位是 rad/cm。从这个关系可以看出，手性有机分子的旋光度和光的波长有关，即波长越短，n_L 和 n_R 的差越大，旋转角 α 的绝对值越大。

平面偏振光通过含有某些光学活性化合物的液体或溶液时，能引起旋光现象，使偏振光的平面向左或向右旋转。旋转的度数称为旋光度。偏振光透过长 1dm 且每 1mL 中含有旋光性物质 1g 的溶液，在一定波长（通常采用钠光谱的 D 线，589.3nm）与温度（20℃）下测得的旋光度称为比旋度。通常测定比旋度可以区别或检查某些药物的纯杂程度，亦可用以测定含量。

因为旋转角 α 随光的波长变化而变化，所以如果以旋光率 $[\alpha]$ 或摩尔旋光度 $[M]$ 为纵坐标，以波长为横坐标进行作图，即可得到一条曲线，称该曲线为旋光谱（optical rotatory dispersion，ORD）。

$$[M] = [\alpha]M_r/100$$

其中 M_r 为样品的相对分子量，100 是一个人为规定的参数，目的是使摩尔旋光度数值不致太大。

由于手性化合物的结构不同，因而旋光谱谱线的谱形也不相同。概括地说，旋光谱的谱线可以分为两大类：正常的平滑谱线和异常的呈现 Cotton 效应的谱线；而呈现 Cotton 效应的谱线又可分为简单 Cotton 效应谱线和复合 Cotton 效应谱线。

除谱线的正性和负性以及 Cotton 效应之外，振幅和幅宽也是化合物在旋光谱中的重要参数，对于分子结构的鉴定具有重要意义。

二、圆二色光谱

圆二色光谱简称 CD，具有手性的有机化合物分子不但可引起组成平面偏振光的左旋和右旋圆偏振光的折射率不同，还可导致它们的吸收系数不等，即 ε_L 与 ε_R 不等，这种性质被称为"圆二色散性"。它们之间的差称为吸收系数差，被表示为：

$$\Delta\varepsilon = \varepsilon_L - \varepsilon_R$$

若以波长为横轴，以手性物质对左旋和右旋圆偏振光的摩尔吸光系数之差 $\Delta\varepsilon$ 或摩尔椭圆度 $[\theta]$（$[\theta] = 3300\Delta\varepsilon$）为纵轴作图，得到的一条曲线称为 CD 曲线也称其为圆二色光谱。

化合物是否有圆二色性取决于其结构中是否有发色团以及该发色团是否受不对称环境的影响。很多生物大分子和有机分子具有圆二色性。一般来说，化合物 CD 图谱中的正峰或负峰与其紫外-可见图谱中的吸收峰的峰位是一致的。目前，普通的研究型圆二色光谱仪的检测范围一般在 180～700nm 之间。特殊的 CD 仪可检测到更宽的范围，大约在 130～1600nm，延伸到近红外甚至红外区。

三、CD、ORD 以及 UV 的关系

CD 谱简单明了，易于解析。特别是当分子的 UV 光谱呈现较多的吸收带、ORD 谱线具有复杂的

Cotton 效应时，往往难于分析。CD 谱则能很好地分辨相应于每个吸收带的 Cotton 效应的正负性。

ORD 谱较复杂，但比较容易显示出小的差别，能够提供更多有关立体结构的信息。

一般来说，在紫外可见区有明显吸收带的化合物在研究分子结构时用 CD 比 ORD 为佳。在近紫外波长范围内，没有紫外吸收的手性化合物，测不到具有特征的 CD 谱，相反，ORD 谱却可以给出平坦的 Cotton 曲线，用于研究化合物的立体结构。

CD 法常用于：①当结构和相对构型已知时，确定化合物的绝对构型；②当绝对构型已知时，确定化合物的优势构象；③可通过测定不同溶液中不同温度下化合物的 CD 曲线来研究分子在溶液中的行为以及电子跃迁的性质。

四、圆二色光谱法的应用

与其他仪器相比，圆二色光谱仪有着独特的优点。首先，圆二色光谱仪仅对特定结构的物质有反应，因此对于组成复杂的体系，圆二色光谱仪比紫外分光光度计选择性高，干扰少，可用于药物和食品添加剂中的光学活性物质的测定。其次，在目前的热门研究领域蛋白质组学中，圆二色光谱仪也占有一席之地。X 射线晶体衍射法是目前确定蛋白质构象最准确的方法，但对蛋白等生物大分子物质，其结构复杂且为柔性，得到所需的晶体结构较为困难，相比之下，圆二色光谱是研究稀溶液中蛋白质构象的一种快速、简单、相对准确的方法，样品较易获得。另外，圆二色光谱对溶液中蛋白质、核酸等大分子的立体结构变化高度灵敏，能检测到立体化学的微小变化。可见，圆二色光谱仪在医药领域有着广泛的应用前景。

1. 在手性药物分析中的应用

手性是自然界的本质属性之一，是大分子和分子水平呈现多种现象的源泉。在生物化学和药物化学行为中，手性药物异构体之间存在着明显的代谢和药理作用的差别，因此对映异构体的分析对分子立体化学和生物毒性的研究具有重要意义。

田芹等运用高效液相圆二色光谱检测技术，在非手性色谱条件下实现了测定对映体的纯度的目的。在对映纯度检测中，波长的选择很重要。圆二色检测器在非手性色谱条件下可快速测定对映体的量。对映纯度的分析不仅应用在手性化合物的定量方面，而且在对映体合成上也有重要作用。在手性药物分离领域，圆二色光谱技术也有较好的应用。我们知道，医药代谢产物、生物代谢产物、天然产物等样品成分比较复杂，基质干扰大，所研究手性化合物成分的量又是微量（痕量）的，常规的手性化合物分析方法，无法达到理想效果。而高效液相色谱圆二色检测器只对旋光活性物质响应，不受基质干扰，适合复杂基质中手性化合物的分析。

与此同时，在手性化合物绝对构型的测定和手性药物定量分析中，圆二色光谱也有着重要的应用，并已形成若干经验和半经验的规律。近些年以来，随着各种各样分析技术的不断发展，高端精密分析仪器不断应用到药学领域，出现了许多和圆二色光谱仪联用的新型衍生技术。如高灵敏度高选择性的双束激光圆二色检测器、采用光电二极管阵列或电耦合器件（CCD）实时采集紫外和圆二色检测器联用等，都彰示其强大的分析能力和广泛的应用空间。

2. 在蛋白质研究中的应用

蛋白质是由氨基酸通过肽键连接而成的具有特定结构的生物大分子。蛋白质一般有一级结构、二级结构、超二级结构、结构域、三级结构和四级结构几个结构层次。在蛋白质或多肽中，主要的光活性基团是肽链骨架中的肽键、芳香氨基酸残基及二硫桥键。当平面圆偏振光通过这些光活性的生色基团时，光活性中心对平面圆偏振光中的左、右圆偏振光的吸收不相同，产生的吸收差值，由于这种吸收差的存在，造成了偏振光矢量的振幅差，圆偏振光变成了椭圆偏振光，这就是蛋白质的圆二色性。

蛋白质的 CD 一般分为两个波长范围，即 $178 \sim 250nm$ 的远紫外区和 $250 \sim 320nm$ 的近紫外区。远紫外区的 CD 反映了肽键的圆二色性，主要是由 C—N 键的 $n \rightarrow p$ 和 CO 键的 $p \rightarrow p$ 跃迁引起的。而近紫外圆二色作为一种灵敏的光谱探针，可反映蛋白质中芳香氨基酸残基、二硫键微环境的变化，但该区要求样品的浓度大，约高出远紫外区样品浓度 $1 \sim 2$ 个数量级。在蛋白质或多肽的规则二级结构中，肽键是高度有规律排列的，排列的方向性决定了肽键能级跃迁的分裂情况。因此，具有不同二级结构的蛋白质或多肽所产生 CD 谱带的位置、吸收的强弱都不相同。根据所测得蛋白质或多肽的远紫外 CD 谱，能反映出蛋白质或多肽链二级结构的信息。

药物与蛋白结合后必然导致蛋白的空间结构发生改变，这种改变可能是微小的，也可能是巨大的。圆二色光谱仪的检测灵敏度远高于紫外，因此，不论是微小的变化还是巨大的变化，其都能检测出来。结构变化的直观表现就是圆二色光谱图，若结构变化较大，则谱图上所表现出的 Cotton 效应将变化明显，可以直接对比反应前后图谱的差异来判断反应是否进行；若药物结合后对蛋白的结构影响较小，比较图谱无法得出明显的差异，可以利用软件计算 α-螺旋、β-折叠、转角及不规则卷曲的百分含量，比较数值得出结论。

沈星灿等利用 CD 数据拟合计算蛋白质二级结构。已报道的计算方法和拟合程序较多，按先后分别有：多级线性回归、峰回归、单值分解、凸面限制、神经网络、自洽方法以及一些最近发展的联用程序等。对采用不同波长 CD 数据、不同数量和种类的参考蛋白质及不同计算拟合方法所得出的结果进行了详细地对比研究，并将 CD 数据计算得出的二级结构与 X 射线晶体衍射的结果进行对比，其相关系数和平均方差都较理想。这说明利用远紫外 CD 数据来计算蛋白质的二级结构，具有较好的准确性。

不仅如此，我们还可以应用此技术来辨认蛋白质的三级结构类型，同时灵敏地反映氨基酸残基、二硫键的微环境变化。由此可见，CD 技术不但能快速、简单、较准确地研究溶液中蛋白质和多肽的构象，而且运用断流、电化学等附加装置，结合温度、时间等变化参数，CD 已经广泛地用于了解蛋白质-配体的相互作用，监测蛋白质分子在外界条件诱导下发生的构象变化，探讨蛋白质折叠、失活过程中的热力学与动力学等多方面的研究。随着 CD 技术的进一步发展，它必将在蛋白质研究领域中发挥重要的作用。

3. 在酶动力学中的应用

蔡燕等应用大豆脂氧酶的变温圆二色谱图研究了大豆脂氧酶（LOX）的热失活与二级结构变化过程。结果表明：在 50～65℃ 条件下，10min 内，LOX 的酶活随热处理时间延长而下降，其热失活过程遵循一级动力学，活化能 E_a 值为 217kJ/mol。在相同的热处理条件下，LOX 中二级结构 α-螺旋和 β-折叠的相对含量均在 20% 左右浮动，不符合一级反应动力学，二级结构的变化并非 LOX 失活的主要原因。

以上表明了在研究 LOX 热失活过程中其二级结构变化的实验中，CD 和计算机辅助解析手段起到了重要的作用。在越来越多的生物工程研究中，圆二色光谱技术展现了极强的生命力，特别是在酶动力学领域，应用越来越多。

4. 在生物组织工程及生化方面的应用

张铭倚等利用真空紫外圆二色光谱（SRCD）分析细胞 DNA 二级结构的可能变化，并用彗星电泳验证此法的可行性和优越性。研究结果显示，两种颗粒都致使 DNA 螺旋度降低及单链程度增加，纳米颗粒的粒径影响 DNA 的稳定性。SRCD 为深入研究纳米颗粒对细胞 DNA 稳定性的影响及其可能原因提供了一个可行的研究方法和途径。

刘振佳等利用圆二色光谱技术分析了小分子化合物与 DNA 相互作用直接的联系。实验已经证明圆二色光谱法虽然灵敏度较低，但它具有快速、简便、样品用量少、对构象变化敏感及不受分子大小的限制等特点，可以作为核磁共振（NMR）和 X 射线单晶衍射技术的补充。从中可知，CD 是研究 DNA 构象随环境条件（如温度、离子强度和 pH）的改变而变化的检测技术，也是研究 DNA 与配基（包括小分子和蛋白质等大分子）相互作用的有力工具。

史新昌等利用圆二色光谱图对比的方法，说明了重组人干扰素-γ 的供试品和参考品的结构相似问题。根据图谱显示，若供试品和参考品的图形在远紫外区均相似，则两者二级比例结构相似；若在近紫外区一致，则说明两者侧链生色团的排布相同；若均不同，则两者在结构上不相同。

（何华，戚雪勇）

第四章

酶法分析

　　酶分析法在生物药物分析中的应用主要有两个方面：第一，以酶为分析对象，根据需要对生物药物生产过程中所使用的酶和生物药物样品所含的酶进行酶的含量或酶活力的测定，称为酶分析法；第二，利用酶的特点，以酶作为分析工具或分析试剂，用于测定生物药物样品中用一般化学方法难于检测的物质，如底物、辅酶、抑制剂和激动剂（活化剂）或辅助因子含量的方法称为酶法分析。

　　酶是一种专一性强、催化效率高的生物催化剂。利用酶的这些特点来进行分析的酶法分析，与其他分析方法相比有许多独特的优点。当待测样品中含有结构和性质与待测物十分相似（如同分异构体）的共存物时，要找到被测物特有的特征性质或者要将被测物分离纯化出来，往往非常困难。而如果有仅作用于被测物质的酶，利用酶的特异性，不需要分离就能辨别试样中的被测组分，从而对被测物质进行定性和定量分析。所以，酶法分析常用于复杂组分中结构和物理化学性质比较相近的同类物质的分离鉴定和分析，而且样品一般不需要进行很复杂的预处理。酶法分析具有特异性强，干扰少，操作简便，样品和试剂用量少，测定快速精确，灵敏度高等特点。通过了解酶对底物的特异性，可以预料可能发生的干扰反应并设法纠正。在以酶作分析试剂测定非酶物质时，也可用偶联反应，利用偶联反应的特异性，可以增加反应全过程的特异性。此外，由于酶反应一般在温和的条件下进行，不需使用强酸强碱，它还是一种无污染或污染很少的分析方法。很多需要使用气相色谱仪、高压液相色谱仪等贵重的大型精密分析仪器才能完成的分析检验工作，应用酶法分析方法即可简便快速地进行。酶法分析目前主要广泛应用于医药、临床、食品和生化分析检测中，如尿素、各种糖类、氨基酸类、有机酸类、维生素类、毒素等物质的定性和定量分析。

第一节
酶法分析的原理

一、酶的定义和性质

　　酶是具有专一性催化功能的蛋白质，酶作为催化剂，具有以下性质：①高效，少量存在即显效果；②反应中不变化；③即使其存在量较底物少，并不影响可逆反应的平衡，但却增加达到平衡的反应速率。

　　酶具有蛋白质的一切性质。一个特别重要的属性是酶蛋白的结构很不稳定，结构上的改变或变性都会引起酶活性的损失。已知影响酶稳定性的因素是温度、氢离子浓度（pH 值）和盐浓度。蛋白质是一种多价电解质，并含有可电离的基团，其电离状态取决于 pH 值，并对酶的活性有影响。

　　现在相当大量的结晶或相当高度纯化的酶，已有商品供应，并已成为一种不可缺少的试剂，这些酶在偶联酶实验中用作为辅助酶和指示剂酶，以及在代谢物定量中作为专一性的指示剂。

包括各种酶在内的组合试剂，可用于酶活性的测定和代谢物测定。

二、酶法测定的原则

1. 酶活性

酶活性是在正确规定和严格控制的条件下，以测定单位时间内转化的底物量来确定的。底物的浓度必须过量，以确保在反应时间内所消耗的底物只是一小部分。

2. 代谢物浓度

当测定某一代谢物浓度时，所用的酶必须是结晶状或高度纯化的，所选择的反应条件必须保证反应能够完成，即待测物（底物）能够完全转化。

3. 酶底物复合物

很久以前人们已经公认，在酶促反应中，酶同底物在形成一种复合物后才能进行反应。其机制如图4-1所示，图中 E 是酶，S 为底物，ES 为酶同底物之复合物，P 是酶反应的产物。底物是通过酶分子中的所谓酶的"活性中心"的某些基团与酶连接在一起的。

酶反应的全部反应速率是由两个因素，即酶同底物结合所需的时间和酶生成产物所需的时间所决定的。不难看出，底物浓度愈高，酶同底物形成复合物的时间愈短。

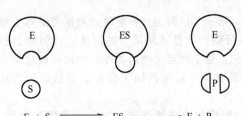

$$E + S \Longrightarrow ES \longrightarrow E + P$$

图 4-1　酶底物复合物的形成

三、酶反应动力学

1. 米氏方程

早在 20 世纪初，Michaelie 和 Menten 就正确地指出，在不同底物浓度下酶催化的反应有两种状态，也就是说，在低浓度时，酶分子的活性中心未被底物饱和，于是反应速率随底物的浓度而变。当底物分子的数目增加时，活性中心更多地被底物分子结合直至饱和，就不再有活性中心可以发挥作用了，这时酶充分发挥了效率，反应速率则不再取决于底物浓度了。

用 Michaelie-Menten 方程（米氏方程）可以确定酶反应速率与底物浓度之间的定量关系，并满足其双曲线的特征。

$$v = \frac{v_{\max}[S]}{K_m + [S]}$$

式中　v——在一定底物浓度 $[S]$ 时测得的反应速率；

　　K_m——米氏常数，以浓度单位 mol/L 表示；

$v_{\max}$——在底物饱和时的最大反应速率。

2. K_m 米氏常数的意义及推导根据

中间产物 ES 的生成速率（底物 S 的消失速率）：

$$v_1 = k_1[S][E] - k_2[ES]$$

而 ES 的消失速率（产物 P 的生成速率）：

$$v_2 = k_3[ES]$$

当反应速率达到平衡状态时，即 $v_1 = v_2$ 时：

$$k_1[E][S] - k_2[ES] = k_3[ES]$$

移项后得：

$$\frac{k_2 + k_3}{k_1} = \frac{[E][S]}{[ES]}$$

以 K_m 代表 $\dfrac{k_2 + k_3}{k_1}$，则得：

$$K_m = \frac{[E][S]}{[ES]}$$

以 $[E]_t$ 表示酶的总浓度，则：

$$[E] = [E]_t - [ES]$$

代入得： $\qquad\qquad\qquad\qquad [ES] = [E]_t[S]/(K_m + [S])$

而酶的反应速率可以表示为： $\qquad\qquad v = k_3[ES]$

若所有酶 $[E]_t$ 都与底物结合生成中间产物 $[ES]$，则 $[ES] = [E]_t$，反应速率 v 也达到最大速率 v_{max}，即 $V_m = k_3[E]_t$，代入后得：

$$v = \frac{v[S]}{K_m + [S]} \tag{4-1}$$

式(4-1)即米氏方程。若使酶促反应速率 v 等于最大反应速率 v_{max} 值的一半，代入米氏方程则得：

$$\frac{V_m}{2} = \frac{v_{max}[S]}{K_m + [S]} \tag{4-2}$$

即 K_m 为酶促反应速率恰等于最大反应速率二分之一时的底物浓度。

第二节
酶试剂的动力学原理

酶试剂的动力学基础主要是米氏方程的直接应用或是它的发展，从动力学角度看，目前所使用的酶试剂主要有三种类型。第一种是单酶法，其基本原理就是用单一的酶直接测定底物，对于这种测定可直接应用米氏方程（或稍加变换）进行计算。第二种是酶偶联法，这种方法需要两个或两个以上的酶偶联起来进行测定，目前的酶试剂绝大部分都采用这种方法。这种反应的计算比较复杂，要将米氏方程再扩展后才能计算，对三个酶以上的偶联体系只能进行近似计算。第三种是二底物或多底物的酶反应，对于这类反应有近似于米氏方程的运算公式，但很复杂。

测定方法可以分两类，第一类是测速率，即测定酶反应的速率，其具体方法有两种：一种是连续监测法，即在反应过程中每隔几秒钟记录读数，以求出酶反应的速率；另一种是固定时间法，即在反应中途加入中止剂或显色剂中止反应，然后计算出这段时间内反应的速率。由于加入中止剂的时间是规定的，所以称作固定时间法，主要用于测定酶活力。第二类是测浓度，它也可以分为两种，一种是终点法或称平衡法，即当反应完全结束后或反应达平衡后测定反应物或产物的浓度；另一种也是固定时间法，即在固定的反应时间中止反应，测定反应物或产物的浓度，它与测速率中的固定时间法有些类似，它主要用于测底物。

一、单酶试剂的动力学

这种测定的基本方法就是在底物（被测物）中加入酶，根据反应的速率或最终产物的浓度求得被测物的含量，对尿酸、NAD 和尿素的测定就是应用此法。这方法也可反过来用，即将酶作为被测物，用底物来测定，如用赖氏法测谷丙转氨酶就是应用这方法。对这种测定只要将米氏方程稍作变换就可以进行计算。

1. 测定速率的方法

根据米氏方程

$$v = \frac{v_{max}[S_0]}{[S_0] + K_m} = \frac{k_2[E_0][S_0]}{[S_0] + K_m} \tag{4-3}$$

如果 ① $[S_0] \ll K_m ([S_0] \leqslant 0.1 K_m)$，$[S_0] + K_m \approx K_m$

② 酶量很大，$[E_0]$ 可视作不变，则上式可化作：

$$v = \frac{k_2[\mathrm{E}_0][\mathrm{S}_0]}{K_{\mathrm{m}}} = k[\mathrm{S}_0] \tag{4-4}$$

即反应速率与底物浓度成正比，由此可以根据反应速率求出样品中被测物的起始浓度。

反过来，当$[\mathrm{S}_0] \gg K_{\mathrm{m}}([\mathrm{S}_0] > 10K_{\mathrm{m}})$时，$[\mathrm{S}_0] + K_{\mathrm{m}} \approx [\mathrm{S}_0]$，则式（4-3）可化简为

$$v = \frac{v_{\max}[\mathrm{S}_0]}{[\mathrm{S}_0] + K_{\mathrm{m}}} = \frac{k_2[\mathrm{E}_0][\mathrm{S}_0]}{[\mathrm{S}_0]} = k_2[\mathrm{E}_0] \tag{4-5}$$

即反应速率与酶量成正比，据此可求出样品中酶的含量。

2. 测浓度的方法

将米氏方程写成微分式：

$$v = \frac{-\mathrm{d}[\mathrm{S}]}{\mathrm{d}t} = \frac{v_{\max}[\mathrm{S}]}{[\mathrm{S}] + K_{\mathrm{m}}} \tag{4-6}$$

$$-\frac{[\mathrm{S}] + K_{\mathrm{m}}}{v_{\max}[\mathrm{S}]}\mathrm{d}[\mathrm{S}] = \mathrm{d}t \tag{4-7}$$

$$-\left(\frac{1}{v_{\max}} + \frac{K_{\mathrm{m}}}{v_{\max}[\mathrm{S}]}\right)\mathrm{d}[\mathrm{S}] = \mathrm{d}t$$

两边积分得

$$t = 2.3\frac{K_{\mathrm{m}}}{v_{\max}}\lg\frac{[\mathrm{S}_0]}{[\mathrm{S}]} + \frac{[\mathrm{S}_0] - [\mathrm{S}]}{v_{\max}} \tag{4-8}$$

若$[\mathrm{S}] \ll K_{\mathrm{m}}$，$[\mathrm{S}] + K_{\mathrm{m}} \approx K_{\mathrm{m}}$，式（4-7）中分子就变成$K_{\mathrm{m}}$，则积分式可简化为

$$t = 2.3\frac{K_{\mathrm{m}}}{v_{\max}}\lg\frac{[\mathrm{S}_0]}{[\mathrm{S}]} \tag{4-9}$$

若反应达到充分，假设$[\mathrm{S}_0]/[\mathrm{S}] = 100$，则有

$$t = 4.6\frac{K_{\mathrm{m}}}{v_{\max}} \tag{4-10}$$

即到$t = 4.6K_{\mathrm{m}}/v_{\max}$，反应达完全，反应物几乎都转化成产物，这样就可以根据产物的最终浓度求出$[\mathrm{S}_0]$。但在实用中，在测定时都需要带标准管，此时在相等的时间里有

$$\lg\frac{[\text{标准}_0]}{[\text{标准}_t]} = \lg\frac{[\mathrm{S}_0]}{[\mathrm{S}_t]} \tag{4-11}$$

$$\frac{[\text{标准}_0]}{[\text{标准}_t]} = \frac{[\mathrm{S}_0]}{[\mathrm{S}_t]} \tag{4-12}$$

$$[\mathrm{S}_0] = \frac{[\mathrm{S}_t][\text{标准}_0]}{[\text{标准}_t]} \tag{4-13}$$

如果采用分光光度法进行测定，那么根据朗伯-比尔定律知道某一物质的浓度与吸光度间有如下关系：

$$A = abc \Rightarrow c = \frac{A}{ab} \tag{4-14}$$

式中，A为吸光度；a为吸光系数；b为溶液厚度；c为溶液浓度。因此在同一条件下测定时，式（4-13）可写为

$$[\mathrm{S}_0] = \frac{A_{\text{测}_t}}{A_{\text{标}_t}} \times [\text{标准}_0] \tag{4-15}$$

由此，根据反应结束时测定管与标准管的吸光度以及原始标准的浓度可以求出样品中被测物的浓度。

前文已经提及，这种测定的前提是$[\mathrm{S}] \ll K_{\mathrm{m}}$，因此要求样品用量尽量少。同时，从式（4-9）也可看出，反应达完全的时间与K_{m}成正比，而与V_{m}成反比，因此，在配制试剂盒时，为要使反应时间尽可能地减少，应尽量选用K_{m}小的酶，这样就可减少酶的用量，节省成本。

此外，从式（4-15）可知，反应的准确性与反应的完全程度无关，只要准确掌握时间，使反应

管与标准管同时终止反应，那么无论是反应进行了 80% 或 90%，即不管是终点法还是固定时间法所测定的结果是一样的。但若时间掌握得不好，如测定管与标准管终止反应的时间相差几分钟，那么对测定结果要有影响，在临床生化实验室测定大量标本时常会遇到这种情况，因此在这种情况下，应使反应达到尽可能完全（＞90%），以减少测定误差。

二、酶偶联测定法的动力学

一个酶反应的产物如不能或不易直接测定，则需要加另一个酶，把它转变成另一产物然后再进行测定，有时加一个酶还不够，要加入两个甚至三个酶再进行测定。这种测定的反应可以写成

$$A \xrightarrow{E_p} B \xrightarrow{E_i} P \tag{4-16}$$

或

$$A \xrightarrow{E_p} B \xrightarrow{E_x} C \xrightarrow{E_i} P$$

式中，A 为反应物；P 为产物；B、C 为中间产物；E_p 为测定酶；E_x 为辅助酶；E_i 为指示酶。由于多酶反应很复杂，式(4-16) 所示的双酶反应在产物与时间的关系上有如图 4-2 所示的曲线，可见在反应刚开始时产物的浓度与时间并不呈直线关系，只有在一段时间后两者才成直线关系，这前一段非线性部分称延迟相，其所需的时间称延迟时间。在讨论这类反应时最关心的是这段延迟时间，因为实际测定时，人们要知道当反应开始多少时间后产物浓度才与时间成线性关系，否则就会给测定造成误差。很显然，第一步反应和第二步反应遵循不同的级别，计算公式将有很大的差别。在此不作进一步讨论。

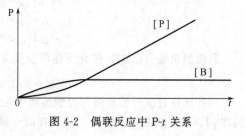

图 4-2　偶联反应中 P-t 关系

第三节
酶法分析的检测方法

酶反应中底物的减少、产物的增加或辅酶的变化等必须借助可靠的方法和仪器进行测定。传统的酶法分析的检测方法有化学检测法和气体吸收检测法。近年来，随着实际应用的要求和新技术的发展，为了提高检测的灵敏度和准确度、使检测简便快捷、连续化和自动化，测定的仪器和方法已有了很大的改进和发展。

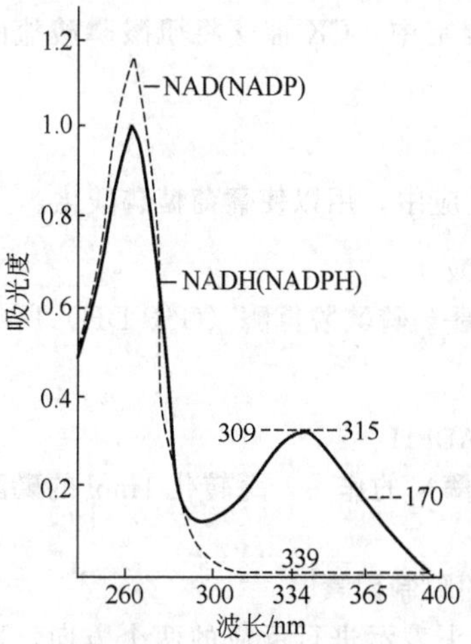

一、紫外-可见分光光度法

光学测定是 Otto Warburg 在 1936 年引进的，其基础是还原型 NADH 与 NADPH 在 338.5nm 与 340.5nm 间有一个最大吸收峰，其氧化型 NAD 或 NADP 则在 300nm 与 409nm 之间无光吸收。在任何脱氢酶反应中，无论是 NAD 或 NADP 的还原，还是 NADH 或 NADPH 的氧化，都可以通过读取在 340nm 或其附近的光吸收的增减而测定之。

图 4-3 表示 NADH 和 NAD 的吸收光谱。在这曲线中，NAD 与 NADH 溶液的浓度为 $c = 0.05\text{mmol/L}$。在 340nm 和光程 $d = 1.0\text{cm}$ 时，NADH 溶液的吸光度 $A = 0.315$，浓度已知，便可由 Lambert-Beer 定律计算出 NADH 的摩尔吸光系数（ε）。

$$A = \varepsilon cd \quad \text{或} \quad \varepsilon = \frac{A}{cd}$$

图 4-3　NAD 和 NADH 的吸收光谱

$c = 0.05\text{mmol/L}$（25℃，0.1mol/L 三乙醇胺盐酸盐缓冲液 pH 值为 7.6）

$$d=1.0 \varepsilon=\frac{A}{c}$$

$$\varepsilon_{340}=\frac{0.315}{0.05}=6.3 \text{L/(mmol·cm)}$$

$$\varepsilon_{365}=\frac{0.170}{0.05}=3.4 \text{L/(mmol·cm)}$$

$$\varepsilon_{334}=\frac{0.309}{0.05}=6.18 \text{L/(mmol·cm)}$$

设若 ε 已知，则从吸光度便可计算出浓度 c。当 $d=1.0$cm 时，$c=A/\varepsilon$，在 340nm：$c=0.315/6.3=0.05$mmol/L。在 365nm：$c=0.170/3.4=0.05$mmol/L。在 334nm：$c=0.309/6.18=0.05$mmol/L。

还可以进一步通过测定吸光度的改变 ΔA 算出反应中 NADH 的氧化量或 NAP 的还原量：

$$c(\Delta A_{340}=1.000)=0.159 \text{mmol/L}$$

$$c(\Delta A_{365}=1.000)=0.294 \text{mmol/L}$$

$$c(\Delta A_{334}=1.000)=0.162 \text{mmol/L}$$

乳酸脱氢酶（LDH）催化下述可逆反应：

$$丙酮酸+NADH+H^+ \xrightarrow{LDH} 乳酸+NAD^+$$

它的活性可通过将酶液与丙酮酸和 NADH 在 pH7.5 下一起保温，或将酶液与乳酸及 NAD 一起在 pH8.9 下保温而测定。吸光度在前一例子中的降低率，和在后一例子中的增加率都可作为活性的参数。

通过将反应同脱氢酶系统偶联，也可以利用光学法来测定与 NAD 无关的酶反应。

以测定 GOT 活性为例加以说明：

$$天冬氨酸+\alpha-草酰酮戊二酸 \xrightarrow{GOT} 谷氨酸+草酰乙酸$$

为了要用光学法测定活性，向反应物加入 NADH 与过量的 MDH，进行反应：

$$草酰乙酸+NADH+H^+ \xrightarrow{MDH} 苹果酸+NAD^+$$

每转化 1mol 草酰乙酸成为苹果酸，就有 1mol NAD 生成，因而吸光度的减少就成为一个 GOT 酶活性的参数。MDH 的作用可看作为是一种指示剂反应。在其他例子中，偶联到一个指示剂反应上，需要外加一个辅助的酶反应步骤：例如在 CK（肌激酶）的测定中，CK 催化将肌酸磷酸盐的一个磷酸基团转到 ADP 的可逆反应：

$$肌酸磷酸盐+ADP \xrightleftharpoons{CK} 肌酸+ATP$$

在上述的系统中，所生成的 ATP，在己糖激酶（HK）辅助反应中，用以使葡萄糖磷酸化。

$$ATP+葡萄糖 \xrightleftharpoons{HK} ADP+葡萄糖-6-磷酸$$

于是葡萄糖-6-磷酸（G6P）在有 NADP 存在下，就成为葡萄糖-6-磷酸脱氢酶（G6P-DH）所催化的指示剂反应中的底物。

$$G6P+NADP \xrightleftharpoons{G6P-DH} 6-磷酸葡糖酸+NADPH$$

因此在 CK 作用下，通过 HK（辅助酶）和 G6P-DH（指示剂酶）的作用，每转化 1mol 的磷酸盐到 ADP 时，就有 1mol 的 NADPH 生成。

辅助酶类和指示剂酶必须过量添加，以避免成为整个反应中的限制因素。

每一种化学反应达到平衡时，在反应 A+B⇌C+D 中双箭头表示进行反应的两个方向，即向左或向右。如果反应是由一个 A 与 B 的混合物开始的，开始时 C 与 D 的生成速率很快，但当 C 与 D 的生成愈来愈多时，逆反应将会加强而向前反应减弱一直达到平衡为止，此时向前反应与逆向反应的速率相等。平衡点可以偏在任何一边，根据反应类型的不同，可以是几乎完全偏于右边也可以是完全偏于左边，也可以居中。

有些化学反应进行得很快，但另外有一些反应如不加催化剂就进行得极慢。酶是生物催化剂，能促进达到平衡的速率。在一定范围内酶量并不影响平衡值，但酶浓度如果太低时，将延长达到平衡所需的时间。

一个反应的平衡可用质量作用定律公式来表示，即反应速率是正比于反应物浓度的乘积

$$\underset{\rightarrow}{v} = k_1 [A] \times [B]$$

和

$$\underset{\leftarrow}{v} = k_2 [C] \times [D]$$

此处 k_1 与 k_2 是一常数，而 $\underset{\rightarrow}{v}$ 与 $\underset{\leftarrow}{v}$ 分别表示是向前（→）或逆向（←）的反应速率，在平衡时 $\underset{\rightarrow}{v} = \underset{\leftarrow}{v}$

或

$$k_1 [A][B] = k_2 [C][D]$$

上式可改写为

$$\frac{k_2}{k_1} = K = \frac{[A][B]}{[C][D]}$$

上式中，K 是反应的平衡常数，表示在平衡时反应物的浓度之比。

现用 LDH 测定丙酮酸为例加以说明。用酶来测定代谢物，其优点在于它的专一性；而用化学法测定代谢物时，由于具有类似结构的物质也可发生反应，故往往使结果偏离。一个广泛用于测定血清中的丙酮酸方法是基于与 2,4-二硝基苯肼形成腙，但是其他生理性或病理性存在于血清中的酮酸，例如，氧代酮戊二酸、乙酰醋酸、氧代乳酸也会发生反应，而使丙酮酸的表观浓度偏高，借乳酸脱氢酶的反应可精确地测出丙酮酸的含量。

$$丙酮酸 + NADH + H^+ \underset{\longleftarrow}{\overset{LDH}{\longrightarrow}} 乳酸 + NAD^+$$

在丙酮酸定量地转变为乳酸的反应条件下，试用平衡式进行计算。平衡常数 K' 取决于 pH 值和温度，是在 pH 值为 7，25℃测定所得到的。

$$K'_{pH=7} = \frac{[丙酮酸][NADH]}{[乳酸][NAD]} = 2.3 \times 10^{-5}$$

换句话来说，在分母表示的乘积［乳酸］［NAD］比分子所表示的乘积［丙酮酸］［NADH］大 100000 倍以上时就可达到平衡。

让我们再来计算下式的商值：

$$\frac{[丙酮酸][NADH]}{[乳酸][NAD]}$$

设若样品（血液）中丙酮酸是在 pH＝7，25℃用标准方法测定的，若此商值大于 K'，则说明方法适用，如果小于 K'，则必须修正。

在血液中丙酮酸的正常值大约是 5×10^{-5} mol/L。在血液脱蛋白后，取出一小部分不含蛋白质的上清液，放入比色杯，与缓冲液、NADH、LDH 相混合后丙酮酸浓度为 2×10^{-5} mol/L，同样乳酸的浓度约为 1×10^{-3} mol/L，在试验混合物中的终浓度为 4×10^{-4} mol/L。

如果有 99％的丙酮酸被还原成乳酸，即丙酮酸的浓度由 2×10^{-5} mol/L 降到 0.02×10^{-5} mol/L，或者减少 1.98×10^{-5} mol/L，则此反应已可满足要求。

试验开始的浓度如下：

丙酮酸＝2×10^{-5} mol/L

NADH＝10×10^{-5} mol/L

乳酸＝40×10^{-5} mol/L

NAD＝0

每还原 1mol 丙酮酸，就有 1molNADH 被氧化，并生成乳酸和 NAD 各 1mol。当 99％的丙酮酸或 1.98×10^{-5} mol/L 的丙酮酸被还原后，所得到的是：

丙酮酸＝$2 \times 10^{-5} - 1.98 \times 10^{-5} = 0.02 \times 10^{-5}$ mol/L

NADH＝$10 \times 10^{-5} - 1.98 \times 10^{-5} = 8.02 \times 10^{-5}$ mol/L

乳酸＝$40 \times 10^{-5} + 1.98 \times 10^{-5} = 41.98 \times 10^{-5}$ mol/L

$$NAD = 0 + 1.98 \times 10^{-5}\,mol/L = 1.98 \times 10^{-5}\,mol/L$$

将上述数值代入以下方程式：

$$\frac{[丙酮酸][NADH]}{[乳酸][NAD]} = \frac{0.02 \times 10^{-5} \times 8.02 \times 10^{-5}}{41.98 \times 10^{-5} \times 1.98 \times 10^{-5}}$$
$$= 1.92 \times 10^{-3}$$

所得到的商仍大于 $K' = 2.3 \times 10^{-5}$，故反应几乎可进行到丙酮酸100%被还原。

LDH反应也可以用于乳酸的测定，但必须将丙酮酸从反应系统中移去，以便使乳酸能定量地氧化。反应是在pH9中进行的，其 $K' = 2.3 \times 10^{-5}$，在平衡时，分母的乘积仍比分子的乘积大1000倍以上。借添加肼使之同丙酮酸形成一可溶性的络合物，于是丙酮酸就可从反应中除去，而使乳酸的氧化得以进行完全。其他能够用酶法方便地、专一性地测定的代谢物有ATP、ADP、AMP、氨、乙醇、葡萄糖、α-酮戊二酸、尿素与脲酸等。

计算代谢物的浓度可用前述公式：

$$c = \frac{\Delta A}{\varepsilon d}\,mmol/L$$

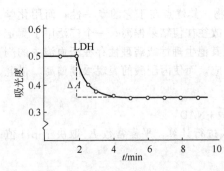

图 4-4 酶法测定丙酮酸的光学测定

图4-4表示用LDH测定血液中的丙酮酸，总反应液体积 $V_{总} = 2.10mL$，样品体积 $V_{样品} = 2.00mL$，样品是用脱蛋白的血液加缓冲液后，取其上清液，稀释系数为2.5。

丙酮酸浓度是：

$$c = \frac{\Delta A}{\varepsilon d} \times \frac{V_{总}}{c_{样品}} \times 2.5\,mmol/L$$

在340nm：

$$c = \frac{0.15}{6.3 \times 1} \times \frac{2.1}{2} \times 2.5 = 0.0625\,mmol/L$$

或

$$c = \frac{\Delta A}{\varepsilon d} \times \frac{V_{总}}{V_{样品}} \times 2.5 \times \frac{M_w}{10}\,mg/100mL$$

在340nm：

$$c = \frac{0.150}{6.3 \times 1} \times \frac{2.1}{2} \times 2.5 \times \frac{88.06}{10} = 0.55\,mg/mL$$

二、荧光光度法

采用分光光度法时，酶法分析的检测灵敏度一般为 $10^{-7}g$，如果采用荧光光度法分析时，检测灵敏度可达 $10^{-9}g$。采用荧光光度计可将分析的灵敏度提高几个数量级，常用于极低浓度的微量分析。分光光度法应用于紫外、可见光以及近红外区域的吸光度和吸收光谱的测定，待测物质受其他物质的干扰较多。而荧光光度法的专一性强，干扰少，已越来越多地被采用。

三、氧电极法

很多酶反应的产物有二氧化碳和氧气，可通过测定这些气体的容量变化而加以分析。Wardrug测压计是实验室较常用的仪器。而近期发展起来的氧电极，能简便地测定氧分压的变化，其灵敏度和准确度更高，并已作为商品供应，也正在逐渐普及开来。有不少酶特别是各种氧化酶和加氧酶在催化底物反应时要用溶解氧为辅助试剂，反应中所消耗的氧量就用氧电极来测定。此外，在微生物电极、免疫电极等生物传感器中也常用氧电极作为信号转换器，因此氧电极在生物传感器中用得很广。目前用得最多的氧电极是电解式的Clark氧电极，Clark氧电极是由铂阴极、Ag/AgCl阳极、KCl电解质和透气膜所构成。Clark氧电极是个复合电极，工作时在铂阴极和Ag/AgCl阳极之间施加0.6V的电压，通常铂阴极是个微小电极（d约0.02mm），电位为$-0.6V$。氧电极前端透气膜是只允许气体透过的薄膜（聚四氟乙烯膜、聚酯膜、聚氯乙烯膜、聚丙烯膜、火棉胶膜及硅橡胶膜等），它可以防止因溶液中的离子或分子到达阴极表面还原而干扰测定。因此，当将氧电极插入含有溶解氧的溶液后，溶液中的 O_2 将扩散，透过透气膜到达铂阴极表面被还原，还原电流值与溶解氧的量有关。

四、固定化酶和酶电极法

作为一种分析试剂，固定化酶已经成功地以固定化酶柱形式应用于分析中，它具有以下一些优点：①和其他试剂相比，尽管大多数酶是非常昂贵的，但将酶固定化后可以反复使用多次，大大地节约了分析成本；②具有较大的稳定性。酶在固定化以后，一般比较稳定，能在较广泛的 pH 范围内和较高的温度下发挥作用；③干扰较小，固定化酶对于通常影响水溶性酶的激活剂和抑制剂一般都不大敏感，因此在分析含有复杂成分的样品如血液和污物时，固定化酶作用更大。

如果将固定化酶同具有传感器功能的电极紧密地结合在一起，就构成了酶电极。酶电极是一种检测器，由电极和含有固定化酶的涂层所构成。酶能专一地催化一种特定的待测物质发生反应，当待测物扩散到电极表面的酶层时，由于酶的作用产生一种离子选择电极或气体敏感电极能响应的化合物，导致电位或电流的变化，这种变化是待测物浓度的函数。这样，只要将酶电极放到溶液中，就可直接检测待测物的浓度；同时可以省去配制试剂、制作标准曲线等工作。酶电极的使用将反应和检测结合起来，具有快速、方便、灵敏、精确等特点，并使酶法分析自动化成为可能。目前已实际应用于分析中的酶电极有 L-氨基酸氧化酶电极、过氧化物酶电极、葡萄糖氧化酶电极等（详见本章第七节）。

五、放射性同位素测定法

用同位素标记的酶与底物进行反应，生成放射性的产物，经适当分离测定产物的同位素含量，所生成的放射性产物含量与底物的浓度成正比。此法可用于需要进行极微量成分的测定。常用的放射性同位素一般有 H、^{14}C、^{32}P、^{35}S。

如测定肉碱，以 CAT 催化反应进行，反应式为：

$$^{14}C\text{-acetyl-CoA} + L\text{-carnitine} \xrightarrow{CAT} {}^{14}C\text{-acetyl-L-carnitine} + CoASH$$

该法以同位素 ^{14}C 标记乙酰辅酶 A 的乙酰基团，反应结束后测定所生成的同位素量，即可测得肉碱的含量，灵敏度可达 100pmol。

第四节
终点测定法

酶法分析是以酶作试剂分析非酶物质的方法。其中应用最广泛的一种方法是在以待测物质为底物的酶反应中，如果使底物能够接近完全地转化为产物，而且底物或产物又具有某种特征性质，通过直接测定转化前后底物的减少量、产物的增加量或辅酶的变化等就可以定量待测物。这种方法称为终点测定法。更确切地说应称平衡法。它的优点是不必控制影响酶反应初速率的许多参数，而只需要保证酶反应进行完全。这是最理想的分析类型。但在非理想平衡时，底物远未完全转变，此时需增加酶或非酶反应，以转变或捕获第一个反应的产物，使反应在要求的方向上进行到完全。

底物转换的量 Q 是酶浓度 $[E]$ 的函数：

$$Q = k_1[E]t; \quad [E] = \frac{Q}{k_1 t}$$

式中，k_1 是速率常数；t 是反应时间。如欲转变一定量的底物成产物，所需时间与酶量成反比。为避免长时间孵育，对每一样品需用适量的酶。在接近反应终点时，底物浓度降至低水平，因此低 K_m 值酶量适合于平衡法分析。平衡法对反应条件（如酶量、pH 值、温度）小的改变不敏感，只要这种改变不影响在一定时间内反应达到平衡即可。

为了选择性地应用酶定量某被测物质，应用终点测定法一般应满足三个条件：第一，必须有专一地作用于该被测物质的酶和酶制剂；第二，能够确定（稳定）使酶反应接近进行完全的条件；第三，反应中底物的减少、产物的增加或辅酶的变化等可以借助某种简便的方法进行测定。在能够满足这些条件的情况下，最好是采用单一酶反应就能进行定量检测。但是在很多情况下即使有能够特异地作用被测物质的酶存在，由于底物和产物在物理化学性质上不易区别，因而仅用单酶反应却无法进行定量，此时解决的办法大多数是再借助另一种测定产物。这里偶联的第二种酶由于是要用来起定量指示剂的作用，因而这个酶反应必须能够以简便的方法测定，有时如果作为指示剂的酶还不能和待测反应直接进行偶联，那么还需要插入第三种酶组成三种（或更多种）酶的偶联体系。

一、终点法条件

1. 酶的底物特异性

酶的特征是一般都具有高度的底物专一性，但是也有一些酶却呈族特异性。在应用这类酶进行定量测定时，必须注意在样品中除待测物质以外，是否还夹杂能作为它们的底物的其他物质。不过即使有这些杂质存在，如果用偶联酶反应系统检测，通过酶的特异性还是可以加以区别定量的。

2. 反应的平衡

在确定了所选用的酶以后，就应该考虑酶反应的方向，从理论上说，酶催化反应都是可逆反应，但不同酶的反应平衡点有差异，水解酶反应基本上趋于底物完全水解反应在水中进行，水作为底物之一促使反应向一方面进行，但大多数酶往往都不易将底物完全转换或消耗掉。

酶反应若平衡十分偏向正方向，则可方便地用终点测定法检测；但若反应的平衡并不十分偏向正方向，或者偏向逆方向，那么此时由于反应不能完全，因而反应也就不能正确定量。为了解决这一问题，通常可以采取以下一些措施：对于双底物反应尽可能提高第二底物的浓度；对氧化还原之类与 H^+ 有关的反应要选择适当的 pH 值；设法除去反应产物（例如生成酮酸的反应可加肼）；用具有不同的平衡常数的辅酶类似物代替原用辅酶，例如用 3-乙酰吡啶-NAD 代替 NAD，此时平衡常数可改变 $20 \sim 100$ 倍；与不可逆的（或平衡极端偏向正方向的）酶反应偶联，则第一底物可能完全转化为反应产物。

$$谷氨酸 + H_2O + NAD^+ \xrightarrow{\text{谷氨酸脱氢酶}} NADH + \alpha\text{-酮戊二酸} + NH_4^+$$

$$乳酸 + NAD^+ \xleftarrow{\text{乳酸脱氢酶}} 丙酮酸 + NADH$$

乳酸脱氢酶使产物 NADH 不断变回 NAD^+，使谷氨酸全部转化为 α-酮戊二酸。

3. 反应液中酶量

要使酶反应在短时间完成，只有使用对底物亲和性很大的酶（即 K_m 要小），酶用量（即 V_{max}）必须大才能达到此点，这可以从下列推导中得出结论。

以酶为工具测底物浓度，在开始时底物浓度可以大于或等于 K_m，但不论何种情况当反应接近终点时底物浓度 [S] 将小于 K_m，$K_m + [S] \approx K_m$，代入米氏方程式得：

$$v = v_{max}[S]/K_m \tag{4-17}$$

式(4-17) 相当于一级反应公式：$v = k[S]$，一级反应常数 $k = v_{max}/K_m$，将此式积分得 $[S] = [S_0]^{-kt}$。

$$\ln[S] = -kt + \ln[S_0]$$

$$t = \frac{1}{k} \ln \frac{[S_0]}{[S]}$$

$$t = \frac{2.3}{k} \lg \frac{[S_0]}{[S]}$$

$$t = \frac{2.3 K_m}{v_{max}} \lg \frac{[S_0]}{[S]} \tag{4-18}$$

从式(4-18) 可以很清楚地看到反应时间 t 和 K_m 成正比和 v_{max} 成反比。

工作中我们往往希望所用方法能在 1.0min 内使反应"实际上"达到完全，即反应完成 99%，则常数 K_m 以 1.0min^{-1} 为宜。表 4-1 为底物与一些酶完全反应的 K_m 值和所需的酶量。

表 4-1　酶反应时间及其 K_m 和酶量关系

底　物	酶	K_m/(mol/L)	达因 $v(K_m=1.0\text{min}^{-1}$ 所需酶量)
ADP	腺苷酸激酶	1.6×10^{-3}(30℃)	1600U/L
葡萄糖	己糖激酶	1.0×10^{-4}(30℃)	100U/L
甘油	甘油激酶	5.0×10^{-5}(25℃)	50U/L
尿素	尿酸氧化酶	1.7×10^{-5}(20℃)	17U/L
延胡索酸	延胡索酸酶	1.7×10^{-6}(21℃)	1.7U/L

4. 反应产物抑制

若产物对反应本身有抑制作用，则就会妨碍反应进行，在这种情况下可采取将该产物除去或者和再生系统偶联等办法解决。

例如由激酶反应生成的 ADP 往往能抑制该反应，但是此时若再和丙酮酸激酶偶联，使 ADP 减少并再生 ATP，问题即可解决。

$$S + ATP \xrightarrow{\text{S激酶}} P + ADP$$

丙酮酸 ← 丙酮酸激酶 ← 磷酸烯醇式丙酮酸

二、终点法种类

终点分析法又可分为单酶反应测定法和指示酶反应偶联测定法两种。

（一）单酶反应测定法

1. 利用底物量的减少测定法

此法是基于待测物与底物的酶反应，如果底物能完全地转化为产物，且底物又具有某种特征性质（如特征的吸收谱带），则可简便地通过直接测定底物的减少量而间接测定待测物。根据这个原理进行定量的物质有：胆红素、胞嘧啶、腺嘌呤以及尿酸等。

【示例】胆红素的测定

$$胆红素+\frac{1}{2}O_2 \xrightarrow{\text{胆红素氧化酶}} 胆绿素+H_2O$$

根据 460nm 的吸光度降低，可求出样品中直接胆红素的含量。

方法：20μL 胆红素氧化酶加至 50μL 样品中（含直接胆红素 0.8～2.6mg/L），与 1.0mL 磷酸缓冲液（0.2mol/L，pH4.5）混匀，空白管以水或缓冲液代替酶液，37℃保温 15min，测定 460nm 吸光度，以水校零。将空白管吸光度减去样品管吸光度，从标准曲线上求出样品中胆红素的含量。

2. 利用产物量的增加测定法

此法是基于待测物与酶的反应，如果底物基本上都能转变为产物，则可根据产物增加量测定底物的量，此法专一性强。基于这一原理可以进行定量分析的物质有各种氨基酸类、草酸等，这些物质都可借助相应的专一脱羧酶的作用，再用 Warhurg 呼吸计测定生成的 CO_2；另外还有一种类型的物质，它们在某种酶作用下，形成的产物具有特征的吸收谱带，所以也能用此法定量。例如黄嘌呤和次黄嘌呤（黄嘌呤氧化酶反应，293nm 处吸光度的增加）等。有些微量物质的分析还可如测定己糖一样，在反应系统中第二底物采用放射性物质，然后检测产物中放射性物质的掺入量，这样可进行高灵敏度的定量。

【示例】草酸的定量测定

$$草酸 \xrightarrow{\text{草酸脱羧酶}} 甲酸+CO_2$$

草酸在草酸脱羧酶作用下，通过反应释放 CO_2，再借助呼吸测压计测定，即可算出酸量。

方法：将 0.2mol/L 柠檬酸缓冲液（pH3.0）样品（其中草酸含量 0.5～4mmol/L）及约 2.5U/mL 草酸脱羧酶组成的反应液（2.0mL）置于 Warhurg 呼吸计反应瓶中，37℃进行反应，测

定 CO_2 生成量。

3. 辅酶变化量的测定

NADH 和 NADPH 在 340nm 有特征大呼吸峰，与此相反，NAD 和 NADP 在 340nm 却无这一吸收带，因而应用以 NAD 和 NADP 为辅酶的脱氢酶反应，通过测定 340nm 吸光度的变化，就可能对作为相应脱氢酶底物质进行定量分析。此法适用范围很广。

【示例】羟基丙酮酸的定量测定

$$\text{羟基丙酮酸} + NADH + H^+ \xrightleftharpoons{\text{甘油酸脱氢酶}} D\text{-甘油酸} + NAD^+$$

由于甘油酸脱氢酶反应的平衡常数 K（$K = [\text{羟基丙酮酸}][NADH]/[D\text{-甘油酸}][NAD]$）在 pH7.9，22℃中是 3×10^{-5}，反应定量地向右进行，因而可以简便地通过甘油酸脱氢酶反应，测定 NADH 在 340nm 吸收的减少，求得羟基丙酮酸的量。

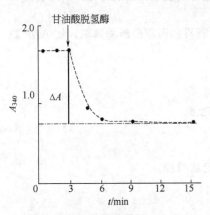

图 4-5　通过辅酶变化量（NADH 减少量）测定的终点测定法

方法：将含有 50mmol/L Tris 缓冲液（pH7.4，$270\mu mol/L$ NADH），样品（内含 $15 \sim 150\mu mol/L$ 羟基丙酮酸）和 $0.7\mu g$（35mU）/mL 甘油酸脱氢酶的反应液（3.0mL）置于光学检测系统中，然后在 340nm 测定，求出加酶前和加酶并进行了充分反应后的吸光度差值（ΔA）（参见图 4-5，根据 ΔA 值和 NADH 的 ε_{340nm} 可算出羟基丙酮酸量）。

（二）多酶偶联（偶联指示酶）测定法

当被分析的底物或反应产物没有易于检测的物理化学手段时，可借助酶的特异反应来加以识别，采用两种或两种以上的酶进行连续式或平行式的偶联反应，使底物通过两步或多步反应，转化为易于检测的产物，从而测定待测物质的含量。被偶联的酶起着指示剂的作用，故常称为指示酶。

1. 以脱氢酶为指示剂

常用的偶联指示酶多为辅酶 I（nadide，简称 NAD）或辅酶 II（coenzym II，简称 NADP）为辅酶的脱氢酶类。此法可用于尿素、各种糖类、氨基酸类、有机酸类的测定。

【示例 1】葡萄糖的定量测定

$$\text{葡萄糖} + ATP \xrightarrow{\text{己糖激酶}} \text{葡萄糖-6-磷酸} + ADP$$

$$\text{葡萄糖-6-磷酸} + NADP \xrightarrow{\text{葡萄糖-6-磷酸脱氢酶}} \text{葡萄糖-6-磷酸} + NADPH$$

若将以上两个酶反应偶联，则葡萄糖的减少量与 NADPH 的生成量成一定比例。NADPH 在 340nm 处有最大特征吸收峰，而其氧化型 NADP 则在 $300 \sim 400nm$ 之间无光吸收。因此，应用 NAD 或 NADP 为辅酶的脱氢酶反应，通过测定 340nm 处吸光度的变化，就可以对作为相应脱氢酶底物的葡萄糖进行定量分析。

【示例 2】D-葡萄糖-1-磷酸（G1P）的定量测定

若将磷酸葡萄糖变位酶反应与 G6P 脱氢酶反应偶联，则因 NADPH 的生成量同 G1P 的减少量成正比例，因此可以通过 340nm 吸光度的变化，测定 G1P。

$$G1P \xrightarrow[\text{1,6-二磷酸-葡萄糖}]{\text{磷酸葡萄糖变位酶}} G6P$$

$$G6P + NADP \xrightarrow{\text{G6P-DH}} \text{6-磷酸葡萄糖醛酸} + NADPH + H^+$$

方法：将含有 88mmol/L 三乙醇胺缓冲液（pH 7.6），1.7mmol/L EDTA，4.4mmol/L Mg^{2+}，0.50mmol/L NADP 样品 [其中，G1P 应在 0.11mmol/L 及 $4.4\mu g$（1.5U）/mL 以上的 G6P-DH] 的混合溶液（2.26mL）放置 5min（如果发生反应）使反应完全，在 340nm 测定吸光度（A_1）；然后加入 0.1mL 磷酸葡萄糖变位酶。其量在反应液（2.27mL）中应达 $8.8\mu g$（1.8U）/mL 以上，待反应完成（约 4min）后再记录 340nm 的吸光度（A_2）；根据（$A_2 - A_1$）就可算出 G1P 的量。

磷酸葡萄糖变位酶反应虽然需要葡萄糖-1,6-二磷酸为辅酶，但是它的 K_m 很低（$0.5\mu mol/L$），而且在通常的样品中，以及化学制备的 G1P 一般都包含有需要量的葡萄糖-1,6-二磷酸，因此除特殊情况无另外添加的必要。

2. 以脱氢酶以外的酶作指示剂

除了以 NAD 或 NADP 为辅酶的脱氢酶类用作指示剂的酶，还有些酶可用作指示剂，例如参与某些色素氧化还原的酶中有的就可用作指示剂，基本原理是用氧化酶氧化被测物，生成 H_2O_2，H_2O_2 又在过氧化物酶的作用下，与 4-氨基安替比林及苯酚衍生物生成色素，该色素在可见光范围内有最大吸收，反应的进行可由吸光度的变化来测定。

【示例】D-葡萄糖的定量测定

$$\text{葡萄糖} \xrightarrow{\text{葡萄糖氧化酶（GOD）}} \text{葡萄糖醛酸} + H_2O_2$$

$$H_2O_2 + 4\text{-氨基安替比林} + \text{酚} \xrightarrow{\text{过氧化物酶}} \text{醌亚胺色素} + 4H_2O$$

方法：在葡萄糖氧化酶反应中葡萄糖被氧化，同时形成 H_2O_2，如果再和过氧化物酶反应偶联，可使还原型色素（DH_2）变为氧化型色素 D；其氧化型色素在 $270\sim420nm$ 有吸光带。因此可借助分光光度法测定，并以此进行葡萄糖的定量分析。

三、药物分析实例——酶法测定乳酸中 L-乳酸的含量

中国药典 2010 年版收载的乳酸质量标准中，其含量采用酸碱法测得总酸量，而该法凡显酸性物质均能参与反应，致使所测定含量偏高。由于其专属性不强。无法进一步测得 L-乳酸及 D-乳酸的含量。用旋光法测定，也难以准确表现 L-乳酸的含量。采用酶法测定 L-乳酸，方法简单，专属性强。

原理：在乳酸脱氢酶（LDH）存在下，L-乳酸经 NAD 作用氧化为丙酮酸；丙氨酸氨基转移酶（ALT）反应移去丙酮酸，由 NADH 生成量可算出 L-乳酸浓度。

$$\text{L-乳酸} + NAD \xrightarrow{LDH} \text{丙酮酸} + NADH + H$$

$$\text{丙酮酸} + \text{L-谷氨酸} \xrightarrow{ALT} \text{L-丙氨酸} + \alpha\text{-酮戊二酸}$$

对照品制备：取 L-乳酸标准品约 0.45g，用 0.1mol/L 氢氧化钠稀释成 $45\mu g/mL$ 溶液，备用。

供试品制备：取乳酸样品约 1g，分别加入由亚铁氰化钾、硫酸锌制成的溶液，制成每毫升含 0.1mg 的溶液备用。

测定方法：在比色皿中依次加入组合试剂 1 号液（缓冲液）、2 号液（NAD）、3 号液（ALT）、蒸馏水及样品液，在比色皿中除样品液不加外，其余同上法依次加入，作为空白对照，5min 后，在温度 $20\sim25℃$，波长为 340nm，光程为 1cm 条件下，读取吸光度为 A_1，然后在样品管及空白对照管中分别加入 LDH，待其反应约 30min 后，读取吸光度为 A_2，即可计算含量。

第五节
反应速率法

反应速率法是在一定的条件（如一定的 pH 值和温度）下，测定反应的初速率，而反应的初速率与被测物质的浓度成正比关系，因此可根据初速率计算被测物质的量，也可利用与标准品对照法计算被测物质的量。采用本法测定时需要注意的是：在反应时，除被测物外，其他影响反应速率的物质是过剩的，所以要避免它们对测定的干扰；另外，在酶法分析中，一般多采用终点指示法，在很难找到合适的方法时才采用本法。

另一种方法是动力学测定法。在反应体系中精确加入一定数量的酶，测定反应物（待测组分）、产物速率的变化。测定的参数可以是吸光度、荧光度、pH 值等。其特点是测定速率快；试剂用量

少，成本低；对浊度和色素的干扰不敏感；不需要考虑反应是否进行完全；有利于自动分析。缺点是准确度较差。动力学方法，即间隔一定的时间测定底物的变化量（即速率）。由酶促反应进程曲线可知，开始为高底物浓度由酶催化的反应，首先服从零级反应，然后随着底物浓度降低，进入一级反应期。酶法测定非酶物质被测物当底物，浓度低，为一级反应。

对于任何一级反应，反应开始后在一给定时间 t 的底物浓度 $[S]$ 为：

$$[S] = [S_0] \times e^{-kt}$$

式中，$[S_0]$ 是最初的底物浓度；e 是自然对数的底；k 是速度常数。在 t_1 到 t_2 的固定时间间隔中，底物浓度的变化量 $\Delta[S]$ 与 $[S_0]$ 的相互关系为：

$$[S_0] = \frac{-\Delta[S]}{e^{-kt_1} - e^{-kt_2}}$$

即在一固定时间间隔中，底物浓度的变化量正比于底物的初浓度。这是一级反应的通性。对于酶的反应，当 $[S] \ll K_m$ 时，米氏方程简化为：

$$v = \frac{v_{max}}{K_m} \times [S] \quad \text{或} \quad v = k[S], \ (k = \frac{v_{max}}{K_m})$$

式中，k 为一级速率常数。

在反应过程中的两个固定时间，测量与底物浓度有关的性质（如光吸收）的方法为"两点"动力学法。从理论上讲，这是用酶法测定底物的最准确的方法；但方法学上比平衡法要求高，所有影响反应速率的因素如 pH 值、温度及酶量必须在两点分析中保持恒定，并准确定时，必须同时用标准液校正。这些条件用自动分析仪易达到。为保证一级反应条件，底物浓度必须小于 $0.2K_m$。酶对底物的 K_m 要高，以便测出较宽范围的底物浓度。为增加试剂酶的表观 K_m 值，也可引进竞争性抑制剂。

此外，被测非酶物质作为酶促反应激活剂者，则用连续监测法。

一、利用待测物质作底物的测定法

此法根据在一定 pH 值及温度下测反应初速率。反应时除被测物（底物）外，影响反应速率的物质均过剩，反应初速率则与被测物的浓度成正比关系。

【示例】甘油三酯的定量测定

$$甘油三酯 \xrightarrow{\text{脂肪酶}} 甘油 + 脂肪酸$$

$$甘油 + ATP \xrightarrow{\text{GK}} 甘油\text{-1-}磷酸 + ADP$$

$$ADP + PEP \xrightarrow{\text{PK}} 丙酮酸 + ATP$$

$$丙酮酸 + NADH + H^+ \xrightarrow{\text{LDH}} 乳酸 + NAD + H_2O$$

已有商品试剂盒。其组成为脂肪酶、PEP、LDH、GK、NADH 和缓冲剂。

二、利用待测物质作辅酶或抑制剂的测定方法

如果待测物质可作为某种酶专一的辅酶或抑制剂，则这种物质的浓度和将其作为辅酶或抑制剂的酶的反应速率之间有一定关联，因此通过测定该酶的反应速率就能进行这种物质的定量，此法可用于核苷酸、维生素、辅酶的检测，同样，利用那些活性由活性剂（金属离子）决定的酶也可进行相应无机金属离子的测定。

【示例】D-2,3-二磷酸甘油酸（2,3-DPG）的定量测定

$$D\text{-3-}磷酸甘油酸 \xrightleftharpoons[\text{D-2,3-二磷酸甘油酸(2,3-DFG)(辅助物质)}]{\text{磷酸甘油酸变位酶}} D\text{-2-}磷酸甘油酸$$

磷酸甘油酸（PGA）变位酶是一种催化 D-3-磷酸甘油酸（3-PGA）和 D-2-磷酸甘油酸（2-PGA）间相互变换的酶类。除了植物来源的酶外，它们的催化活性需以 2,3-DPG 为辅酶，因而

PGA变位酶的活性（反应速率）和2,3-DPG的浓度有直接关系，利用这一点就可进行2,3-DPG的定量测定。

通过相同原理进行定量测定的物质还有其他几种辅酶。

FMN（黄素单核苷酸）能专一地活化乳酸氧化酶的酶蛋白，而此酶的活性在一定范围内与FMN的量成比例，因此如果根据CO_2（用测压计）生成量测出反应速率，就可以定量FMN。

FAD（黄素嘌呤二核苷酸）对D-氨基酸氧化酶的酶蛋白有专一的活化作用。在某种范围内FAD的量和该酶的活性成比例，因此若这一酶的反应速率能通过CO_2的减少而测定时，则可定量FAD。

TPP（硫胺焦磷酸）能专一地使丙酮脱羧酶活化，这种酶反应如果再与醇脱氢酶偶联，因NADH的氧化速率与TPP量成比例，故可用于TPP的定量。

PALP（吡哆醛-5-磷酸）和PAMP（吡哆胺-5-磷酸）可专一地活化谷氨酸-草酰乙酸转氨酶。当该酶和苹果酸脱氢酶偶联时，因NADH的氧化速率和PALP与PAMP的浓度成比例，故可以用来定量PALP与PAMP。

辅酶-B_{12}是丙二醇脱水酶的辅酶，在低浓度范围内辅酶-B_{12}的量与该酶的活性成比例，因此通过对该酶的反应速率进行测定，就可以定量辅酶-B_{12}。

利用抑制剂作用进行定量分析的例子较少。如茶碱的测定，茶碱能非竞争性地抑制碱性磷酸酶的活力且有很高的特异性。对一定浓度的茶碱来说，在25～37℃间对碱性磷酸酶的抑制比例是一致的。因而可通过测定碱性磷酸酶活力的降低来测定茶碱的量。

再如氨甲蝶呤的测定。其原理为：

$$二氢叶酸+NADPH+H^+ \xrightarrow{\text{二氢叶酸还原酶}} 四氢叶酸+NAPD^+$$

氨甲蝶呤是二氢叶酸还原酶的抑制剂，其抑制程度可从酶的剩余活力表现出来。

三、特殊的反应速率测定法

如果将待测物质相关的两种酶反应偶联起来，构成待测物质能够再生的循环系统，然后再将可作指示剂的第三种酶反应在适当的条件下与之偶联，那么指示剂酶反应的速率应该和待测物质量之间有一定的比例关系。

【示例】CoA和乙酰CoA的定量测定

$$乙酰磷酸+CoA\text{-}SH \xrightarrow{PTA} 乙酰CoA+磷酸$$

$$柠檬酸+CoA\text{-}SH \xleftarrow{CS} 单酰乙酸+乙酰CoA+H_2O$$

$$苹果酸+NAD^+ \xrightleftharpoons{MDH} NADH+草酰乙酸+H^+$$

用适当的酶将磷酸转乙酰基酶（PTA）反应与柠檬缩合酶（CS）反应组成偶联系统后，如果草酰乙酸能不断得到补充，则CoA将可常处于再生状态，在这个偶联系统的基础上，如果再将第三种酶反应，如苹果酸脱氢酶（MDA）反应与之偶联。由于这一反应的平衡倾向左方，这样柠檬酸缩合酶的反应中消耗的草酰乙酸部分可得逐渐补充。因而在这种条件下，苹果酸脱氢酶的反应速率与CoA和乙酰CoA的量成比例，这就是说：应用这样的偶联系统，通过测定NADH增加（340nm吸光度的增加）的速率而求出苹果酸脱氢酶的反应速率，就可进行CoA和乙酰CoA的定量。

四、药物分析实例——酶法测定肝素

根据核糖核酸酶水解核糖核酸时，在300nm波长处光吸收值下降的速率被肝素抑制的特点，用已知量肝素对抑制程度进行定量，制得标准曲线，从而测得未知量的肝素含量，此法简捷方便，一次能测定多个样品，特别适用于大批量测定工业样品中肝素含量。

取配成5U/mL的标准肝素溶液，按梯度吸取不同量分别加入试管中，每管加重蒸水至总体积为2mL，再加核糖核酸溶液（核糖核酸0.2g溶于100mL乙酸缓冲溶液0.2mol/L，pH5.0）1mL，测定前逐管加入核糖核酸酶溶液（5mg核糖核酸酶溶于100mL重蒸水）1mL混匀，立即测定。对照组以重蒸水代替标准肝素溶液同样进行。待测样组以待测样液代替标准肝素液进行测定。

取加有标准肝素和试剂的各管，测定其在300nm波长处光吸收值每下降0.04单位所需时间（Δt_1）以及未含肝素组（对照）所需时间（Δt），以$\Delta t_1/\Delta t$为纵坐标Y，肝素含量为横坐标X，得回归方程$Y=1.13+0.77X$，相关系数$r=0.99$，标准曲线适用的检量范围在4U活性以下。由相同条件下待测样品所需时间$\Delta t_{待测}$可求得肝素的量。

第六节
酶循环放大分析法

随着临床化学的发展，体液中某些微量物质的准确测定逐渐显得重要。酶循环法是利用酶的底物特异性来放大靶物质（被测物）的测定方法。此法仅循环靶物质，减少了样品中存在的其他物质对测定的干扰，因此不需要对样品进行预处理或对靶物质的提取，而且该法不需要专门的设备，是一种前景广阔的测定技术。

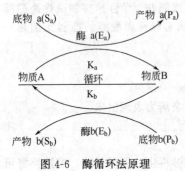

图4-6 酶循环法原理

一、酶循环法的原理

物质A在酶a(E_a)和底物a(S_a)的存在下转化为物质B，同时生成产物a(P_a)；物质B又在酶b(E_b)和底物b(S_b)的存在下转化为物质A。同时生成产物b(P_b)。上述反应每循环一次。将消耗与物质A等量的S_a和S_b，同时生成等摩尔的P_a和P_b；因此在一定时间内，循环反应的次数亦就是S_a和S_b消耗或P_a和P_b生成相当于物质A（或物质B）的倍数，通过检测S_a或S_b的减少或P_a或P_b的生成就可以提高检测物质A（或物质B）的n倍灵敏度。见图4-6。

1. 条件

① 物质A和B的浓度与酶a和酶b对底物S_a和S_b的K_m值相比较，应相当小，即［A］或［B］$\leqslant K_m^{S_a}$（或$K_m^{S_b}$）。

② 酶a和酶b对底物S_a和S_b的K_m值应相当小，对底物应有高亲和力。

2. 测定灵敏度

$$[P_a]=[P_b]=\int_0^t v\,c\,\mathrm{d}t=K_c[A_0]t$$

二、酶循环反应的灵敏度

循环反应是在相同的条件（如温度、离子强度等）下进行，两种酶的反应常数亦相同（由于$V_a/K_{m_a}=V_b/K_{m_b}$，因此$K_c=K_a=K_b$）。循环反应的灵敏度可通过产物的循环常数（K_c）和反应时间（t）来确定，K_c又可通过两种酶的量来确定，酶量又取决于酶的特异活性和K_m值。故可用调整加入酶量或反应时间来随意控制。选择K_m小的酶，用较少的酶就能得到较高的灵敏度。

三、酶循环反应的类型

按反应中使用的酶可分4种类型。

1. 方法A

底物循环，氧化酶和脱氢酶系统。氧化酶对靶物质氧化，脱氢酶又把氧化态的靶物质转化成还原态。靶物质和它的氧化产物作为底物被循环。速率可达50～300次/min。

【示例】溶血卵磷脂测定

溶血卵磷脂（又称溶血磷脂酰胆碱）是磷脂的一种，它随氧化型 LDL 和 β-VLDL 水平增高而增高，后两者已确认与动脉粥样硬化的发生和发展有关。测定原理见图 4-7。

预处理反应：

$$甘油 + O_2 \xrightarrow{GO} H_2O_2 + 甘油醛$$

测定反应：

(1) 溶血卵磷脂 $\xrightarrow{LYPL}$ GPC + 脂肪酸

(2) GPC+H$_2$O $\xrightarrow{GPCP}$ G3P + 胆碱

(3)

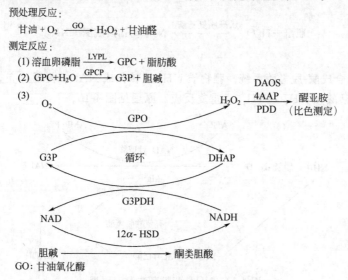

GO：甘油氧化酶

图 4-7　溶血卵磷脂酶循环法原理

LYPL—活血磷脂酶；GPC—甘油磷酸酰胆碱；GPCP—磷酸二酯酶；G3P—3-磷酸甘油；
GPO—甘油磷酸氧化酶；DHAP—磷酸二羟丙酮；G3PDH—3 磷酸甘油脱氢酶；12α-HSD—
12α-羟类固醇脱氢酶；DAOS—N-乙基-N-(2-羟基-3-磺丙基)-3,5-二甲氧苯胺

2. 方法 B

底物循环、脱氢酶和辅酶系统。靶物质和它的氧化产物作为底物被循环，仅用一种酶和两种辅酶（巯基 NAD 和 NADH）。在 415nm 测定巯基 NADH 的增高速率，循环速率约 100 次/min。

【示例】胆汁酸测定　原理见图 4-8。

3. 方法 C

辅酶循环，双脱氢酶系统。靶物质被转化为辅酶（NAD）、使用两种脱氢酶使 NAD-NADN 间循环。本系统灵敏度很高、循环速率至少可达 100 次/min。

【示例】NH$_3$ 测定　原理见图 4-9。

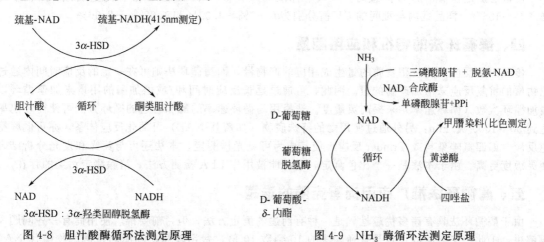

3α-HSD：3α-羟类固醇脱氢酶

图 4-8　胆汁酸酶循环法测定原理　　　图 4-9　NH$_3$ 酶循环法测定原理

利用这一反应原理，增加前反应亦可测定尿素和肌酐。

尿素前反应：

$$\text{Urea} + H_2O \xrightarrow{\text{Urease}} 2NH_3 + CO_2$$

肌酐前反应：

$$\text{肌酐} + H_2O \xrightarrow{\text{肌酐脱氨基酶}} N\text{-甲基乙丙酰脲} + NH_3$$

4. 方法 D

氨循环，NAD 合成酶-脱氢酶系统。靶物质 NH_3 被转化成 NAD，再通过亮氨酸脱氢酶使 L-亮氨酸转变成氧化异己酸和 NH_4^+，NH_4^+ 又重复反应。原理见图 4-10。

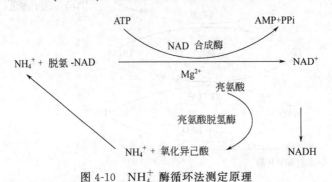

图 4-10　NH_4^+ 酶循环法测定原理

5. 药物分析实例——由 CDH 参与的检测系统

1994 年，Mamoru Takahashi 等人利用肉碱脱氢酶（CDH）建立了一种新型的酶循环检测方法，示意图如下：

$$\text{Thio-NAD}^+ \quad\quad \text{L-carnitine} \quad\quad \text{NAD}^+$$
$$\text{Thio-NADH} \quad\quad \text{dehydrocarnitine} \quad\quad \text{NADH}$$

该循环系统以恒定的速率积累 thiol-NADH，此物质的浓度与 L-肉碱的浓度成正比，在 37℃ 测定由 thiol-NADH 积累而引起 415nm 处的光吸收增量，即可得知肉碱的含量。

系统中所采用的 CDH 同样具有特异性，可专一作用于 L-肉碱，而不催化 D-肉碱、脂酰-DL-肉碱、胆碱和甜菜碱。该酶的辅酶为 NAD^+、thiol-NAD^+，而非 $NADP^+$ 和 thiol-$NADP^+$。

用该法测定血清中的 L-肉碱时，肉碱的标准曲线在 $5\sim250\mu mol/L$ 范围内呈线性，回收率为 $96.5\%\sim106\%$，样品批内与批间的 CV 值分别为 $0.66\%\sim4.33\%$ 和 $1.02\%\sim2.56\%$。

四、酶循环法的特征和应用前景

传统的酶反应只能按靶物质的量生成相应的产物量，而酶循环法则可在一定的反应时间内通过靶物质的重复反应来增加产物的量。因此，可通过延长反应时间和/或增加酶的用量来加速循环以增加循环次数（循环速率）来提高灵敏度。选择用高循环速率的酶和合适的循环方法可使循环速率达到 $50\sim1000$ 次/min；另外通过使用酶的特殊底物（如巯基-NAD）可简化反应体系，亦可偶联呈色反应（如四氮唑染料或 Trinder 反应）使其成为可见光谱测定。本法还可与荧光和发光分析结合使灵敏度更高。由于本法是一个比色测定，它可能被用作 ELA 检测方法，消除测定污染的存在。

五、酶循环法推广应用尚需克服的难题

由于酶循环法具有诸多优越性，是一种有前途的测定方法，但目前要推广使用尚有一些问题需要解决：①此法工具酶的用量是普通酶法的 10 到数 10 倍，费用较高；②酶的特殊底物硫代-NAD 的价格亦很高；③体液某些微量物质的测定尚缺乏工具酶。因此酶循环法的推广应用还有待工具酶和有关原材料的大幅度降价以及新工具酶的开发。尽管如此，这一技术已为临床化学分析开辟了新天地，为体液中微量物质的准确测定提出了美好的前景。

第七节
生物传感器与酶传感器

一、生物传感器

1. 生物传感器（biosensor）概述

传感器——能感受（或响应）一种信息并变换成可测量信号（一般指电学量）的器件。生物传感器是指利用生物功能物质作识别器件而成的传感器。即利用酶、抗体、微生物等作为敏感元件的探测器，并将探测器上所产生的物理量、化学量的变化转换成电信号的一种传感器。生物传感器对被测物具有极好的选择性、噪声低、操作简单、信息以电信号方式直接输出，近年来已成为研究发展的重要领域。

2. 生物传感器的基本组成

生物传感器主要由两部分组成：一是可以选择性识别被探测物质的部分，即感受器（分子识别元件）。它用能识别被测物质的功能物质酶、抗体等用固定化技术固定到适当的膜载体上，形成功能性生物敏感膜；二是发出电信号的电化学装置部分，即变换器（信号转换器件）（图 4-11）。变换器是由电极、半导体、热敏电阻、光电管或声波检测器件构成。其作用是把发生在敏感膜上的生物反应产生的变化转换成电信号输出。

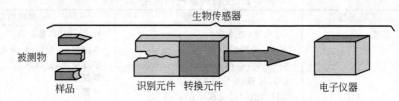

图 4-11　生物传感器的基本构成示意图

3. 生物传感器的工作原理

生物传感器的工作原理如图 4-12 所示。

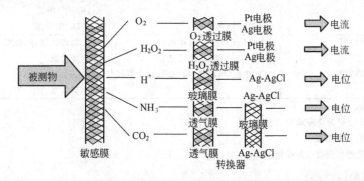

图 4-12　生物传感器的工作原理

4. 生物传感器的分类

根据膜固定生物活性物质的不同，生物传感器可按图 4-13 分为 5 类。

5. 生物传感器的特点

（1）生物传感器是由选择性好的主体材料构成的分子识别元件，因此，一般不需进行样品的预处理，它利用优异的选择性把样品中被测组分的分离和检测统一为一体，测定时一般不需另加其他试剂。

（2）体积小，可以实现连续在位监测。

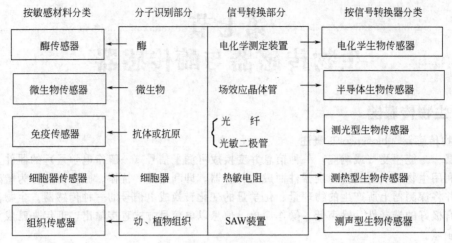

图 4-13　生物传感器的分类

（3）响应快、样品用量少，且由于敏感材料是固定化的，可以反复多次使用。

（4）传感器连同测定仪的成本远低于大型的分析仪器，因而便于推广普及。

6.生物传感器的应用

生物传感器的应用见表 4-2。

表 4-2　生物传感器的应用

生物传感器	接受器	转　换　器	被测定物质
酶传感器	酶膜	O_2 电极（电流法） H_2O_2 电极（电流法） H^+ 电极（电位法） CO_2 电极（电位法） NH_3 电极（电位法） 其他	H_2O_2 尿酸，葡萄糖，一元胺，蔗糖 磷脂质，总胆甾醇，葡萄糖 中性脂质，青霉素 氨基酸 尿素 乙酸
细胞器传感器	线粒体电子传递系统粒子(FTP)膜	O_2 电极（电流法）	NADH
微生物传感器	微生物膜	O_2 电极（电流法） H_2 电极（电流法）	葡萄糖，转化酸，醋酸，制霉菌素，DOB[①]，甲烷 DOB，甲酸
免疫传感器	抗原膜 抗体膜	Ag/AgCl 电极（电位法） Ag/AgCl 电极（电位法） O_2 电极（电流法，酶免疫法，化学放大）	梅毒抗体，血液型 蛋白质 IgG,IgA,IgM[②] 蛋白质，HCG[③]，AFP[④]

① 生物化学需氧量。

② IgG、IgA、IgM 分别为免疫球肮 G、A、M。

③ HCG 为人绒毛性促性激素。

④ AFP 为 α-植物变性蛋白质（肿瘤抗原）。

本节主要介绍酶传感器。

二、酶传感器

（一）概述

酶是蛋白质分子，其作用（如生物催化剂）可使生物体内的分解、合成、氧化、还原、转位和异构等复杂的化学反应，在常温、常压、中性（pH 值）或温和的条件下有选择地进行。关于酶的作用，其最显著的性质之一就是专一性或高选择性。即使在该体系中存在某一定底物的异构体或类似化合物，某种酶也只能催化该底物的特殊反应。酶的这种专一性（或高选择性）及其对低浓度底物的催化能力在分析化学上非常有用。如果选择一种酶，能对某种被测定化合物的特殊反应具有专一的（或高选择性的）催化作用，把这种酶固定在膜或通常所谓的选择电极上（当然，固定化的酶应不溶于该体系的介质中），便可制成能测定该化合物的酶传感器的敏感元件。这种酶所催化的反应产物可通过转换元件发生光信号或电信号，如图4-14所示。

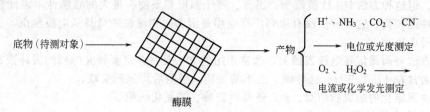

图 4-14　酶传感器工作原理

（二）酶传感器的结构

酶传感器的结构如图4-15所示。它主要是由感受器酶膜和换能器气敏电极组合而成，用于酶传感器的气敏电极，常用的有氧、二氧化碳和氨电极以及pH电极等。

固定化酶可与各种转换器组合成酶传感器，用来测定其底物。将酶与电化学传感器相连接来测量底物浓度的电极称为酶电极（enzyme electrode），也称为酶传感器。将生物酶涂布在离子选择性电极的传感膜上，利用酶的作用，使待测物质产生能在该离子电极上具有响应的离子，从而间接测定物质含量，这就是酶电极的作用原理。由于生物酶的作用具有很高的选择性，所以酶电极的选择性相当高，主要用于有机物质及生物分析。例如，将尿酶溶于丙烯胺溶液中，涂布在玻璃膜电极的表面上，再包上微孔性尼龙网或赛璐珞薄膜使之固定。脲素酶能使试液中的脲素分解为铵离子，透过胶体层在铵电极上得到响应，从而测得脲素的含量。酶还能使腈类化合物分解产生氢氰酸，可用碘电极测量生成的氰离子。

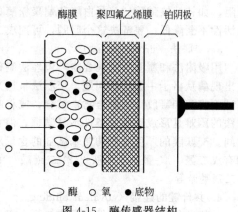

图 4-15　酶传感器结构

已研制出的酶电极能测定的物质还有：葡萄糖、尿素、L-氨基酸、青霉素以及临床上常见的物质。

酶的固定化是研制酶传感器的一个关键技术。将分子识别物质酶固定在高分子膜上以制备成感受器，称为固定化。固定化酶使酶的利用率、稳定性与机械强度等方面均较可溶性酶有所提高，使用固定化酶为酶电极的制备提供了良好的条件。有许多方法能将酶固定到电极表面上，最常用的是吸附法、包埋法、交联法和共价结合法，其示意图如图4-16所示。

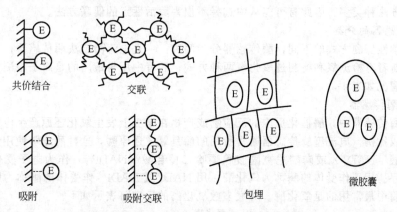

图 4-16　酶分子固定在载体上的结构示意图

1. 吸附法（adsorption）

此法是酶分子通过极性键、氢键、疏水力或 π 电子相互作用等吸附于不溶性载体上。常用的载体有：多孔玻璃、活性炭、氧化铝、石英砂、纤维素酯、葡聚糖、琼脂精、聚氯乙烯、聚苯乙烯等。物理吸附的最大优点是不需要试剂，只需很小的活化和清洗步骤，而且对酶的损坏要比用其他化学方法小。但这种方法对 pH 值改变、温度、离子强度和底物有很大的敏感性，因此使用这种方法要求的条件比较高。这种方法没有得到广泛应用是因为生物活性物质易从电极浸出，但采用交联法可使酶的浸出减小。

用物理方法将酶固定在电极表面上，通常采用的方法是将含有要研究的酶的缓冲液放到电极表面上蒸发，通常在 4℃ 下进行。这样做，酶不易变质。吸附后可进行交联。

已用此法固定化的酶有脂肪酶、α-D 葡萄糖苷酶、过氧化物酶等。

2. 凝胶或聚合物包埋法（entrapment）

此法是将酶分子包埋在凝胶或聚合物的细微格子里制成固定化酶。常用的凝胶有：聚丙烯酰胺、淀粉、明胶、聚乙烯醇、海藻酸钙、硅树脂等。用凝胶包埋法制备的固定化酶有木瓜蛋白酶、纤维素酶、乳酸脱氢酶等。

这种方法有两个主要的缺点：①对底物和产物存在较大的扩散势垒，导致高分子量的底物反应受阻，如核糖核酸酶、胰蛋白酶和葡聚糖酶；②有些凝胶孔隙，其大小可使酶漏出，因而使酶膜的酶活性不断降低。要解决这个问题，可用戊二醛将被包埋在格子里的酶进行交联。

3. 交联法（cross-linking）

用吸附法和凝胶（或聚合物）包埋法制作的酶膜，在使用过程中，前者常发生酶的解吸，后者常出现酶从格子中漏出的问题。交联法常用来补充上述两种制作酶膜方法的不足。该法是用双功能基试剂将酶和凝胶（或聚合物）结合，或将吸附在电极表面上的生物活性分子之间进行交联。这种方法的困难是形成酶膜的条件不易掌握，但在制作时必须精心控制 pH 值、离子强度、温度和反应时间。交联膜的厚度和双功能基试剂的含量对生物传感器的响应有明显的影响。常用的双功能基试剂有戊二醛、双-重氮联苯胺-2,2'-二磺酸、甲苯-2-异氰酸-4-异硫氰酸、己二异氰酸和 1,5-二氟-2,4-二硝基苯等。

4. 共价键的连接（covalent binding）

采用共价键将生物活性分子连接到电极表面或其他载体上远较吸附法困难，但它能提供稳定的固定化生物活性分子。共价键连接常包括三个步骤：载体的活化、酶的偶联、未结合酶的除去。上述的每一步都必须确定最佳实验条件，这些条件又依赖于载体、生物活性成分和偶联试剂的性质。在酶和电极或载体之间的共价键是通过酶中不起催化作用的功能基来实现的。常利用蛋白质的氨基酸侧链中亲核功能基进行偶联。这一类基团有氨基、羧基、羟基、酚基、咪唑基和巯基等。在低温、低离子强度和生理范围内的 pH 值时可发生理想的偶联。通常偶联是在其底物存在下进行，以便保护酶的活性点。共价键连接最大的优点是酶膜在使用时酶不能从载体或电极上脱落下来。另外由于共价键的方法种类多，因此有可能从中选择不损害酶活性点的偶联方法。

（三）酶传感器的分类

根据电化学性探测方式的不同，酶传感器分为两种：一是电流测定法酶传感器；二是电位测定法酶传感器。前者有检测氧和检测过氧化氢两种方式；后者中用得最广的是离子检测方式。有关酶传感器的分类情况如表 4-3 。

1. 电流型酶传感器

在电流型酶传感器中，酶催化反应的反应物或产物在电极上发生氧化还原产生电流，该电流与被测物的浓度成比例。电流型酶传感器通常所用的酶是氧化还原酶，这种酶通常使用氧、尼克酰胺腺嘌呤二核苷酸（NAD^+）或磷酸尼克酰胺腺嘌呤二核苷酸（$NADP^+$）作为电子受体，在底物反应后使酶再循环。用氧作受体的酶称为氧化酶，用 NAD^+ 或 $NADP^+$ 作受体的酶称为脱氢酶或还原酶。在这两类酶中最常用的是氧化酶。对大多数氧化酶的反应可表示如下。

$$底物 + O_2 \xrightarrow{\quad 氧化酶 \quad} 产物 + H_2O_2$$

在上述反应中氧的分压降低或 H_2O_2 的浓度增加，这两者均可用来测定，而这两者都与底物浓度成正比。

表 4-3　酶传感器的分类

电化学探测方式		被测定物质	酶	被电化装置探测的物质
电流测定法	检测氧方式	葡萄糖	葡萄糖氧化酶	O_2
		过氧化氢	过氧化氢酶	O_2
		尿酸	尿酸氧化酶	O_2
		胆固醇	胆固醇氧化酶	O_2
	检测过氧化氢方式	葡萄糖	葡萄糖氧化酶	H_2O_2
		L-氨基酸	L-氨基酸氧化酶	H_2O_2
电位测定法	检测离子方式	尿素	尿素酶	NH_4^+
		尿素	尿素酶	CO_2
		L-氨基酸	L-氨基酸氧化酶	NH_4^+
		D-氨基酸	D-氨基酸氧化酶	NH_4^+
		天(门)冬酰胺酶	天(门)冬酰酶	NH_4^+
		L-酪氨酸	酪氨酸羧基酶	CO_2
		疫苗	β-糖酶	CN^-
		青霉素	青霉素酶	H^+

（1）以氧做受体的酶传感器　第一个生物传感器（也称为酶电极）是用 Clark 氧电极作为转换器组装而成的。

氧电极通常是用二电极系统来构成，用铂做阴极，银做阳极。在 Clark 氧电极的透气膜上放上一层生物化学层（通常是酶），再用一个大孔隙的膜盖在生物化学层上，用以保护生物化学层，防止大分子蛋白质进入。这便构成以氧做受体的酶传感器（图 4-17）。

加负电压使氧在阴极上还原：

$$O_2 + 2H_2O + 4e^- \longrightarrow 4OH^-$$

其还原电流与氧的浓度成正比。

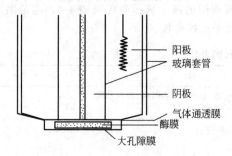

图 4-17　以氧作受体的酶传感器

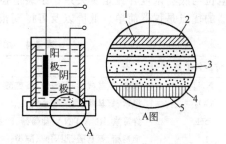

图 4-18　葡萄糖传感器

1—Pt 阳极；2—聚四氟乙烯膜；3—固相酶膜；

4—非对称半透膜多孔层；5—半透膜致密层

例如葡萄糖传感器（glucose sensor）是将葡萄糖氧化酶（glucose oxidase，GOD）用戊二醛交联固定在聚丙烯酰胺凝胶中做成敏感膜，用 Pb 阳电极和 Pt 阴电极做电化学敏感器件，在 Pt 电极表面覆盖一层透氧气的聚四氟乙烯膜，以强酸溶液做中间电解液，形成封闭式氧电极，在聚四氟乙烯膜外侧包上一层葡萄糖氧化酶膜，制成葡萄糖传感器如图 4-18 所示。当传感器放入待测溶液中时，溶液内的溶解氧和待测底物葡萄糖将同时透过聚碳酸酯膜，达到 GOD 膜。葡萄糖遇到葡萄糖氧化酶且同时有氧存在时，便立即被催化氧化成为葡萄糖酸，同时消耗氧而生成过氧化氢：

$$CH_2OH(CHOH)_4CHO + H_2O + O_2 \xrightarrow{\text{GOD}} CH_2OH(CHOH)_4COOH + H_2O_2$$

这时换能器氧电极即能反映出溶液中氧浓度的下降，使相应电极的还原电流减少，氧电极检测出这种电流值的变化来确定葡萄糖的浓度。

用氧电极组装的生物传感器的主要优点是它具有极好的特异性。因为只有气体能通过膜，而且只有那些在所加电位下可还原的物质才能产生干扰，所以酶的特异性不会因氧电极电解可还原物质受到损害。这种类型酶传感器的缺点是受环境氧的浓度影响，而且氧透膜容易被堵塞；采用第二个大孔隙的膜（如透析膜）就是为了防止这种堵塞。用氧电极组装的酶传感器已用于测定各种酶的底物，如葡萄糖、乳酸、L-氨基酸、亚硫酸盐、水杨酸盐、草酸和丙酮酸等。

(2) 以测定 H_2O_2 为基础的酶传感器　这一类酶传感器是根据用电化学方法测定氧化酶反应的产物 H_2O_2 而进行工作的。其电化学反应如下：

$$H_2O_2 \longrightarrow O_2 + 2H^+ + 2e^-$$

反应所产生的电流与底物浓度成正比。H_2O_2 的测定也可采用电化学还原方法，但因在这个电位下氧也发生还原，而氧又到处都存在，故此法不能用，以 H_2O_2 为基础的酶传感器有两个优点：① H_2O_2 能引起酶活性失活，消耗 H_2O_2 可阻止这种有害物质含量的增加；②电化学反应产生的氧添补了酶反应消耗的某些氧。但电化学产生的氧没有足够地补偿酶反应消耗的氧，因为产生的氧大部分通过扩散丢失到溶液中。以 H_2O_2 为基础的生物传感器可测定的物质有葡萄糖、L-氨基酸、乙醇、胆固醇、丙酮、黄嘌呤、乳酸、谷氨酸、乙酰胆碱、胆碱和亚硫酸等。

以测定 H_2O_2 为基础的生物传感器通常采用三电极系统来构成：工作电极、辅助电极和参比电极。三电极系统优于二电极系统。在三电极系统中工作电极的电位可以准确控制，与溶液条件无关，而二电极系统中工作电极的电位与溶液条件有关。

以氧作受体或以测定 H_2O_2 为基础的生物传感器，其线性范围的上限在高浓度时受到氧的限制。在通常条件下，若底物浓度低于固定化酶的表观 Michaelis-Menten 常数 K_m'（底物），则酶反应的总速率与底物浓度呈线性关系，因此生物传感器的响应也与底物浓度呈线性关系。当底物浓度增大时，酶反应耗氧较多；当氧浓度很低时，它就变为限制因素。此时虽增加底物浓度，但总反应速率却改变很小，生物传感器的响应开始变平，最终变成与底物浓度无关，完全受氧浓度限制。

2. 电位型酶传感器

电位型酶传感器通常是用离子选择电极（ISE）作为转换器与固定化酶膜组合而成。这类传感器的电位与底物浓度存在定量关系。组装电位型酶传感器所用的离子选择电极见表 4-4。电位型酶传感器的优点是仪器简单、低价以及可得到很多极好的离子选择电极。

表 4-4　用于组装酶电极的 ISE

电位型传感器	用　　途
NH_3	尿素、氨基酸、谷氨酰胺、谷氨酸、硝酸盐、亚硝酸盐、肌酸酐、溶菌酶、脱氨基酶
CO_2	尿素、氨基酸、脱羧酶系统
pH	青霉素、RNA、DNA、葡萄糖、产生 pH 值改变的酶反应
I^-	葡萄糖、氨基酸、胆固醇、醇类
CN^-	扁桃苷

电位型酶电极的结构与电流型酶电极的结构相似。通常是用透析膜和橡皮圈将酶膜固定在离子选择电极的活性表面上构成电位型酶电极。

电位型酶电极的使用方法和使用离子选择电极一样。通常采用甘汞电极或银/氯化银电极作为参比电极。测量酶电极电位时，将酶电极和参比电极插入被测溶液中，并将它与数字电压表相连，便可读出酶电极的电位数值。

用氨气敏电极、二氧化碳气敏电极或氧电极作为转换器制作酶电极测定尿素、氨基酸、葡萄糖或乙醇，都是按上述方法组成电池测定酶电极的电位的。

例如测定尿素时，可用铵离子选择电极测定脲酶催化尿素水解生成的 NH_4^+ 离子：

$$尿素 \xrightarrow{脲酶} NH_4^+ + HCO_3^-$$

根据这个反应也可使用氨气敏电极测定 NH_3（加 OH^-，$NH_4^+ \rightarrow NH_3$）或用二氧化碳气敏电极测定 CO_2（加 H^+，$HCO_3^- \rightarrow CO_2$）。其中氨气敏电极是最好的，因为它具有高特异性和低检出限（10^{-6} mol/L，而用二氧化碳气敏电极为 5×10^{-5} mol/L）。

大多数电位型酶电极的线性范围为 $10^{-2} \sim 10^{-4}$ mol/L。

（四）酶传感器应用

目前国际上已研制成功的酶传感器有 20 余种，但是真正商品化的为数极少。美国 Abbott 实验室正研究模拟酶传感器用于血液中药物和激素的测定。Allied 健康与科学产品实验室已研制成测定肌酸的酶传感器，可测定 300 次，寿命达三周以上，英国剑桥大学生物技术中心正研制几种酶传感器用于测定天（门）冬氨酰胺、蛋白质、葡萄糖和重金属离子等；德国慕尼黑大学研制成酶场效应传感器，用于青霉素测定；德国中央分子生物学研究所研制成测定血浆小抗原的酶免疫传感器；法国康庇涅（Compiegne）大学研制成赖氨酸酶传感器，以控制发酵过程。克劳特·伯纳德（Claud Bernard）大学研制成用于研究各种过氧化氢酶催化反应动力学的传感器，其中葡萄糖传感器是最早问世而亦是商品化最成熟的一种，但因临床分析的要求日益提高，因此直到现在还在不断研制新型葡萄糖传感器，例如超小型针状传感器以适应活体分析的要求。以上所介绍的仅为当前国际上生物传感器研究和研究动态的一个缩影，但是可以从中看出生物传感器正在世界范围内迅速发展。

检测氨基酸的含量是医药领域中不可缺少的。L-氨基酸传感器（amino acidsensor）是将 L-氨基酸氧化酶膜和氧电极或 H_2O_2 电极组装而成。此法组装的传感器选择性较差，但采用氨基酸脱氨酶或脱羧酶分别与氨气敏电极或二氧化碳气敏电极组成传感器时，则有较高的选择性。

酶传感器的应用实例列于表 4-5。

表 4-5 酶传感器的应用实例

测定对象	酶	检测用电极
葡萄糖	葡萄糖氧化酶	O_2, H_2O_2, I^-, pH
麦芽糖	淀粉酶	Pt
蔗糖	转化酶＋变旋光酶＋葡萄糖酶	O_2
半乳糖	半乳糖酶	Pt
尿素	脲酶	NH_3, CO_2, pH
尿酸	尿酸酶	O_2
胆甾醇	胆甾醇氧化酶	O_2, H_2O_2
中性脂质	蛋白脂酶	pH
L-氨基酸	L-氨基酸酶	H_2O_2, NH_4^+, I^-, O_2
L-精氨酸	精氨酸酶	NH_3
L-谷氨酸	谷氨酸脱氢酶	NH_4^+, CO_2
L-天（门）冬酰胺	天（门）冬酰胺酶	NH_4^+
L-赖氨酸	赖氨酸脱羧酶	CO_2
青霉素	青霉素酶	pH
苦杏仁苷	苦杏仁苷酶	CN^-
硝基化合物	硝基还原酶-亚硝基还原酶	NH_4^+
亚硝基化合物	亚硝基还原酶	NH_3

（纪宇，何华）

第五章

电泳分析法

第一节
概　　述

一、电泳

　　电泳是指带电粒子在电场中向与自身带相反电荷的电极移动的现象。例如蛋白质具有两性电离性质。当蛋白质溶液的 pH 值在蛋白质等电点的碱侧时，该蛋白质带负电荷，在电场中向正极移动，相反则带正电荷，在电场中向负极移动，只有蛋白质溶液 pH 值在蛋白质的等电点时静电荷是零，在电场中不向任何一极移动。电泳法是指带电荷的供试品（蛋白质、核苷酸等）在惰性支持介质（如纸、醋酸纤维素、琼脂糖凝胶、聚丙烯酰胺凝胶等）中，于电场的作用下，向其对应的电极方向按各自的速度进行泳动，使组分分离成狭窄的区带，用适宜的检测方法记录其电泳区带图谱或计算其含量（%）的方法。

　　电泳现象早在 1890 年就被发现，1907 年有人曾在琼脂中电泳，研究白喉毒素；1937 年由 Tiselius 制成界面电泳仪，并开始用于蛋白质的研究。从此，人们才逐渐认识到电泳技术对于生物科学研究是一种重要工具。然而，界面电泳结构复杂。价格昂贵，故难于普及。1940 年左右，以纸为支持物的电泳问世后，电泳技术得到迅速发展。

二、电泳技术分类

　　电泳技术按支持物可分为纸电泳、醋酸纤维素薄膜电泳、淀粉凝胶电泳、琼脂糖凝胶电泳及聚丙烯酰胺凝胶电泳等。按凝胶形状分有水平平板电泳、圆盘柱状电泳及垂直平板电泳。各种类型的电泳技术概括见表 5-1。

表 5-1　电泳技术的种类

类　　别	名　　称
用支持体的电泳技术	1. 纸上电泳 2. 醋酸纤维素薄膜电泳 3. 薄层电泳 4. 非凝胶性支持体区带电泳（支持体有淀粉、纤维素粉、玻璃粉、硅胶等） 5. 凝胶支持体区带电泳：①淀粉液；②聚丙烯酰胺凝胶；③琼脂（糖）凝胶
不用支持体的电泳技术	1. Tiselius 或微量电泳 2. 显微电泳 3. 等电点聚焦电泳技术 4. 等速电泳技术 5. 密度梯度电泳

各类电泳技术已经广泛地用于基础理论研究、蛋白质和酶的纯化及临床诊断等方面。例如用醋酸纤维素薄膜电泳分析血清蛋白；用琼脂对流免疫电泳分析病人血清，为早期诊断原发性肝癌提供资料；用高压电泳分离肽段，研究蛋白质一级结构；用高压电泳和层析结合研究核酸的一级结构。凝胶电泳和毛细管电泳技术在分离分析酶、蛋白质、核酸等生物大分子方面具有较高的分辨力，为生物药物分析的发展做出了重大贡献。

第二节
基 本 理 论

不同的带电颗粒在同一电场中泳动的速度不同。常用迁移率来表示。迁移率是指带电颗粒在单位电场强度下泳动的速度。影响迁移率的主要因素如下。

（1）带电颗粒的性质　一般来说，颗粒带净电荷多、直径小而接近于球形，则在电场中泳动速度快，反之则慢。迁移率还与分子的形状、介质黏度、颗粒所带电荷有关，迁移率与颗粒表面电荷成正比，与介质黏度及颗粒半径成反比。带电荷的高分子在电解质溶液中把一些带有相反电荷的离子吸引在其周围，形成一离子扩散层。加以电场时，颗粒向符号相反的电极移动即带正电荷颗粒移向负极，带负电荷颗粒移向正极；离子扩散层由于带有过剩的与颗粒符号相反的电荷，可以向相反方向移动。结果颗粒与离子扩散之间的静电引力使颗粒的迁移率减慢，另外，高分子颗粒表面有一层水，在电场影响下，它与颗粒一起移动，可以认为是颗粒的一部分。

（2）电场强度　电场强度也称电位梯度，是指单位长度（每一厘米）支持物体上的电位降，它对迁移率起着十分重要的作用。例如纸电泳。测量 25cm 长纸条两端电压为 250V，则电场强度为 $250V/25cm=10V/cm$。

一般来说，电场强度越高，带电颗粒移动速度越快。根据电场强度大小，可将电泳分为常压电泳和高压电泳，前者的电压在 100～500V，电场强度一般是 2～10V/cm；后者电压可高达 500～1000V，电场强度在 200～2000V/cm。常压电泳分离时间需数小时至数天，高压电泳时间短，有时仅几分钟即可，高压电泳主要用于分离氨基酸、肽、核苷酸，由于电压升高，电流也随之增大，故需冷却装置。

（3）溶液的 pH 值　溶液的 pH 值决定了带电颗粒解离的程度，也决定了物质所带净电荷的多少，对于蛋白质，氨基酸等两性电解质而言，溶液 pH 值离等电点越远，颗粒所带净电荷越多，电泳速度越快；反之则越慢。例如血清中几种主要蛋白质的等电点各不相同，白蛋白等电点是 4.0。α 球蛋白等电点是 5.06，β 球蛋白等电点是 5.1，γ 球蛋白等电点是 7.1。当在 pH8.6 的电泳缓冲液中电泳时，这些蛋白质都带负电荷，它们的泳动速度是白蛋白＞α 球蛋白＞β 球蛋白＞γ 球蛋白。因此，当要分离一种蛋白质混合物时，应选择一种能扩大各种蛋白质所带电荷量差异的 pH 值，以利于各种蛋白质分子的解离。同时，为保持电泳过程中溶液 pH 值恒定也需使用缓冲液。

（4）溶液的离子强度　溶液的离子强度是另一个重要选择的条件，在保持足够缓冲能力前提下，离子强度要最小。溶液的离子强度越高，带电颗粒泳动速度越慢，反之越快。通常缓冲液离子强度选择在 0.05～0.1mol/L 之间。浓度大的缓冲液在合适电压下，有较低的电阻和较大的电流，产热较高。如果这种额外的热可以驱散，高浓度的缓冲液扩散常数较低，可以产生较窄细的电泳区带。离子强度很高时要用低电压，避免过多产热，这样又导致长的电泳时间，以致增加变性和区带分离困难。

（5）电渗作用　在支持物的电泳中，影响电泳的另一个重要因素是电渗作用。所谓电渗就是指在电场中液体对固体支持物的相对移动，例如在 pH8.6 时，血清蛋白质进行纸电泳时，γ 球蛋白与其他蛋白质一样带负电荷，应该向正极移动，然而它却向负极方向移动，这就是电渗作用的结果。滤纸的纤维间具有大量孔隙带有负电荷，如一束毛细管，进行电泳时蛋白质通过这些孔隙向前移动。纸的孔隙带有负电荷，与带电颗粒一样可以吸引正离子，因此介质沿管壁相对带较多的正电荷。在电场中，带负电荷的蛋白质向正极移动，而介质却向反向阴极移动，从而对蛋白质颗粒的泳动起阻碍作用。由于γ球蛋白分子颗粒大，净电荷较少，移动速度慢，电渗作用大于颗粒向前泳动的力，结果γ球蛋白向后退。而其他血清蛋白质，因分子较小，净电荷较多，电渗作用小于分子向前移动的力，因此分子向前移。所以，血清蛋白质电泳后球蛋白反而在点样位置之后。

<h1>第三节
纸 电 泳 法</h1>

本法是最早应用的一种电泳技术，目前已逐渐为其他类型的电泳技术所取代，但由于设备简单，材料便宜，操作简便，仍然有一定的实用价值，所以仍被药典（2010年版）所收载。

纸电泳法是以滤纸作为电泳的支持介质，通常所用的就是一般的层析滤纸，如进口的whatman滤纸和国产的新华滤纸。按装置不同，纸电泳法有三种类型，即①水平式纸电泳法；②倒V字形纸电泳法；③连续式纸电泳法，现将药典（2010年版）收载的水平式纸电泳法的操作方法介绍如下。

1. 仪器装置

包括电泳室及直流电源两部分。常用的水平式电泳室装置如图5-1所示。

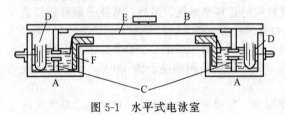

图5-1 水平式电泳室

包括两个电泳槽A和一个可以密封的玻璃（或相应材料）盖B；两侧的电泳槽均用有机玻璃（或相应材料）板C分成两部分；外格装有铂电极（直径0.5～0.8cm）D；里格为可放滤纸E的有机玻璃电泳槽架F，此架可从槽中取出；两侧电泳槽A内的铂电极D经隔离导线穿过槽壁与外接电泳仪电源相连。电源为具有稳压器的直流电源，常压电泳一般在100～500V，高压电泳一般在500～10000V。

2. 操作法

(1) 电泳缓冲液　枸橼酸盐缓冲液（pH=3.0）。取枸橼酸（$C_6H_8O_7 \cdot H_2O$）39.04g与枸橼酸钠（$C_6H_5Na_3O_7 \cdot 2H_2O$）4.12g，加水4000mL，使溶解。

(2) 滤纸　取色谱滤纸置1mol/L甲酸溶液中浸泡过夜，次日取出，用水漂洗至洗液的pH值不低于4，置60℃烘箱烘干，备用。可按需要裁成长27cm、宽18cm的滤纸，或根据电泳室的大小裁剪，并在距长度方向一端5～8cm处划一起始线，每隔2.5～3cm处做一记号备点样用。

(3) 点样　有湿点法和干点法。

湿点法是将裁好的滤纸全部浸入枸橼酸盐缓冲液（pH=3.0）中，湿润后，取出，用滤纸吸干多余的缓冲液，置电泳槽架上，使起始线靠近阴极端，将滤纸两端浸入缓冲液中，然后用微量注射器精密点加供试品溶液，每点10μL，共3点，并留2个空白位置。

干点法是将供试品溶液点于滤纸上，吹干，再点，反复数次，直至点完规定量的供试品溶液，然后用喷雾器将滤纸喷湿，点样处最后喷湿，本法适用于稀的供试品溶液。

(4) 电泳　于电泳槽中加入适量电泳缓冲液，浸没铂电极，接通电泳仪稳压电源挡，调整电压梯度为18～20V/cm，电泳约1小时45分钟，取出，立即吹干，置紫外光灯（254nm）下检视，用铅笔划出紫色斑点的位置。

(5) 含量测定　剪下供试品斑点和与斑点位置面积相近的空白滤纸，剪成细条，分别置试管中，各精密加入0.01mol/L盐酸溶液5mL，摇匀，放置1h，用3号砂芯玻璃漏斗滤过，也可用自然沉降或离心法倾取上清液，按各药品项下的规定测定吸光度，并按吸收系数计算含量。

纸电泳法一般用于小分子荷电物质的分离，如氨基酸、小肽、核苷酸等。由于滤纸纤维素含有大量的羧基，由此引起纸纤维素和极性大的样品物质发生广泛的相互作用，从而使得亲水性的样品物质电泳迁移率低，同时小分子物质净电荷较少也影响它们的电泳迁移率，所以有时纸电泳需要在高压下进行（约 200V/cm），高压电泳会产生热量，使缓冲液大量蒸发及滤纸干燥，为此必须附有降温设备，或者在低温的条件下进行。

【示例】三磷酸腺苷二钠片的含量测定

三磷酸腺苷二钠（ATP）在生产过程及贮存期间均易引入二磷酸腺苷（ADP）与单磷酸腺苷（AMP）等杂质。ATP 分子中的腺嘌呤碱基具有双键，在适当 pH 值介质中有强烈的紫外吸收，可用紫外法测定。但直接测定时杂质有干扰，可利用电泳分离 ATP，再用紫外法测定。

（1）缓冲溶液与滤纸制备

① 枸橼酸盐缓冲液（pH3.0） 取枸橼酸（$C_6H_8O_7 \cdot H_2O$）39.04 与枸橼酸钠（$C_6H_5Na_3O_7 \cdot 2H_2O$）₄12g，加水 4000mL 使溶解，即得。

② 箔纸 取色谱滤纸置 1mol/L 甲酸溶液中浸泡，取出，用水漂洗至洗液的 pH 值不低于 4，置 60℃烘箱烘干，备用。

（2）供试品溶液的制备 取本品 20 片，除去肠溶衣后，精密称定，研细，精密称取适量（约相当 ATP0.25g），精密加水 25mL。振摇 30min，滤过、弃去初滤液，取续滤液作为供试品溶液（每 1mL 含 ATP 约 10mg），备用。

（3）电泳 取 30cm×3cm 滤纸条，距底部 5cm 处划一基线，干法点样 10μL，将纸条置盛有枸橼酸盐缓冲液（pH3.0）的电泳槽架上，点样一端置负极一侧，同时作一空白对照，待纸条湿润后，调整电压梯度为 16～18V/cm，电泳约 1～1.5h，取出，立即吹干，置紫外灯（254nm）下检视，用铅笔划出跑在滤纸最前面的紫色斑点。

（4）含量测定 剪下供试品斑点和与斑点位置、面积相近的空白滤纸，剪成细条，分别置试管中，各精密加入 0.01mol/L 盐酸溶液 5mL，摇匀，放置 1h，待纸纤维下沉，倾取上清液，按照分光光度法，在 257nm 波长处测定吸光度，按 $C_{10}H_{14}N_5Na_2O_{13}P_3$ 的吸收系数（$E_{1cm}^{1\%}$）为 263 计算，即得。

（5）注意事项

① 枸橼酸盐缓冲液离子强度与 pH 值均对电泳有影响，以 0.05mol/L（pH3.0）的分离效果与分离速度为最佳。

② 色谱滤纸薄型较厚型对 ATP 吸附少，回收率高。

③ 点样用微量注射器宜校正后使用，10μL 注射器的实际容积与标示容积相差应不大于 1%～2%（0.1～0.2μL）。

④ 样品测定的相对标准偏差可为 0.5%～2.5%，为便于结果判断，卫生部药品标准规定用三份结果的均数。若三份结果的相对标准偏差大于 3%，应进行重复试验。

第四节
琼脂糖凝胶电泳法

琼脂糖凝胶具有较大的孔径，因而适用于对较大分子的电泳分离，目前琼脂糖凝胶电泳法已成为核糖核酸（ribose nucleic acid，简称 RNA）和脱氧核糖核酸（deoxyribonnucleic acid，简称 DNA）检测、分离和性质研究的标准手段。

核酸在琼脂糖凝胶中的电泳迁移率取决于琼脂糖浓度、核酸分子的大小以及核酸分子的形状等三个因素。一般来说，较低浓度的琼脂糖凝胶适合于较大分子物质的电泳分离，其电泳速度与分子量的大小有关，且分子量的对数值与电泳迁移率之间存在着线性关系。由此可以作为定量的基础。所以，本法被药典（2010 年版）所收载。现将其操作方法介绍如下。

1. 仪器装置

电泳室及直流电源同纸电泳。

2. 试剂

（1）醋酸-锂盐缓冲液（pH3.0）　取冰醋酸 50mL，加水 800mL 混合后，用氢氧化锂调节 pH 值至 3.0，再加水至 1000mL。

（2）甲苯胺蓝溶液　取甲苯胺蓝 0.1g，加水 100mL 使溶解。

3. 操作法

（1）制胶　取琼脂糖约 0.2g，加水 10mL，置水浴中加热使溶胀完全，加温热的醋酸-锂盐缓冲液（pH＝3.0）10mL，混匀，趁热将胶液涂布于大小适宜（2.5cm×7.5cm 或 4cm×9cm）的玻板上，厚度约 3mm，静置，待凝胶结成无气泡的均匀薄层，即得。

（2）标准品溶液及供试品溶液的制备　按各药品项下规定配制。

（3）点样与电泳　在电泳槽内加入醋酸-锂盐缓冲液（pH＝3.0），将凝胶板置于电泳槽架上，经滤纸桥浸入缓冲液。于凝胶板负极端分别点样 1μL，立即接通电源，在电压梯度约 30V/cm、电流强度 1～2mA/cm 的条件下，电泳约 20min，关闭电源。

（4）染色与脱色　取下凝胶板，用甲苯胺蓝溶液染色，用水洗去多余的染色液至背景无色为止。

在凝胶电泳中，首先应用的是琼脂电泳，它具有下列优点：①琼脂含液体量大，可达 98%～99%，近似自由电泳，但是样品的扩散度比自由电泳小，对蛋白质的吸附极微；②琼脂作为支持体有均匀，区带整齐，分辨率高，重复性好等优点；③电泳速度快；④透明而不吸收紫外线，可以直接用紫外检测仪做定量测定；⑤区带易染色，样品易回收，有利于制备。然而琼脂中有较多硫酸根，电渗作用大。琼脂糖是从琼脂中提取出来的，是由半乳糖和 3,6-脱水-L-半乳糖相互结合的链状多糖。含硫酸根比琼脂少，因而分离效果明显提高。

琼脂（糖）电泳常用缓冲液的 pH 值在 6～9 之间，离子强度为 0.02～0.05。离子强度过高时，会有大量电流通过凝胶，因而产生热量，使凝胶的水分量蒸发，析出盐的结晶，甚至可使凝胶断裂，电流中断。常用的缓冲液有硼酸盐缓冲液与巴比妥缓冲液。为了防止电泳时两极缓冲液槽内 pH 值和离子强度的改变，可在每次电泳后合并两极槽内的缓冲液，混匀后再用。

第五节
醋酸纤维素薄膜电泳法

醋酸纤维素薄膜是由醋酸纤维素加工制成的。醋酸纤维素薄膜作为电泳支持体有以下优点：①电泳后区带界限清晰；②通电时间较短（20min～1h）；③它对各种蛋白质（包括血清白蛋白，溶菌酶及核糖核酸酶）都几乎完全不吸附，因此无拖尾现象；④对染料也没有吸附，因此不结合的染料能完全洗掉，无样品处几乎完全无色。它的电渗作用虽高但很均一，不影响样品的分离效果，由于醋酸纤维素薄膜吸水量较低，因此必须在密闭的容器中进行电泳，并使用较低电流，避免蒸发。

醋酸纤维素没有上述滤纸纤维素的缺点。由于纤维素的羟基经乙酰化后，使得醋酸纤维素作为电泳介质，具有以下独特的优点：适用于极性分子，尤其是极性大分子的分析分离；与纸纤维相比，快速、分辨率高；对于蛋白质等极性大分子及大部分染色试剂不产生染色作用、因而染色后背景多余的染料很易洗脱，所以背景清晰，区带界限分明，没有拖尾现象。由于本法可在低压下进行，所以也被药典（2010 年版）所收载。现将其操作方法介绍如下。

1. 仪器装置
电泳室及直流电源同纸电泳。

2. 试剂

（1）巴比妥缓冲液（pH8.6）　取巴比妥 2.76g、巴比妥钠 15.45g，加水溶解使成 1000mL。

（2）氨基黑染色液　取 0.5g 的氨基黑 10B，溶于甲醇 50mL、冰醋酸 10mL 及水 40mL 的混合液中。

（3）漂洗液　取乙醇 45mL、冰醋酸 5mL 及水 50mL，混匀。

（4）透明液　取冰醋酸 25mL，加无水乙醇 75mL，混匀。

3. 操作法

（1）醋酸纤维素薄膜　取醋酸纤维素薄膜，裁成 2cm×8cm 的膜条，将无光泽面向下，浸入巴比妥缓冲液（pH8.6）中，待完全浸透，取出夹于滤纸中，轻轻吸去多余的缓冲液后，将膜条无光泽面向上，置电泳槽架上，经滤纸桥浸入巴比妥缓冲液（pH8.6）中。

（2）点样与电泳　于膜条上距负极端 2cm 处，条状滴加蛋白含量约 5% 的供试品溶液 2～3μL，在 10～12V/cm 电位梯度下电泳。电泳区带距离以 4～5cm 为宜。

（3）染色　电泳完毕，将膜条取下浸于氨基黑染色液中，2～3min 后，用漂洗液浸洗数次，直至脱去底色为止。

（4）透明　将洗净并完全干后的膜条浸于透明液中 10～15min，取出平铺于洁净的玻板上，干后即成透明薄膜，可于分光光度计上测定和做标本长期保存。

（5）含量测定　未经透明处理的醋酸纤维素薄膜电泳图可按各药品项下规定的方法测定，一般采用洗脱法或扫描法，测定各蛋白质组分的相对含量（%）。

① 洗脱法。将洗净的膜条用滤纸吸干，剪下供试品溶液各电泳图谱的电泳区带，分别浸于 1.6% 的氢氧化钠溶液中，振摇数次，至洗脱完全，于一定波长下测定吸收度。同时剪取与供试品膜条相应的无蛋白部位，同法操作作对照。先计算吸收值总和，再计算各蛋白组分所占比率（%）。

② 扫描法。将干燥的醋酸纤维素薄膜用色谱扫描仪通过反射（未透明薄膜）或透射（已透明薄膜）方式在记录器上自动绘出各蛋白组分曲线图，横坐标为膜条的长度，纵坐标为吸光度，计算各蛋白组分的含量（%）。亦可用微机处理积分计算。

醋酸纤维素薄膜电泳已经广泛用于血清蛋白、血红蛋白、球蛋白、脂蛋白、糖蛋白、甲胎蛋白、类固醇及同工酶等的分离分析中，尽管它的分辨率比聚丙烯酰胺凝胶电泳低，但它具有简单，快速等优点。根据样品理化性质，从提高电泳速度和分辨率出发选择缓冲液的种类、pH 值和离子强度。选择好的缓冲液最好是挥发性强、对显色或紫外光等观察区带没有影响，若样品含盐量较高时，宜采用含盐缓冲液。例如血清蛋白电泳可选用 pH8.6 的巴比妥缓冲液或硼酸缓冲液；氨基酸的分离则可选用 pH7.2 的磷酸盐缓冲液等。电泳时先将滤膜剪成一定长度和宽度的纸条。在欲点样的位置用铅笔做上记号，点上样品，在一定的电压，电流下电泳一定时间，取下滤膜，进行染色。不同物质需采用不同的显色方法，如核苷酸等物质可在紫外分析灯下观察定位，但许多物质必须经染色剂显色。

醋酸纤维素薄膜电泳染色后区带可剪下，溶于一定的溶剂中进行光密度测定。也可以浸于折射率为 1.474 的油中或其他透明液中使之透明，然后直接用光密度计测定。它的缺点是厚度小，样品用量很小，不适于制备。

第六节
聚丙烯酰胺凝胶电泳法

聚丙烯酰胺凝胶电泳是以聚丙烯酰胺凝胶作为支持介质的电泳方法，其分离效果取决于分子所带电荷与分子大小的比例，以及与分子大小有关的分子筛效应。

聚丙烯酰胺凝胶电泳法目前已得到广泛应用。其优点如下：①聚丙烯酰胺聚合物分子中可解离的基团很少，因而电渗作用小，对样品的吸附作用很小（尤其对蛋白质的吸附），容易制备，并可再生吸收；②凝胶的孔径可以按需要控制其大小，因而具有可拉的分子筛效应，可以根据要分离物质分子的大小，选择合适的凝胶成分，使之既有适宜的空隙度，又有比较好的机械性质。一般说来，含丙烯酰胺 7%～7.5% 的凝胶，机械性能适用于分离相对分子质量范围在 1 万至 100 万的物质，1 万以下的蛋白质则采用含丙烯酰胺 15％～30％的凝胶，而分子量特别大的可采用含丙烯酰胺4％的凝胶；③在一定浓度范围聚丙烯酰胺对热稳定。凝胶几乎无色透明，因而电泳结果易观察，可用检测仪直接测定；④丙烯酰胺是比较纯的化合物，可以精制，减少污染。合成聚丙烯酰胺凝胶的原料是丙烯酰胺和亚甲基双丙烯酰胺。丙烯酰胺称单体，亚甲基双丙烯酰胺称交联剂，在水溶液中，单体和交联剂通过自由基引发的聚合反应形成凝胶。并且化学纯度高，不易对样品物质造成污染；⑤聚丙烯酰胺凝胶还有一个重要特性，就是在 280nm 波长处没有吸收，这有利于样品蛋白质电泳后的扫描检测。

由于本法具有上述优点，故被药典（2010 年版）所收载，其操作方法如下。

1. 仪器装置

通常由稳流电泳仪和圆盘电泳槽或平板电泳槽组成。其电泳室有上、下两槽，每个槽中都有固定的铂电极，铂电极经隔离电线接于电泳仪稳流挡上。

2. 试剂

（1）溶液 A 取三羟甲基氨基甲烷 36.6g、四甲基乙二胺 0.23mL，加 1mol/L 盐酸溶液 48mL，再加水溶解并稀释至 100mL，置棕色瓶内，在冰箱中保存。

（2）溶液 B 取丙烯酰胺 30.0g、次甲基双丙烯酰胺 0.74g，加水溶解并稀释至 100mL，过滤，置棕色瓶内，在冰箱中保存。

（3）电极缓冲液（pH8.3） 取三羟甲基氨基甲烷 6g、甘氨酸 28.8g，加水溶解并稀释至 1000mL，置冰箱中保存，用前稀释 10 倍。

（4）溴酚蓝指示液 取溴酚蓝 0.1g，加 0.05mol/L 氢氧化钠溶液 3.0mL 与 90％乙醇 5mL，微热使溶解，加 20％乙醇制成 250mL。

（5）染色液 取 0.25％（g/mL）考马斯亮蓝 G250 溶液 2.5mL，加 12.5％（g/mL）三氯醋酸溶液至 10mL。

（6）稀染色液 取上述染色液 2mL，加 12.5％（g/mL）三氯醋酸溶液至 10mL。

（7）脱色液 7％醋酸溶液。

3. 操作法

（1）制胶 取溶液 A 2mL，溶液 B 5.4mL，加脲 2.9g 使溶解，再加水 4mL，混匀，抽气赶去溶液中气泡，加 0.56％过硫酸铵溶液 2mL，混匀制成胶液，立即用装有长针头的注射器或细滴管将胶液沿管壁加至底端有橡皮塞的小玻璃管（10cm×0.5cm）中，使胶层高度达 6～7cm，然后徐徐滴加水少量，使覆盖胶面，管底气泡必须赶走，静置约 30min，待出现明显界面时即聚合完毕，吸去水层。

（2）标准品溶液及供试品溶液的制备 参照中国药典（2010 版）各药品项下的规定。

（3）电泳 将已制好的凝胶玻璃管装入圆盘电泳槽内，每管加供试品或标准品溶液 50～100μL，为防止扩散可加甘油或 40％蔗糖溶液 1～2 滴及 0.04％溴酚蓝指示液 1 滴，也可直接在上槽缓冲液中加 0.04％溴酚蓝指示液数滴，玻璃管的上部用电极缓冲液充满，上端接负极，下端接正极。调节起始电流使每管为 1mA，数分钟后，加大电流使每管为 2～3mA，当溴酚蓝指示液移至距玻璃管底部 1cm 处，关闭电源。

（4）染色和脱色 电泳完毕，用装有长针头并吸满水的注射器，自胶管底部沿胶管壁将水压入，胶条即从管内滑出，将胶条浸入稀染色液过夜或用染色液浸泡 10～30min，以水漂洗干净，再用脱色液脱色至无蛋白白区带凝胶的底色透明为止。

（5）结果判断 将胶条置灯下观察，根据供试品与标准品的色带位置和色泽深浅程度进行判断。

4. 相对迁移率计算

供试品和标准品的电泳区带有时可用相对迁移率（R'_m）进行比较。其计算式如下：

$$相对迁移率（R'_m）=\frac{进胶端到供试品或标准品区带的距离}{进胶端到溴酚蓝区带的距离}$$

5. 扫描

将清晰的胶条置于双波长薄层扫描仪或凝胶电泳扫描仪中扫描并积分，由各组分的峰面积计算含量（%）。

在聚丙烯酰胺凝胶形成的反应过程中，需要有催化剂参加，催化剂包括引发剂和加速剂两部分。引发剂在凝胶形成中提供初始自由基，通过自由基的传递，使丙烯酰胺成为自由基，发动聚合反应，加速剂则可加快引发剂释放自由基的速度。常用的引发剂和加速剂的配伍见表 5-2。

表 5-2 聚合反应催化剂配伍

引 发 剂	加 速 剂
$(NH_4)_2S_2O_8$	TEMED
$(NH_4)_2S_2O_8$	DMAPN
核黄素	TEMED

注：$(NH_4)_2S_2O_8$ 为过硫酸铵，TEMED 为 N,N,N,N'-四甲基乙二胺，DMAPN 为 β-二甲基氨基丙腈。

用过硫酸铵引发的反应称化学聚合反应；用核黄素引发，需要强光照射反应液，称光聚合反应。聚丙烯酰胺聚合反应可受下列因素影响：①大气中氧能淬灭自由基，使聚合反应终止，所以在聚合过程中要使反应液与空气隔绝；②某些材料如有机玻璃，能抑制聚合反应；③某些化学药物可以减慢反应速度，如赤血盐；④温度高聚合快，温度低聚合慢。以上几点在制备凝胶时必须加以注意。凝胶的筛孔，机械强度及透明度等很大程度上由凝胶的浓度和交联决定。每 100mL 凝胶溶液中含有单体和交联剂的总克数称凝胶浓度，常用 $T(\%)$ 表示；凝胶溶液中交联剂占单体和交联体总量的百分数称为交联度，常用 $C(\%)$ 表示。交联度过高，胶不透明并缺乏弹性；交联度过低，凝胶呈糊状。聚丙烯酰胺凝胶具有较高的黏度，它不防止对流减低扩散的能力，而且因为它具有三维空间网状结构，某分子通过这种网孔的能力将取决于凝胶孔隙和分离物质颗粒的大小和形状，这是凝胶的分子筛作用。由于这种分子筛作用，这里的凝胶并不仅是单纯的支持物，因此，在电泳过程中除了注意电泳的基本原理以外，还必须注意与凝胶本身有关的各种性质（网孔的大小和形状等）。有人测定了总浓度（T）为 20% 的丙烯酰胺液，在 6 种不同比例的双丙烯酰胺存在下，发现聚合后的孔径与总浓度有关，总浓度愈大，孔径相应变小，机械强度增强，与总浓度不变时，亚甲基双丙烯酰胺（Bis）的浓度在 5% 时孔径最小，高于或低于此值时，聚合体孔径都相对变大，凝胶孔径在凝胶电泳中是一个重要的参数，它往往决定了电泳的分离效果。对那些用于重要研究的凝胶，最好是通过采用 10% 的一系列凝胶浓度梯度进行预先试验，以选出最适凝胶浓度。

聚丙烯酰胺凝胶电泳可分为连续的和不连续的两类，前者指整个电泳系统中所用缓冲液，pH 值和凝胶网孔都是相同的，后者是指在电泳系统中采用了两种或两种以上的缓冲液，pH 值和孔径，不连续电泳能使稀的样品在电泳过程中浓缩成层，从而提高分辨能力。

蛋白质在聚丙烯酰胺凝胶中电泳时，它的迁移率取决于它所带净电荷以及分子的大小和形状等因素。如果加入一种试剂使电荷因素消除，那么电泳迁移率就取决于分子的大小，就可以用电泳技术测定蛋白质的分子量。1967 年，Shapiro 等发现阴离子去污剂十二烷基硫酸钠（SDS）具有这种作用。当向蛋白质溶液中加入足够量 SDS 和巯基乙醇，SDS 可使蛋白质分子中的二硫键还原。由于十二烷基硫酸根带负电，使各种蛋白质-SDS 复合物都带上相同密度的负电荷，它的量大大超过了蛋白质分子原有的电荷量，因而掩盖了不同种蛋白质间原有的电荷差别，SDS 与蛋白质结合后，还可引起构象改变，蛋白质-SDS 复合物形成近似"雪茄烟"形的长椭圆棒，不同蛋白质的SDS 复合物的短轴长度都一样，约为 18A，这样的蛋白质-SDS 复合物，在凝胶中的迁移率，不再受蛋白质原有的电荷和形状的影响，而取决于分子量的大小，因而 SDS 聚丙烯酰胺凝胶电泳可以用于测定蛋白质的分子量。

第七节
SDS-聚丙烯酰胺凝胶电泳法

SDS-聚丙烯酰胺凝胶电泳法分离蛋白的原理是根据大多数蛋白都能与阴离子表面活性剂十二烷基硫酸钠（SDS）按质量比结合成复合物，使蛋白分子所带的负电荷远远超过天然蛋白分子的净电荷，消除了不同蛋白分子的电荷效应，蛋白分子相对迁移率（R'_m）的大小完全取决于分子量的高低，使蛋白按分子大小分离。由已知分子量的标准蛋白的对数和相对迁移率所作的标准曲线中求出样品的分子量。本法的优点是误差小、重复性好、操作简便、试剂易得，可用常规染色法也可用紫外扫描法进行分子量测定，一次实验可同时获得多种定量数据，操作方法如下。

1. 仪器装置

恒压或恒流电源、垂直板或圆盘电泳槽和制胶模具。

2. 试剂

（1）30％丙烯酰胺溶液　取丙烯酰胺 60g 与亚甲基双丙烯酰胺 1.6g，加水至 200mL，滤纸过滤，避光保存。

（2）分离胶缓冲液　取三羟甲基氨基甲烷 36.3g，加水 70mL，用盐酸调节 pH 值至 8.8，加水至 100mL。

（3）浓缩胶缓冲液　取三羟甲基氨基甲烷 6.0g，加水 70mL，用盐酸调节 pH 值至 6.8，加水至 100mL。

（4）电极缓冲液　取三羟甲基氨基甲烷 6.0g、甘氨酸 28.8g、十二烷基硫酸钠 1.0g，加水至 1000mL。

3. 操作法

（1）制胶　用 30％丙烯酰胺溶液-分离胶缓冲液-20％十二烷基硫酸钠溶液-10％过硫酸铵溶液（新鲜配制）-四甲基乙二胺-水（5.0∶1.5∶0.08∶0.1∶0.01∶5.3）制成分离胶液，灌入模具内至一定高度（剩余体积留做制备浓缩胶用），用水封顶，聚合完毕，倾去水层。再用 30％丙烯酰胺溶液-浓缩胶缓冲液-20％十二烷基硫酸钠溶液-10％过硫酸铵溶液-四甲基乙二胺-水（0.8∶1.3∶0.025∶0.05∶0.005∶2.4）制成浓缩胶液，灌在分离胶上，插入样品梳（如为圆盘电泳，用水封顶），待浓缩胶液聚合后，小心除去样品梳或水。

（2）对照品和供试品溶液的制备　参照中国药典（2010 版）各药品项下的规定。

（3）电泳　垂直板电泳：恒压电泳，初始电压为 80V，进入分离胶时调至 150～200V，当溴酚蓝迁移胶底处，停止电泳。

圆盘电泳：调节电流使每管 8mA。

4. 固定与染色

（1）考马斯亮蓝染色

① 试剂。（a）固定液。称取三氯醋酸 5g，加水 200mL 溶解后，加甲醇 200mL，再加水至 500mL。（b）染色液。称取考马斯亮蓝 R250 0.5g，加水 200mL 溶解后，加甲醇 200mL 与冰醋酸 50mL，再加水至 500mL。（c）脱色液。取甲醇 400mL、冰醋酸 100mL，加水至 1000mL，充分混合。（d）保存液。取冰醋酸 75mL，加水至 1000mL，摇匀。

② 固定与染色。电泳完毕，取出胶片（条），置固定液中 30min，取出胶片（条），置染色液中 1～2h，用脱色液脱色至凝胶背景透明后保存在保存液中。

（2）银染色

① 试剂。（a）硝酸银溶液。取硝酸银 0.8g，加水至 4.0mL，将此溶液滴加到 0.1mol/L 氢氧化钠溶液 20mL 与 25％氨溶液 1.5mL 的混合液中，摇匀，用水稀释至 100mL。（b）固定液。取甲醇 50mL、37％甲醛溶液 54μL，加水至 100mL。（c）显色液。取 1％枸橼酸溶液 2.5mL、37％甲醛溶

液 270μL，加水至 500mL。（d）终止液。取冰醋酸 100mL，加水至 1000mL。

② 固定与染色。胶片浸在固定液中至少 2h 后弃去固定液，用水浸洗至少 1h；胶片置 1% 戊二醛溶液中 15min 后，用水洗 2 次，每次 15min；胶片置硝酸银溶液中 15min 后，用水洗 3 次，每次 15min；胶片置显色液中，待各带显出后置终止液中。

5. 计算

用卡尺或用扫描定位法测量溴酚蓝指示剂和蛋白迁移距离（如为圆盘电泳还应测量染色前后胶条长度，垂直板电泳胶片厚度低于 1mm，染色前后胶片长度基本不变）。按下式计算相对迁移率：

$$相对迁移率(R'_m) = \frac{蛋白迁移距离}{脱色后胶条长度} \times \frac{脱色前胶条长度}{溴酚蓝指示剂迁移距离}$$

（1）分子量　以 R'_m 为横坐标，标准蛋白的分子量对数为纵坐标，进行线性回归，由标准曲线求得供试品的分子量。

（2）纯度　取胶片（条），置薄层扫描仪，以峰面积按归一化法计算。

（3）结果判断　供试品主成分迁移率应与对照品迁移率一致。

第八节
等 电 聚 焦

等电点聚焦就是在电泳槽中放入载体两性电解质，当通以直流电时，两性电解质即形成一个由阳极到阴极逐步增加的 pH 值梯度，当蛋白质放进此体系时，不同的蛋白质即移动到或聚焦于与其等电点相当的 pH 值位置上，电聚焦的优点是：有很高的分辨率，可将等电点相差 0.01～0.02 pH 单位的蛋白质分开；一般电泳由于受扩散作用的影响，随着时间和所走距离的加长，区带越走越宽，而电聚焦能抵消扩散作用，使区带越走越窄；由于这种电聚焦作用，不管样品加在什么部位，都可聚焦到其电点，很稀的样品也可进行分离；可直接测出蛋白质的等电点，其精确度可达 0.01pH 单位。电聚焦技术的缺点是：一是电聚焦要求用无盐溶液，而在无盐溶液中蛋白质可能发生沉淀；二是样品中的成分必须停留于其等电点，不适宜用在等电点不溶或发生变性的蛋白质。

电聚焦技术要求有稳定的 pH 值梯度，要求有防止对流和防止已分离区带再混合的措施，其办法有三：密度梯度、聚丙烯酰胺凝胶和区带对流聚焦，以第一种方法为常用。

一、基本原理

（1）人工 pH 值梯度　在分离蛋白质时常以蔗糖密度梯度防止对流。当两个不同 pH 值的缓冲液互相扩散时，在其混合区间即形成 pH 值梯度，称为"人工 pH 值梯度"。因为缓冲液是电解质，在电场中的它的离子移动会引起 pH 值梯度的改变，所以不稳定。

（2）天然 pH 值梯度　这种梯度是由电流本身所引起并保持的，比较稳定，其形成过程是，当电解硫酸钠的稀溶液时，在阳极聚焦硫酸而在阴极聚焦氢氧化钠。若将一些两性电解质放入槽中，则它们在阳极的酸性介质中就会得到质子而带正电，在阴极的碱性介质中则失掉质子而带负电，这样就会受其附近的电极所排斥而向相反方向移动。设其中有一个酸性最强的两性电解质（甲），当它由阴极逐渐接近阳极的硫酸时，就会失去电荷而停止运动，（甲）所在的位置就是它的等电点，另有一个等电点稍高于（甲）的物质（乙），当向阳极运动靠近（甲）时，它不能超过（甲），因为那里低于它的等电点。于是（乙）将带正电荷而向阴极移动，它只能排在（甲）的阴极侧。假如有很多两性电解质，它们就会按照等电点由低到高的顺序依次排列，形成一个由阳极向阴极逐步升高的平稳的 pH 值梯度，此梯度的进程取决于两性电解质的 pH 值、浓度和缓冲性质。在防止对流的情况下，只要电流稳定，这个 pH 值梯度将保持不变。

（3）两性电解质互相分离的条件　甲乙两物质形成两个相邻的不同 pH 值的等电点层，因为在它们中间不能形成纯水层，所以它们不是完全分离开的，中间部分互相扩散，互相粘连。要使两物质完全分开，中间必须有一个介于其间 pH 值的物质，例如，当甲乙两物质的 pH 值正好一个在 7 以下，一个在 7 以上，即可以分开，因为中间形成了纯水层（pH＝7），这时水是作为一个两性电解质而存在。

（4）蛋白质的电聚焦分离　蛋白质及多肽是两性电解质，它们比氨基酸更适于电聚焦，因为它们在等电点附近仍有电荷而能进行电迁移，大部分中性氨基酸在接近等电点时就失去电荷而停止运动，不能达到真正的等电点。但在没有第三种居间的两性电解质存在时，也不能将两种蛋白质完全分开，必须有很多不同 pH 值的电解质（载体两性电解质）才能解决这个问题。

二、载体两性电解质

载体两性电解质必须具备的条件：①在等电点处必须有足够的缓冲能力，不致被样品蛋白质或其他两性物质的缓冲能力改变 pH 值梯度的进程；②在等电点必须有足够高的电导，而且要求具备不同 pH 值的载体有相同的电导系数，使整个体系中的电导均匀，防止产生极大的电位降，其他部分电压就会太小，而不能保持梯度，也不能使应聚焦的成分进行电迁移，达到聚焦；③分子量要小，便于与被分离的高分子物质用透析或凝胶过滤法分开；④化学组成应不同于被分离物质，不干扰测定；⑤应不与分离物质反应或使之变性。

一般来说，当一个两性电解质的等电点介于两个很近的 pH 值之间时，它在等电点的解离度大，缓冲能力强，而且电导系数高，这就是好的载体两性电解质。

三、密度梯度等电点聚焦

（1）密度梯度　密度梯度是用以防止对流保持 pH 值梯度，避免已分离物质再混合的重要措施。由重溶液和轻溶液以梯度混合形成。用作密度梯度的溶质应具有以下条件：溶解度高，黏度低；密度大，得到的密度差不低于 $0.12g/cm^3$，不与样品蛋白质起反应，不解离。最常用的是蔗糖（分析纯），它对蛋白质不仅无害还有保护作用。重溶液含蔗糖 50mg/100mL，这时柱上和柱下最大密度差为 $0.2g/cm^3$，浓度太高则黏度过大不适用。蔗糖在高 pH 值时会分解，影响 pH 值梯度及 pH 值测定，这种情况下可改用甘油，也可用甘露醇、山梨醇、右旋糖酐等。

（2）pH 值梯度的选择　在测定未知蛋白时，可先采用 pH 值为 3～10 的载体，经初步测定后改用较窄的以提高分辨率，在使用 pH 值为 7 以上或以下范围时，因缺少中性载体，在聚焦过程中载体与电极之间在 pH 值为 7 部位就会形成纯水区带，纯水的电导极低，必须避免此现象。凡使用中性的 pH 值范围的载体时，应加入相当于 0.1 载体量的 pH 值为 6～8 或 pH 值为 3～10 的载体。在用 pH 值低于 3 的范围时，可加有机酸如一氯醋酸、二氯醋酸、甲酸、乙酸、pH 值高于 10 时，可补加胺使 pH 值增加到 11。载体在 pH 值为 6 附近电导较低，可以与蔗糖密度梯度互相补偿，蔗糖浓度高时电导低，所以可把 pH 值为 6 电导低部位放在柱上部，也就是用 pH 值为 6 以下范围时，阴极在上，而用 pH 值为 6 以上范围时，阳极在上方。

（3）蛋白质样品及分离容量　电聚焦有高的分辨力，一般样品不需提纯，分析上可用来测定混合物中某一成分的相对比例，如大量提纯蛋白质，则应预先初步提纯。有些物质（如核酸）聚焦时会沉淀，应预先除去。蛋白质应不含盐，因盐浓度高电流大，易发热，而且盐离子迁移至两极产生酸碱，占据了分离的有效部位。加样体积不受限制，最高可达 80～85mL。

等电点聚焦的分离容量受下列几个因素影响：聚焦后每一区带的蛋白量取决于密度梯度所能支持的蛋白质，提高密度可以提高分离容量；容量与区带高度的平方成正比，降低电压可使区带变宽，提高容量，但分辨率降低，聚焦时间长，用窄的 pH 值梯度范围可以使区带变宽，提高分辨率。用 110mg 柱时，每一区带蛋白质含量最高可达 20～25mg，由于粗蛋白样品可分为很多区带，所以总量可以加至几百毫克；分离的容量与柱的横截面成正比，用 440mg 柱时，可加粗蛋白质 5g，每一区带可达 1g。

第九节
高效毛细管电泳

高效毛细管电泳（high performance capillary electrophoresis，HPCE）是以弹性石英毛细管为分离通道，以高压直流电场为驱动力，依据样品中各组分之间淌度和分配行为上的差异而实现分离的分析方法。高电场强度会使电泳介质本身发热，即产生焦耳热，引起区带扩散。而毛细管电泳法使用窄内径的毛细管，有效地扩散焦耳热，因此可使用高电压，实现了高分辨、快捷和仪器化。其设备的主要部件有 $0\sim30kV$ 可调稳压稳流电源、内径小于 $100\mu m$ 长度一般为 $30\sim100cm$ 的弹性石英毛细管、电解槽、检测器和进样装置。高效毛细管电泳技术（HPCE）包括在毛细管中进行的自由溶液区带电泳（capillary zone electrophoresis，CZE）、凝胶电泳（capillary gel electrophoresis，CGE）、等速电泳（capillary isotachophoresis，CITP）、等电聚焦电泳（capillary iso-electric focusing，CIEF）以及电泳与色谱法相结合的毛细管胶束电动色谱（micellar electrokinetic chromatography，MEKC）和毛细管电色谱（capillary electrochromatography，CEC）。Knox 更加概括地将上述技术统称为毛细管电分离法（capillary electroseparation methods）。在所有上述方法中，目前以 CZE 和 MEKC 最为方便，因而常用。由于毛细管充填及检测方面的问题，目前 CEC 应用上还有困难，但有人认为 CEC 将是 HPCE 中最有前途的方法。HPCE 迅速发展于 20 世纪 80 年代中后期，兼有高压电泳的高速、高分辨率及高效液相色谱的高效率等优点。

目前，国际上的毛细管研究侧重于应用，但方法本身的完善和发展也同样热火朝天。应用研究的内容是多方面的，其中最富特色者如氨基酸、肽、蛋白质分离、糖分析、手性药物等的快速分析，以及 DNA 序列和 DNA 合成中产物纯度的测定等。甚至可用于单个细胞和病毒的分析，如在缓冲液中加入表面活性剂则可用于分离中性化合物。毛细管电泳实际上包含电泳、色谱及其交叉内容，是分析科学中继高效液相色谱之后的又一重大进展，它使分析科学得以从微升水平进入纳升水平，并使单细胞分析，乃至单分子分析成为可能。长期困扰我们的生物大分子如蛋白质的分离分析也因此有了新的转机。这一技术的迅猛发展已引起分析工作者的极大关注，毛细管电泳技术在生物分析及生命科学领域中有极为广阔的应用前景。

一、毛细管电泳分离模式

毛细管电泳的多种分离模式，给样品分离提供了不同的选择机会，这对复杂样品的分离分析，是非常重要的。常见的毛细管电泳类型见表 5-3。

表 5-3　毛细管电泳类型

类　型	缩写	说　明
单根毛细管		
空管（自由溶液）		
毛细管区带电泳	CZE	毛细管和电极槽灌有相同的缓冲液
毛细管等速电泳	CITP	使用两种不同的 CZE 缓冲液[①]
毛细管等电聚焦	CIEF	管内装 pH 值梯度介质,相当于 pH 值梯度 CZE
胶束电动毛细管色谱	MEKC	在 CZE 缓冲液中加入一种或多种胶束
微乳液毛细管电动色谱	MEEKC	在 CZE 缓冲液中加入水包油微乳液
高分子离子交换毛细管电动色谱	PICEC	在 CZE 缓冲液中加入可微观分相的高分子离子
开管毛细管电色谱	OTCEC[③]	使用固定相涂层毛细管,分正、反相与离子交换等
亲和毛细管电泳	ACE[③]	在 CZE 缓冲液或管内加入亲和作用试剂
非胶毛细管电泳	NGCE	在 CZE 缓冲液中加入高分子构成筛分网络
填充管		
毛细管凝胶电泳	CGE	管内填充凝胶介质,用 CZE 缓冲液

类　型	缩写	说　明
聚丙烯酰胺毛细管凝胶电泳	PA-CGE	管内填充聚丙烯酰胺凝胶
琼脂糖毛细管凝胶电泳	Agar-CGE	管内填充琼脂糖凝胶
填充毛细管电色谱	PCCEC[②]	毛细管内填充色谱填料，分正、反相与离子交换等
阵列毛细管电泳	CAE	利用一根以上的毛细管进行 CE 操作
芯片式毛细管电泳	CCE	利用刻制在载玻片上的毛细通道进行电泳
联用		
毛细管电泳/质谱	CE/MS	常用电喷雾接口，需挥发性缓冲液
毛细管电泳/核磁共振	CE/NMR	需采用停顿式扫描样品峰的测定方法
毛细管电泳/激光诱导荧光	CE/LIF	具单细胞、单分子分析潜力

① 通常称为前导和终止电解质缓冲液，记作 LE 和 TE，LE 中的离子淌度需大于样品离子，而 TE 中的离子则需小于样品。

② 还有次级分类。

③ 也可用凝胶或其他模式做亲和分离。

毛细管区带电泳（CZE）的分离机理是基于各被分离物质的荷质比的差异。这是 CZE 最基本的工作方式。但其只能分析荷电粒子如氨基酸、蛋白、肽等。

1984 年 Terabe 等提出的胶束电动毛细管色谱（MEKC），不仅能测离子，而且能测中性分子、手性对映体等。毛细管凝胶电泳（CGE）由 Karger 等于 1987 年提出。由于凝胶具有黏度大、抗对流的特点，能减少溶质的扩散，所得峰型尖锐，柱效极高，是毛细管电泳的理想介质，但制备困难，寿命偏短，使用时易产生空泡。后发展起来的无胶筛分，用黏度低的线性聚合物溶液代替高黏度的聚丙烯酰胺，同样起到使不同体积的溶质分子在充当"分子筛"的介质中电泳分离的目的，每次分离均用新胶，可避免空泡的产生，且比凝胶柱便宜、简单、寿命长，但分离能力稍差。CGE 现已广泛用于 DNA 片段的分离。毛细管等电聚焦（CIEF）用两性电解质在毛细管内建立 pH 值梯度，使各种不同等电点的蛋白质在电场作用下迁移到等电点的位置，形成一非常窄的聚焦区带。可用于测定蛋白质的等电点，分离异构体和其他方法难以分离的蛋白质。

毛细管等速电泳（CITP）是一种较早的分离模式，可用较大内径的毛细管，在微制备中很有用处，可作为柱前浓缩方法用于富集样品。

毛细管电色谱（CEC）是将 HPLC 发展起来的众多固定相填充到毛细管中或涂敷在毛细管壁上，使之如同色谱固定相一样参与分离。可以说 CEC 是 CE 与 HPLC 的有机结合，既有 CE 的高柱效，又有 HPLC 的高选择性，利用涂层还可有效减少生物大分子如蛋白分子在毛细管壁的吸附，改善峰形，提高选择性，是一种很有发展前景的模式。

此外，还有在这些 CE 基本分离模式基础上利用各种技术建立起来的特殊的分离模式，如亲和毛细管电泳（利用生物分子或其他受体分子与其相应的专一分子可逆亲和特性来进行电泳分离）、毛细管矩阵电泳（大量毛细管平行分离）、微毛细管电泳（将微系统技术应用于 CE，把化学反应的产物引入毛细管进行电泳分离）。微反应器各有不同，可通过在玻璃板上蚀刻形成的网来实现，进行一系列毛细管的平行操作。也可将反应器通过针式阀与毛细管相连，在 70℃ 下进样对 DNA 测序。微毛细管电泳装置柱短、场强大，因此速度快、效率高、检测限低，在当今纳米技术快速发展的情况下会显示出更大的发展前景。

二、毛细管电泳的特点

毛细管电泳通常使用内径为 $25 \sim 100 \mu m$ 的弹性（聚酰亚胺）涂层熔融石英管。标准毛细管的外径为 $375 \mu m$，有些管的外径为 $160 \mu m$。毛细管的特点是：容积小，侧面/截面积比大因而散热快、可承受高电场；可使用自由溶液、凝胶等为支持介质；在溶液介质下能产生平面形状的电渗流。

由此，可使毛细管电泳具备如下优点：①高效，效率在105～106片/m间，CGE效率可达107片/m以上；②快速，几十秒至十几分钟完成分离；③微量，进样所需的体积可小到1μL，消耗体积在1～50nL间；④多模式，可根据需要选用不同的分离模式（表5-3）且仅需一台仪器；⑤应用范围广，从无机离子到整个细胞，均能分析；⑥自动，CE是目前自动化程度最高的分离方法；⑦洁净，通常使用水溶液，对人对环境无害；⑧经济，实验消耗不过几毫升缓冲溶液，维持费用很低；概括起来CE有高灵敏度、高分辨率、高速度、低成本、低耗样、应用范围广等优点。

使用毛细管，也给CE带来问题，比如制备能力差；光路太短，非高灵敏度的检测器难以测出样品峰；凝胶、色谱填充管需要专门的灌制技术；大的侧面/截面积比能"放大"吸附的作用，导致蛋白质等的分离效率下降或无峰；吸附引起电渗变化，进而影响分离重现性等，目前尚难以定量控制电渗等。

三、毛细管电泳法的基本装置

（一）毛细管电泳仪基本结构

毛细管电泳仪基本结构包括进样、填灌/清洗、电流回路（包括高压电源、电极、电极槽、导线和电解质缓冲溶液等）、毛细管/温度控制、检测/记录/数据处理等部分，如图5-2所示，在基本结构的基础上，发展了各种类型的高效毛细管电泳系统。为获得高效需注意的技术关键如下。

1. 高压电源及毛细管参数的合理选择

Jorgenson和lukacs认为，在毛细管长度足够时，理论塔片数 n 由下式表述

$$n=(u_{ep}+u_{eo})V/2D \qquad (5-1)$$

式中，u_{ep} 为组分的离子淌度；u_{eo} 为电渗流的离子淌度；D 为组分的扩散系数；V 为电压。式(5-1)

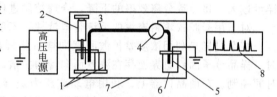

图 5-2　毛细管电泳系统的基本结构
1—高压电极槽与进样机构；2—填灌清洗机构；
3—毛细管；4—检测器；5—铂丝电极；6—低压
电极槽；7—恒温机构；8—记录/数据处理

表明，为了提高效率，必须尽量增加电压，因此HPCE装置的电源，电压高达25～30kV。然而，电压的提高，将导致电流增大，产生过多的焦耳热，引起对流，从而使分离效率下降。为此必须采取两项措施，一是控制载体电介质的浓度，使其在10～100mmol/L范围内；二是采用尽量细的毛细管，通常内径选择在50～100μm。

毛细管是CE分离的心脏。弹性熔融石英毛细管已有大量商品出售，因而被普遍使用。由熔融石英拉制得到的毛细管很脆，易折断，但在其外层涂敷聚酰亚胺后即变得富有弹性，克服了它的缺点。在电泳过程中，由于存在焦耳热效应，毛细管内会产生径向温度梯度，引起迁移速度分布，降低分离效率；另外气温的变化还会导致分离不重现。为解决这些问题，需将毛细管置于温度可调的恒温环境中。商品仪器大多有温度控制系统，主要采用风冷（强制空气对流）和液冷两种方式，其中液冷效果较好，但风冷控制系统的结构简单。

2. 进样方法及进样器的合理选择与设计

CE分离效率高，但受到诸多因素的影响，进样是很重要的因素之一，同时，进样还影响初始样品区带的宽度和分析的重现性。CE常用的定量进样技术有：电动进样、压差进样、扩散进样、进样阀进样、电分流进样等。当毛细管内径小于100μm时，用注射器进样，将很难获得足够小的进样死体积。通过转动和升降电极槽的方法来实现位置控制（类似于流分收集器），实现无死体积进样，让毛细管直接与样品接触，然后由重力、电场力或其他动力来驱动样品流入管中，即采用电动进样或压力进样方法。进样量可以通过控制驱动力的大小或时间长短来控制。显然，对应的进样系统必须包含动力控制、计时控制、电极槽或毛细管移位控制等机构。电动进样是将毛细管的进样端插入样品溶液并加上电场E，此时，组分就会因电迁移和电渗作用而进入管内。电动进样对毛细管内的填充介质没有特别限制，属普适性方法，可实现完全自动化操作。不

过电动进样对离子组分存在进样偏向,这会降低分析的准确性和可靠性。压力进样要求毛细管中的填充介质具有流动性,比如溶液等。当将毛细管的两端置于不同的压力环境中时,管中溶液即能流动,将进样带入。利用压缩空气如钢瓶气可以实现正压进样,并能和毛细管清洗系统共用,多为商品仪器采用。负压进样需要特别精密的控制设计,容易因泄漏等原因出现不重复进样。正、负压进样都需要密封技术。压力进样没有偏向问题,但选择性差,样品及其背景都同时被引进管中,对后续分离可能产生影响。

Roce 导出了电动及压力进样过程中,进样量 Q 的公式:

电动进样时
$$Q_电 = (u_{ep} + u_{eo}) \pi r^2 V_i t_i c_i / l \tag{5-2}$$

式中, r, l, V_i, t_i, c_i 分别为毛细管的半径及长度,进样电压,进样时间,样品浓度。

压力进样时
$$Q_压 = \rho g \pi r^4 \Delta h t_i c_i / 8 \eta l \tag{5-3}$$

式中, ρ, η, g, Δh 分别为样品密度,黏度,重力加速度及落差。

式(5-2)和式(5-3)表明,可通过改变进样电压 V_i,进样时间 t_i 或液面落差 Δh 来实现对进样量的控制。电动进样时,通常施加 $500 \sim 1000V$ 电压,最大进样量 Q_{max} 由下式决定:

$$Q_{max} = H \pi r^2 c_i \quad H = l / n^{1/2} \tag{5-4}$$

设 $l = 1000mm$, $n = 1000000$,则理论塔片高度 $H = 1mm$;不同 r 和 c_i 时, Q_{max} 值不一样。进样量过大,将导致分离效率的下降,合理控制进样量是实现高效的重要条件之一。

对于用凝胶式填料充填的毛细管电泳柱,不能用压力进样法,而只能采用电动进样法。

扩散进样是利用浓度差扩散原理同样可将样品分子引入毛细管。当将毛细管插入一样品溶液时,样品分子因管口界面存在浓差而向管内扩散。扩散进样动力属不可控参数,进样量仅由扩散时间控制。在商品仪器上,利用电动或压力进样系统能实现扩散进样。扩散进样时间在 $10 \sim 60s$ 间。扩散进样对管内介质没有任何限制,属普适性进样方法。扩散进样具有双向性:在样品分子进入毛细管的同时,区带中的背景物质也向管外扩散。由此可以得到畸变程度较小(和背景差别不大)的初始区带,能抑制背景干扰,提高分离效率。扩散也与电迁移速度和方向无关,可抑制进样偏向,提高定性定量的可靠性。

3. 检测器

检测器是 HPCE 仪器的核心部件之一。由于需使用内径很小的毛细管,进样量又非常小(约几纳升),HPCE 的检测是非常困难的,因而成为 HPCE 研究的一大领域。HPCE 有许多检测方法,比如紫外、电化学方法、电导法以及化学发光、磷光、荧光(包括激光-荧光)、质谱技术等,其中紫外检测器已经非常成熟,但紫外检测器要达到高灵敏度。还需要解决如下问题:即提高光源的强度和稳定性,进一步改进光路和电子部件,以便获得信噪比高的性能,目前商品仪器主要配备紫外检测器。高质量紫外检测器的指标是:基线漂移小、信噪比高、线性范围宽。购买商品仪器时,要特别注意测试 0.014 以下挡位的信噪比和 200nm 的基线漂移情况。以自选测试条件为佳,厂家提供的标准测试可能说明不了问题。紫外检测器的灵敏度顺序是:固定波长>可变波长>(波长)扫描;光电倍增管>光电管>二极管。一般采用柱上检测(on-column detection)方式,也可实现柱后检测。柱上检测简单方便,仅需在毛细管的出口端适当位置上除去不透明的弹性保护涂层、让透明部位对准光路即可。柱后检测适合于诸如 CEC 和 CGE 等采用填充管的分离模式以及需要进行柱后衍生才能检测的样品或特殊的检测器。柱后检测也有多种不同的方法。荧光检测器是一种高灵敏度的检测器,检测下限可达 10^{-19} mol 以下。有少数商品仪器(如 Dionex 公司的 CE)采用荧光检测方法。荧光技术可以提高检测的灵敏度但属非普适性方法。如将普通荧光激发光源代之以激光,就成了激光诱导荧光(LIF),能达到单分子检测水平。Beckman 和 Bio-Rad 公司已先后推出商品 LIF 检测器。质谱作为检测手段已渐趋成熟,但尚无 CE 专用的检测器,均以联用方式实现柱后检测。Agilent 的 HP³ᴰ 和 Beckman 的 P/ACE 等机型都可以和质谱联用。电导检测器适用于无机及较小有机离子的检测,但检测系统的制作加工和重现性都还有待改进。电化学检测器适用于具有氧化-还原性质的样品测定,可以达到很高的灵敏度,唯重现性还不理想,不同的人或不同的系统,其结果可有很大出入。化学发光也是一种极灵敏的检测方法,不过发光的试剂系统不稳定,检测需要混合过程，使用不很方便。毛细管电泳的数据记录、谱图形式和数据处理方法，与色谱相同，多以峰面积定量。

目前，CE 中应用最广泛的是紫外/可见检测器（UV），其灵敏度较低，但通用性好，适用于小分子如药物类分析。激光诱导荧光检测器（LIF）灵敏度可比 UV 高 1000 倍，但造价昂贵，大多数样品需要衍生。当然这也增加了选择性。DNA 序列的分析必须用 LIF，特殊的 LIF 可做到单分子水平检测。已达到光谱分析方法的极限。现已有大量相对廉价的激光光源可供选用，解决了 LIF 中激发波长较少及价格问题。电化学检测器（ECD）中的安培检测器是 CE 中最灵敏的检测器，可用于单细胞分析。它可分为离柱安培检测和柱后安培检测。前者首先由 Ewing 等提出，由于在毛细管两端加了 30kV 左右的高压，在毛细管中的电流比电化学电流大 6 个数量级以上，为防止电流信号被电泳信号覆盖，必须将毛细管分离系统和检测系统进行电隔离，用接口连接。由于接口不规则或有间隙，不可避免造成区带变宽。Huang 等设计了柱后安培检测装置，Baldwin 用直径大于 $100\mu m$ 圆盘电极进行射壁式安培检测，将工作电极正对着毛细管出口端，这时电极干扰很小，无需用接口将分离部分与检测部分分开，这种无接口设计大大简化了装置，且对电极直径并不苛求，拓宽了电极材料的选择。当然，工作电极相对位置对分离效率和灵敏度有很大影响。将现今分离能力最强的 CE 和能提供组分结构信息的 MS 联用，是令人兴奋的技术。CE/MS 联用在肽链测序及蛋白结构、分子量测定、单细胞分析等方面有卓越表现。

4. 电渗与吸附作用

在使用石英管时，电渗来源于管表面上的 Si—OH 电离产生的 Si—O$^-$，这种负电荷会强烈吸附某些大分子如蛋白质，导致效率下降乃至实验不能进行。控制电渗和抑制吸附可结合起来考虑，有三种方法可解决这个问题：第一是改变电泳介质的组成，黏度或 pH 值；第二是改变毛细管内外壁的物化环境，如在管外加一个可控电场，使内外壁形成所需的电位降，进而控制内表面的荷电量和符号；第三是对内表面进行处理，如涂布一层高分子物质或键合一层中性亲水物质，只有键合法特别是并联键合法具有实用性，但仍然要考虑寿命问题。

在 CEC 和 CGE 中，一般无需考虑电渗和吸附问题。

5. 毛细管清洗和缓冲液填灌机构

装填缓冲液是 CE 分离的基本要求，对毛细管进行清洗则是保持自由溶液 CE 高效和重现分离的条件之一。采用正压或负压容易实现毛细管的填灌或冲洗，所需的机构和压力进样一样，包括位置控制、压力控制和计时控制等部分。

缓冲液：缓冲液内含电解质，充填于电极槽和毛细管中，通过电极、导线与电源连通，是分离室中的导体。

6. 电源及其回路

毛细管电泳的电流回路系统，包括高压电源、电极、电极槽、导线和电解质缓冲溶液等。

（1）电源　CE 一般采用 $0\sim\pm30kV$ 连续可调的直流高压电源。

（2）电极与电极槽　CE 的电极通常由直径 $0.5\sim1mm$ 的铂丝制成，在许多情况下，可以用注射针头代替铂丝。电极槽通常是带螺口的小玻璃瓶或塑料瓶（$1\sim5mL$ 不等），要便于密封。

（3）导线　接地端使用普通导线便可，但高压端需使用专门的高压导线，中间不要有接头（或仅有密封接头），否则容易出现放电现象并产生臭氧。

（4）缓冲液　缓冲液内含电解质，充填于电极槽和毛细管中，通过电极、导线与电源连通，是分离室中的导体。

在仪器设计和操作过程中，必须注意高压的安全保护问题。

（二）毛细管及其温度控制

毛细管是 CE 分离的心脏。理想的毛细管必须是电绝缘、紫外/可见光透明和富有弹性的。在电泳过程中，由于存在焦耳热效应，毛细管内会产生径向温度梯度，引起迁移速度分布，降低分离效率；另外气温的变化还会导致分离不重现。为解决这些问题，需将毛细管置于温度可调的恒温环境中。商品仪器大多有温度控制系统，主要采用风冷（强制空气对流）和液冷两种方式。

四、毛细管电泳法的应用

毛细管电冰技术的应用是 CE 研究中的一大热点，毛细管电泳的应用范围十分广泛，可分离无机离子、小分子有机物、氨基酸、肽、蛋白质、核苷酸及药物等，其中生化样品的分离分析是 CE 应用的一个重要领域。如人们采用毛细管电泳技术鉴定合成肽和合成蛋白质的纯度，绘制基因重组产物的指纹图谱，进行药用蛋白质的质量监控。分析蛋白质酶解或化学水解后的多肽片断，获取指纹图谱用于蛋白质的结构和性质分析，以及在缓冲液中加入环糊精或金属 Cu^{2+} 等添加剂用于手性分子的分离等。

氨基酸、小肽类化合物的分离是 CE 研究领域里一个活跃的分支，近年报道，采用几种不同的分离模式，如 CGE、MEKC 和 CEC 等，分离了一系列氨基酸混合物以及分子异构体，特别是采用了金属络合物的配位基交换原理，在表面活性剂的存在下，简单地分离了 12 种既具有手性异构又含有位置异构的氨基酸，解决了这一分支中的一个难题。从研究结果可以发现，由于组成肽化合物的氨基酸的数目不同，肽分子的分子量以及它们在不同的 pH 值条件下的全电荷量的差异，可以很方便地通过调节泳动液的酸度来进行分离的最优化，所以 CZE 法非常适用于肽类化合物的分离。周国华等用 pH 值为 4.0 的磷酸盐缓冲液，对重组人红细胞生成素进行 CZE 分析，他们认为所建立的方法可有效地分离唾液酸化程度不同的糖基化形式，还可反映重组人红细胞生成素的体内生物活性。同样利用 CZE 法成功地分离分析抗肿瘤肽类药物醋酸百消灵，比较了缓冲溶液 pH 值为 2~12 之间的分离情况，发现在 pH<3.5 时能获得满意的分析结果。但是，也有一些特殊情况，如构成肽分子的氨基酸数目相同，只是肽链中所含的中性氨基酸所处的位置不同，这种情况下，电泳移动度相当，难以采用 CZE 法，有必要考虑 MEKC 法。如一种名为抹地灵（motiline）的消化道激素，它是由 22 种氨基酸组成，只是在第 13 位上的亮氨酸与蛋氨酸不同，在 MEKC 电泳中添加有机溶剂作为修饰剂，利用样品的疏水性的差别，得到良好的分离。

探索生命起源的基因工程和蛋白质化学是当今生命科学研究领域中一个令人十分重视的方面，因而人们试图将毛细管电泳技术应用到基因工程的研究中。将传统的凝胶电泳"移植"到毛细管中，不仅可以使用高电压，而且免除了染色、脱色或扫描，可以高效快速地分离 DNA 序列反应产物。

Cohen 等人首次采用聚丙烯酰胺凝胶毛细管电泳对 DNA 片断进行分析，达到了单个碱基的分离。采用激光诱导荧光检测器，CE-PAGE（聚丙烯酰胺电泳）可在 1h 内分离 300 个碱基，灵敏度可达 10~20mol。

单个细胞分析也是生命科学研究中艰巨而又十分吸引人的课题，近几年来人们也尝试采用 CE 进行单个细胞的分析。最早在 1988 年，Ewing 等人采用电化学检测器，对蜗牛的体积较大的单个神经细胞中的多巴胺进行了分离检测；而在 1992 年的文献报道中，Hogan 等采用直接和间接荧光检测法，分离测定体积约为蜗牛神经细胞千分之一的人的单个红细胞，此项工作在单个细胞的 CE 分析中具有重要意义。

CE 在临床应用方面的研究报道较少，主要原因是检测问题，许多临床样品的浓度都很低，并且成分复杂，所以对血液、尿、唾液等人体液中的相关药物测定时，通常需要对样品进行萃取、浓缩等前处理。尽管如此，采用 MEKC 作为分离手段时，也有可能直接对血浆或尿样中的某些药物进行分离分析。如应用 MEKC 直接测定血浆、尿、唾液中黄嘌呤时在 75mmol/L SDS（pH 值为 9.0）溶液中得到良好的分离，待测药物的迁移时间约为 7~12min，15min 后才出现血浆蛋白质的吸收峰，这样样品中的蛋白质就不构成对分离的干扰。血浆、尿液中的阿司匹林代谢物的测定也可以采用 MEKC 法，样品不需前处理，因为样品中的蛋白质成分可以被表面活性剂胶束所包溶，在 MEKC 过程中，待测物的泳动速度快于蛋白质，可采用直接进样方法，分析速度快，操作也相当方便。

另外将 HPCE 与其他技术联用也是 CE 应用的一个十分重要的方面，联用技术拓宽了 HPCE 的应用范围，目前主要有四种类型：①不同电泳技术之间的联用，如利用毛细管等速电泳的锐化效应提高毛细管区带电泳的分离效率；②HPLC-CZE 二维技术，此技术可大大提高复杂样品分析的分辨率。由于二者的分离机理不同，在分析中可以进行优势互补，提供更多的分析信息。将 RP-HPLC（反相液相色谱）与 CZE 联用可以鉴别蛋白质中某种氨基酸的变化；③HPCE-MS 联用，此技术解决了 CE 的定性问题，对于未知物或蛋白质的序列分析十分重要，与飞行质谱联用，可用于蛋白质及其分解产物的结构分析；④HPCE-CE-MS 三者联用。此技术将样品处理、分离和定性三者有机地结合在一起，可以快速高效地提供分析信息。

（何华）

第六章
免疫分析法

第一节
概　述

免疫分析法（immunole assay）是以特异性抗原-抗体反应为基础的分析方法，对小分子化合物的抗原特异性，Landsteiner 在最初的一系列实验中证明，氨基苯磺酸的三个同分异构体当重氮化后和蛋白质结合时，在血清学上能够互相区别：

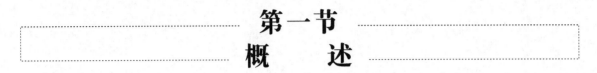

对偶氮氨基苯磺酸　　　　　　间偶氮氨基苯磺酸　　　　　　邻偶氮氨基苯磺酸

利用类似的方法，将酒石酸的光学异构体（D-，L-）分别和对硝基苯胺缩合，再经重氮化连接到蛋白质载体上，在血清学上也能够互相区分（表 6-1）。同样地，利用血清学反应对顺式和反式异构体也可区别。对上述半抗原特异性的实验验证，奠定了药物分子抗原特异性的基础，同时也奠定了药物免疫分析的基础。

表 6-1　抗原决定簇的旋光异构体对偶氮蛋白质抗原特异性的影响

项　　目	抗原：含下列半抗原		
	L-酒石酸	D-酒石酸	m-酒石酸（分子内消旋）
用含下列物质的偶氮蛋白质抗血清沉淀	COOH | HOCH | HCOH | COOH	COOH | HCOH | HOCH | COOH	COOH | HCOH | HCOH | COOH
L-酒石酸	＋＋±	0	±
D-酒石酸	0	＋＋±	±
m-酒石酸	±	0	＋＋＋

1959 年 Yallow 和 Berson 首次将放射性核素示踪技术的高灵敏度和免疫学的高特异性抗原抗体识别相结合，创建了放射免疫分析法（RIA）；在 RIA 的启发下，又不断发展了各种替代免疫分析法，并逐渐发展成为一门跨学科的新型分析技术。目前，现代免疫分析技术已和放射性核素示踪技术、酶促反应或荧光分析等高灵敏度的分析技术相结合，具有高特异性、高灵敏度的特点，特别适合于测定复杂体系中的微量组分。

在药物分析中，免疫分析法的应用主要集中在以下几方面：①在实验药物动力学和临床药物学中测定生物利用度和药物代谢动力学参数等生物药剂学中的重要数据，以便了解药物在体内的吸收、分解、代谢和排泄情况；②在药物的临床检测中，对治疗指数小、超过安全剂量易发生严重不良反应或最佳治疗浓度和毒性反应浓度有交叉的药物血液浓度进行监测；③在药物生产中从发酵液或细胞培养液中快速测定有效组分的含量，以实现对生产过程的在线监测；④对药品中是否存在特定的微量有害杂质进行评价。

第二节
抗　　　原

一、全抗原和半抗原

（一）定义

抗原（antigen）系指能在机体中引起特异性免疫应答反应的物质。通常物质的抗原性（antigencity）具有两种含义：首先是指该物质被注射入合适的动物体内后，能促使动物产生循环抗体或改变免疫细胞的反应性，即具有免疫原性（immunogenicity）；其次是指具有能与特异抗体作用的性质，即具有抗原特异性（antigenic specifcity），同时具有免疫原性和抗原特异性的物质被称为全抗原；只能与特异抗体作用但不能引起机体免疫应答的简单分子被称为半抗原（hapten）。

（二）药物分子的抗原性

1. 药物分子的免疫原性

大多数的药物分子，由于分子量较小，通常被认为是半抗原，但一些蛋白、多肽类药物、激素类药物等，不仅能和抗体发生特异反应，在体内也可刺激机体产生抗体，有一定的免疫原性，因此具有一定的抗原性。近年来发现，即使是小分子药物，如青霉素（penicillins）、链霉素（streptomycin）等抗生素在特定的条件下，如和福氏完全佐剂混合免疫动物，也可使实验动物产生免疫应答，但这种应答反应通常比较弱。

在药物免疫分析中，通常利用药物分子和载体蛋白的结合物——合成抗原免疫动物，这样有利于在动物体内产生对药物分子的强免疫应答反应，从而得到大量的抗药物分子的特异性抗体；再利用药物分子的半抗原特性，通过药物和产生的特异性抗体间的相互作用实现对药物分子的分析。

2. 药物分子的抗原特异性

实践中，当药物分子和蛋白质载体结合后，诱导机体产生的抗体通常为不均一抗体，即抗体的特异性略不相同；和蛋白质的结合还可能导致药物分子原有抗原特异性的改变。以青霉素和头孢菌素（cephalosporin）为例，青霉素和蛋白质结合形成的青霉噻唑蛋白——合成抗原主要含有三个不同的抗原决定簇（图 6-1），其中内酰胺环开环和蛋白质以酰胺键结合形成的新位点是新形成的抗原决定簇，其特异性是原半抗原结构所不具有的。头孢菌素和蛋白质结合后，由于 β-内酰胺环开环后形成的噻嗪不稳定性，头孢菌素-蛋白质结合物中原头孢菌素 3 位侧链的结构消失，

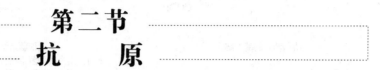

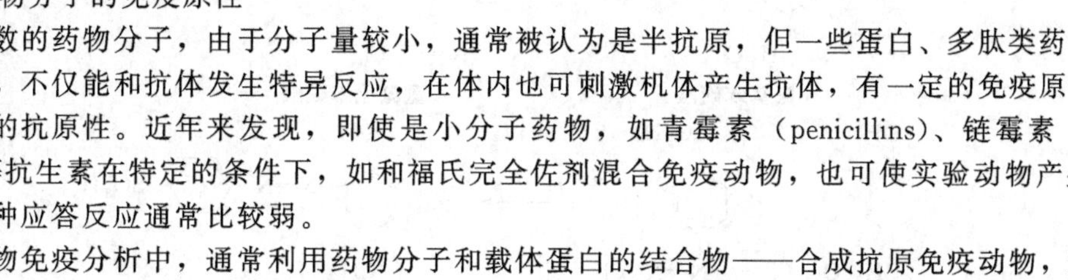

青霉素的基本结构

青霉噻唑蛋白的结构
Ⅰ，Ⅱ，Ⅲ为青霉噻唑蛋白的三个不同抗原决定簇
Ⅲ是青霉素和蛋白质结合后形成的新抗原决定簇

图 6-1　青霉素及青霉噻唑蛋白的结构

导致了原头孢菌素 3 位侧链的半抗原特异性的消失（图 6-2）。

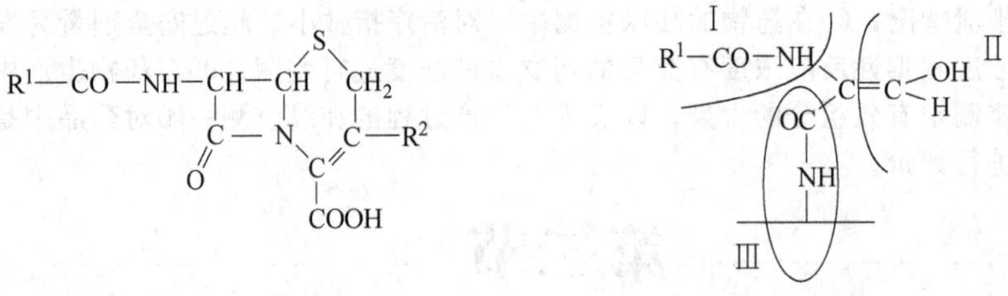

头孢菌素的基本结构

头孢菌素结合蛋白的结构
Ⅰ,Ⅱ,Ⅲ为头孢菌素结合蛋白的三个不同抗原决定簇
Ⅲ是头孢菌素和蛋白质结合后形成的新抗原决定簇

图 6-2 头孢菌素及头孢菌素蛋白结合物的结构

二、人工抗原的合成

药物分子由于分子量较小，一般其免疫原性较弱，故通常认为是半抗原。为了得到高效价的抗血清，通常要将其制备成合成抗原。这方面的早期工作起源于 Landsteiner 利用重氮化反应将芳香胺类化合物通过酪氨酸残基与蛋白质结合，形成的产物称为结合蛋白质（conjugated protein），或偶氮蛋白质（azoprotein），与之结合的蛋白质分子被称之为载体蛋白（carrier protein）。

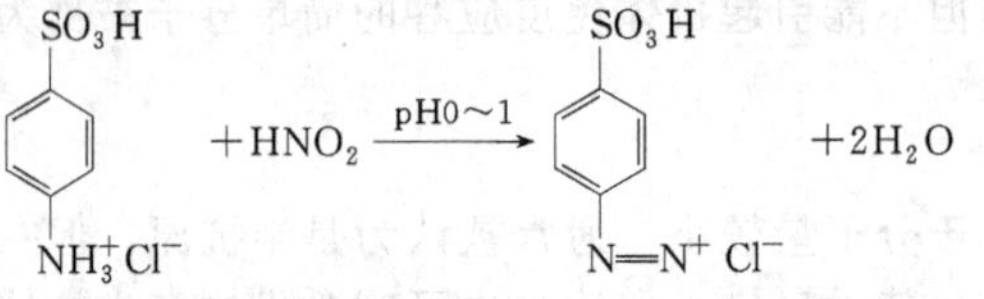

氨基苯磺酸   重氮化苯磺酸

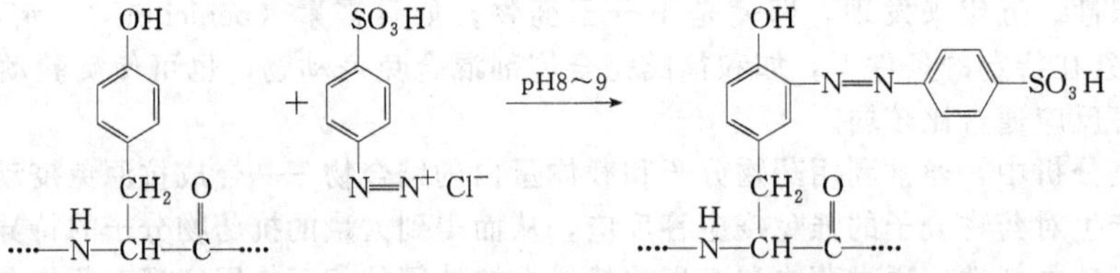

蛋白质之酪氨酸残基   重氮化苯磺酸蛋白质（红或棕色）

（一）半抗原和载体结合的化学反应

1. 多肽类激素

由于分子量较小，多肽类激素即使在有助剂时，也只表现出弱的免疫性或没有免疫原性。为了制备出高效价的抗血清，需要将多肽类激素作为半抗原处理，使之与载体蛋白结合，形成具有强免疫原性的全抗原。常用的结合剂如下。

（1）活化蛋白质或多肽的游离羧基形成肽键的结合剂

① 碳化二亚胺类（carbodiimides） 通过碳化二亚胺对 R^1—COOH 羧基的活化而与 R^2—NH_2 的氨基缩合，形成肽键。

② 异噁唑盐类（isoxazolium salts） 通过异噁唑盐对 R^1—COOH 羧基的活化而与 R^2—NH_2 的氨基缩合，形成肽键。

③ 烷基氯甲酸类（alkylchloroformates） 通过烷基氯甲酸对 R^1—COOH 羧基的活化而与 R^2—NH_2 的氨基缩合，形成肽键。

（2）与蛋白质或多肽的游离氨基缩合形成肽键的结合剂

① 二异腈酸 通过二异腈酸分别与 R^1—NH_2 和 R^2—NH_2 的氨基缩合，形成肽键。

② 卤代硝基苯（halonitrobenzene） 通过卤代硝基苯分别与 R^1—NH_2 和 R^2—NH_2 的氨基共价结合。

③ 二亚胺酯（diimidoester） 通过二亚胺酯分别与 R^1—NH_2 和 R^2—NH_2 的氨基共价结合。

（3）重氮盐类（diazonium salts）。

2.甾体

体液中甾体激素（性激素和肾上腺皮质激素）种类繁多，含量极微。对体内甾体类药物进行检测时，需要很灵敏和很特异的方法才能有效地测定。免疫分析技术可用于此分析，其关键是制备高特异性的抗体。

（1）甾体衍生物的制备　甾体激素的羟基和酮基不能直接和甾体蛋白形成有效的共价键，因此需要制备甾体的衍生物（含游离的羧基），然后再与载体蛋白连接，制成全抗原免疫动物。

① 琥珀酸衍生物　甾体分子如果只含有一个羟基（如雌酮、睾酮），琥珀酸化可直接将甾体和琥珀酸酐加入到吡啶内，室温下保持3天，反应即可完成含有两个羟基的甾体分子。

② 肟（omixe）衍生物　利用（O-羧甲基）羟胺和甾体的酮基反应可以制备睾酮、醛睾酮等的衍生物，反应式如下：

甾体酮基　　　（O-羧甲基）羟胺　　　甾体之（O-羧甲基）肟

（2）甾体衍生物和蛋白质的结合反应　甾体衍生物的游离羧基，可以经碳化二亚胺缩合反应而与载体蛋白中赖氨酸的氨基形成肽键。此反应过程中，蛋白质分子或分子间常发生交叉结合，产生干扰。因此，常改用混合酸酐反应（mixed anhydride reaction），每1mol载体蛋白上结合的甾体摩尔数很少超过30，甾体分子的结合数目似乎和抗血清的效价、亲和力或特异性无关。

3.抗生素

（1）β-内酰胺类抗生素　β-内酰胺类抗生素的β-内酰胺环在偏碱性条件下可与蛋白质的自由氨基以酰胺键的形式共价结合。其反应机理为伯氨基作为亲核试剂，攻击β-内酰胺环的羰基碳原子，以分子间的酰胺键替代了原内酰胺键，在pH9.6的碳酸盐缓冲液中，该反应可在4℃冰箱中过夜，或在37℃ 3h完成。青霉素和蛋白质的结合物——青霉噻唑蛋白与头孢菌素和蛋白质结合物的结构分别见图6-1和图6-2。在此反应条件下，β-内酰胺抗生素在载体蛋白（如牛血清白蛋白）上的结合数目通常在15个左右。

（2）氨基糖（aminoglycoside）类抗生素　氨基糖类抗生素其分子结构一般均含有氨基，因此可以用碳化二亚胺为连接剂实现药物和载体蛋白质的连接，也可以用戊二醛为交联剂，在碱性条件下通过席夫碱结构，将氨基糖类抗生素分子中的氨基和蛋白质中的自由氨基连接。对链霉素等不含伯氨基的氨基糖类抗生素，可根据其分子结构的特点选择特定的连接反应来实现，如链霉素可以利用分子中的醛基和蛋白质的氨基直接缩合。

链霉素　　　蛋白质　　　链霉素蛋白质结合物

4.半抗原和载体结合的化学反应的选择

在选择结合半抗原的化学反应时，应考虑不同的连接方式可能对抗体的专一性产生不同的影响。如血管紧张素-Ⅱ为一个8肽，N端有一个游离的氨基，C端有一个游离的羧基，若用碳化亚胺连接，结果将以分子的任一端或两端同时和载体蛋白质连接，血管紧张素-Ⅱ的这三种不同的连接方式将产生不同的抗体，以C端和载体蛋白质连接的血管紧张素-Ⅱ将产生专一性针对N端的抗体，这些抗体将和血管紧张素-Ⅰ发生广泛的交叉反应，因为这两种激素的唯一区别在于血管紧张素-Ⅰ在C端的9，10位置多两个氨基酸残基。如果测定的目的是血管紧张素-Ⅱ，而要求避免血管紧张素-Ⅰ的干扰，这种连接方式显然不合适，如果改用一种连接氨基的连接剂，特别是具有双功能基且对氨基有高度专一性的二亚胺酯，就可以避免这种困难，而得到满意的结果（图6-3）。

H-Asp-Arg-Val-Try-Ileu-His-Pro-Phe-His-Leu-OH
1　2　3　4　5　6　7　8　9　10

血管紧张素-Ⅰ（Angiotensin-Ⅰ）（无活性）

↓ 转化酶

H-Asp-Arg-Val-Try-Heu-His-Pro-Phe-OH
1　2　3　4　5　6　7　8

血管紧张素-Ⅱ（Angiotensin-Ⅱ）（有活性）

$$NH—T—NH—血管紧张素-Ⅱ$$
$$\underset{1}{\ } \quad \underset{8}{\ }$$

（1）血管紧张素-Ⅱ $\xrightarrow{\text{二异腈酸（TD1）}}$ 载体蛋白

$$NH—\underset{8}{\overset{O}{\overset{\|}{C}}}—血管紧张素-Ⅱ_{1}$$

（2）血管紧张素-Ⅱ $\xrightarrow{\text{碳化亚胺（EDC）}}$ 载体蛋白

$$NH—\underset{8}{\overset{\|}{C}}—血管紧张素-Ⅱ_{1}$$
$$C=O$$

图 6-3　血管紧张素-Ⅱ和蛋白质的连接方式

许多情况下，半抗原不能直接和载体蛋白质连接，或者因为这些半抗原没有能结合的功能团，或者为了要得到专一性更高的抗体，必须保留这些基团不被取代，这时就需要合成这些半抗原的适当的衍生物，如甾体类激素。许多甾体激素的功能基位于分子 A 环的 3 位和 D 环的 17 位。初期的研究工作中，甾体通过这些位置和甾体蛋白质结合，用这样的结合物免疫动物后得到的抗血清，其特异性是针对远离分子结合点一端的结构。由于各种中性甾体结构的大多数区别在 C 环或 D 环上的功能基（图 6-4），因此 17 位结合的睾酮的抗血清的特异性很低，能和许多 A'-3-酮团体发生广泛的交叉反应，不能区分睾酮、表睾酮、雄烯二酮和黄体酮（孕酮）。

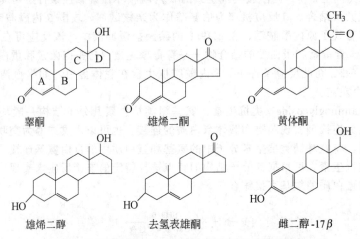

图 6-4　四种雄激素、黄体酮和雌二醇-17β 的结构

同理，经 17 位结合的雌二醇的抗血清和其他在 A 环有酚基的雌激素也有广泛的交叉反应，因为它们的主要区别在 17 位。反之，通过 3 位结合的甾体的抗血清，则有相反的性质，能测出 D 环的差异，但和差异在 A 环的有关甾体之间出现交叉反应。

根据上述发现，为提高血清的特异性，甾体半抗原应避免在分子的 A 环或 D 环位置而最好在 B 环或 C 环的位置和载体蛋白质结合。已发现孕酮-11 位结合物的抗血清较孕酮-3 位结合物的抗血清对孕酮的特异性更高，这可能是由于 11 位结合物留下了孕酮的两端，故保持了更多的和抗体结合的特异结构。最成功的例子是雌二醇-6 位结合物，其抗体和雌酮或雌三醇的交叉反应很低（小于 1%）。可是雌三醇-6 位结合物的抗血清和雌二醇的交叉反应却很高（大于 20%），这似乎提示，甾体的抗血清对于少一个基团的构造（如对于雌三醇抗血清而言，雌二醇在 16 位少一个羟基）要比多一个基团的构造更不容易识别。

为得到特定抗原决定簇相对单纯的合成抗原，有时可根据半抗原的化学特性及连接反应的化学特性选择连接的半抗原，如不同青霉素的结构差异主要为侧链的不同，因此选择抗侧链特异性的抗体是减少不同青霉素交叉反应的关键。由于青霉噻唑蛋白含有三个抗原决定簇（图6-1），为得到主要为抗青霉素侧链的抗血清，可采用7位侧链和青霉素侧链结构一致的头孢菌素为半抗原合成全抗原。合成的头孢菌素——蛋白结合物虽然也具有三个抗原决定簇（图6-2），但其抗原决定簇Ⅱ和青霉噻唑蛋白的抗原决定簇Ⅱ结构完全不同，故不发生交叉反应，用此头孢菌素结合蛋白免疫而得到的抗血清来检测和此头孢菌素7位侧链具有相同侧链结构的青霉素时，可极大地减少其他青霉素的交叉干扰反应，如由于头孢克罗（cefaclor）的7位侧链和氨苄西林的侧链结构相同，用头孢克罗与蛋白质结合得到的全抗原——头孢克罗蛋白质结合物免疫动物，得到的抗头孢克罗的抗血清和氨苄青霉素侧链可发生特异的反应，且和其他结构不同的青霉素侧链的交叉反应较小。

　　（二）半抗原和载体的选择原则

　　1. 半抗原的选择

　　（1）半抗原结构中最好含有芳香结构　根据文献统计，如果分子结构中含有芳香结构，形成的抗原具有较强的免疫原性，可使机体产生较强的应答反应，因而增加了诱导产生高效价抗体的概率。

　　（2）选择半抗原时应考虑抗原-抗体反应的微环境　即所设计的全抗原应能诱导抗体在其抗原结合部位创造出特定的有利于抗原-抗体反应的环境。如图6-5所示的半抗原，其半抗原的芳香环可在抗体的抗原结合部位创造出疏水的袋装结构，而半抗原中的磺酸基则在抗原结合部位诱导出具有互补正电荷的残基（Lys，Arg），因此诱导出的抗体和半抗原具有较高的亲和力。

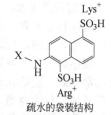

疏水的袋装结构

图6-5　有利于诱导出高亲和力抗体的半抗原结构

　　（3）合理地利用分子类似物间的交叉反应（cross reaction）　为实现半抗原和载体的连接，要求半抗原中具有合适的反应基团，且该基团参与连接反应后又不影响半抗原的抗原特异性，但有时我们所要研究的药物半抗原分子并不能完全满足这些条件，此时可以利用结构相似的半抗原之间存在的免疫交叉反应，选择其他结构的分子满足实验的需要。如当我们要以双氢链霉素作为研究对象时，可利用链霉素和双氢链霉素之间的交叉反应，选择链霉素和载体蛋白结合，连接反应为链霉素的醛基在碱性条件下和蛋白质的氨基以席夫碱的形式共价结合，用此合成抗原免疫所得的抗体和双氢链霉素具有强的交叉反应（图6-6）。

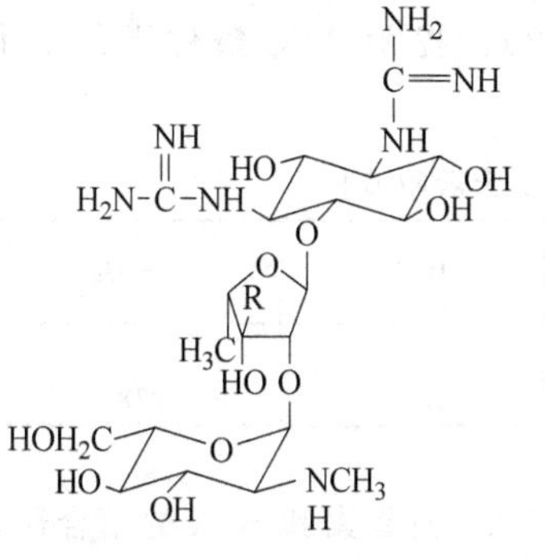

　　由于半抗原的合成及特异性抗体的制备具有一定的复杂性，因此实践中合理地利用半抗原间的交叉反应是简便、易行的途径，特别是在抗感染药物中，通常同类品种间都具有一定的交叉反应，如所有的青霉素之间，所有的磺胺类药品之间等。

　　2. 载体的选择

　　（1）实验设计中应考虑载体对检测系统的影响　在免疫过程中，合成抗原免疫动物，不仅可以产生抗半抗原抗体，也会产生大量的抗载体蛋白抗体。因此选择载体蛋白时应考虑载体对检测系统的影响，这通常包括两个方面。其一为选择的载体应和检测体系不发生交叉反应。如免疫得到的抗体要用于测定血液中的半抗原，由于血液中存在大量的白蛋白，因此不宜选择牛血清白蛋白（BSA）等血液蛋白作为载体蛋白，而应选择和血液蛋白无关的蛋白如破伤风类毒素（TT）等为载体。其二为在进行 ELISA 等免疫分析时，常将包被合成抗原用作竞争抗原或作为阳性对照，此时用于包被的合成抗原的载体应和用于免疫动物产生抗体的合成抗原的载体蛋白不同，如采用以 BSA

双氢链霉素　　　　CH₂OH
链霉素　　　　　　CHO
链霉素蛋白结合物 CH=N-R'(R'为载体蛋白)

图6-6　双氢链霉素、链霉素和链霉素蛋白结合物结构

为载体的合成抗原免疫动物，得到的抗血清中除含有抗半抗原抗体外，还含有大量的抗 BSA 抗体，在进行 ELISA 实验时，如果仍选用以 BSA 为载体的合成抗原包被，其中的 BSA 抗原将和包被的合成抗原的载体——BSA 发生反应，干扰了抗半抗原抗体和半抗原之间的特异反应。此时应包被以 TT 为载体的合成抗原，由于 TT 和 BSA 抗体不发生交叉反应，从而避免了交叉反应对测定结果的影响。

(2) 免疫过程中应考虑载体效应的影响　在人工抗原诱导的免疫反应中，抗体的特异性依赖于半抗原决定簇，但整个载体蛋白质大分子对于抗体反应的性质和量也有影响。如用一个结合蛋白质（半抗原 A＋载体 A）免疫动物，所得到的抗半抗原 A 抗体，能和半抗原（A）与另一不同载体（B）结合的蛋白质起反应。但如果用半抗原（A）和载体 B 的结合物作为抗原第二次免疫此动物时，并不能刺激次级免疫应答，此时，半抗原 A 的抗体反应仍呈初级免疫反应的特点。也就是说，虽然半抗原 A（决定专一性的部分）没有改变，而只是载体（B）不同于初级反应中所用的载体（A），但半抗原（A）的抗体产生也会受到载体改变的影响，这一现象称为载体效应（carrier effect）。考虑到载体效应，在免疫过程中，为得到高效价的抗体，应使用相同载体的合成抗原制备抗半抗原抗体。

(三) 合成抗原的测定

1. 定性测定方法（光谱分析法）

合成抗原通常以蛋白质为载体，蛋白质具有特定的三维构象，当其和半抗原结合后，原有的构象将发生较大的改变，据此可判断半抗原是否与载体蛋白结合。

蛋白质中的芳香族氨基酸是蛋白质的主要紫外生色团和荧光生色团，当蛋白质的构象发生改变时，常导致一些藏在分子内部的生色团外露，由于蛋白质的内部处在相对疏水的环境中，其极性较外部环境的极性要弱，荧光基团在极性环境中的最大发射波长较它在非极性环境中的要长，故芳香族氨基酸的外露将导致蛋白质紫外吸收光谱的蓝移及荧光光谱的红移，同时外露的荧光基团由于荧光猝灭使得蛋白质的荧光强度降低，半抗原和载体蛋白的结合，也可导致蛋白质构象的改变，构象的改变程度和半抗原的结合量有关，通常半抗原的结合量越大，构象改变程度越大。根据此原理，可判断半抗原是否与载体蛋白结合，并选择最佳的结合条件。

以链霉素（SM）和牛血清白蛋白（BSA）的结合为例：链霉素和 BSA 在 pH9.6 的条件下使其结合，经透析除去游离的链霉素后，利用紫外光谱法分析链霉素和牛血清白蛋白的结合物（SM-BSA）。发现 SM-BSA 的最大吸收波长略向蓝移，蓝移的程度和链霉素与 BSA 的结合条件有关：37℃结合引起的蓝移大于 4℃结合引起的蓝移（表 6-2）；提示 37℃条件下结合优于 4℃。

表 6-2　不同条件下合成的 SM-BSA 在 280nm 附近的最大吸收波长

项　目	SM-BSA 的合成条件				BSAc	BSA
	3h	6h	12h	24h		
4℃	277.6	277.2	277.4	277.3		
37℃	277.4	277.0	276.7	277.7	278.0	278.1

BSAc, BSA 对照，即 BSA 溶液中不加 SM，其他处理同 SM-BSA。链霉素和 BSA 的结合还将导致 BSA 的荧光光谱略向红移；在一定的反应条件下，增加反应物链霉素的量，BSA 在 340nm 处的发射荧光强度明显降低；当链霉素的量增加足够大时，荧光强度趋于平缓（图 6-7）。

根据上述实验结果，可以确定所选择的合成条件能使链霉素和 BSA 结合，并可确定链霉素和 BSA 的结合条件：链霉素和 BSA 按 15：1 的摩尔比，在 37℃反应 12h。是由物质结构本身所决定的，不同物质或同一物质处于不同的状态，其热力学特征均可不同，半抗原和载体结合后，半抗原-载体结合物的热力学特性必将和载体的热力学特征有所差异，这种差异可通过 DSC 等热力学分析方法而测定。图 6-8 可看出 SM-BSA 和 BSA 的 DSC 曲线的差异。可见，链霉素和 BSA 结合后，230℃附近的吸热峰和 BSA 的吸热峰明显不同，这可能是由于 BSA 本身一级结构的改变

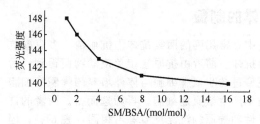

图 6-7 链霉素-BSA 合成中链霉素的加

入量与 BSA 340nm 荧光强度的关系

（链霉素和 BSA 溶于 pH 值为 9.6 的碳酸盐缓

冲液中，37℃保温 5h 后测定，激发波长

280nm；狭缝 5nm；温度 25℃）

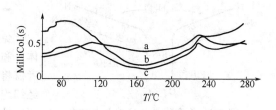

图 6-8 SM-BSA 和 BSA 的 DSC 曲线比较

a—BSA；b—SM-BSA；

c—BSAc 扫描速度：20℃/min

所致。

2. 定量测定方法

（1）相对含量测定 通常利用 ELISA 法比较半抗原与载体蛋白质的相对结合量，如测定上述不同反应条件下合成的 SM-BSA 中链霉素的相对结合量。首先包被等量的 SM-BSA（25μg/孔）到酶标板中，同时包被 BSA 为空白对照；用兔抗链霉素破伤风类毒素结合物（SM-TT）免疫血清为抗体，测定它们和不同条件下合成的 SM-BSA 的相对结合量，测定值（A_{492}）越高，表明 SM-TT 抗血清和包被 SM-BSA 的相对结合量越大；由于 SM-BSA 的包被量相等，说明 A_{492} 的差异是由于 SM-BSA 中链霉素的相对结合量的差异所致。结果表明在 37℃条件下，链霉素与 BSA 的相对结合量大于 4℃条件下的相对结合量。该结果和表 6-3 中利用 UV 法测定 SM-BSA 在 280nm 附近蓝移程度所得出的结果一致。

表 6-3   ELISA 测定不同条件下合成的 SM-BSA 的相对含量（A_{492}）

项目	3h	6h	12h	24h	空白对照（BSA）
4℃	0.451	0.460	0.466	0.558	0.068
37℃	0.545	0.556	0.688	0.638	

相对含量测定法适用于测定那些因没有特异方法对半抗原含量进行定量测定的合成抗原，对确定合成抗原的反应条件是否合适有用。

（2）绝对含量测定 直接测定合成抗原中半抗原的绝对含量通常比较困难，只要在一些特定的条件下，如半抗原具有与载体蛋白质完全不同的光谱吸收特征，且半抗原在此特定波长下具有较强的吸收；或能利用特定的化学反应定量测定结合半抗原的量，且不与载体蛋白质发生反噻唑蛋白，其青霉噻唑基可与二价汞离子（$HgCl_2$ 溶液）发生特异的定量反应——Penamaldate 法，使之 285nm 的紫外吸收值增加；根据 285nm 紫外吸收值的增加量，在以青霉噻唑正丙胺为对照品制得的标准曲线上可求出青霉噻唑基的绝对含量。

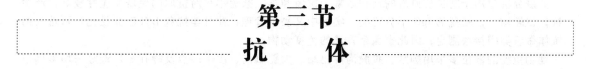

第三节
抗　体

抗体是机体经抗原刺激由免疫活性细胞产生的一组免疫球蛋白，通常由两条相同的重链和两条相同的轻链所组成，抗体具有高度的特异性，一般只能与相应的抗原起专一的反应，其最基本的生物功能是防御外界物质对机体的侵袭。在免疫球蛋白中，免疫球蛋白 G（IgG）在血清免疫球蛋白中的含量最高，约占总量的 70%，其基本结构如图 6-9 所示。在免疫分析中，IgG 是最常用的抗体。

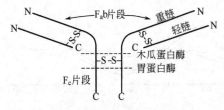

图 6-9 免疫球蛋白 G 的基本结构

此使用时应特别注意。

一、抗体的制备

免疫分析中，常用到的两类抗体为抗血清（多克隆抗体）和单克隆抗体。前者由抗原直接免疫动物而得到；后者需将预先免疫过的小鼠脾细胞与体外培养的骨髓瘤细胞经细胞融合技术产生杂交瘤细胞，再筛选而得。两者的许多特性如特异性和抗原的沉淀反应等不相同（表6-4），因此使用时应特别注意。

表 6-4 常规免疫血清和单克隆抗体的特性比较

项　目	常规免疫血清(多克隆抗体)	单克隆
抗体产生细胞	多克隆性	单克隆性
抗体的特异性	特异性识别多种抗原决定簇	特异性识别单一抗原决定簇
免疫球蛋白类别与亚类	不均一性,质地混杂	同一类属,质地纯一
特异性与亲和力	批与批之间不同	特异性高,抗体均一
抗体的含量	0.01~0.1mg/mL	0.5~5.0mg/mL(小鼠腹水)
		0.5~10.0μg/mL(培养液上清液)
用于常规免疫学试验	可用	组合应用,单一不一定可用
抗原抗体的沉淀反应	容易形成	一般难形成
抗原抗体反应	抗体混杂,形成2分子反应困难,不可逆	可形成2分子反应,可逆

（一）抗血清（多克隆抗体）

抗血清，通常指人工被动免疫后所制成的多克隆抗体，它是免疫分析中的重要工具。抗血清也称免疫血清，要获得一种质量好的抗血清，主要有免疫原的制备、动物免疫、放血、抗血清分离及抗血清的分析鉴定等步骤。

1. 免疫原的制备

免疫原（immunogen）是人工将抗原制成能刺激机体引起体液及细胞免疫反应的物质。免疫原由质量较好的抗原与佐剂制成，常用的免疫原有水剂、福氏完全佐剂和福氏不完全佐剂三类，其中水剂和福氏完全佐剂使用的最多。

水剂是由无菌生理盐水将抗原制成一定浓度的免疫原，福氏完全佐剂（Freunds adjuvant）是由抗原中混有一定量的羊毛脂和石蜡油，以及一定浓度的分枝杆菌混合而成，经研磨达到油包水的程度。具体制法为：取羊毛脂-石蜡油（1∶3）混合，高压灭菌，等体积地同一定浓度的抗原混合，按 3mg/mL 的量加入卡介苗，研磨或于无菌注射器中对拉，使之成为油包水的程度（放入冰水中不扩散）即可。

在福氏完全佐剂中去掉卡介苗，即为福氏不完全佐剂，其制法同福氏完全佐剂。

2. 动物免疫

免疫分析中用于制备抗血清的动物通常为家兔和羊。家兔不仅对抗原的免疫反应性较好，产生的抗体也较均一；家兔的 IgG 不分亚类；实验中又易于管理；此外羊抗兔 IgG 已商品化，可选为第二抗体做各类间接法测定；因此家兔是首选的免疫动物。

动物免疫的部位多采用脚掌、腹股沟淋巴结、大腿肌肉、皮下多点及静脉等，最好采用多部位并配合免疫效价测定为好。常用的制备半抗原抗血清的免疫方案如下。

福氏完全佐剂混合抗原，注射家兔的每一脚趾缝，每处 0.1mL。

（代替基础免疫）

↓

1 周后

福氏完全佐剂混合抗原免疫：腹股沟淋巴结，每结 0.1mL。

背部皮下多点（不少于 10 点），每点 0.1mL

↓2 周后，试血

福氏不完全佐剂混合抗原加强免疫：大腿肌肉，每只腿 0.1mL
背部皮下多点（不少于 10 点），每点 0.1mL。

↓每周一次，连续 2 周

2～3 周后试血，如效价满意则可放血。

免疫剂量因动物种类、抗原分子量及免疫方案的不同区别较大，根据所用抗原量的不同，可分为微量、常量及大量免疫法。微量免疫法的免疫抗原量在微克级内，常量免疫法的免疫抗原量通常在 1～10mg 左右，大量免疫法的免疫抗原量在 50～100mg，不同的免疫方案和剂量都能获得成功，但微量法免疫不易产生高效价抗体，大量法免疫易带来免疫耐受，通常利用合成抗原制备兔抗半抗原免疫血清时易采用常量免疫法。

3. 试血及效价测定

家兔的试血通常可由耳缘静脉取血，取血前可用酒精搓擦兔耳，使其血管扩充，如效果不佳，可采用丙酮替代酒精搓擦，也可改由耳中间的动脉取血，试血的血量在 0.5mL 左右即可，取血后，待全血凝固后分离血清使用。

效价的测定方法有双向免疫扩散法、单向扩散法、对流电泳法、被动血凝法和 ELISA 法等。测定特异的抗半抗原免疫血清时，采用被动血凝法（将半抗原直接结合在红细胞表面的膜蛋白上）可避免载体蛋白抗体的干扰作用；如采用其他测定方法，应选用和免疫动物时所用的合成抗原具有不同载体的合成抗原与待测血清反应，以确证所测定的反应为半抗原抗体和半抗原决定簇的特异反应。

被动血凝法（passive hemaggalutination）中将半抗原直接与红细胞表面膜蛋白的结合方法与人工抗原合成中半抗原与蛋白质的连接方法相同。如欲将青霉素结合到红细胞上，可采用以下方法：取健康兔血，加入等体积的奥氏溶液（alsevers solution）（柠檬酸钠 0.80g，葡萄糖 2.05g，NaCl 0.42g，水100mL），该血球悬液经 1000r/min 离心后，用生理盐水洗涤 5 次，用含 100mg/mL 青霉素的巴比妥缓冲液（0.14mol/L，pH 9.6）稀释成 5%的血球悬液，37℃保温 2h，用生理盐水洗涤 5～10 次，去除游离的青霉素，用生理盐水稀释成 1%的血球悬液备用。

不同稀释度的抗血清和 1%的血球悬液按 1：1 混合，37℃保温 2h 后观测血球的凝聚情况，即可测得免疫血清的效价。

4. 免疫动物血液的采集及抗血清的分离

免疫血清的效价上去后，抗血清的采集有部分采血和杀死动物一次性放血，前者常用于免疫羊等大动物，可由颈动脉抽全血 200mL 左右，继续饲养，第二次采血前 6 周左右加一针水剂即可采血。对家兔等小动物，常采用杀死动物一次性放血的方法，家兔颈动脉放血可得到 70mL 左右的全血，豚鼠可采用心脏抽血法，小鼠则采用眼动脉挤血法。

采血时应注意无菌操作，尽可能将血放入面积较大的无菌容器中，先室温凝固 30min 左右，再放入 30℃温箱约 2h 使之凝固，最后放入 4℃冰箱过夜。次日吸取血清，将血块用无菌的玻棒轻轻拨离并搅碎，4000～10000r/min 离心 20min，再吸取血清。

采集的血清可分装于体积适当的容器中，冷冻干燥后放置－20℃保存；也可不冻干，向血清中加入 0.02%的 NaN_3，－20℃以下可保存 2～5 年。

（二）单克隆抗体

单克隆抗体是建立在经细胞融合而获得的杂交瘤细胞基础上的。根据抗体产生的克隆选择学说，每一种细胞克隆只分泌特异性均一的一种单克隆抗体。在得到分泌单克隆抗体的细胞克隆后，通常以两种方法大量生产单克隆抗体。其一是细胞培养法，其二是接种动物体内生产法。由于组织培养法所能得到的抗体的最大量仅在 0.5～20μg/mL，故实验室中更常用的方法是在动物体内进行繁殖。

要在动物体内产生单克隆抗体，首先必须正确选择宿主动物。用于生产单克隆抗体的动物应在遗传上与杂交瘤细胞相适用，否则将由于组织相容性抗原的不同，被宿主所排斥。为避免宿主排斥反应，可用辐射处理动物，或提前 1~2 周经腹腔注射 0.5mL 的液体石蜡。

将杂交瘤细胞在组织培养中适当繁殖后，以 1000r/min 离心 5min，吸出上清液，收集细胞并悬在无血清的培养液中，计数，然后将细胞调至 $(1\sim5)\times10^7/mL$；吸到 5mL 的注射器中，注入到小鼠腹腔。为了产生较多的腹水，每只小鼠至少需要注射 $(1\sim5)\times10^7$ 杂交瘤细胞，通常 7~10 天后采集腹水。

对提纯单克隆抗体的含量测定方法通常采用紫外吸收法。如文献报道人及家兔的 IgG 在 280nm 波长下的 $A_{1\%(1cm)}$ 值均等于 13.5，故可认为小鼠 IgG 的 $A_{1\%(1cm)}$ 值也与其相当。实际中提纯的单克隆抗体（IgG）在 280nm 波长下测定吸光度（A_{280}）后，可按下式估算其浓度（mg/mL IgG）：

$$c=\frac{A_{280}}{1.4}$$

二、抗体的纯化

抗体的纯化对于研究抗原-抗体的相互作用和抗体的应用有着重要的作用。抗体的分离纯化可概括为两大类：①非专一方法（化学方法），提纯或浓缩某一类的免疫球蛋白；② 专一方法，利用免疫吸附剂和亲和色谱的方法得到免疫学上专一性的抗体。

（一）IgG 的化学分离

1. 冷酒精沉淀法

冷酒精沉淀法是 Cohn 等 1946 年创立的从血清中分离免疫球蛋白的方法。血清加 3 倍的蒸馏水稀释，调节 pH 值至 7.7（±0.1），冷却至 0℃，在激烈搅拌的条件下，加入预冷的酒精（-20℃）到最后浓度为 20%，保持 -5℃。产生沉淀（A），含有大多数种类的免疫球蛋白。沉淀（A）悬浮于 25 倍体积的 0.015~0.02mol 的 NaCl（冷）中，加 0.05mol/L 的乙酸调节 pH 值至 5.1，产生的沉淀（B）包括大部分的 IgA 和 IgM，而 IgG 则留在上清液中。调节上清液的 pH 值至 7.4，加冷酒精（-20~-30℃）到最后浓度为 25%，维持 -5℃，所得沉淀含有 90%~98% 的 IgG。如图 6-10 所示。不同动物，IgG 分离的条件和产量略有不同，见表 6-5。从沉淀（B）可按下述方法进一步分离出 IgA 和 IgM 的混合物：将沉淀（B）悬浮于 0℃ 水中，调节 pH 值至 5.1；离心去除不溶的蛋白，调节离子强度到 0.01~0.0075，pH5.5；然后加冷酒精到最后浓度为 10%，维持在 -2℃ 或 -3℃ 低温，所得到的沉淀（B-B）主要含 IgA 和 IgM。

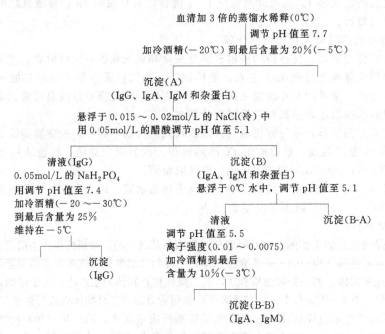

图 6-10 冷酒精沉淀法从血清中分离免疫球蛋白

表 6-5　从动物和人血清沉淀 A 分离 IgG 的条件

物种	pH 值	酒精含量/%	离子强度	IgG 产量	物种	pH 值	酒精含量/%	离子强度	IgG 产量
人	5.1	15	0.01	55	豚鼠	5.1	15	0.01	70
山羊	5.2	0	0.01	65	鸡	5.1	15	0.01	30
家兔	5.2	10	0.01	70	马	5.8	20	0.005	20
大鼠	5.0	15	0.01	50					

2. 中性盐分段沉淀法

通常采用更简便的硫酸铵或硫酸钠沉淀免疫球蛋白。和酒精沉淀法比较，其优点是简便，蛋白质变性的危险较小；缺点是分离的纯度较差。血清在低温条件下，经 50％饱和硫酸铵多次反复沉淀，脱盐后可得 IgG 的粗品。如图 6-11 所示。

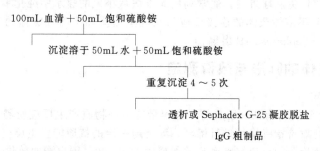

图 6-11　硫酸铵沉淀法制备 IgG 粗制品（整个过程在＜5℃的条件下进行）

3. DEAE-纤维素柱色谱法

最常用于纯化 IgG 的方法是 DEAE-纤维素柱色谱法。血清或用上述方法得到的免疫球蛋白粗制品，先用磷酸缓冲液（pH 值为 6.3，0.0175mol/L）透析，然后通过事先用此缓冲液平衡过的 DEAE-纤维素柱，IgG 不被保留，被洗脱下来，而其他血蛋白组分均被保留。这样就可以得到在免疫化学上纯的 IgG。

用 DEAE-Sephadex 可以简便、快速的分离。其步骤简述如下：DEAE-Sephadex　A-50（粗颗粒）在水中溶胀后，再经 0.5mol/L 的 NaOH 和 0.5mol/L 的盐酸反复处理，然后在 0.01mol/L 磷酸缓冲液（pH 值为 6.5）中平衡，50mL 血清（无需透析）加 10g 处理过的 DEAE-Sephadex；这一稠的混合物在冷处搅拌 1h，过滤；再用 25mL 同一缓冲液分 4 次洗涤沉淀；合并滤液；再加 10g 新处理过的 DEAE-Sephadex，置冷处搅拌，过滤；DEAE-Sephadex 沉淀再用 200mL 缓冲液分多次（每次 12～20mL）洗涤，滤液几乎含有血清中的全部 IgG；用 1mol/L 的 K_2HPO_4 溶液迅速中和到 pH7.5，Sephadex 在 pH 值、离子强度改变时，凝胶颗粒的体积改变很大，因此不适宜在柱层析上反复使用。

利用柱层析分离 IgG 时，应注意不超过离子交换柱的交换容量。当血清或浓缩的免疫球蛋白过量时，洗脱液中可能混入杂蛋白（主要是转铁蛋白），影响分离效果。为避免这一缺点，应增加离子交换剂的量和柱长，或改用交换容量更大的离子交换剂。此外，还应注意，在通常采用的层析条件下，DEAE-纤维素柱并不能分离 IgG 的所有亚类（IgG_4）。

（二）利用免疫吸附剂纯化特异抗体

1. 利用特异抗原纯化特异抗体

利用各种化学分离的手段分离的抗体，通常是含有各类不同特异性的抗体的混合物，为得到单一的某种特异性抗体，应借助亲和层析的方法，将半抗原或抗原特异地与不溶性载体结合，制成特异的免疫吸附剂，进而纯化出所需要的特异性抗体。

实现半抗原与不溶性载体连接的途径可概括为两类。

① 首先制备半抗原-蛋白质结合物，然后利用蛋白质和不溶性载体的连接反应，制备半抗原免疫吸附剂。采用该途径时，应考虑所选择的与不溶性载体连接的蛋白质和为免疫动物产生抗体而制备的半抗原-蛋白质结合物的载体蛋白之间不应有交叉反应，否则得到的抗体仍为混合抗体，除了

含有特异的抗半抗原抗体外，还含有抗载体蛋白抗体。

② 根据半抗原的特性，利用特异的反应将半抗原直接与不溶性载体连接。如在偏碱性条件下，以赖氨酸为连接臂，可以实现含有醛基的半抗原如链霉素等与溴化氰活化的 Sepharose 4B 的连接；以戊二醛为连接臂，可以实现含有氨基的半抗原如各类氨基糖苷类抗生素与溴化氰活化的 Sepharose 4B 的连接。采用该途径时，所选用的结合反应的专属性是实验成功与否的关键。虽然选择方法较为困难，但一旦获得成功，将得到高纯度的特异抗体。

2. 利用特定的细菌蛋白纯化特异抗体

从葡萄球菌中分离出的 A 蛋白（protein A）和从链球菌中分离出的 G 蛋白（protein G），在一定条件下可与各种免疫球蛋白的 Fc 端相结合。利用这一特点，将其与不溶性载体结合，制成的特异吸附剂可以用来纯化免疫球蛋白。通常利用此方法从小鼠的腹水中纯化单克隆抗体。

A 蛋白或 G 蛋白与不溶性载体的连接反应与其他蛋白质和不溶性载体的连接反应相同。目前已有商品的 A 蛋白——Sepharose 4B 出售。

三、特异性抗体的筛选与效价测定

1. 抗体的效价测定

效价（titer）又称滴度，指某一物质与一定容量的另一物质产生反应所需要的量。在免疫分析中，免疫血清中抗体的效价指将血清进行稀释，测定与一定的抗原能发生反应的最大稀释度，此最大稀释度即为血清的效价。如反应终点血清的稀释度为 1/100，则血清的效价为 1∶100。可见抗体的效价除了和抗体的量有关外，还和所选择的测定方法的灵敏度有关，相同的血清，采用不同的方法测定可得出不同的效价值。

常用的效价测定方法有免疫扩散法、间接血凝法和 ELISA 法等，ELISA 法测得的效价最高，免疫扩散法测得的效价最低。

2. 抗原决定簇特异性抗体的筛选

对抗体，特别是单克隆抗体的抗原决定簇特异性进行筛选和评价，首先要制备出含不同抗原决定簇的特异抗原，然后根据抗体和这些抗原相互作用的强弱进行分析。

3. 构象特异性抗体的筛选

Pfund 等建立的构象敏感性免疫测定（conformation-sensitive immunoassay）法可用于鉴定构象特异性单克隆抗体。其基本原理为包被蛋白（抗原），利用变性技术使包被蛋白变性，然后利用传统的 ELISA 比较单克隆抗体和变性蛋白及正常蛋白的作用情况。当单克隆抗体仅能与正常蛋白作用，而不能与变性蛋白作用，或仅能与变性蛋白作用，而不能与正常蛋白作用时，该单克隆抗体为构象特异性抗体。Inagaki 等利用该原理发展了一个对转移生长因子（transforming growth factor α，TGFα）的非常特异的分析方法。

在 ELISA 夹心法（sandwich ELISA）中，利用包被的兔抗 TGFα 抗体吸附样品中的 TGFα，并使吸附后的 TGFα 构象改变；此时原先不外露在 TGFα。表面的 10～33 位氨基酸序列外露，利用筛选到的仅与该位点结合的单克隆抗体与之作用，从而解决了 TGFα 和表皮生长因子（epidermal growth factor EGF）间的交叉反应问题。

第四节
抗原-抗体的相互作用

一、抗体亲和力

抗体亲和力的名词是指抗原决定簇与同种抗体相互作用的强度，事实上这是吸引力和排斥力的总和。因此，高亲和力的抗体与抗原性决定簇形成强键，产生了一个解离倾向小的抗原-抗体复合物。另一方面，低亲和力的抗体与抗原形成的复合物解离所需的能量较小。所以，在平衡时，抗体的亲和力越大，则和抗原结合的量越多。亲和力是抗原-抗体相互作用强度的一种热力学量度，用平衡常数 K（单位为 L/mol）或标准自由能变化 $\Delta G^{\ominus}$（单位为 kcal/mol）表示（1cal＝4.2J）。

名词"亲合力"（avidity）和"亲和力"（affinity），在文献中常以同义词理解，但其意义有所不同，亲和力是抗体对一种抗原性决定簇的一级结合能的热力学表示；而亲合力是指整个抗体分子和抗原之间的结合能的热力学表示。在单价半抗原-抗半抗原系统中亲和力和亲合力的意义相同，但在抗原-抗体反应系统中，亲合力虽然是部分地与亲和力有关，但它还包括其他因素如抗体价，抗原价和其他与结合有关的非特异性因素，例如多价 IgM 抗体，它的结合部位和抗原的亲和力与双价 IgG 抗体相同，但与 IgG 抗体比较，它对多价抗原有较大的亲合力。IgM 是有较大亲合力的抗体，因为它有较多的结合部位，所以与抗原有较大的结合能力。这清楚地表明，亲合力还包括一级抗原-抗体结合作用以外的因素，因此亲和力和亲合力不是同义词。

二、亲和力的测定方法

抗体亲和力的测量，基本上取决于在平衡时，对游离的抗原和抗体结合的抗原量的测定。由于抗体的不均一性，这种测量常在抗原一定的浓度范围内进行。这就需要用透析膜，选择性沉淀，凝胶过滤，或利用抗体或抗原的某些性质如荧光性质的改变来进行测定。已被用于对亲和力的测量的实验有：平衡透析、荧光熄灭、荧光增强、荧光偏振。从游离抗原中分离复合物：①硫酸铵沉淀；②抗球蛋白沉淀；③超离心；④凝胶过滤。

第五节
免疫分析方法及其应用

近年来近代免疫学分析技术在药物分析中的应用发展得较快，使得药物测定更为快速、灵敏和简便。1968 年用 3H 核素标记的免疫分析法首次被用于测定体液中的小分子药物洋地黄毒苷，其后又用于庆大霉素、吗啡、地高辛等的测定；1972 年后相继出现的酶免疫分析（EIA）、荧光偏振免疫分析（FPIA）等方法也用于庆大霉素、地高辛等小分子药物的测定；但免疫分析在药物学中的应用潜力直到 1974 年左右才被人们认识到。药物的免疫分析方法原理主要基于竞争结合分析，比较未标记药物对标记药物与抗体结合物的抑制作用，可求得被测药物的量。近年来药物免疫分析的方法学研究得到了迅速的发展，各种方法相继建立，如克隆酶给予体免疫分析法（CEDIA）、酶放大免疫测试技术（EMIT）、时间分辨荧光免疫分析法（TrFIA）等，现已成为分析生物样品中超微量药物的主要方法之一。表 6-6 是一些重要的免疫方法的分类。

表 6-6　一些重要的免疫方法的分类

项　目	分　类	检测方法	灵敏度[①]/(mol/L)
标记物与载体	放射性核素 酶 荧光基团 发光基团 配体 微粒 脂质体	固相闪烁技术法 放大显色、荧光、发光等 荧光检测 H_2O_2 氧化发光检测 生物素、亲合素体系 FITC[②]-Anti-FITC 酶 微粒计数法，目测 内包酶、染料等	$10^{12} \sim 10^{13}$ $10^{10} \sim 10^{11}$ $10^{9} \sim 10^{10}$ $10^{11} \sim 10^{12}$
反应介质	平衡态 非平衡态 均相 非均相	流动注射免疫分析	

① 灵敏度没经任何放大体系。

② FITC 为异硫氰酸荧光素。

一、放射免疫分析法（RIA）

放射免疫分析法是最早建立的经典的免疫分析方法，尽管由于其需要严格的废物处理手续和特殊的实验室，曾很早就被认为会从市场上消失，但目前仍被广泛应用，且在相当长的一段时间内仍将保留。

石志红等采用放射免疫分析法检测了肺部良恶性病变患者的血清癌胚抗原，用碘放射免疫分析法对经病理诊断的肺癌和结核病患者血清 CEA 进行对照检测，肺癌患者血清 CEA 阳性率为 29.61%，显著高于结核病患者（$P<0.01$），血清 CEA 对肺癌诊断的灵敏度为 29.61%，特异度 100%，阳性预测值为 100%，阴性预测值为 29.61%。其中肺腺癌血清 CEA 阳性率最高（54.55%），CEA 浓度也最高，以上两参数与小细胞肺癌（SCLC）和鳞癌相比均有显著性差异（P 均小于 0.01），CEA 阳性率在早中期及晚期肺癌无显著性差异，但 CEA 浓度伴随肿瘤分期越晚浓度越高，差异有统计学意义（$P<0.01$），放射免疫分析法检测血清 CEA 浓度特异度高，对肺癌的诊断、病情评估有重要参考价值。

钟兴祥等采用放射免疫分析法检测了患者血清中甲状腺球蛋白的含量，按不同 Tg 水平分组比较，作统计学分析，68 例 DTC 患者中，10 例血清 Tg 小于 4.14 ng/mL（2 例 DTC 复发/转移，1 例 TgAb 阳性），采用 χ^2 检验对不同血清 Tg 水平的组间作统计学分析，差异有统计学意义（$P<0.05$），血清 Tg 测定对监测 DTC131I 清除甲状腺后复发和转移具有重要的临床价值。

顾如兵等采用放射免疫分析法测定了患者血清表皮生长因子 EGF 的含量，其中包括正常体检患者血清标本 28 例，胃癌患者血清标本 34 例，结果表明正常对照组血清 EGF 含量为（0.85 ± 0.36）$\mu g/L$，胃癌组含量为（1.58 ± 0.45）$\mu g/L$，具显著性统计学差异（$P<0.01$），在胃癌患者血清中 EGF 含量进展期高于早期，胃癌患者血清 EGF 的监测可以作为了解肿瘤生物学行为及判断患者预后的一个指标。

1. 放射性同位素的概念

原子的中心是原子核，其周围是一些按照一定轨道绕核运动的电子，原子核带正电荷，电子带负电荷，原子核外有多少电子，核就带多少正电荷，通常以 z 表示，称之为原子序数。当 z 较小时，即为轻元素（中子/质子，即 $n/p=1$）；当 z 较大时，即为重元素（$n/p=1.5$）；当 n/p 值偏离其特定比值时，则此元素是不稳定的，会发生放射性衰变，称为放射性元素。如果元素的 z 相同而质量数 A 不同，称为放射性同位素。它们有天然的，也有人工的，例如 I，$^{123\sim139}$I 中，除 ^{127}I 外都是放射性同位素。又如 H，^{3}H 就是人造放射性同位素。

放射性同位素核衰变时，会发射出 α 射线（即氦核）、β 射线（即电子）、γ 射线（一种高能电磁波）和 β^+ 射线（即正电子），或从核外获得一个电子等。各种射线都很容易用仪器探测出来，并且灵敏度很高。^{3}H 衰变放射出 β 射线，可用液体闪烁谱仪检测，^{131}I，^{125}I 衰变时放射出 γ 射线，可用井型闪烁计数器检测。在放射免疫测定中，主要就用这些同位素作示踪原子。

放射性同位素以 Ci（居里）表示其放射性强度，1Ci 的放射性为每秒钟 3.7×10^{10} 次衰变，Ci 单位较大，一般常用 mCi（毫居里）或 μCi（微居里）表示。其关系如下：

$$1Ci=1000\ mCi \qquad 1mCi=1000\mu Ci$$

每单位质量或体积中所含的放射性强度，例如 mCi/g 或 mCi/mL，称为放射性比度，有时也叫比放射性或比活性，但放射性的剂量通常以每分钟脉冲数 c/min 表示。

2. 放射性药物标记

标记药物大致可分为两大类：一类是放射性标记化合物，用核素 $^3H_2$、^{14}C、^{125}I 和 ^{99m}TC 等制作的标记物；另一类是非放射性标记化合物，用核素 ^{13}C、^{15}N 和 D 等制取的标记物。

目前，放射性标记化合物所涉及的核素趋向于 ^{125}I 和 ^{99m}Te，其次是 ^{32}P、氚和 ^{14}C。放射免疫分析中常用的标记物采用最多的是 ^{125}I 标记物和氚标记物，^{125}I 标记法有氯胺 T 法、乳过氧化酶法、碘剂法和碘珠法。目前最成熟且采用最多的是氯胺 T 法，主要用于对蛋白质、多肽激素和含碘氨基酸的标记，对于甾体激素的碘标记，要采用接枝标记技术。可供接枝的化学基团有氧-羧甲基肟、半琥珀酸酯、羧甲基、巯基醋酸、葡萄糖苷酸、甲酸酯等。常用的标记基团有酪氨酸甲酯、酪氨和组氨，如黄体酮-6-醋酸基-巯酪氨的合成和碘标记。氚标记对类固醇激素、环核苷酸、前列腺素的研究较多，但要求保持生物活性，并具有高的放化纯度和高的比活度的特性。

3. 放射免疫测定中结合或游离放射性物质的分离

分离结合或游离的放射性物质，进而进行测定是放射免疫分析的关键。目前应用的主要分离方法有以下几种。

（1）柱色谱法（如凝胶过滤）和电泳法　这些方法分离效果很好，但操作较复杂，且费时，不适合大量样品的检测。

（2）吸附法　如用硅酸盐或活性炭等，它们对蛋白质、多肽、药物等具有非特异吸附能力，若在其表面包被一层白蛋白、右旋糖苷等物质时，将会限制其对大分子物质的吸收，而只允许较小的游离放射性物质被吸附在颗粒上，经离心沉淀即可达到分离目的。

（3）沉淀法　可用中性盐或有机溶剂使抗原-抗体结合物沉淀，从而达到分离的目的。常用的有硫酸铵、聚乙二醇等，前者非特异性沉淀偏高，后者效果较好。一般用聚乙二醇（PEG）6000，终浓度为20％。

（4）抗抗体法　即用第二抗体（抗抗体）沉淀在第一次抗体反应中所形成的抗原-抗体结合物。此法可与PEG法结合使用：加入抗抗体后37℃水浴中作用1h，再加入等体积的10％PEG，离心沉淀即可。该方法特别适合于分离半抗原-抗体结合物。

（5）微孔滤膜法　利于微孔滤膜减压抽滤，小分子游离放射性物质可通过滤膜，而大分子的结合物则留在膜上，从而达到分离的目的。

（6）固相法　将抗体结合到固相载体上，反应后经离心及洗涤，去除游离的放射性物质。常用的固相载体有聚苯乙烯管、葡聚糖凝胶、纤维素等。

二、荧光免疫分析法（FIA）

1. 荧光猝灭（fluorescence quenching）法

一个分子发生荧光是由于它吸收了一定波长的光后，为了消散这部分吸收的能量而发射出波长较长的光，用紫外光照射蛋白质，可诱导蛋白质产生荧光。虽然苯丙氨酸、酪氨酸和色氨酸残基均能有效地产生荧光，但色氨酸残基是产生荧光的主要成分，用波长为$280\sim295$nm的光照射提纯的抗体，它发射出的荧光波长为$330\sim350$nm，这是由于色氨酸残基发射出的荧光波长所致。若这种激发的能量转移到不发生荧光的分子上，则蛋白质的荧光便减少。因此，当提纯的抗体与具有某些荧光性质的半抗原作用时，由于紫外光照射所产生的激发能量被转移到不发生荧光的结合半抗原上，并为非荧光过程（nonfluorescent process）所消散，从而导致了抗体荧光的减弱或猝灭。如半抗原2,4-二硝基苯（DNP）基团的抗体荧光猝灭法，半抗原DNP-赖氨酸的最大吸收波长在360nm，它的吸收光谱恰好与抗体的发生波长重叠（图6-12），因而特别适合于对抗体的荧光猝灭研究。首先测定半抗原将所有的抗体结合部位占有时获得的最大荧光猝灭（Q_{max}）（可能高达80％）；然后假定抗原

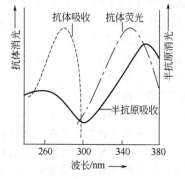

图6-12　抗DNP抗体和DNP-赖氨酸半抗原的吸收和发射光谱

-抗体结合物的数量和半抗原的量在一定范围内呈正相关，并与荧光猝灭值呈相反关系，由此可求出结合及游离的半抗原的量。

该法的优点是需要的抗体量小，但它局限于高纯度并具有所需的光谱性质的半抗原和抗体。

伏秦超等采用荧光猝灭法研究了黑豆凝集素Ⅰ微环境与构象的关系，用KI、CsCl和丙烯酰胺

对黑豆（glycinemaxvar）凝集素 I（GMLI）进行内源荧光猝灭研究，天然黑豆凝集素 I 在 280nm 波长激发下显示 λ_{max} 为 339nm 的内源荧光发射光谱，表明凝集素荧光生色基团位于相对疏水的环境中，3 种猝灭剂对 GMLI 的荧光猝灭属于动态猝灭机制，GMLI 分子的生色基团 Trp 残基对中性猝灭剂丙烯酰胺的可接近程度为 100%，而对阴离子猝灭剂 KI 的可接近程度为 81.6%，对阳离子猝灭剂 CsCl 的可接近程度为 52.8%，表明 GMLI 中大部分 Trp 残基位于分子表面或近表面，只有小部分包埋于分子内部的疏水性环境中，并且 Trp 残基周围所处微环境带正电荷的比例比带负电荷的比例高。

刘双燕等采用荧光猝灭法测定了 ε-聚赖氨酸（ε-PL）含量，以异硫氰酸酯（FITC）为指示剂，体系的激发波长和发射波长分别为 495nm 和 519nm，在 2% 乙醇介质中，ε-PL 与 FITC 反应，使 FITC 发生荧光猝灭，ε-PL 含量在 0.1~0.8mg/L 范围内呈现一定线性关系，探讨了 ε-PL 猝灭 FITC 的机理，并用荧光猝灭法检测了米饭样品中 ε-PL 的含量，结果表明所测得的 ε-PL 含量与实际添加量较为接近。

2. 荧光增强（fluorescence enhancement assay）法

某些半抗原和抗体结合，可导致蛋白质荧光的减弱，但这些从蛋白质色氨酸转移过来的激发能，并不被消散，而是被荧光半抗原吸收了，从而显示了它的荧光增强，这种现象被称为荧光增强，某些半抗原的这种性质可用于测定其含量。该方法的明显优点是不需要提纯的抗体，因为测量的是半抗原的荧光性质而不是抗体的荧光性质。

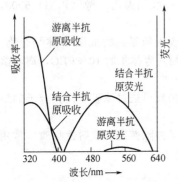

图 6-13　游离的和与抗体结合的 DANS-赖氨酸的吸收和发射光谱

具有这种荧光性质的分子，如二甲基氨基萘-5-磺酰（DANS）基团，它的吸收最大处是色氨酸的荧光最强处；它的吸收最小处是蛋白质的吸收最大处。在 520nm 它发射最强荧光，此时，蛋白质则不发生荧光。因此，当兔抗体与 DANS-赖氨酸作用时，连接物的荧光增强了 25~30 倍（图 6-13）。由于荧光的强度与结合的半抗原的分子数量有关，故平衡时，可用于定量测定结合的半抗原。

薄红艳等采用基于 Hg^{2+} 诱导 DNA 双链形成的荧光增强法检测了 Hg^{2+} 的含量，基于 Hg^{2+} 与胸腺嘧啶（T）形成 "T-Hg^{2+}-T" 结构的原理，建立了一种简单、灵敏的荧光增强法检测 Hg^{2+} 的方法，两条部分互补的富含 T 碱基的 ssDNA 在常温下分别以单链状态存在，当加入 Hg^{2+}，由于 T-Hg^{2+}-T 键的形成，两条 ssDNA 形成 DNA 双螺旋结构，溶液中荧光分子溴化乙锭（EB）嵌入 DNA 双螺旋结构，EB 荧光强度增强，考察了 DNA 序列及 DNA 与 EB 浓度比等因素对检测灵敏度的影响，在优化的条件下，EB 荧光强度和 Hg^{2+} 浓度在 $1.0×10^{-8}~9.0×10^{-7}$mol/L 范围内呈线性关系，检出限为 3.0nmol/L，Ca^{2+}、Mg^{2+} 等常见阳离子对 Hg^{2+} 的检测不产生干扰，该方法具有良好的选择性。

3. 荧光偏振（fluorescence polarization）法

小分子发射的荧光在正常情况下并不偏振，因为在激发和发射之间的短时间内分子是随机排列的。当分子增大时，布朗运动旋转所产生的分子旋转量减少。因此，当荧光分子与抗体分子作用时，分子明显增大，使旋转运动受到限制。在这种情况下，分子随抗体定向的过程比自由的荧光分子要慢，从而导致发射的荧光偏振。荧光的偏振程度可以定量测定结合的和游离的抗原。此法已用于半抗原、荧光标记蛋白质抗原与相应的抗体之间的作用，常用于蛋白质抗原研究的标记试剂是异硫氰基荧光素和二甲基氨基萘磺酰氯。

孙利伟等采用荧光偏振免疫法测定了苯妥英钠血清药物浓度，使用 TdxFlx 荧光偏振免疫分析仪（美国雅培公司）测定目标血清血药浓度，采用荧光偏振免疫法对临床运用苯妥英钠治疗癫痫患者进行血药浓度检测，发现血药浓度监测对临床疗效具有很好帮助作用。

4. 时间分辨荧光免疫分析法（time-resolved immunofluorometric assay）

荧光免疫分析中的时间-分辨测量技术，是为了提高免疫分析法灵敏度和特异性而发展起来的。测定中根据标记物和干扰物荧光寿命的差异，选择性的测定标记物的荧光信号，即为所谓的时间-分辨测量技术（图 6-14）。荧光免疫分析中的主要问题是测量过程中的高背景荧光干扰而使测试的灵敏度受到限制。这些背景荧光来自于塑料、玻璃及样品中的蛋白质等，其荧光寿命一般在 1～10ns。表 6-7 中列出了一些常见荧光团的荧光寿命。由此可见，若用荧光素作为标记物，用时间-分辨技术仍不能消除干扰。因此必须采用具有比产生背景信号组分的荧光寿命适当长的荧光团作为标记才能利用时间-分辨测量的优点，由于某些镧系元素整合物的荧光寿命比常用的荧光标记物高出 5～6 个数量级，因此可以很容易用时间-分辨荧光计将其与背景荧光区别开来。

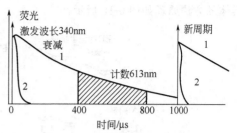

图 6-14 时间分辨荧光测量原理

[测量周期为 1ms，在每个周期的开始产生一个小于 1μs 的脉冲激发光，脉冲激发后的衰落时间是 400μs，而在每个周期中实际计数时间也持续同样长。曲线 1 表示铕离子螯合物的荧光，曲线 2 表示背景荧光（实际衰减时间小于 1μs）]

表 6-7　一些荧光团和蛋白质的荧光寿命

物　　质	荧光寿命/ns	物　　质	荧光寿命/ns
人血清白蛋白（HSA）	4.1	异硫氰酸荧光素	4.5
细胞色素 C	3.5	丹磺酰氯	14
球蛋白（血球蛋白）	3.0	铕螯合物	$10^3 \sim 10^4$

胡志刚等建立了高灵敏度、宽量程的血清中抗心磷脂抗体 IgG 时间分辨荧光免疫分析方法，采用 ACA 抗原（心磷脂＋β_2 糖蛋白 I）和鼠抗人 IgG 抗体分别作为固相抗原和铕标记抗体，如果样本中存在 ACA 抗体，则形成 ACA 抗原-ACA 抗体-铕标记鼠抗人 IgG 抗体复合物，加入解离增强液解离铕离子，检测荧光强度，样本中 ACA-IgG 抗体含量与荧光强度成正比，对建立的时间分辨荧光免疫法检测 ACA 抗体的线性范围、精密度、检测范围进行分析，结果表明建立稳定的高灵敏度和宽检测范围的时间分辨荧光免疫分析方法检测人血清中的 ACA-IgG 抗体，对早期诊断自身免疫性疾病及监测疗效具有重要意义。

王超等人采用时间分辨荧光免疫分析方法测定了莱克多巴胺（ractopamine，RAC），用 RAC 与牛血清白蛋白（BSA）的偶联物（RAC-BSA）包被 96 孔板为固相抗原，与样品中游离的 RAC 共同竞争 Eu^{3+} 标记的抗 RAC 抗体，用直接竞争法检测尿样中的 RAC，并对此方法进行方法学评价，结果表明莱克多巴胺时间分辨荧光免疫分析法灵敏度比 ELISA 分析法更高、稳定性更好，具有良好的应用前景。

惠朝晖采用时间分辨荧光免疫分析法测定了甲胎蛋白的含量，选择 60 例肝炎和肝癌病人为检测对象，选择同期健康体检者 30 例作为对照组，分别用时间分辨荧光免疫法和酶联免疫吸附法测定 AFP 含量，比较两种方法的相关性、线性和精密度，两种方法有良好的正性相关性，时间分辨荧光免疫分析法在 0.73～1066ng/L 范围内呈现良好线性，酶联免疫吸附法在 4.22～534ng/L 范围内呈现良好线性，前者比后者有更宽的检测范围，时间分辨荧光免疫分析研究法的批间变异和批内变异均小于酶联免疫吸附法，说明时间分辨荧光免疫分析法的重复性更好，时间分辨荧光免疫分析法测定甲胎蛋白具有稳定性好、灵敏度高、检测线性范围宽以及重现性好的优点，应用前景广阔。

三、克隆酶给予体免疫分析法（CEDIA）

克隆酶给予体免疫分析（cloned enzyme donor immunoassay，CEDIA）法是利用重组 DNA 技术，合成 β-galactosidase 的两个独立存在时无酶活性的蛋白质片段，但两者结合时则显示出酶活性的原理，作为分析方法的基础。较小的片段（70～90 氨基酸）被称为酶给予体片段（enzyme donor，ED），另一片段约占整个酶氨基酸序列的 97%，被称为酶受体片段（enzyme accepter，EA）。

具体的方法原理如图 6-15 所示。

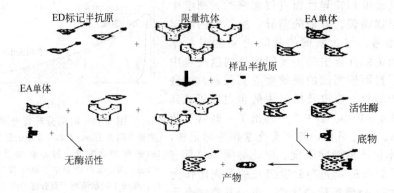

图 6-15　克隆酶给予体免疫分析法（CEDIA）原理

　　由于药物的 ED 标记物与抗体结合后不再与 EA 形成酶，所以当样品中游离药物量增加时，使游离的 ED-药物增多，从而使组成的活性酶量增多，加入底物显色测定时则可显示出更强的反应。CEDIA 是现在最为灵敏的均相免疫分析法之一，灵敏度可达 $10^{-11}\,mol/L$，而且有很高的精确度。CEDIA 已被用于药物的测定，大量此类方法的药盒也正在开发中。

　　郭玮等采用 CEDIA 方法检测了全血环孢菌素 A（cyclosporine A，CsA）血液浓度，CEDIA 测定的批内 CV 分别为 1.8%（455.7μg/L）、2.29%（270.5μg/L）和 7.0%（73.8μg/L），最低检出限为 7.0μg/L，测定线性范围可达 1800μg/L，平均回收率为 99.4%，CEDIA 方法测定 CsA 血液浓度具有操作简便、标本不需繁琐的前处理、精密度好和较宽的分析范围等特点，更便于临床实验室应用。

四、酶联免疫分析法（ELISA）

　　酶联免疫分析法（enzyme-linked immunosorbent assay，ELISA）作为一种基本的免疫测定方法，近年来得到迅速发展，ELISA 技术已经在各领域被普遍应用。据分析以 ELISA 为代表的固-液抗原-抗体反应体系，今后大有取代经典的以同位素标记为基础的液-液抗原-抗体反应体系。

　　经典的酶联免疫分析法的实验步骤可概括为包被、洗涤、与特异性抗体反应、与酶联抗抗体反应、显色和测定等步骤。

　　ELISA 实验技术主要包括直接法和夹心法两种，夹心法利用两种不同动物的抗体，分别与多价抗原作用（图 6-16），可提高方法的特异性，但对半抗原的测定只能采用竞争法。

$$
\begin{array}{l}
\left[\begin{array}{l} -Ab_1 \\ -Ab_1 \end{array}\right] \quad + \quad \begin{array}{l} Ag\text{-}Ag \\ Ag \end{array} \quad \left[\begin{array}{l} -Ab_1\text{-}Ag\text{-}Ag \\ -Ab_1\text{-}Ag \; + Ag + Ag\text{-}Ag \end{array}\right]
\end{array}
$$

包被的抗体 1　　　多价抗原和　　　↓洗涤；加入抗体 2
　　　　　　　　　半抗原混合物

$$
\left[\begin{array}{l} -Ab_1\text{-}Ag\text{-}Ag\text{-}Ab_2 \\ -Ab_1\text{-}Ag \end{array}\right] \quad (Ab_2 \text{ 只能和多价抗原结合})
$$

↓洗涤

测定 Ab_1-Ag-Ag-Ab_2 的量

图 6-16　ELISA 实验夹心法原理

　　1. 抗原包被（coating）技术

　　抗原包被的质量是影响固-液抗原-抗体反应的重要因素。ELISA 使用的微孔板通常为聚苯乙烯板，它和蛋白类抗原有较强的相互作用。目前蛋白类抗原的包被技术已经相当成熟，可利用碳酸缓冲液（0.1mol/L，pH 值为 9.6）直接包被待测抗原。药物免疫分析中包被技术的改进主要集中在对聚苯乙烯亲和力较弱的抗原，如半抗原、短肽及多糖类抗原等的包被上。

半抗原通常以半抗原-载体结合物的形式包被，这样既能克服半抗原在微孔板上不易吸附的弱点，又为抗原-抗体反应提供了合适的空间环境。通过对头孢菌素半抗原的分析发现，半抗原通常也存在多个抗体结合位点，且各位点在与抗体的结合过程中所起的作用不同。因此和载体结合后，主要抗体结合位点的结构及空间构象不能有太大的改变，否则和抗体的结合作用将减弱，对类固醇类半抗原的研究也得出相同的结论。蛋白质是最常见的半抗原载体，但用半抗原-蛋白质做包被抗原存在两个主要问题：①包被抗原制备的重现性不好，且贮存中有时不稳定；②易和抗血清（体）发生交叉反应。尼龙（如尼龙 6）也可作为半抗原的载体。由二环己基碳二亚胺（dicyclohexylcar-bodiimide，DCC）为交联剂制备的半抗原-尼龙结合物在室温放置稳定，用苯酚-乙醇溶解后即可在微孔板上包被。

此外利用戊二醛（glutareldehyde，GA）处理聚苯乙烯板，可将含有氨基的半抗原直接与微孔板连接；也可通过乙二胺（EDA）为连接剂，将能与氨基作用的半抗原与微孔板连接，如用 0.2％ 的 GA 磷酸盐缓冲液（0.1mol/L，pH 值为 4.5）处理聚苯乙烯板，每孔 $200\mu L$，37℃过夜；经蒸馏水洗涤后加入 0.4％的 DEA 磷酸缓冲液（0.1mol/L，pH 值为 8.0），$200\mu L$/孔，37℃保温 3h；用蒸馏水再次洗涤后，加入由碳酸盐缓冲液（0.1mol/L，pH 值为 9.6）稀释的链霉素硫酸盐包被液，$200\mu L$/孔，37℃再保温 4h；可将链霉素直接包被至酶标板上，形成 SM-DEA-AG 包被板（图 6-17）。包被时，应同时设经 GA 和 EDA 处理，但未包被链霉素的孔作为 ELISA 试验的对照。

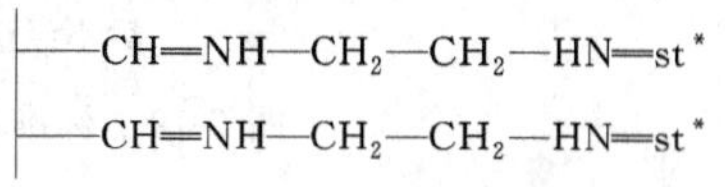

短肽类抗原在微孔板上的吸附情况差异很大，某些短肽极难包被。利用 UV 辐射处理微孔板可增加短肽在微孔板上的亲和力。对某些来源困难的短肽，可将其羧基直接与经修饰的微孔板共价连接，如 Covalink 板，聚苯乙烯表面共价连接有活化氨基，多肽可通过碳化二亚胺

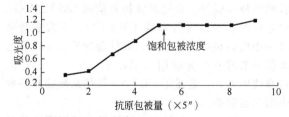

图 6-17　SM-DEA-AG 包被板中链霉素
抗原决定簇结构示意图

（EDC）为连接剂与微孔板连接，该方法不仅减少了抗原在包被过程中的丢失，且使得 ELISA 的重现性及灵敏性都有所提高。

多糖类抗原通常需经化学修饰以增强和微孔板的亲和力，常用的修饰方法包括使之共价与多聚赖氨酸（poly-L-lysine）连接、与生物素（biotin）连接或与酪胺（tyramine）连接。但修饰的结果常导致背景较高及重现性较差。利用真空过滤技术（vacuumfiltration）可使多糖类抗原直接吸附到硝酸纤维素膜（NC）上，包被在 NC 上的抗原可由酶免疫法检测，这不仅可克服化学修饰所带来的缺点，并可避免化学修饰过程中抗原性的改变。

2. 最适包被浓度的选择

通常抗原包被量-反应曲线呈双曲线（图 6-18）。即当包被抗原的浓度较低时，随抗原浓度的增加包被量增大；当包被抗原达到一定浓度后，包被量为定值，不再随抗原的增加而增大，此浓度称之为抗原的饱和包被浓度。如 SM-BSA 的饱和包被浓度约 $1.6\mu g/mL$；SM-EDA-GA 系统中链霉素的饱和包被浓度约 $1mg/mL$。

包被浓度的选择对包被的重现性影响较大，当包被浓度大于或接近饱和包被浓度时，由于抗原量已不再是抗原包被中的限制因子，故实验标准差（SD）较小；当包被浓度和饱和包被浓度相差较大时，实验标准差相对较大。

图 6-18　抗原包被量和 ELISA 反应的关系

3. 提高 ELISA 的灵敏度

ELISA 的检出限虽然已经达到 $10^{-8} \sim 10^{-12}g$，但对某些测定仍需有更高的灵敏度。传统 ELISA 中显色剂发色团的吸光度是限制 ELISA 灵敏度提高的主要因素，虽然改用荧光标记或其他化学发光物标记抗体替代酶标记抗体可以提高灵敏度，但它们的应用受到设备条件的限制。在不增加设备条件的情况下，改变

传统 ELISA 的操作程序也可以提高灵敏度。如 SIMIT（single incubation multilay immune technique）技术，利用抗体和 PAP 复合物能形成多层复合物的特性，将预先混合好的抗体，PAP 复合物一步加入到包被好的微孔板中，经保温洗涤后，即可测定结果。该方法可以使 ELISA 的检测水平提高 10~20 倍（图 6-19）。

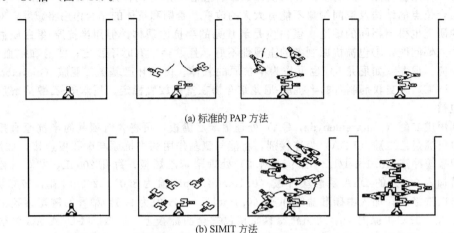

(a) 标准的 PAP 方法

(b) SIMIT 方法

（鼠单克隆抗体与包被抗原结合，以羊抗鼠 Fc 抗体为桥接抗体，反应 15min
后不经洗涤即加入两种不同的鼠 PAP 复合物）

图 6-19　标准的 PAP 方法和 SIMIT 方法的比较示意图

提高 ELISA 灵敏度的主要途径是采用酶放大系统。Lejeune 等利用亲和色谱技术发展了一个新的酶放大系统，用两种免疫亲和树脂，在色谱过程中形成酶$_1$抗体-抗原-酶$_2$复合物。两种酶的联级放大作用使检测灵敏度大大提高，该方法测定人生长激素的检出限低于 10^{-15} mol。

4. 减少 ELISA 中的非特异吸附

ELISA 中可发生多种非特异吸附作用，但主要的非特异反应是由于抗体反应体系选择不当所致，不合适的抗体反应体系（如大鼠抗体和小鼠抗体反应系统）引起的非特异反应可导致 ELISA 出现假阳性结果。选择适当的抗体组合（如羊 IgG 和兔 IgG 反应系统）可明显地减少这种非特异反应的发生。实践中通常采用一些简单的预处理，如用固定化的抗生物素蛋白预先处理抗血清，去除抗体和抗生物素蛋白间的非特异作用；用小鼠的非特异免疫球蛋白预处理血清，减弱其他抗体和小鼠抗体（单克隆抗体）的非特异结合；避免这种非特异反应的发生。此外在设计一个具体的 ELISA 检测系统时，还应考虑选择不同的封闭蛋白，以达到理想的封闭效果。此外实验用水的纯度、缓冲液的种类及实验中的某些处理步骤等一些细节，也可影响实验结果。总之，设计特定的实验方法检测特定物质是 ELISA 试验的发展方向。

选择不同的抗体稀释液和洗涤液，以确定最佳实验系统，是减少 ELISA 实验中非特异吸附的有效手段。选用合适的血清稀释液，可明显地降低实验的非特异吸附。以链霉素抗血清和 SM-EDA-GA 包被板的非特异吸附为例（图 6-20），增大血清稀释液中磷酸缓冲液的浓度、降低缓冲液的 pH 值均可使系统的非特异吸附得以改善（$p < 0.05$）；向稀释液中加入一定量的 EDTA，可使系统的非特异吸附明显改善（$p < 0.01$）。

SM-EDA-GA 包被板，链霉素血清用不同的稀释液稀释，保温后用不同的洗涤液洗涤；二抗用稀

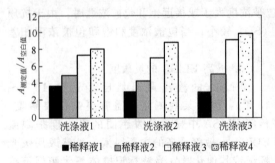

图 6-20　血清稀释液和洗涤液和
ELISA 非特异吸附的关系

释液 1 稀释，由洗涤液 1 洗涤后，显色测定。

不同的 ELISA 洗涤液对非特异吸附的洗涤能力不同，洗涤能力和洗涤液的 pH 值及缓冲液类型有关。在所试验的三种洗涤系统中，由 Tris-HCl 缓冲液（0.01mol/L，pH8.0）含 NaCl（0.15mol/L）和 0.1%的吐温 20 组成的洗涤液效果最佳。

虽然稀释液中含有 EDTA 可显著地改善系统的非特异吸附，但实验中发现用含有 EDTA 的稀释液稀释 GAR-IgG-HRP 时，底物不显色，提示 EDTA 可能使辣根过氧化物酶失活，故实验中一般采用 PBS（0.01mol/L、pH7.4，含 0.1%吐温 20）稀释液稀释酶联抗抗体。

5. ELISA 实验中的常用显色系统

酶联实验中，目前最常用的酶是辣根过氧化物酶，其次有碱性磷酸酶、酸性磷酸酶、葡萄糖氧化酶、β-半乳糖苷酶等，每种酶都通过特殊与自己作用的底物反应，而产生典型的有色物质，故各种酶都有其各自的显色系统，见表 6-8。

表 6-8　ELISA 实验中特殊底物所产生的颜色

酶	底物	颜色	说明
辣根过氧化物酶	3,3-二氨基联苯胺＋过氧化氢	深褐色	用硫酸终止反应
	5-氨基水杨酸	棕色	
碱性磷酸酶	萘酚 AS[①]-MX 磷酸盐＋重氮盐（坚牢紫酱）[②]	红色	①苯胺偶氮酚；②蓝色偶氮胺紫酱
	p-硝基酚磷酸盐	黄色	
酸性磷酸酶	Gomori 氏液		对核有亲和性，且很不稳定
葡萄糖氧化酶	D-葡萄糖＋噻唑蓝（MTT）＋吩嗪硫酸甲酯化物	蓝色	
β-半乳糖苷酶	4-甲伞形酮基 β-D-半乳糖苷或荧光素-双-（β-D-半乳糖吡喃苷）		用荧光光度计测定荧光强度

黄学泓等采用酶联免疫分析法测定了猪肠衣中磺胺二甲基嘧啶的残留量，建立了测定猪肠衣中磺胺二甲基嘧啶残留量的 ELISA 分析法，方法检测低限为 5μg/kg，在 5μg/kg、20μg/kg 和 100μg/kg 三个添加水平进行加标回收试验，回收率分别为 82.0%～96.0%、87.5%～102.0% 和 83.9%～105%；重复性试验的 CV 分别为 5.3%、5.3% 和 8.2%，重现性试验的 CV 分别为 8.0%、7.9% 和 7.5%。酶联免疫分析法灵敏度、准确度和精密度均符合残留分析质量控制的要求，适用于猪肠衣中磺胺二甲基嘧啶残留量的快速检测。

谭慧等采用酶联免疫分析法测定了水产品中氯霉素残留量，建立测定水产品中氯霉素残留量的 ELISA 分析法，对不同样品采用不同的前处理方法，用 ELISA 方法进行检测，检出限为 0.01μg/kg，在 0.5μg/kg 和 2.0μg/kg 两个添加水平，样品加标平均回收率分别为 72%～116% 和 86%～108%；重复性实验 RSD 分别为 1.8%～6.2% 和 6.5%～7.8%，重现性实验 RSD 分别为 3.8% 和 5.9%，说明酶联免疫分析法适用于水产品中氯霉素残留量的快速检测。

五、蛋白质芯片分析法

随着蛋白质组学概念的提出及其研究的进行，人们需要一种新的技术来进行大规模的蛋白质分析，蛋白质芯片技术于是应运而生。蛋白质芯片是一种新型的生物芯片，是由固定于不同种类支持介质上的抗原或抗体微阵列组成，阵列中固定分子的位置及组成是已知的，用标记（荧光物质、酶或化学发光物质等标记）的抗体或抗原与芯片上的探针进行反应，然后通过特定的扫描装置进行检测，结果由计算机分析处理。蛋白质芯片技术是蛋白质组学研究中除了酵母双杂交、双向电泳技术、质谱技术等之外的一种重要的工具，它提供了在同一时间分析整个蛋白质组（proteome）的方法，通过微加工技术和微电子技术在固体表面构建的微型生物化学分析系统，以实现对细胞、蛋白质、DNA 以及其他生物组分的准确、快速、大信息量的检测，研究不同时期、不同条件下细胞内蛋白质的变化，具有重要价值。

1. 蛋白质芯片分析法原理

蛋白芯片系统由蛋白质芯片、芯片处理器、芯片阅读器和芯片分析软件4部分组成，其基本原理是将能捕获的各种蛋白质的分子（抗体、多肽、核酸等）通过化学或非化学的方法，有序地固定于各种载体上，成为检测用的芯片，用标记了特定荧光剂的蛋白质或检测抗体与芯片作用，借助抗体与抗原，受体与配体的相互作用，利用专用的生物芯片荧光扫描仪或激光共聚扫描技术，测定芯片上各点的荧光强度，通过不同荧光强度获得靶蛋白表达图，从而确定生物样品中特异性蛋白分子的含量、组成及分布，达到测定各种蛋白质功能的目的。

芯片信号检测方法是芯片技术的核心，直接借助已有的扫描仪的荧光检测方法简单、安全、灵敏性好、分辨率高，可以用标准微阵列扫描仪进行扫描检测。常见的信号检测系统有 CCD（charge-coupled device）系统，可以直接加入荧光标记过的分子，或者先加入含标签的分子，再加入针对标签的亲和性的荧光标记物。另一种灵敏性极高的标记方法是滚环扩增技术（RCA，rolling circle amplification），可以将信号的灵敏度提高 1000 倍。其他方法还有 ELISA 法和同位素标记法等。但是标记分子可能降低蛋白质的活性，或者影响检测效果，所以最好是不进行标记，可采用 SELDI-质谱联用、原子力显微镜技术（AFM，atomic force microscopy）、开尔文探针（Kelvin nanoprobe）等方法。SELDI-质谱适于检测低密度阵列，阵列分子可以被激光束气化，然后进行质谱分析。AFM 技术可以通过检测芯片表面高度变化来揭示蛋白质之间的结合与否。开尔文探针是一种无需标记、非接触式的技术，不会影响拟研究物的结构、空间构型、局部性质以及分子系统的功能，而且不需要染色试剂、强电场和离子束。

常用的蛋白质芯片片基种类包括：聚苯乙烯膜（PDMS）、聚偏氟乙烯（PVDF）和硝酸纤维素膜、显微镜的载玻片、PDMS 纳米微孔、3D 基质结构如聚丙烯酰胺和琼脂在片基表面形成多孔亲水的基质和 N,N-二甲基丙烯酰胺（DMA）、N,N-丙烯酰氧化琥珀酰亚胺（NAS）和三甲氧基甲硅烷（MAPS）共聚物物理吸附在玻片表面制成的片基。在实际应用中发现，PDMS、PVDF 和硝酸纤维素膜等软材料会发生信号扩散，或者有比较强的背景干扰信号，3D 基质虽然有利于保持蛋白质的活性，但是可能掩蔽蛋白质的活性作用部位，而且很难更换缓冲液环境，难以洗脱吸附上去的分子。大多数的研究机构选择使用显微镜的载玻片，既可以低成本地进行高密度点样，又很少有荧光信号背景。

2. 蛋白质芯片分析法的主要特点

①一次样品用量少：几十微升。②高通量：可同时分析集成的成千上万密集排列的分子微阵列。③平行分析：从一个样品可得到许多相关蛋白或基因的信息。④快速反应：能够在短时间内分析完成大量的生物分子测试。⑤特异性高：基于抗体与抗原，受体与补体等相互作用，样品检测及分析过程连续化、集成化、微型化、自动化。

3. 正相蛋白质检测芯片

蛋白质检测芯片主要用于分析检测，根据检测方法不同可以进一步分为正相蛋白质检测芯片和反相蛋白质检测芯片，二者的区别主要在于对样品的使用方式不同，可通过样品与正相蛋白质检测芯片表面的抗体阵列进行温育来进行多个样品的分析，反相蛋白质检测芯片是新近发展起来的技术，它是先将不同的样品在芯片表面进行点样，然后用大量的探针检测是否有目标蛋白质。

正相蛋白质检测芯片首先用不同的荧光标记物对样品中的拟研究的蛋白质进行标记，再将这些样品在抗体微阵列上进行温育，然后用生物芯片扫描仪检测各个阵列分子点上荧光信号，正相蛋白质检测芯片可以同时对同一样品的不同成分进行分析对比，但是需要注意在许多情况下，蛋白质倾向于形成多蛋白质复合体，所以如果出现很强的信号，那么可能是由于蛋白质的浓度很高，或是由于形成了大的蛋白质复合体。现在有许多修饰改进的正相检测芯片可以用于不同特殊的研究目的，如用于检测蛋白质的翻译后修饰水平、研究不同部位淋巴细胞 CD 簇的区别、用 MHC 复合物阵列研究不同的 T 细胞群等。

金娜等采用正相蛋白芯片检测了呋喃唑酮。硝基呋喃类药物是人工合成的广谱抗生素，由于硝基呋喃类抗生素在体内代谢速度很快，其代谢产物能存留很久，因此其代谢产物通常作为硝基呋喃类物质的监测对象。以免疫竞争原理建立蛋白芯片体系，通过各项影响因素的优化，得出了稳定的竞争曲线，该蛋白芯片能实现对 AOZ 高通量的快速、准确的检测，检测限达到 0.1ng/mL，说明蛋白质芯片技术应用于食品抗生素检测有独特的优势，可以在该领域获得广泛的应用。

彭杰雄等采用正相蛋白质芯片法检测了过敏原特异性抗体。过敏原刺激机体后引起超敏反应会导致变态反应性疾病，蛋白质芯片技术可诊断过敏性疾病，应用蛋白质芯片方法，将 10 种常见过敏原抗原集成到活化的玻璃芯片上，并保持蛋白质活性，通过与患者标本的反应，同时得到 10 种过敏项目的检测结果，蛋白质芯片法检测结果与对照方法间符合率较高，差异无统计学意义（$P >$ 0.05），说明蛋白质芯片方法可以高通量、即时地检测过敏原血清中 IgE 的变化，灵敏度达 0.5IU/mL，可满足临床上对变态反应性疾病的诊断要求。

4. 反相蛋白质检测芯片

反相蛋白质检测芯片是用破碎的微量组织或者细胞样品点样制成的芯片，代表在某种状态下整个细胞的蛋白质，然后用特定抗体进行检测。反相蛋白质检测芯片配用大量的抗体、病人血清，可以检测许多组织、细胞裂解液，可以研究整个蛋白质组随时间的波动变化状态，尤其是通路中的蛋白质何时被修饰、何时被激活，这种芯片检测的优点在于样品需要量小且不需要进行标记，只需要检测抗体即可，然而它的缺点也在于此，低点样量可能造成低丰度的蛋白质信号漏检。

Boutell 等采用反向蛋白质检测芯片法分析了肿瘤抑制基因 p53 的 50 种 SNP 的功能活性，包括与 DNA 结合的活性、被磷酸化的能力以及与泛素化连接酶 MDM2 结合的能力，结果发现 p53 功能的不同与 p53 的突变相关，这样在一定程度上解释了不同 p53 突变在癌症发生过程中不同的效应。

六、免疫分析方法的应用

碱性成纤维细胞生长因子（basic fibroblast growth factor，bFGF），由于其极强的促有丝分裂作用、神经营养作用以及促血管增生作用，在临床上做为新一代治疗药物。然而，bFGF 临床起效剂量甚微，在 1ng/mL 下即可发挥生理作用。作为药品，bFGF 常规使用量亦多在数百纳克至几十个微克间，用量之小，经典的蛋白质测定方法已不可能检测到。更何况，加上制品中辅剂的干扰，准确定量 bFGF 就更加困难。冯九虎等结合常规 ELISA 法，研制开发了一整套检测试剂盒，建立了快速、准确定量分析微量 bFGF 的方法，对样品中微量 bFGF 进行了快速定量分析。此法快速、敏感、方便，在生产过程中可用于对制品的质量控制。

卢艳采用酶联免疫分析法检测了患者的乙肝两对半，探讨 ELISA 法在乙肝两对半检测中的应用价值，收集门诊患者及健康体检人群的血清，同时采用酶联免疫分析法和乳胶层析法对标本进行乙肝两对半检测，对检测结果进行分析、总结、对比，探讨两种检测方法的临床意义，两种方法的乙肝两对半检测结果比较，HBsAg、HBeAg、HBeAb 三项结果差异性小，无统计学意义（$P >$ 0.05），而对 HbsAb、HBcAb 的检测差异有统计学意义（$P < 0.05$）；同时及时对标本做出处理，严格按照操作规程进行，并对环境等进行质量控制，可以提高 ELISA 法的检出率，结果表明 ELISA 法是检测乙肝两对半的灵敏方法，规范检测操作、加强质控，可有效排除影响因素干扰，提高检测的灵敏度和特异性。

黄彩云等采用 ELISA 法检测了患者甲胎蛋白异质体 AFP-L3 的含量，用 ELISA 法检测 AFP 阳性的肝病患者血清 AFP-L3 浓度，用 ROC 曲线分析 AFP-L3，HCC 患者 AFP-L3 浓度为（109.04 ±62.51）ng/mL，明显高于良性肝病组（25.96±49.43)ng/mL，HCC 的 ROC 曲线面积为 0.819，以 AFP-L3 浓度 37.89ng/mL 为临界值，分析 HCC 患者与良性肝病患者 AFP-L3 浓度异常的敏感性为 83.7%，特异性为 88.9%，诊断正确率为 85.4%，用 ELISA 法检测 AFP-L3 浓度对 HCC 诊断与良性肝病鉴别诊断有较高的临床价值，操作简便，费用低廉。

粒细胞集落刺激因子（GCSF）是刺激骨髓细胞集落形成的集落刺激因子的一种，能够特异性地刺激和调节粒细胞系统的增殖、分化、存活和活化；由于细胞因子在机体内含量极微，因此常用免疫学法进行定量检测。贾茜等用深圳晶美公司及美国 R&D 公司的 G-GSF ELISA 试剂盒分别对

WHO rhG-CSF 生物学活性国际标准品、惠尔血针剂-75（GRAN+.75）及用 WHO rhG-CSF 生物学活性国际标准品标定过生物学活性的工作标准品 T1、T2、T3 进行免疫学活性测定。结果显示不同公司的 rhG-CSF ELISA 试剂盒对所测定样品的测定结果不同，且用不同稀释液稀释样品测定结果亦不同。可见用免疫学方法定量测定 rhG-CSF 的含量是有条件的，且免疫反应能识别聚体但不能识别蛋白分子的降解。

孙威等用放射免疫法分析了内毒素对降钙素基因相关肽（CGRP）离体免疫测定的影响。结果表明离体实验中高浓度内毒素可干扰 CGRP 的放射免疫测定，C_{18} 柱可清除样本中的内毒素从而避免其对 CGRP 放射免疫测定的影响。

张香梅等采用放射免疫法检测了慢性乙型肝炎患者血清中层粘连蛋白（LN）、透明质酸（HA）、Ⅲ型前胶原（PCⅢ）和Ⅳ型胶原（Ⅳ-C）的血清学含量，对肝穿刺活检标本进行病理组织学检查，包括 HE 染色、网状纤维染色及肝纤维化病理分期等，采用 Spearman 等级相关分析比较各血清指标检测结果与其相对应乙肝患者肝纤维化病理分期的关系。

李梅等研究了高灵敏度、宽量程的定量检测患者血清中的抗环瓜氨酸肽（CCP）抗体的时间分辨荧光免疫分析方法，以 CCP 重组抗原和鼠抗人 IgG 抗体分别作为固相抗原和 Eu^{3+} 记抗体，如果样本中存在抗 CCP 抗体，则形成 CCP 重组抗原-抗 CCP 抗体-Eu^{3+} 标记鼠抗人 IgG 抗体复合物，加入解离增强液解离铕离子，检测荧光强度，样本中抗 CCP 抗体含量与荧光强度成正比，对建立的时间分辨荧光免疫（TRFIA）法检测抗 CCP 抗体的线性范围、精密度、检测范围进行分析，建立了稳定的高灵敏度和宽检测范围的 TRFIA 法检测人血清中的抗 CCP 抗体，对早期诊断 RA 及监测疗效具有重要意义。

蔡军等采用时间分辨荧光免疫分析法测定了乙肝 HBsAg，分别用 TRFIA 和 ELISA 法测定消化科和感染科病人血清标本的 HBsAg 的定量及定性结果，并对其中的高、中、低 HBsAg 浓度标本进行两种方法的测定，高、中浓度标本两方法阳性检出率比较差异无统计学意义（$P>0.05$），而在低浓度标本检测中，两方法差异有统计学意义（$P<0.05$），TRFIA 法阳性检出率要高于 ELISA 法，采用 TRFIA 法定量检测 HBsAg 灵敏度更高，线性范围更宽，低浓度标本检测中更具优势。

彭海等采用免疫荧光偏振法测定了癫痫患者血液卡马西平药物浓度，癫痫患者卡马西平血药浓度测定值在有效治疗浓度范围（$4\sim12\mu g/mL$）内的占 81.92%，低于有效治疗浓度范围（$<4\mu g/mL$）的占 17.80%，高于有效治疗浓度范围（$>12\mu g/mL$）的占 0.28%，采用免疫荧光偏振法能准确测定癫痫患者血液卡马西平药物浓度，临床医生在使用卡马西平治疗癫痫的过程中，应结合血药浓度监测结果、临床疗效和药品不良反应等进行综合分析，实现个体化给药，达到最佳的治疗效果。

杨彬等采用荧光猝灭法测定了蛋白质含量，蛋白质含量通常采用氨基酸分析法、凯氏定氮法、比色法、紫外分光光度法等进行测定，蛋白质含量的荧光分析法是近年来发展起来的蛋白质含量分析方法，具有灵敏度高、线性范围宽等特点，采用荧光法测定蛋白质含量时通常选取含有表面活性剂的测定体系，当溶液中含有表面活性剂时，荧光染料分子之间通过疏水相互作用形成二聚体或多聚体，多聚体的形成导致荧光强度降低，然后加入蛋白质溶液，导致多聚体解聚而使荧光强度增加。

张江等采用蛋白质芯片检测白血病细胞株耐药相关蛋白的表达，选择与白血病耐药密切相关的 11 种蛋白为检测指标，制备低密度蛋白质芯片，对人白血病细胞株 HL-60、K562、Jurkat 及耐药细胞株 HL-60/VCR、K562/ADM、人 Burkitt 淋巴瘤 Raji 细胞株细胞裂解物进行检测，结果表明髓系白血病耐药细胞株 P-糖蛋白（P-gp）、肺耐药蛋白/主要穹隆蛋白（LRP/MVP）、谷胱甘肽-硫-转移酶-π（GST-π）、血管内皮细胞生长因子（VEGF）、黏附分子淋巴细胞功能相关抗原-1（LFA-1）表达高于非耐药细胞株，而淋巴系白血病细胞株 P-糖蛋白及趋化因子受体 CXCR4 均有高表达，检测白血病耐药相关蛋白的蛋白质芯片可发现不同的白血病细胞株的耐药相关蛋白表达的差异，联合检测多种耐药相关蛋白有助于更好的研究白血病的耐药机制。

（焦庆才，何华，徐礼生）

第七章

高效液相色谱法

第一节
概　　述

　　高效液相色谱（high performance liquid chromatography，HPLC）是一种分离溶解于溶液中的混合物的液相色谱（LC）形式。通常用高压输液泵将具有不同极性的单一溶剂或不同比例的混合溶剂、缓冲液等流动相泵入装有固定相的色谱柱，经进样阀注入待测物，由流动相带入柱内，在柱内各成分被分离后，依次进入检测器，色谱信号由记录仪或积分仪记录。高效液相色谱法适用于分析沸点高、分子量大、热稳定性差的物质和生物活性物质的分离分析。由于不同类型化合物具有多种结构，因此实现色谱分离的操作条件也各不相同。随着生命科学和生物工程技术的迅速发展，人们对氨基酸、多肽、蛋白质及核碱、核苷、核苷酸、核酸（核糖核酸 RNA、脱氧核糖核酸 DNA）等生物分子的研究兴趣日益增加。这些生物活性分子是人类生命延续过程必须摄取的成分，也是生物化学、生化制药、生物工程中进行蛋白质纯化、DNA 重组与修复、RNA 转录等技术中的重要研究对象，因此涉及它们的分离、分析问题也日益重要。蛋白质和核酸等物质是生命科学中一类重要的复杂的生物大分子（biomolecule）。它不仅存在于体内，而且随着生物技术的迅速发展，越来越多地在体外通过各种工程的途径被人工制造出来，造福于人类，在揭示生命奥秘的生命科学领域等方面有十分重要意义。以蛋白质为例，虽然它们的水解产物都不过是20多种氨基酸的小分子，但在人体中的蛋白质分子总计有 10 万余种，并且极少与其他生物体内的相同。生物分子的复杂性不仅表现在本身的结构（组成、序列、构象）上，而且还表现在这些物质所处的环境往往是各种各样大小分子的混杂体。所以生物大分子的分离纯化是广大生物学、化学和医学工作者十分关心并长期研究开拓的课题。液相色谱大都在室温下操作，所用流动相可以是与生理液相似的具有一定 pH 值、含盐的缓冲水溶液，有时也可以采用某些与水互溶的有机溶剂；所用固定相的表面都经过各种相应的化学修饰和覆盖。这样就为生物大分子的分离分析提供了温和的条件和良好的生物兼容性，有利于保持生物大分子原有的构象和生理活性。因此液相色谱已成为分离、纯化生物大分子应用最广泛的手段之一，在生物化学和生物工程研究和制药工业研究和生产中已获得广泛的应用。高效液相色谱在生物领域中主要用于下列产物的分离和鉴定：氨基酸及其衍生物，甾体化合物，糖类，卟啉，核酸及其降解产物，蛋白质、酶和多肽，脂类等。

　　高效液相色谱仪各部件中对分离影响最大的是泵、检测器和柱。

　　蛋白质在反相柱上的保留性对流动相有机溶剂浓度变化十分敏感，浓度的少许变动往往会引起蛋白质保留时间的急剧改变，因此蛋白质的分离多采用梯度洗脱。形成梯度有低压及高压两种系统。低压系统不论有几种溶剂混合，仅需一个泵。梯度在泵前形成，其优点是价格便宜，维修方便，工作性能良好。高压系统输送一种溶剂就需要一个泵。梯度在泵后形成，由微处理机控制，因此流量精度高，梯度重复性好，使用方便，但价格较高。

对于微量蛋白质的分离，高灵敏度的检测方法十分重要。目前蛋白质的检测主要使用紫外及荧光检测器。蛋白质在280nm、254nm及215nm左右有吸收，尤其在215nm附近肽键吸收很强，可以检出5～10pmol的肽或50～500ng的蛋白质。但所用溶剂必须在此波段透明，如乙腈等。对于常用于蛋白质分离的吡啶就不适用。有些溶剂可在254nm或280nm测定，但灵敏度较差，280nm的检出灵敏度仅为215nm的1/10。紫外检测器的优点是使用十分方便，也有相当高的灵敏度，为大家乐于采用，但对溶剂要求较高。荧光检测灵敏度很高，理想情况下可达10^{-15}mol，溶剂只要不含胺类物质，一般均可使用。但蛋白质样品（除含有色氨酸者外）均需先与荧光试剂反应后再测定其衍生物的荧光。现在常用的荧光试剂主要为邻苯二甲醛和荧光胺等。荧光检测有柱前及柱后衍生之分，柱前衍生法往往只适用于分析，而纯化制备必须采用柱后衍生法。荧光胺柱后衍生系统另需三个泵来输送高pH值的缓冲液、荧光胺溶液及水等。此外还需有分流装置，以便只使小部分洗脱液用以衍生检测，在实验室中除了紫外检测器外，能有一套荧光检测系统对提高检测灵敏度及扩大洗脱溶剂的选择范围大有好处。柱填料的讨论见以下各节。

为了确保痕量分析结果的准确性，建立一个质量保证与质量控制（QA/QC）体系是非常重要的。涉及高效液相色谱仪质量保证与质量控制的内容主要包括以下方面。

（1）仪器性能的定期校验　校验的项目包括检测器、检测池、分析泵流速、系统的压力以及分离柱的柱效等。多长时间进行一次校验目前没有统一的规定，而是取决于该仪器的使用频率和对测试的要求。

（2）确保实验用标准溶液的准确性　浓度为mg/mL以上的贮备标准溶液应选用有计量认证的商品。贮备标准溶液应放在冷藏箱内4℃保存，时间为3～6月。配制的工作标准溶液，其保存期建议不要超过1周，低于1μg/L的要当日配制。另外，在配制和保存时要避免沾污。

（3）在分析过程中经常对使用的标准曲线进行校正。此外，所使用的标准溶液浓度与待测样品中离子的浓度要接近（标准的浓度可稍高于样品的浓度范围，并尽量使待测组分的浓度位于标准曲线的中段），否则可能会造成样品测定结果和谱峰保留时间的误差。

（4）对于浓度低，较小的色谱峰，选用峰高法可以改善其准确度；对较大的色谱峰，采用峰面积的方法较好。

（5）所测试的样品应经0.22μm的滤膜过滤。

（6）进样用的注射器使用前应先用高纯水冲洗干净，再用流动相或有机溶剂冲洗，以免上次样品残留物的沾污。

第二节
高效液相色谱的分离模式

高效液相色谱法根据各组分在固定相及流动相中的吸附能力、分配系数、离子交换作用、分子尺寸大小和亲和力的差异进行分离。色谱分离的实质是样品分子（或称溶质）与溶剂（即流动相或洗脱液）以及固定相分子间的作用力，作用力的大小决定过程的保留行为。根据分离原理不同可分为：吸附色谱法、分配色谱、离子交换色谱、体积排阻色谱法和亲和色谱法，可用于多种生物分子的分离和分析。吸附色谱法是利用被分离物质在吸附剂上吸附能力的不同，用溶剂洗脱使组分分离，常用的吸附剂有氧化铝、硅胶、聚酰胺等有吸附活性的物质。分配色谱是利用被分离物质在两相中分配系数的不同使组分分离，其中一相被涂布或键合在固体载体上，称为固定相，另一相为液体或气体，称为流动相。常用的载体有硅胶、硅藻土与纤维素粉等。离子交换色谱是利用被分离物质在离子交换树脂上交换能力的不同使组分分离；常用的有不同强度的阳离子交换树脂、阴离子交换树脂，流动相为水或含有机溶剂的缓冲液。分子排阻色谱法又称凝胶色谱法，是利用被分离物质分子大小的不同导致在填料上渗透程度不同使组分分离，常用的填料有分子筛、葡聚糖凝胶、微孔聚合物、微孔硅胶或玻璃珠等，根据固定相和供试品的性质选用水或有机溶剂作为流动相。亲和色谱是利用或模拟生物分子之间的专一性作用，从复杂生物样品中分离和分析特殊物质的一种色谱方法。

在生物大分子的高效液相色谱的分离分析中，体积排阻、离子交换、反相液相和亲和色谱是最常用的分离模式，由于每一种分离模式的分离机理有所差别，因此根据被分离生化样品的性质选择适当的分离模式和操作条件是一个重要的方面。凝胶色谱主要基于生物大分子的尺寸和构型的差别达到分离纯化的目的。该分离模式的分离效率和柱容量都较低，但能很好地保持被分离物质的生物活性。如生物大分子表面电荷或疏水性的不同，则可以选择离子交换色谱和反相色谱进行分离纯化；离子交换色谱常用于生物大分子的分离纯化，而且能很好地保持被分离生物大分子的生物活性，因此是生物大分子分离纯化最常用的分离模式；反相色谱对生物大分子的分离基于生物大分子与流动相和固定相的疏水作用力的差别，通常采用改变流动相中有机溶剂浓度来完成分离纯化的目的，反相色谱的分离纯化效果显著，但由于在分离过程中采用了大量的有机溶剂，有可能使生物大分子失去生物活性。另一类色谱分离技术主要基于折叠蛋白质表面氨基酸分布的不均匀性，如利用表面暴露的组氨酸或与金属离子配位活性点结合达到生物大分子分离纯化的金属络合和络合亲和色谱和染料亲和色谱，是基于生物大分子可接触表面的一些特异性的官能团或空间结构差异达到分离纯化的分离技术。最后一类色谱分离模式为利用生物大分子的生物活性进行分离纯化的生物亲和及免疫亲和色谱技术。生物亲和及免疫亲和色谱的分离选择性在所有的色谱模式中是最高的。因此，根据被分离纯化生物大分子的性质和可以接受的操作成本，可以选择各种色谱分离模式或多种模式集成技术实现对生物大分子的分离纯化。

第三节
液-固色谱法

液-固色谱法通常称吸附色谱法，在液-固色谱法中用的载体多为硅胶。吸附剂吸附试样的能力，主要取决于吸附剂的比表面积和理化性质，试样的组成和结构以及洗脱液的性质等。组分与吸附剂性质近似时，易被吸附，呈现高的保留值。硅胶与溶质分子间主要作用是偶极矩力、氢键及静电相互作用。极性越强，化合物在硅胶柱上的滞留时间也长。在液-固色谱中，依靠流动相溶剂分子与溶质分子竞争固定相活性位置，从而使溶质从色谱柱上洗脱下来。当组分分子结构与吸附剂表面活性中心的刚性几何结构相适应时，易于吸附。从而使吸附色谱成为分离几何异构体的有效手段，还可用于脂溶性化合物质如磷脂、甾体化合物、脂溶性维生素和前列腺素等。不同的官能团具有不同的吸附能，因此，吸附色谱可按族分离化合物。吸附色谱对同系物没有选择性（即对分子量的选择性小），不能用该法分离分子量不同的同系物。

【应用示例】图 7-1 为多肽和氨基酸在正相硅胶色谱柱上的分离谱图。色谱柱 Lichrosorb Si60（7μm，ϕ4.8mm×150mm）；流动相 A 为 90%乙腈水溶液，含 0.1mol/L NH$_4$OH 和 1μg/L 铜盐（Ⅱ）；流动相 B 为 40%乙腈水溶液，含 0.95mol/L NH$_4$OH 和 1μg/L 铜盐（Ⅱ）；流量 2.0mL/min（在 75min 内完成一个梯度洗脱周期）；进样量 30μL。在上述经用流动相铜盐（Ⅱ）改性的硅胶柱上，作为 Cu^{2+}络合物的多肽和氨基酸获得分离。此图中在 0～15min 洗脱出的是疏水多肽（大肽），如苯丙-苯丙肽（Phe-Phe）和丙氨-丙氨-丙氨肽（Ala-Ala-Ala）；在 15～47min 为 10 种主要的二肽；在 47～75min 为氨基酸、亲水多肽和由基本氨基酸构成的基肽，如丝氨-丝氨-丝氨肽（Ser-Ser-Ser）和甘氨-甘氨-甘氨肽（Gly-Gly-Gly）。

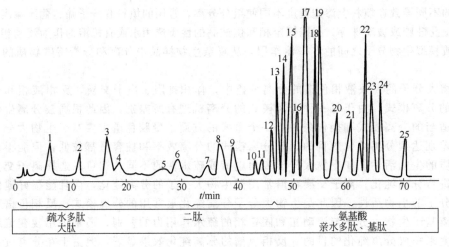

图 7-1　多肽和氨基酸的正相硅胶色谱

1—Phe-Phe；2—Ala-Ala-Ala；3—Gly-Leu；4—Gly-Fhe；5—Trp-Glu；6—Glu-Trp；
7—Pro-Phe；8—Ser-Phe；9—Glu-Tyr；10—Als-Ala；11—Gly-Gly；12—Glu-Glu；
13—Aia-Ser；14—Pro-Glu；15—Phe；16—Gly-Gly-Gly；17—Lys-Phe；18—Leu；19—Ile；
20—Glu；21—A1a；22—Ser-Ser-Ser；23—Gly-His-Gly，Arg-Glu；24—Lys-Glu；25—Arg-Tyr

第四节
键合相色谱法

　　键合相色谱法是由液-液色谱法即分配色谱发展起来的。键合相色谱法将固定相共价结合在载体颗粒上，克服了分配色谱中由于固定相在流动相中有微量溶解，及流动相通过色谱柱时的机械冲击，固定相不断损失，色谱柱的性质逐渐改变等缺点。根据键合相与流动相之间相对极性的强弱，可将键合相色谱法分为正相色谱法和反相色谱法。但通常所说的反相色谱系指非极性键合相色谱。

一、正相色谱法

　　在正相色谱法中共价结合到载体上的基团都是极性基团，如一级氨基、氰基、二醇基、二甲氨基和二氨基等。一般认为正相色谱的分离机制属于分配色谱。组分的 k' 值随其极性的增加而增大，但随流动相中极性调节剂的极性增大（或浓度增大）而降低。同时，极性键合相的极性越大，组分的保留值越大。该法主要用于分离极性不同的化合物，特别是用来分离不同类型的化合物。由于正相色谱法中使用低极性有机溶剂为流动相如庚烷、己烷及异辛烷等，沸点低、黏度小，因此还具有柱入口压力低，柱容易达到平衡，保留值的重现性、色谱峰的对称性均优于以硅胶为填料的吸附色谱。

二、反相色谱法

1. 分离机理

　　在反相色谱法中的固定相是被共价结合到硅胶载体上的直链饱和烷烃，其链的长短不同，最长的是十八烷基，这也是使用得最多的固定相。流动相的极性比固定相的极性强。在反相键合相色谱中，极性大的组分先流出，极性小的组分后流出。一般说来，固定相上的烷基配合基或被分离分子中非极性部分的表面积越大，或者流动相表面张力及介电常数越大，则缔合作用越强，保留值越大。在反相色谱法中，使溶质滞留的主要作用是疏水作用，在高效液相色谱中又被称为疏溶剂作用。所谓疏水作用即当水中存在非极性溶质时，溶质分子之间的相互作用、溶质分子与水分子之间的相互作用远小于水分子之间的相互作用，因此溶质分子从水中被"挤"了出去。可见反相色谱中疏水性越强的化合物越容易从流动相中挤出去，在色谱柱中滞留时间也长，所以反相色谱法中不同的化合物根据它们的疏水特性得到分离。反相色谱法可用于分离带有不同极性基团的化合物，特别适于分离带有不同疏水基团的化合物，亦即非极性基团的化合物。可以通过改变流动相的溶剂及其组成和pH值，以影响溶质分子与流动相的相互作用，改变它们的滞留行为。另外，反相色谱中，水在流动相中占的比例伸缩性很大，从而使反相色谱可用于水溶性、脂溶性化合物的分离。固定相中直链饱和烷烃疏水特性随着碳氢链的长度而增加，在反相色谱柱中溶质由于疏水作用而滞留的时间也将随着碳氢链的长度而增加。在一般情况下这意味着用碳氢链长的反相色谱柱能得到较好的分辨率。由于反相色谱法的固定相是疏水的碳氢化合物，溶质与固定相之间的作用主要是非极性相互作用，或者说疏水相互作用，因此溶剂的强度随着极性降低而增加。水是极性最强的溶剂，也是反相色谱中最弱的溶剂。在反相色谱中常常用作基础溶剂，向其中加入不同浓度的可以与水混溶的有机溶剂，可以得到不同强度的流动相，这些有机溶剂称为修饰剂。反相色谱中最常用的有机溶剂有甲醇和乙腈，此外，乙醇、四氢呋喃、异丙醇及二氧六环也常被用作修饰剂。在生物药物分析中，反相色谱的应用极广。可用于氨基酸和多肽的分析、蛋白质的分离、碱基、核酸和核酸酶的分析以及糖等的分离。

2. 固定相

对于生物高分子（例如生物工程产物）的反相色谱分离，特别是对多肽药物的分离纯化，需要尽可能高的分离效率，因此尽可能地选择球形、全多孔，且孔径为 $25\mu m$ 以上的硅胶键合固定相。单层键合固定相利于传质但稳定性稍差，而多层键合固定相传质虽稍差但稳定性好。对分子量较小者，可选用 C_{18} 或 ODS 型配基，而分子量较大者以配基较短者为宜（如 C_8），但链短者稳定性比链长者稍逊。结合无机和有机基质优点的聚合物涂层型固定相有着更广泛耐用的 pH 值范围，这对生物大分子的分离是极其有利的因素，不过聚合物涂层型无论从制造还是从使用方面尚不如键合相成熟。附录1是常见的无机基质分离分析生物大分子用的反相色谱固定相。

目前常见的高分子类型反相色谱固定相主要是多孔型树脂，高分子类型反相色谱固定相可以在广泛的 pH 值（2~12，甚至1~13）范围内使用，从化学结构来看，树脂表面均有较强疏水性作用，其色谱性能基本上类似于硅胶基质的烷基键合固定相。附录2列出的是一些常用的高分子类型生物大分子分离分析用反相色谱固定相。

3. 流动相

作为反相色谱流动相的有机溶剂主要是乙腈、异丙醇、正丙醇和四氢呋喃等。乙腈由于黏度低，且和水组成的二元流动相对多肽和蛋白质的溶解度高，因此被广泛应用。在醇类溶剂中，由于甲醇对一些蛋白质的溶解度低，因而使应用受到了限制，乙醇、正丙醇，特别是异丙醇和水组成的洗脱体系一般可以得到高的蛋白质回收率而被广泛采用。在选择有机溶剂的同时，要充分考虑到反相柱的类型和生物大分子的特性。

流动相中离子对试剂分无机酸和有机酸两种，无机酸通常有磷酸、盐酸和高氯酸，其作用主要是抑制硅羟基离子化，增加蛋白质的亲水性，伴随着蛋白质极性的增加，降低了在色谱柱上的保留时间。有机酸主要以三氟乙酸（TFA）和七氟丁酸（HFBA）应用比较多，虽然其作用也是阻止硅羟基的离子化，但也增加了蛋白质的疏水性。三氟乙酸是弱的疏水离子对试剂；七氟丁酸是较强的疏水离子对试剂。由于疏水性增加，在色谱柱上的保留值也增加，从而提高了分离度。

4. 反相色谱的应用示例

近十年来，高效液相色谱在蛋白质分离纯化方面取得了很大的进展，并得到了广泛的应用。HPLC 包括排阻色谱、离子交换色谱、亲和色谱以及反相色谱等，几乎已在蛋白质分离中得到应用。这些方法在蛋白质分离中各有其地位，但到目前为止人们普遍认为反相高效液相色谱（RP-HPLC）是分离纯化蛋白质的最有效的方法之一。虽然肽的 RP-HPLC 已积累了许多成功的经验，可供蛋白质分离时借鉴，但蛋白质有其自身的特殊性，这主要表现在它的分子量往往很大，构象严格，极度的 pH 值、高盐浓度、与有机溶剂接触、甚至疏水吸附也会引起蛋白质变性，因此在用

RP-HPLC分离蛋白质时需作某些特殊的考虑。

（1）反相高效液相色谱定量分析多肽中的氨基酸组成

色谱条件如下。色谱柱：C_{18}（200mm×4.6mm，5μm）。柱温：38℃。进样量：1～10μL。检测波长：254nm。流速：1.0mL／min。流动相：A 0.1mol/L醋酸钠-乙腈（97：3，体积比）溶液；B 乙腈-水（4：1，体积比）溶液。流动相如表7-1所示进行梯度洗脱。

表 7-1　流动相梯度洗脱表

时间/min	流速/（mL/min）	A/%	B/%	时间/min	流速/（mL/min）	A/%	B/%
0	1.0	100	0	40	1.0	0	100
13	1.0	93	7	45	1.0	0	100
23	1.0	77	23	47	1.0	100	0
29	1.0	65	35	50	1.0	100	0
35	1.0	60	40				

为确定氨基酸混合溶液中各个氨基酸与色谱峰的对应关系，分别对18种氨基酸单样溶液进行衍生并HPLC分离，从而确定各氨基酸的保留时间，结果见表7-2。18种氨基酸标准混合液的分离效果如图7-2所示。

表 7-2　不同衍生方法氨基酸的保留时间

氨基酸种类	保留时间/min		氨基酸种类	保留时间/min	
	方案一	方案二		方案一	方案二
Asp	—	5.552	Tyr	25.710	25.916
Glu	—	6.575	Val	27.184	27.281
Ser	13.515	13.612	Met	28.170	28.344
Gly	14.596	14.607	Cys		29.481
His	16.044	16.161	Ile	30.013	30.450
Arg	18.722	18.883	Leu	30.147	30.644
Thr	19.457	19.397	Phe	31.945	32.238
Ala	19.962	20.081	Try	32.403	32.636
Pro	20.800	20.830	Lys	33.590	33.912

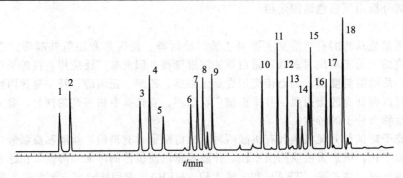

图 7-2　混合合氨基酸标准品分离色谱图

1—天冬氨酸；2—谷氨酸；3—丝氨酸；4—甘氨酸；5—组氨酸；6—精氨酸；7—苏氨酸；8—丙氨酸；
9—脯氨酸；10—酪氨酸；11—缬氨酸；12—甲硫氨酸；13—半胱氨酸；14—异亮氨酸；
15—亮氨酸；16—苯丙氨酸；17—色氨酸；18—赖氨酸

（2）HPLC测定缩宫素及合成类似物

① 色谱条件　色谱柱 Hypersil RP-C_{18} 柱（12.5cm×4.6mm，5μm）。流动相：A 50%乙腈；B 0.1mol/L磷酸二氢钠。梯度：0～30min，30%～60%A。流速1mL/min。检测波长220nm。

② 样品测定　取缩宫素注射液进样。缩宫素及其合成类似物的色谱图见图7-3。保留时间9～20min内出峰顺序为缩宫素、D-谷氨酰胺[4]-缩宫素、D-酪氨酸[2]-缩宫素、D-酪氨酸[2]-D-谷氨酰胺[4]-缩

宫素、缩宫素-α-二聚物、缩宫素-β-二聚物、偕三氯叔丁醇。

（3）HPLC研究 8-L-精氨酸加压素（AVP）肠吸收和代谢

① 色谱条件　色谱柱 Spheri-5 RP-C$_{18}$ 柱（22cm× 4.6mm，5μm）。流动相：A 25mmol/L 醋酸铵-甲醇（61：39）；B 乙腈-0.1％TFA 液（18：82）。流速 1mL/min。检测波长 220nm。

② 样品测定　AVP 的断裂：取脱甘氨酸-L-精氨酸加压素（DesgAVP）5μg 加入 2.2 单位羧基肽酶 B，使体积为 1mL，37℃ 下消化 0.5h，煮 5min，离心 5min（14000r/min）。取上清液进样。

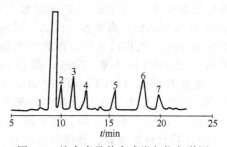

图 7-3　缩宫素及其合成类似物色谱图
1—缩宫素；2—D-谷氨酰胺^4-缩宫素；
3—D-酪氨酸^2-缩宫素；4—D-酪氨酸^2-D-谷
氨酰胺^4-缩宫素；5—缩宫素-α-二聚物；
6—缩宫素-β-二聚物；7—偕三氯叔丁醇

③ 肠内含物的作用　回肠片段取自新西兰白兔，沿肠系膜边缘剖开，将 25cm 回肠片段内含物悬浮于含 0.1mmol/L 氯化钙的 0.9％氯化钠液 10mL 中，离心 10min（5000r/min），上清液−20℃保存。取 0.2mL 彻底混合，用通以 5％CO$_2$/O$_2$ 的 pH7.4 的 Ringer 液稀释（1：100），37℃水浴 10min，加入 AVP（40 或 80μg/mL）继续孵育不同时间，煮沸 5min 结束消化，样品离心 2min（14000r/min）。取上清液进样。

④ 胃蛋白酶、羧基肽酶 Y 消化 AVP 的作用　0.005BAEE 单位胃蛋白酶或 1.1 单位羧基肽酶 Y 与 10μgAVP 在 1mL 内孵育相同时间，煮沸 5min 停止消化，离心 2min（14000r/min）。取上清液进样。

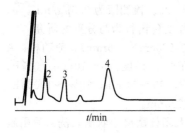

图 7-4　加压素色谱图
1—加压酸；2—脯氨酸加压酸；
3—脱甘氨酸加压素；4—加压素

⑤ 穿过上皮转移研究　将回肠黏膜剥去肌肉，用 Ringer 液洗 4 次。固定膜，分别用含 10mmol/L 葡萄糖的 Ringer 液 10mL 浸洗绒毛膜一侧和 10mmol/L 甘露醇 10mL 浸洗黏膜一侧。浸液通以 5％ CO$_2$/O$_2$，水浴 37℃保温，平衡 30～45min。组织生存性用电参数判断。AVP 代谢和转移在 [^{3}H] AVP（50μm，30μCi）加入绒毛膜浸液和黏膜液 2min、1h、2h、3h 后测定。浸液用 1：1 水稀释，煮 5min，离心 5min（14000r/min）。取上清液 200μL 进样。加压素的色谱图见图 7-4。保留时间：加压酸，5.4min；脯氨酸加压酸，5.9min；脱甘氨酸加压素，9.2min；加压素，18.5min。

⑥ 说明　使用流动相 A 除不能完全分开加压酸（P）、加压酸脯氨酸（P-Pro）外其余各组分完全分开；用流动相 B 不能完全分离 AVP 与组织或肠液内干扰物，故同时使用两种流动相。

测定结果显示 AVP 在小肠腔内很不稳定，5min 内可被很稀的肠内含物分解，肠液的作用使肽链从 C 端起连续断裂。

胃蛋白酶作用下 Arg-GlyNH$_2$ 断裂形成 DesgAVP，羧基肽酶存在下进一步断裂 Pro-Arg、P-Pro。以上通过胃蛋白酶抑制剂存在或不存在情况下水解结果的测定来实现。

代谢分解终止于 AVP 分子环状部分，羧基肽酶 Y 非特异水解肽链 C 端，使肽链从 GlyNH$_2$、Arg、Pro 处断裂，不能引起环断裂，对 P 的稳定性研究获得同样结论。

转移研究显示从黏膜到绒毛膜的转移速率较从绒毛膜到黏膜的速率快，这种差异可能与两种膜的代谢速率不同有关。

（4）邻苯二甲醛柱前衍生化 HPLC 测定血、血浆、组织中谷胱甘肽

① 色谱条件　色谱柱：Merck LiChro CART RP-C$_{18}$ 柱（12.5cm×4mm，5μm）。预柱：Merck LiChroCART RP-C$_{18}$。流动相：0.021mol/L 丙酸盐缓冲液（pH 值为 6.5）-乙腈（95：5）。流速：1mL/min。检测波长：荧光 340nm/420nm。

② 样品测定　血、血浆中全部谷胱甘肽（GSH＋GSSG＋GSSX＋PROSSG）：于 100μL 溶血后

的血或血浆中加 0.1mol/LTris 溶液 50μL、25mmol/L 二硫苏糖醇（DTT）100μL。0℃静置 5min 后用 25mL/L 高氯酸（PCA）350μL 除蛋白，离心 1min。取上清液 300μL 加至已有硼酸缓冲液 200μL 的样品管中。血浆中全部游离谷胱甘肽（GSH＋GSSG＋GSSX）：于 100μL 血浆中加入 25mol/LPCA 液 350μL，离心 1min，取上清液 20μL 加 1mol/LTris 液 150μL、25mmol/L 二硫基苏糖醇（DTT）液 100μL，0℃放置 5min。取上清液 300μL 置于已有硼酸缓冲液 200μL 的样品管中。血及血浆中全部氧化型谷胱甘肽（GSSG＋GSSX-4-PROSSG）：用装有含 0.1mmol/L N-乙基顺丁烯二酰亚胺（NEM）的 PBS 液的小管收集血，取 100μL 用水溶血（1∶10），其余分离血浆。其他同全部谷胱甘肽处理方法。蛋白结合血浆谷胱甘肽：于 100μL 用 NEM 处理的血浆中加 25mol/L PCA350，涡旋混合，离心 1min，弃去上清液，用 0.5mol/L 氢氧化钠液 100μL 重新溶解蛋白片，加 0.1mol/L Tris 液 50μL、25mmol/L DTT 液 100μL，0℃放置 5min。用 25mL/LPCA 液 350μL 沉淀蛋白。取上清液 300μL 置于已有 200μL 硼酸缓冲液的样品管中。

取上述各处理后的溶液进样。保留时间：谷胱甘肽，2.9min。

说明：血浆中，全部谷胱甘肽量 7.87μmol/L，含氧化型谷胱甘肽 3.71μmol/L。

血中测定平均值，总谷胱甘肽 880μmol，氧化型谷胱甘肽 6.8μmol。

（5）HPLC 测定鲑鱼降钙素鼻喷剂的含量

色谱条件如下。色谱柱：Hypersil ODS-C_{18} 柱（100mm×4.6mm，5μm）。柱温：40℃。检测波长：210nm。流动相：1mol/L 氢氧化四甲基铵-水-乙腈（4∶346∶150），用适量磷酸将 pH 值调至 3.0。流速：1.0mL/min。进样量：200μL。在此色谱条件下，鲑鱼降钙素鼻喷剂阴性样品（不含鲑鱼降钙素）、鲑鱼降钙素对照品及样品溶液的色谱图见图 7-5。

理论塔板数按降钙素峰计算应不低于 2 000。检测限为 0.5μg/mL。

（6）γ-干扰素（7-IFN）在 RP-HPLC 柱上色谱行为与分离的研究

① 色谱条件　色谱柱 Nucleosil ODS 柱（25cm×4.6mm）。流动相：A 1％TFA 水溶液；B 65％乙腈（含 0.1％TFA）。梯度：0～10min，0％B；10～20min，0～82％B；20～30min，82％B；30～54min，82％～100％B；54～60min，100％B。柱温 5℃。检测波长 225nm。

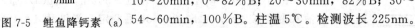

图 7-5　鲑鱼降钙素（a）和降钙素（b）的色谱图

② 样品测定　将发酵高表达 γ-IFN 的大肠杆菌离心收菌，洗涤后用超声法破菌，再经高速离心回收包含体沉淀，用 6mol/L 盐酸胍裂解后离心，取上清液。经 Sephacryl S200 色谱分析后的 γ-IFN 粗品分别以变性或复性后样品过膜。取溶液 10μL 进样。

③ 说明　用高效液相色谱法对基因工程下游包涵体所含目标蛋白进行分离纯化，较系统地研究了 γ-干扰素在反相柱上的色谱行为及其影响因素。如用该法研究了 TFA 和无机盐的色谱改性作用，复性对 γ-IFN 色谱行为的影响，温度与 pH 值对 γ-IFN 的影响。

探讨 γ-干扰素在反相柱上的色谱行为，不只是为目标蛋白摸索适宜的分离纯化条件，更重要的是从目标蛋白的一维数据中了解与结构和功能相关的信息。这在鉴别错配聚合体、改善复性工艺乃至研究多肽结构与功能等方面具有重要意义。

（7）HPLC 测定氟胞嘧啶（5-Fc）胶囊

① 色谱条件　色谱柱 μBondapak C_{18} 柱（30cm×3.9mm，10μm）。流动相：水-甲醇-醋酸（785∶200∶15）。流速 1.5mL/min。检测波长 285nm。

② 样品测定　取 20 粒胶囊，以其内容物计算每粒平均装量，准确称取内容物相当于 5-F_C 100mg 置 100mL 量瓶中，加流动相 50mL，超声溶解 5min，并轻轻振荡 25min，用流动相稀释至刻度，混匀，过滤。取续滤液 6.0mL 置 100mL 量瓶中，加入内标液（对氨基苯甲酸 160mg 用流动相溶液并稀释至 200mL）5mL 并加流动相至刻度。取溶液进样。保留时间：氟胞嘧啶，5.5min；内标物，7min。

③ 说明：测定结果与美国药典结果一致。

(8) RP-HPLC 测定三氮唑核苷制剂的含量

色谱条件：色谱柱 YWG-C$_{18}$ 柱（15cm×4.6mm，10μm）。流动相：0.03%磷酸二氢钠溶液，用 0.45μm 滤膜过滤，超声波脱气。流速：1mL/min。检测波长：215nm。纸速：0.25cm/min。灵敏度：0.1。室温操作。

三氮唑核苷色谱图、三氮唑核苷溶射液和三氮唑核苷口含片在上述条件下的色谱图相同，见图 7-6，三氮唑核苷和 DL-β-苯丙氨酸（内标）的保留时间分别为 5.6min 和 13.4min。

(9) 梯度洗脱 HPLC 法测定人血浆中阿昔洛韦的浓度

① 色谱条件　色谱柱：Shimadzu C$_{18}$ 柱（100mm × 3 mm，3μm），柱温 35℃。流动相：A 泵为乙腈，B 泵为 0.1mol/L 磷酸溶液。流速：A 泵为 0.005mL/min，B 泵为 0.600mL/min。时间程序见表 7-3。检测器：RF 检测器，E_x=285nm，E_m=370nm。

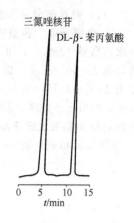

图 7-6　三氮唑核苷色谱图

表 7-3　梯度洗脱条件

时间/min	乙腈/(mL/min)	0.1mol/L 磷酸溶液/(mL/min)	时间/min	乙腈/(mL/min)	0.1mol/L 磷酸溶液/(mL/min)
3.00	0.050	0.600	10.1	0.005	0.600
10.00	0.100	0.600	11.5	—	0.600

② 血浆样品处理　血浆样品 0.4mL，精密加入 200ng/μL 硫酸沙丁胺醇（内标）溶液 25μL，涡旋，加入沉淀剂（10%醋酸锌溶液）0.2mL，涡漩 30s，15000r/min 离心 10min，分取上清液 400μL 于塑料试管中，60℃水浴氮气流吹干，残渣中加入 0.05mol/L 硫酸 100μL，15000r/min 离心 5min，取上清液 20μL 进样。

③ 进样测定　得图 7-7 所示色谱图。从图中可见，空白血浆对试药及内标基本上没有干扰，试药及内标峰形分离良好，阿昔洛韦及硫酸沙丁胺醇的保留时间分别为 2.348min、4.311min（图7-7）。

(10) RP-HPLC 测定肌苷制剂的含量

① 色谱条件　色谱柱：Nucleosil C$_{18}$ 柱。流动相：甲醇-水（30∶70）。流速：1mL/min。检测波长：248nm。

② 样品测定　精密量取肌苷注射液或精密称取肌苷片剂粉末适量，加入内标液（50mg 甲硝唑溶于 20mL 流动相）5mL，用流动相制成含肌苷 0.2mg/mL 的溶液。取溶液进样。肌苷制剂的色谱图见图 7-8。保留时间：苯甲酸钠，4min；肌苷，4.5min；内标物，6min。

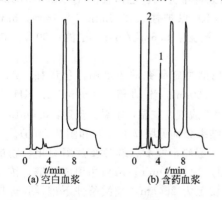

图 7-7　血浆样品色谱图
1—硫酸沙丁胺醇；2—阿昔洛韦

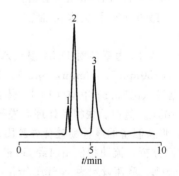

图 7-8　肌苷制剂色谱图
1—苯甲酸钠；2—肌苷；
3—内标物

(11) 氨基酸分析法测定脑蛋白水解物注射液中肽的含量

① 色谱条件　色谱柱：Kromasil 100-5 C$_{18}$色谱柱（250mm×4.6mm，5μm）；流动相 A：取三合水乙酸钠 19.05g，加 1000mL 超纯水溶解，用磷酸调 pH=5.00，用 0.45μm 滤膜滤过并脱气；流动相 B：60%乙腈。梯度洗脱：0～17min，流动相 B 的浓度为 11%；17～34min，流动相 B 浓度为 11%～41%；34～37min，流动相 B 浓度为 41%。柱温：37.0℃。流速：1.4mL/min。检测波长：248nm。进样：取衍生后溶液进样 5μL。以内标法计算各氨基酸含量的总和，酸水解样品氨基酸总量扣除未水解样品氨基酸总量即为肽含量。

② 样品测定　取 24 个生产企业的产品进行肽含量测定的色谱图见图 7-9。

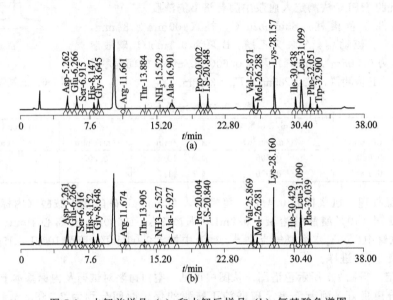

图 7-9　水解前样品（a）和水解后样品（b）氨基酸色谱图

(12) 氨基酸和小肽（2～5 肽）在反相键合相柱上的分离　色谱柱：Lichrosorb RP-C$_{18}$（5μm，φ4.6mm×25cm）。流动相：从 0.6mol/L HClO$_4$（pH=0.2）经 50min 凹形梯度洗脱至 100%乙腈（体积分数）。流量：2mL/min。柱温：70℃。柱压 15.2MPa。进样 10μL（每个组分含量约为 1μg）。用紫外检测（200nm）检测，实现了 29 个组分的分离（图 7-10）。

(13) 图 7-11 为高效液相色谱-质谱法测定人尿液中乙基葡萄糖醛酸苷实验中空白尿液加入 EtG 及内标 EtG-D$_5$ 的色谱图。尿液经预处理后，在以下色谱条件下分离。色谱柱：Agilent Zorbax Bonus-RP 液相色谱柱（150mm×4.6mm，3.5μm），Bonus-RP 保护柱（12.5mm×4.6mm，5μm）。流动相：乙腈-0.1%甲酸水溶液（5：95，体积比）。流速：0.6mL/min。柱温：30℃。进样量：20μL。

(14) 图 7-12 为草乌对 DNA 损伤水平的高效液相色谱测定研究的色谱图。色谱柱：Agilent TC-C$_{18}$ 柱（150mm×4.6mm，5μm）。紫外检测波长：260nm。流动相：50mmol/L KH$_2$PO$_4$/K$_2$HPO$_4$ 溶液（pH 5.5）-甲醇（9：1，体积比），使用前超声脱气。柱温：室温。流速：0.8mL/min。进样量：20μL。兔血、尿样品处理后进行 HPLC 测定，结果分别见图 7-12(a) 和图 7-12(b)。

(15) 将新制备的厚朴酚键合硅胶固定相（MSP）用于嘌呤、嘧啶、蝶呤及黄酮类化合物的液相色谱分离分析，流动相使用前经 G4 砂芯漏斗过滤，超声脱气 10min；溶质用甲醇溶解，浓度为 50～200mg/L；流速设定为 0.8mL/min，紫外检测波长设定为 254nm，室温条件下进样，进样体积为 5μL，至少平行测定两次。用 ODS 柱（150mm×4.6mm，5μm；Dikma Technologies）作参比。该参比柱在流动相为乙腈-水（65：35，体积比）、流速 1.0mL/min、压力 6.8MPa、温度 30℃及紫外检测波长 254 nm 的色谱条件下得到色谱图 7-13。

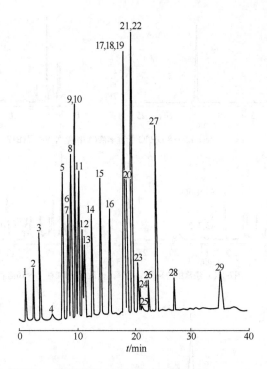

图 7-10 氨基酸和小肽的梯度洗脱分离

1—Glu；2—Val-Ala；3—Tyr；4—Leu；5—Phe-Gly-Gly；6—Phe；
7—Phe-Gly；8—TrP-Glu；9—Trp-Gly；10—Gly-Phe；11—Try-Trp-Ala；
12—Trp；13—Gly-Trp；14—Ala-Phe；15—Trp-Tyr；16—Val-Ala-Ala-Phe；
17—Phe-Phe；18—Phe-Gly-Gly-Phe；19—Phe-Gly-Phe-Gly；20—Trp-Leu；
21—Trp-Phe；22—Trp-Trp；23—Trp-Met-Asp-Phe-NH；24—未知物；
25—未知物；26—Lys-Phe-Ite-Gly-Lem-Met 6；27—Phe-Phe-Phe；
28—Phe-Phe-Phe-Phe；29—Phe-Phe-Phe-Phe-Phe

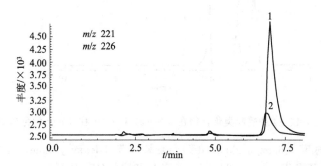

图 7-11 空白尿液加入 EtG 及内标 EtG-D$_5$ 的色谱图

1—EtG；2—EtG-D$_5$

　　（16）核碱、核苷、核苷酸和核酸的分析研究　　由 RNA、DNA 在生命科学研究中的重要地位，可预见到对核碱、核苷、核苷酸和核酸的分析研究是生命科学的另一个重要领域，解决它们的分析问题，在 HPLC 发展中一直处于核心的地位。核碱（nucleobase）系指尿嘧啶（uracil，Ura）、胞嘧啶（cytosine，Cyt）、胸腺嘧啶（thymine，Thy）、腺嘌呤（adenine，Ade）和鸟嘌呤（guanine，Gua）。核苷（nucleoside）是由上述五种核碱与核糖或 2′-脱氧核糖生成的糖苷，其为尿苷（uridine，U）、胞苷（cytidine，C）、胸苷（thymidine，T）、腺苷（adbnosine，A）和鸟苷（guanosne，

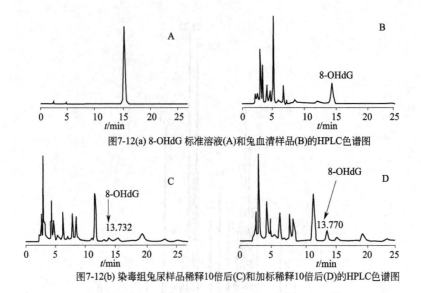

图7-12(a) 8-OHdG 标准溶液(A)和兔血清样品(B)的HPLC色谱图

图7-12(b) 染毒组兔尿样品稀释10倍后(C)和加标稀释10倍后(D)的HPLC色谱图

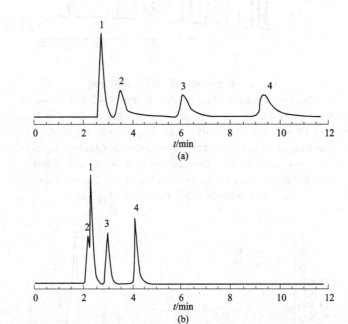

图 7-13　4 种嘧啶类化合物在 MSP(a) 和 ODS 柱(b) 上的色谱图

G）以及对应的脱氧尿苷（deoxyuridine，dU）、脱氧胞苷（deoxycytidine，dC）、脱氧胸苷（deoxy-thymidine，dT）、脱氧腺苷（deoxyadenosine，dA）和脱氧鸟苷（deoxyguanosine，dG）。它们皆呈现和核碱相似的紫外吸收特性。

图 7-14 为在 μ-Bondapak C$_{18}$ （10μm，ϕ4mm×300mm）上分离核苷和核碱的谱图。室温使用紫外检测（254nm）检测，流动相 A 为 0.010mol/L KH$_2$PO$_4$，pH 值为 5.5（低洗脱强度）；B 为 80％的甲醇水溶液（高洗脱强度）。线性梯度洗脱程序为在 30min 内，使流动相中甲醇含量由 0 至 25％。流动相流量为 1mL/min。

（17）重组人血清白蛋白-干扰素 β（recombinant human serum albumin-interferon β，rHSA-IFNβ）融合蛋白的纯化实验中，用 1％ NH$_4$HCO$_3$ 溶解 rHSA-IFNβ 冻干样品，胰蛋白酶消化，37℃作用 24h，用 C$_{18}$ 柱反相鉴定后的肽图见图 7-15。

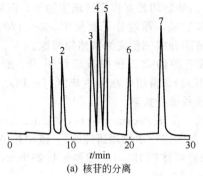

(a) 核苷的分离

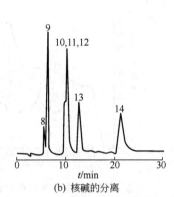

(b) 核碱的分离

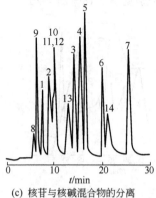

(c) 核苷与核碱混合物的分离

图 7-14　在反相键合柱上核苷和核碱的分离

1—胞苷；2—尿苷；3—黄苷（黄嘌呤）；4—肌苷（次黄嘌呤核苷）；5—鸟苷；6—胸苷；7—腺苷；8—胞嘧啶；
9—尿嘧啶；10—次黄嘌呤；11—鸟嘌呤；12—黄嘌呤；13—胸腺嘧啶；14—腺嘌呤

制备聚乙二醇（PEG）修饰的重组人干扰素 α1b（rhIFNα1b）实验中，经 RP-HPLC 法进行纯度分析。流动相：A 含 0.1% 三氟乙酸的水溶液，B 含 80% 乙腈的 A 液。梯度：0～5min 0%B 液，6～66min 30%～80%B 液，67～70min 100%B 液。流速：1mL/min。检测波长：280nm。柱温：25℃。进样体积：40μL。结果如图 7-16 所示，单点修饰产物的保留时间为 47.95min，纯度为 98.1%。

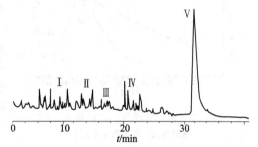

图 7-15　rHSA-IFNβ 的肽图分析
Ⅰ～Ⅳ—rHSA-IFNβ 裂解的肽段；
Ⅴ—未裂解的 rHSA-IFNβ

HPLC 法测定重组人干扰素 α1b 蛋白质含量，采用 HPLC 外标法。色谱柱：TSK G2000SW（300mm × 7.5mm）。流动相：25mmol/L PBS（pH7.0）。流速：0.5mL/min。检测波长：280nm。柱温：室温。取 rhIFNα1b 对照品溶液，进样 40μL，得到的色谱图如图 7-17 所示。

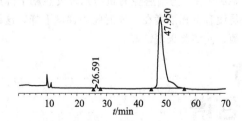

图 7-16　单点修饰产物的 RP-HPLC 图谱

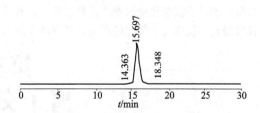

图 7-17　rhIFNα1b 对照品的 HPLC 图谱

（18）白细胞介素为一类介导白细胞间相互作用的细胞因子，白细胞介素-2（Inter-leukin-2）为一糖蛋白，由133个氨基酸组成单肽链，相对分子质量15000～17000，用于激活免疫效应细胞和产生协同效应因子，共同有效地清除肿瘤细胞或细菌感染细胞。

RP-HPLC法在基因工程产品下游纯化工作中被广泛采用。如用于纯化重组人干扰素（rh-IFN）、重组人白细胞介素-2（rh-IL-2）、重组红细胞生成素（rEPO）等。胡明以rh-IL-2为实验样品，对反相柱部分纯化蛋白质的条件进行探索。

色谱条件为：高效液相色谱仪（美国Beckman公司，Golden System），0.46cm×15cm Spherisorb RP-C$_{18}$ 5μ分离柱（中国科学院大连化学物理研究所），流动相A为0.1%TFA-水，B为0.1%TFA-乙腈，流速0.8mL/min，采样环体积150μL，检测波长280nm，灵敏度为0.1 AUFS。梯度洗脱程序Ⅰ、Ⅱ、Ⅲ分别见图7-18～图7-20。

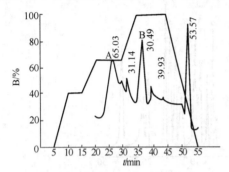

图7-18　梯度Ⅰ洗脱的色谱峰A，B
（IL-2浓度大、纯度高）

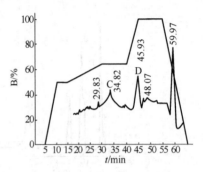

图7-19　梯度Ⅱ洗脱的色谱峰C，D
（IL-2浓度极低）

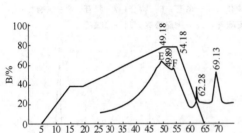

图7-20　梯度Ⅲ洗脱的色谱峰E，F
（拖尾很大，分离效果不好）

通过以上实验，得到的有关样品的离子强度、有机溶剂洗脱梯度变化规律以及洗脱流速的选择等经验如下。

① 对含有高盐浓度的样品应预先采取有效的脱盐方法，然后再上C$_{18}$柱，以避免在柱端形成沉淀而阻塞管道或难以洗脱而损伤色谱柱。将含4mol/L盐酸的IL-2粗晶透析4h后上C$_{18}$柱，结果65%乙腈未能洗脱，或延长透析时间为16h，或上硅胶柱脱盐后再上C$_{18}$柱，65%乙腈才可以洗脱。

② 梯度的微小变化对分离效果的影响均很明显。所以对每一具体样品的纯化均需摸索其最佳梯度变化过程，而不一定选择直线梯度（折线表示梯度随时间变化过程）。

③ 流速的选择。流速过慢使峰形拖尾严重，过快则分离效果受到影响。对于C$_{18}$柱应选择最佳的流速。

④ 在没有在线脱气装置的HPLC系统中，当样品分离结束后，为了避免有机溶剂梯度急剧下降产生大量气泡而干扰泵和检测器的正常工作，最有效的办法是使有机相浓度在一段时间内梯度下降，这样反梯度处理不仅避免了气泡的产生，还有利于反相柱的平衡，使实验重现性好。

第五节
离子交换色谱

离子交换色谱（ion exchange chromatography，IEC）是以离子交换树脂作为固定相，树脂上具有固定离子基团及可交换的离子基团，当流动相带着组分电离生成的离子通过固定相时，组分离子与树脂上可交换的离子基团进行可逆交换，根据组分离子对树脂亲和力不同而得到分离。按结合的基团不同，离子交换树脂可分为阳离子交换树脂和阴离子交换树脂。

一、离子交换色谱的分离机理

离子交换色谱分离和纯化生物大分子，一直受到生物化学家的重视和应用，但是离子交换分离蛋白质的模型直到今天并不十分清楚。一般认为，离子交换填料表面上的静电作用点与蛋白质两性三维结构反应而形成了一种复合物，这个形成过程随着静电荷的减少而减少，而且一般蛋白质带有大于等电点时的静电荷，因此，可以将离子交换色谱用下式表示：

$$q_{xy} P + L \rightleftharpoons PL \tag{7-1}$$

很明显这一简单的模型忽略了在填料表面上形成复合物时溶质被流动相中的小分子饱和并不断地进行计量置换反应这一重要因素。考虑到这一因素，Regnier 等提出的反应形式为

$$P_0 + ZD_0 \rightleftharpoons P_b + ZD_b \tag{7-2}$$

式中，P_0 是流动相中溶质的浓度；P_b 是填料表面上被吸附的溶质浓度；D_0 是流动相中洗脱剂的浓度；D_b 是填料表面上洗脱剂的浓度，D_b 与填料表面上的配位密度成比例；Z 是蛋白质在吸附过程中从填料表面上被置换的洗脱剂的数目。其反应常数可写成下式：

$$K_\varphi = \frac{P_b \times (D_b)^Z}{P_0 \times (D_0)^Z} \tag{7-3}$$

在离子交换色谱体系中，如 Z 值可以小到忽略不计，反应常数变为分配系数：

$$K_d = \frac{P_b}{P_0} \tag{7-4}$$

一般在 Z 值不能忽略时，则有：

$$K_\varphi = K_d \times \frac{(D_b)^Z}{(D_0)^Z} \tag{7-5}$$

在等度洗脱蛋白质的过程中，容量因子 k' 与保留体积成比例，同时洗脱过程中，K_d，D_b 是常数，两者的关系用 K_z 来表示，所以有：

$$k' = K_z \frac{1}{(D_0)^Z} \tag{7-6}$$

$$\lg k' = \lg K_z + Z \lg \frac{1}{D_0}$$

式中，D_0 实际上是流动相中盐的浓度，也为置换剂的浓度。

这是一个简单的在离子交换色谱上分离蛋白质的模型，一般蛋白质的分离和纯化多采用梯度洗脱，因此，在线性分析色谱过程中，Z 值与盐的浓度无关，它的测定往往是通过 $\lg k'$ 与 $1/D_0$ 作图算出斜率，即为 Z 值。盐的类型不同，其 Z 值也有变化，如表 7-4 所示。

表 7-4　不同盐作为置换剂对某些核苷酸 Z 值的影响

溶质	NaCl	MgCl$_2$	Na$_2$SO$_4$	MgSO$_4$
CAMP	1.20	1.0	1.0	0.9
5-AMP	1.90	2.2	1.8	2.3
dT	5.4	5.3	5.6	6.0

在不同的 pH 值条件下，β-乳球蛋白在强阴离子交换柱上用 NaCl 作为置换剂，而得到的 D_0 和 k' 的关系见图 7-21，由此图可计算 Z 值。

Kopaciewie 等在研究离子交换分离蛋白质的保留模型后指出：①仅有部分而不是全部蛋白质表面与离子交换填料表面之间发生相互作用；②蛋白质在吸附过程中由于带电的不对称性，因此，引起蛋白质分子的定向排列；③蛋白质在离子交换柱上的保留时间明显地与填料上反应活性点的多少成比例；④蛋白质的保留能够随置换盐的类型不同而改变。

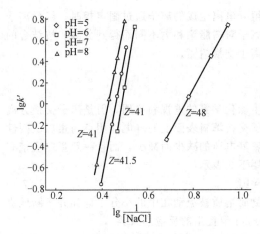

图 7-21 在不同的 pH 值条件下 p-乳球蛋白的 Z 值的变化

色谱柱：（250mm×4.1mm）填有强阴离子交换填料（SAX），等度洗脱

二、离子交换色谱的固定相

在离子交换色谱中高分子类型填料表现了更大的优越性，这一类固定相可在全程 pH 值范围内使用，对于广泛选择各种缓冲液淋洗体系十分有利；填料的使用寿命长，即使柱子受到污染，也比较容易通过再处理使其性能得以恢复。高分子离子交换固定相普遍有较高的色谱容量，甚至可以比硅胶键合相离子交换固定相高一个数量级；固定相的基质骨架结构，一般很少有非特异性吸附，对于保持样品生物活性是很有利的。常见的高分子类型离子交换色谱固定相多以交联共聚的苯乙烯-二乙烯苯为基质，同时也出现了许多其他交联高聚物基质的固定相，如以亲水性高聚物凝胶和 N-乙烯吡啶共聚物为基质的。这些固定相一般都是高交联大孔结构的微球，具有良好的刚性和小而均匀的粒度。固定相按其所带基团，通常分为强碱性阴离子型（含季胺类）、弱碱性阴离子型（含伯、仲氨基）、强酸性阳离子型（含磺酸基）、弱酸性阳离子型（含碳酸基）。在以交联聚苯乙烯为基质的固定相中，Mono Beads 系列固定相对于活性生物大分子的分离纯化，在柱效、分离度、回收率、负载量以及穿透性方面所表现出的优异性能，使其得到广泛的应用。以亲水性高聚物凝胶为基质的离子交换色谱填料，如 TSK-sel DEAE-5PW、SP-5PW、CM-5PW 等，也是目前应用较为广泛的产品。它们都是在原有亲水性体积排阻色谱固定相（TSK-gel-PW）的基础上发展起来的。这种大孔径、小粒度、中等交换容量的树脂作为高效柱固定相，对于蛋白质、肽类、核酸等活性生化样品均表现出良好的分离作用。一种以高聚物为基质的阴离子交换复合树脂已在我国研制成功，这种粒度为 $10\mu m$ 左右的树脂作为高效柱填料，在柱效、选择性、分离度、穿透性、回收率以及流速适应范围等方面也均表现出良好的特征，对于蛋白质、多肽以及基因工程药物等均有良好的分离作用。部分常见的高分子类型、高效离子交换色谱固定相见附录 3。

无机基质型高效离子交换色谱介质可分为薄壳型和全多孔硅胶型离子交换介质，薄壳型离子交换介质（pellicular ion exchanger）是最早应用于 HPLC 的无机基质离子交换介质，它是一个硬质无机内核的表面涂敷或粘上一层有机聚合物层，再经化学衍生而成为离子交换介质。无机基质提供了一个坚硬的基体，而薄膜离子交换又不致增加体系的压力。这类的填料孔径大，可以分析分子量超过 $10^5 Da$ 的蛋白质。附录 4 和附录 5 是常见生物大分子分离分析用的薄壳型和无机基质型离子交换色谱固定相。

三、离子交换色谱的流动相

离子交换色谱多以水溶液为流动相，因为水是理想的溶剂，还具有使组分离子化的特性。当然，有时也在流动相中加入少量的有机溶剂如乙醇、四氢呋喃、乙腈等，以增加某些组分的溶解度，进而改变分离选择性，这对分离可电离的有机化合物尤为有利。此外，少量有机溶剂的加入，有时可减少峰拖尾的现象。

在以水为流动相的离子交换色谱中，组分的保留值和分离度主要是通过控制流动相的 pH 值和离子强度来调节的。

1. 流动相的 pH 值

离子交换容量受流动相 pH 值的影响，这是因为改变 pH 值可以改变离子交换基上可离解的 H^+ 或 OH^- 的数目。对阳离子交换剂而言，pH 值降低，则交换剂的离子化受到抑制，因而交换容量降低，组分的保留值减小；对于阴离子交换剂而言，则作用恰好相反。但在某一 pH 值范围内，交换容量是恒定的。

图 7-22 定量地描述了 pH 值对交换容量的影响。可见，在 pH 值约为 2 以上时，强酸型阳离子交换剂具有实用的交换容量（全部离子化），同样，强碱型阴离子交换剂的交换容量在 pH 值约为 10 以下时是实用的；弱酸型阳离子交换剂在 pH 值约为 8 以上时才有恒定实用的交换容量，而弱碱型阴离子交换剂的交换容量在 pH 值约为 6 以下时才是实用的。

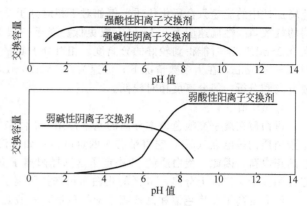

图 7-22　离子交换剂的交换容量与 pH 值的关系

改变流动相的 pH 值，也会影响弱电离的酸性或碱性组分的电离情况，因而可改变组分的保留值。pH 值增大，在阴离子交换色谱中组分的保留值增大，在阳离子交换色谱中组分的保留值减小。

流动相 pH 值的变化也能改变分离的选择性，不过选择性随 pH 值的变化较难预测。

对于流动相 pH 值的控制，通常是采用缓冲溶液来实现的。使用阳离子交换剂时，常选用含磷酸根离子、甲酸根离子、醋酸根离子或柠檬酸根离子的缓冲液；使用阴离子交换剂时，则常选用含氨水、吡啶等的缓冲液。

2. 流动相的离子强度

在离子交换色谱中，溶剂的强度主要决定于流动相中盐的总浓度即离子强度，增加流动相中盐的浓度，样品离子与所加盐的离子争夺离子交换基上反电荷位置的能力降低，则组分的保留值降低。

由于不同盐的离子与离子交换剂作用能力不同，因此流动相中所加盐离子的类型对样品离子的保留值有很大影响。例如，离子交换树脂与柠檬酸根离子的结合很强，而与氟离子的结合很弱，因此样品组分用柠檬酸根离子洗脱要比用氟离子洗脱快得多。对于不同商品牌号的离子交换树脂，上述保留顺序有些出入。

各种阳离子与阳离子交换剂作用能力的差别较小，因此样品组分随不同阳离子洗脱而引起的保留值的变化较小。

在离子交换色谱中，常用 $NaNO_3$ 来控制流动相的离子强度，因卤化物能腐蚀不锈钢柱管，故很少使用。

四、离子交换色谱的影响因素

1. 填料孔径

填料孔径和样品分子的大小直接影响到色谱柱的分离度和柱容量。

高效离子交换色谱（HPIEC）的保留值受到两个因素控制。大孔径填料使溶质产生不同的内在的渗透和离子交换表面的静电效应。在体积排阻色谱中溶质的大小接近于填料的孔径，在孔径内溶质分子大小受到严格限制。这种作用直接阻碍了溶质在填料和流动相中的传递，其结果使分离度降低。HPIEC 中也有溶质大小接近孔径的，这个内在的排阻选择性同样会引起峰的扩张，在高效离子交换色谱中采用的是大孔径的填料，易于控制溶质在流动相中的传递过程，孔径和溶质大小的最佳关系虽然难以确定，但实验证明，30~50nm 孔径有好的分离度，可以分离分子量大于 10^5 Da 的蛋白质。

2. 柱长

柱长对蛋白质分离度的影响是很小的，差不多 25cm 和 5cm 的柱对蛋白质的分离度是一样的。

3. 流速

关于流速对峰扩张和分离度的影响，Giddings 已有详细的论述。他指出分子扩散系数减少，使扩散到填料孔内和孔外的分子随之减少。分子量增大，扩散系数降低，传质的问题也随之突出，因此增加柱中的流速只会恶化传质。例如对于相对分子质量为 7 万的蛋白质分子，若保持与小分子相同的柱效，线性流速应为 0.1mm/s 或更低。对于一根 250mm×4.0mm i.d. 的常规分析柱，流速在 0.25mL/min 时能得到较好的分离度。相对分子质量为 20 万的蛋白质，从这根柱子上洗出的时间小于 100min，在大多数情况下，流速为 0.5~1.0mL/min 时，分析时间约为 30min，虽然仍可完成分离和分析，但分离度相对较低。

4. pH 值

蛋白质在离子交换色谱中分离的基础是用 pH 值来控制蛋白质的电荷。如果流动相的 pH 值高于蛋白质的等电点（pI），它将带有净的负电荷；如果流动相的 pH 值低于蛋白质的 pI 时，则显示净的正电荷，因此，蛋白质的 pI 决定了是选择阳离子交换柱还是阴离子交换柱，pI 高的蛋白质最好在阳离子交换柱上分离，pI 低的蛋白质可选择阴离子交换柱。

经典的离子交换色谱和高效离子交换色谱，一般是非常相似的，不同处在于离子强度的变化，其分离度和分离时间也受到影响。蛋白质在离子交换柱上的脱附需要高的离子强度，并且它与填料的配基密度有密切的关系。采用不同方法合成的填料，其脱附动力学也不同，所以比较只能在相对洗出的位置上进行。在高效离子交换色谱中，酶活性的回收率比经典的离子交换色谱大大提高，如果在流动相中加入稳定剂，可以在离子交换柱上得到稳定的蛋白质。

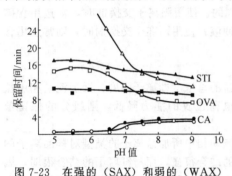

图 7-23　在强的（SAX）和弱的（WAX）
阴离子交换柱上蛋白质在不同
pH 值条件下的保留特性
WAX △、□、○；SAX ▲、■、●。碳酸酐
酶(CA)，卵清蛋白(OVA)，大豆蛋白(STI)

无论在强的还是弱的阴离子交换柱上，蛋白质均显示出不同的 pH 值影响结果，由此决定了它的保留选择性、分离度和回收率等因素。图 7-23 明显地表示出不同蛋白质在不同的 pH 值条件下的保留选择性。大豆胰蛋白酶随着 pH 值的降低而保留时间大幅度地增加，这是由于 pH 值的降低，增加了填料的离子化。而 pH 值在很大程度上是依靠相对吸附强度。因此，强保留的蛋白质受 pH 值的影响是比较敏感的；相反，碳酸酐酶（CA）的保留时间是不增加的，因为 CA 的 pI 是 7.3，在填料未离子化前就失去了负电荷的特性。蛋白质的保留值各异是分离选择性的基础，对应一个 pH 值就会得到蛋白质所对应的一个保留时间，尽管这种选择性预测困难，但在强阴离子交换和强阳离子交换柱上，一般对酸性蛋白质和碱性蛋白质来说，pH 值中性或接近中性是较为理想的选择。

在离子交换色谱中分离度主要取决于两个不同蛋白质的保留时间，而保留时间的变化与 pH 值的改变相关。对于特定的蛋白质来说，要得到高的分离度仍然是选择比较合适的 pH 值。在强的和弱的阴离子交换柱上，pH 值的变化对不同蛋白质分离度的影响是十分明显的，当然，高的分离度对离子交换脱附动力学的研究也十分有利。蛋白质在高效离子交换色谱柱上的回收率紧密地与蛋白质的脱附动力学相关。一般来说保留强的蛋白质，脱附动力学比较慢，蛋白质的回收率低。

5. 离子强度

在流动相中，盐的类型和 pH 值一样重要，这两个因素共同控制着蛋白质在离子交换色谱柱上的保留行为、分离度和回收率。蛋白质的带电特征和离子化决定了蛋白质在离子交换色谱柱上参数的变化。单一的阳离子和单一的阴离子顶替作用并没有一定的规律，基本上靠实验来确定。无论是阳离子还是阴离子对于某一蛋白质顶替效果和次序都截然不同。盐的类型对蛋白质保留行为的影响，可分为三种类型，强的顶替作用、弱的顶替作用和中间顶替作用。强顶替作用的盐降低了蛋白质的保留时间；弱顶替作用的盐影响了蛋白质的回收率；一般选择中间顶替作用的盐较为合适。

五、离子交换色谱法应用示例

离子交换色谱主要是用来分离离子或可离解的化合物，如氨基酸、多肽、核酸、核苷和各种碱基以及蛋白质等。

1. 荧光胺衍生化 HPLC 分析蛋白水解氨基酸

① 色谱条件　色谱柱：DC-4A 离子交换树脂柱（50cm×2.6mm）。流动相：A（含 0.2mol/L Na⁺）0.067mol/L 枸橼酸、3％甲醇、3mL 25％ 2,2′-二羟基二乙基硫醚用 6mol/L 盐酸调至 pH 3.27±0.03；B 将 A 液用 6mol/L 氢氧化钠调至 pH3.80±0.03；C（含 0.8mol/L Na⁺）0.2mol/L 枸橼酸调至 pH 5.90±0.05。梯度：用流动相 A 洗脱至蛋氨酸出峰，改为流动相 B 至苯丙氨酸出峰，改为流动相 C 至精氨酸出峰，再用 0.2mol/L 氢氧化钠液冲洗 40min。流速：10mL/h。柱温：62℃。检测：荧光，汞蒸气灯（570nm）。衍生化试剂：荧光胺溶液；试剂流速 12.0mL/h。同时通过 T 形管以 13.5mL/h 加入硼酸缓冲液。反应器：管式反应器，常温反应，反应后用丙酮冲洗。

② 样品测定　取 1μg 蛋白质水解物，用 0.2mol/L 氢氧化钠液稀释。取稀释液 10μL 进样。色谱图见图 7-24。保留时间：22～183min 内出峰顺序为天（门）冬氨酸、苏氨酸、丝氨酸、谷氨酸、甘氨酸、丙氨酸、半胱氨酸、缬氨酸、蛋氨酸、异亮氨酸、亮氨酸、酪氨酸、苯丙氨酸、组氨酸、赖氨酸、精氨酸。

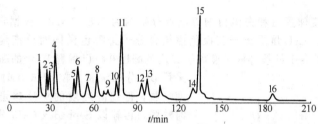

图 7-24　蛋白质水解氨基酸的荧光胺柱后衍生化色谱图

1—天（门）冬氨酸；2—苏氨酸；3—丝氨酸；4—谷氨酸；5—甘氨酸；
6—丙氨酸；7—半胱氨酸；8—缬氨酸；9—蛋氨酸；
10—异亮氨酸；11—亮氨酸；12—酪氨酸；13—苯丙氨酸；
14—组氨酸；15—赖氨酸；16—精氨酸

③ 说明　对脯氨酸、羟脯氨酸的测定应单独进行，因其灵敏度低。

2. 阳离子交换 HPLC 测定合成鲑鱼降钙素（sCT）

① 色谱条件　色谱柱：Bio-Gel TSK，SP-5PW 柱（75cm×7.5mm）。流动相：A 20mmol/L 磷酸钾缓冲液（pH6.8）-乙腈（95∶5）；B 20mmol/L 磷酸钾和 500mmol/L 氯化钠，pH6.8。梯度：0～20min，0～100％B。流速：1mL/min。检测波长：220nm。

② 样品测定　取鲑鱼降钙素样品用流动相稀释成 0.2mg/mL 的溶液。取溶液 200μL 进样。鲑鱼降钙素保留时间为 43min。

③ 说明　用上述色谱条件进行合成鲑鱼降钙素纯度检查并与 RP-HPLC 梯度洗脱比较，结果一致；用离子交换法对降钙素 sCT 及其杂质，天（门）冬-3sCT、亮-16sCT 片断进行分离获得较好效果；将粗降钙素溶液用离子交换色谱法分离并分段收集，再对每段分别进行检查测定，也可获得较好结果。在测定浓度的 50％～150％范围内，浓度与峰高或峰面积有良好线性关系；用该法可将降钙素合成副产物及其他杂质分离，也可证实降钙素与其分子量相似的合成产物具有不同的分子结构。

3. DNA 水解液的离子交换色谱分析

在分子生物学和基因工程技术中，常需分析人工合成的寡聚核苷酸或 RNA、DNA 的组成或需分析 RNA 水解液的组成，此类分析具有一定的难度，处于探索阶段。

在 2.5μm 非多孔球形亲水树脂上，化学键合二乙氨基乙基官能团的离子交换 TSKgel DEAE-NPR 柱（φ4.6mm×35mm）上，使用 UVD（260nm），可实现多种 DNA 水解液中限制性碎片（restriction fragments）的分析。

4. 离子色谱方法检测婴幼儿配方奶粉中 5 种核苷酸

用离子色谱方法可检测婴幼儿配方奶粉中的 5 种核苷酸：胞嘧啶核苷酸（CMP）、腺嘌呤核苷

酸（AMP）、尿嘧啶核苷酸（UMP）、次黄嘌呤核苷酸（IMP）、鸟嘌呤核苷酸（GMP）。分离柱为
IonPac AS16 柱，以 KOH 为流动相，梯度洗脱，流速为 1.0mL/min，柱温为 25℃，检测波长为
260nm，进样量为 25µL。标准品和样品的检测结果分别为图 7-25(a) 和图 7-25(b)。

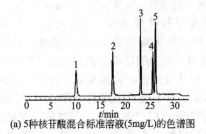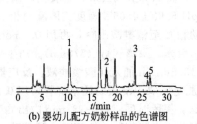

(a) 5种核苷酸混合标准溶液(5mg/L)的色谱图　　(b) 婴幼儿配方奶粉样品的色谱图

图 7-25　离子色谱方法检测婴幼儿配方奶粉中 5 种核苷酸

1—CMP；2—AMP；3—UMP；4—IMP；5—GMP

5. 动物血清中免疫球蛋白和白蛋白的等电点分别约为 7.8 和 4.8，根据它们等电点的较大差别，利用 Q Sepharose™-XL 强阴离子交换色谱结合分子排阻色谱同时分离纯化这两种蛋白。以 0.02mol/L pH8.0 的 Tris-Hcl 缓冲液平衡离子交换色谱柱并将已稀释 10 倍的高免疫的兔血清上样，

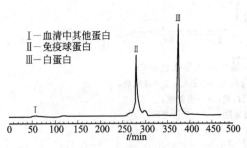

I—血清中其他蛋白
II—免疫球蛋白
III—白蛋白

图 7-26　Q Sepharose™-XL 阴离子交换色谱
分离兔血清蛋白的色谱图

采用 pH 分段洗脱。在 pH6.0 时以 0.3mL/min 低流速洗脱，得到高纯度的免疫球蛋白，继续在 pH4.0 时洗脱，再辅以 Sephadex G-75 分子排阻色谱可获得纯度大于 95％的白蛋白。图 7-26 为离子交换色谱分离血清蛋白的色谱图。

6. TGF-α-β-半乳糖苷酶是转化生长因子，这类因子对细胞分化和分裂有非常重要的意义。在早期肿瘤细胞组织中含量比较高，其抗体可用于肿瘤的早期诊断。最近的研究表明，它可以促进伤口愈合、调节血管的形成、表皮的再生和肉芽的形成，其离子交换色谱分离如图 7-27 所示。

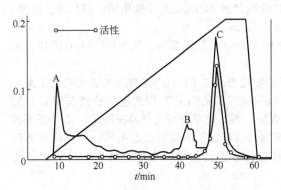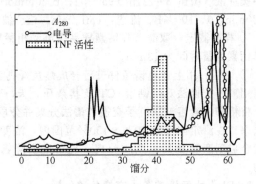

图 7-27　TGF-半乳糖苷酶离子交换色谱分离图

色谱条件：色谱柱 50mm×5mm i.d.，填充 Mono Q
HR 5/5；流动相 A 20mmol/LTris-HCl 缓冲液
（pH 8.0），B 20mmol/L Tris-HCl 和 0.7mol/L NaCl
缓冲液（pH 8.0）；梯度 经 50min 由 100％A 到
100％B；流速 1.0mL/min；紫外检测 280nm

图 7-28　离子交换色谱分离肿瘤坏死因子（TNF）

色谱条件：色谱柱 50mm×5mm i.d. 填充 MonoQ；流动相
及洗脱形式 A. 20mmol/LTrins-HCl 含 0.01％Tween20 缓
冲液（pH 8.0）洗脱杂蛋白；B. 40～70mmol/L 的 NaCl 缓
冲液梯度洗脱，在 50～65mmol/L NaCl 缓冲液洗脱得到
TNF；流速 1.0mL/min；紫外检测 280nm

7. 肿瘤坏死因子是治疗肿瘤非常有效的生物制剂之一。在进行临床治疗前，必须进行纯化，以使除去基因重组 TNF 或体内外诱导的 TNF 中含有的生物活性成分或毒性产物。如胞壁酰二肽、

磷壁酸等以及一些杂蛋白等，影响了 TNF 的正常作用的发挥和实际应用，用离子交换色谱在临床治疗前纯化得到了明显的效果，如图 7-28 所示。

8. 高娃等选用高压液相色谱法（PAKI）离子交换色谱柱为分析柱，示差折光检测器，分析阿胶浆中糖含量（见图 7-29）。此方法简单、快速、准确。使用 Sugar-PAKI 柱分析时，能够很好地分离 NH_2 柱不能分析的几种单糖，且用双蒸水为流动相，方便，毒性小，成本低。

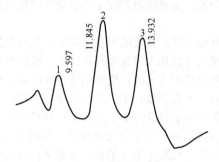

图 7-29　阿胶浆色谱图
1—蔗糖；2—葡萄糖；3—果糖
色谱条件：色谱柱 Sugar-PAKI 分析柱（Waters 公司，
3.9mm×30mm）；柱温 90℃；流动相 双蒸水；流速
0.4mL/min；示差折光检测器

其他应用示例见表 7-5。

表 7-5　离子交换树脂的类型及应用

树脂分类	树脂本质	有效 pH 值范围	色谱分析应用
强酸型阳离子交换树脂	磺化聚苯乙烯	1～14	阳离子分族；无机分离；镧系化合物；维生素 B；肽；氨基酸
弱酸型阳离子交换树脂	羧酸聚甲醛,丙烯酸酯	5～14	阳离子分族；生物化学分离；过渡性元素；氨基酸；有机碱；抗菌素
强碱型阴离子交换树脂	季胺聚苯乙烯	0～12	阴离子分族；卤素；生物碱；维生素 B；络合物；脂肪酸
弱碱型阴离子交换树脂	聚胺聚苯乙烯或酚-甲醛	0～9	各种金属络阴离子的分族；不同价的阴离子氨基酸；维生素

第六节
体积排阻色谱法

一、体积排阻色谱法的分离机理

体积排阻色谱法（size-exclusion chromatography，SEC）亦称空间排阻色谱（steric exclusion chromatography，SEC）或凝胶色谱法（包括凝胶过滤色谱和凝胶渗透色谱），是快速分离不同分子量混合物的色谱方法，SEC 可以快速地确定样品混合物的复杂性，而且可以同时给出各个组分的大概分子量及分布。SEC 的分离主要决定于样品中各个组分分子的尺寸。凝胶过滤色谱（gel fraction chromatography，GFC）是指使用一种低交联度的多孔聚合物作固定相，分离水溶性的不同分子量的聚合物的方法。这类聚合物交联度低，力学性能差，在有机溶剂中会溶胀，"Sephadex"葡聚糖就是这种聚合物。这一方法在生化物质的分离中起了重要作用，但只适于水溶性物质的分离。1964 年 Moore 制备了不同孔径的交联聚苯乙烯树脂，这种树脂在有机溶剂中溶胀性较小，可用于分子量从几千到几百万 Da 高聚物分子的分离，不同分子量的高分子渗透到不同孔径的固定相中，用小分子溶剂洗脱时按分子大小顺序流出色谱柱，从而可以测定出高聚物的分子量分布来，这一方法称作凝胶渗透色谱（gel permeation chromatography，GPC）。体积排阻色谱既可以快速测定高聚物的分子量分布和各种平均分子量，也可以用于较小分子量混合物的分离，在蛋白质的分离纯化上是一种很有用的方法。

在体积排阻色谱中，样品组分与固定相之间不存在相互作用的现象。色谱柱的填料是凝胶，它是一种表面惰性、含有许多不同尺寸的孔穴或立体网状物质。凝胶的孔穴大小与被分离的试样大小相当。这些孔对于流动相分子来说是相当大的，流动相分子可以自由地扩散出入。对不同大小的组分分子，可分别渗入到凝胶孔内的不同深度，体积大的组分分子可以渗入到凝胶的大孔内，但进不了小孔，甚至于完全被排斥。体积小的组分分子，大孔小孔都可以渗进去，甚至进入很深，一时不易洗脱出来。可见溶质分子的保留是由于小分子化合物进入填满溶剂的填料微孔，而较大的分子，根据它们体积大小而被排阻，大分子优先于小分子被洗脱出来，由此提供了根据分子大小和形状差别进行分离的基础。

凝胶色谱的分离机制有许多说法，空间排斥理论是目前被多数人所接受的理论，该理论有两条重要假设。

（1）凝胶孔穴内外同等大小的溶质分子处于扩散平衡状态

$$X_m \rightleftharpoons X_s \tag{7-7}$$

式(7-7)说明某种线团尺寸分子 X，在流动相（m）中与在凝胶（s）孔穴中处于扩散平衡，平衡时两者浓度之比为渗透系数 K：

$$K = [X_s]/[X_m] \tag{7-8}$$

（2）渗透系数 K 完全由溶质分子线团尺寸大小与孔穴的孔径大小决定

渗透系数与保留体积的关系是渗透系数大的分子保留时间长，保留体积大，出柱慢。在凝胶色谱中，将保留体积常称为淋洗体积（V_t 或 V_R），用淋洗体积作为定性指标。

$$V_R = V_0 + K V_s \tag{7-9}$$

式中，V_0 为死体积，相当于凝胶的粒间体积；V_s 为色谱柱中凝胶的孔穴总体积。上式可说明保留体积与渗透系数的关系，讨论如下。

① 当分子大到不能进入所有凝胶的孔穴时，$[X_s]=0$ 则 $K=0$。此时，$V_R=V_0$，即保留体积等于色谱柱中凝胶粒间空隙的体积。

② 当分子小到能进入所有孔穴时，$[X_s]=[X_m]$、$K=1$ 此时 $V_R=V_0+V_s$，保留体积最大。

③ 分子尺寸在上述两种分子之间时，保留体积在 V_0 及 V_0+V_s 之间。

即当 $0<K<1$，则 $V_0<V_R<(V_0+V_s)$

由上述三种情况可以看出，保留体积与分子的尺寸有关。对于同一物质的高分子化合物，其分子尺寸与分子量成正比。因此可测定高分子化合物的分子量分布等。

二、体积排阻色谱法的特点

各种凝胶填充剂的校正图规定了该凝胶分离不同分子量的样品的能力。校正图（特定的胶或柱子）是样品分子尺寸对相对保留所作的图（图 7-30），这里是用样品分子量对保留体积 V_R 作图。对特定的一类化合物（如球状蛋白质、聚乙烯等），分子量随分子长度有规律地增加，所以根据分子量表达分子尺寸比较方便。将因分子过大而不能部分地进入某一给定固定相孔内的最小的样品粒子的分子量，定义为该固定相的排阻极限。如图 7-30 中 A 点所相应的相对分子质量（这里，相对分子质量相当于 10^5），凡是比 A 点相应的相对分子质量大的分子，均被排斥于所有的胶孔之外，因而它们将以一个单一的谱带 C 出现，在保留体积 V_0 时一起被洗脱。

将能够完全进入固定相最小孔内的最大的样品粒子的相对分子质量定义为填料的渗透极限。如

图 7-30 中 B 点所相应的相对分子质量（这里相对分子质量为 10^3）。凡是比 B 点相应的相对分子质量小的分子都可以完全渗入凝胶孔穴中。同理这些化合物也将以一个单一谱带 F 在保留体积 V_t 被洗脱。可以预料，相对分子质量介于上述两个极限之间（即在 A 和 B 之间）的化合物，将根据它们的分子尺寸，进入一部分孔隙，而不能进入另一部分孔隙，其结果使这些化合物按相对分子质量降低的次序被洗脱。这个中间范围 $A<V_R<B$，也称凝胶的分级范围。所以，在选择固定相时，应使欲分离样品粒子（如 D，E）的相对分子质量落在固定相的渗透极限和排阻极限之间。

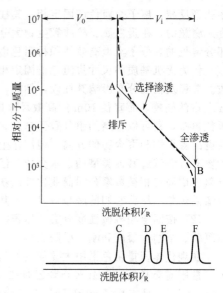

图 7-30　凝胶色谱柱的标化
（洗脱校正曲线）

　　因此凝胶色谱柱的峰容量是有限的，在整个色谱图上只能容纳小于 10～12 个色谱峰，而不像其他液相色谱方法那样在一次分离中可以分开几十至成百个化合物。这表明体积排阻色谱法的分离度较低，因此仅用体积排阻色谱法不能完全分离一个复杂的、含多组分的样品。

　　此外，体积排阻色谱法不宜用于分子大小组成相似或分子大小仅差 10% 的组分分析，如对同分异构体的分离就不宜用体积排阻色谱法。

　　体积排阻色谱法中，保留时间是分子尺寸的函数，因此有可能提供分子结构的某些信息。它主要用来获得分散性聚合物的相对分子质量分布情况。

　　只有当溶质和填料表面之间没有任何相互作用出现时，体积排阻色谱才能严格按照分子的大小进行分离，如果出现如吸附等作用现象，则体积排阻色谱就会因吸附作用的影响而呈现非理想状态分离。

　　温度、流速和静电引力等影响，使体积排阻色谱中溶质的保留平衡过程是受熵的大小来支配的。从这个机理考虑可以得知溶质在填料微孔外的扩散是迅速的，这样的迅速扩散显然是与流速的大小有关。不同的溶质类型，在平衡分配过程中参数的影响也不同，因此，在分离定量过程中必须考虑用标准的校正曲线（见图 7-30）。

　　应当指出溶解样品的溶剂分子最后从凝胶色谱柱中流出，这一点明显不同于前述的各种液相色谱法，因此与溶剂分子流出对应的时间应为死时间，其对应的洗脱体积为柱的死体积。

三、体积排阻色谱的固定相

　　体积排阻色谱分离的基础是不同分子大小的组分进入填料内孔深度的不同，因此，选择和搭配具有不同孔径，色谱性能良好的填料是很重要的，填料孔径大小应与试样分子量的大小相适应。

　　1. 固定相的分类

　　（1）按固定相基质分类　20 世纪 70 年代以来，高效体积排阻色谱固定相得到了迅速发展，随着合成技术的进步，以有机高分子为基质的高效尺寸排阻色谱固定相相继出现。例如含有亲水性基团的甲基丙烯酸类共聚物树脂、交联聚乙烯醇类树脂、被亲水性基团衍生的或者有亲水性单体参与共聚的交联聚苯乙烯类树脂、羟基化的聚醚树脂以及高交联的琼脂糖树脂等。这些固定相都具有良好的亲水性，它们的颗粒均匀、耐压性较强、孔径尺寸以及由孔径分布所决定的溶质分子量分离范围均较适宜，所以被广泛用于生物大分子和合成水溶性高分子的分离。大孔高交联的琼脂糖凝胶（superose）是典型的多羟基高分子，它保持了一定程度天然亲水性材料特性，对生化物质有良好的适应性，很有利于分离活性生物大分子。在合成的亲水性高聚物凝胶中，TSK gel PW 产品颇有代表性，它主要包含有—CH_2CHOH—CH_2O—链段，可以认为是一种羟基化的聚醚。这类体积排阻色谱固定相对于水溶性高分子具有良好的分离性能。以 2.2 μm 亲水性高聚物为基质所制得的非多孔型反相、离子交换色谱固定相，其柱效、选择性、分离度以及对活性样品的回收率等指标都是令人满意的，在蛋白质、核酸等生物大分子快速分离分析方面都取得了很大的成功。附录6列出了部分常见的高分子类型高效体积排阻色谱填料。

作为无机基质的尺寸排阻色谱固定相，其粒度及粒度分布，孔径或孔径分布以及孔容是基本参数。粒径及粒径分布影响其柱效，例如，通常所使用的直径50m的软胶，理论塔板数能达到1500/m左右的柱效，而直径10m的高效尺寸排阻色谱柱理论塔板数却可达到15000～20000/m，理论塔板数越多，则可以分离的组分数目越多。未经化学键合改性的可控孔径硅胶或玻璃可以直接用于中性糖的寡聚物和聚合物的分离，但用作生物大分子的亲水排阻色谱介质必须进行表面亲水处理。尽管曾有人尝试过其他类型的亲水介质，但应用最广泛的还是二醇型化学键合硅胶。这一类型的体积排阻色谱固定相被数家公司商业化并已获得广泛应用。附录7列出了常见的无机基质亲水体积排阻色谱固定相，尽管它们的牌号各异，但其化学性质几乎均为二醇型化学键合硅胶。

（2）按固定相机械强度分类　体积排阻色谱法使用的固定相，依据机械强度的不同可以分为软质凝胶、半刚性凝胶和刚性凝胶三类。

在现代体积排阻色谱中主要使用的是刚性凝胶，其为非均匀凝胶，使用的基体材料分为如下三类：常用高交联度（＞40％）苯乙烯-二乙烯基苯共聚物微球的商品型号为 TSK-Gel（Toyo Soda Corporation，日本）、Progel-TSK H-Type柱（Supelco，美国）、PLGel（ALLTECH，美国）、Micro Pak TSK H，H-HT 和 HXL 系列柱（Varian，美国）等。多孔球形硅胶型常用的商品型号为 TSK SW（Toyo Soda Corporation，日本）、μ-Bondagel（Waters，美国）、Bio-Sil TSK 柱（Bio-RAD，美国）、Micro Pak TSK SW柱（Varian，美国）等。如 μ-Bondagel 凝胶为经含醚基氯硅烷表面处理的硅胶，可在水相或有机相使用，是一种很好的两性凝胶。羟基化聚醚多孔微球型常用的商品型号为 TSK PW（Toyo Soda Corporation，日本）、Bio-Gel TSK 柱（Bio-RAD，美国）、Micro Pak TSK Pw柱（Varian，美国）等。其中，高交联度苯乙烯-二乙烯基苯共聚物主要用于多种聚合物的凝胶渗透色谱；羟基化聚醚主要用于像聚乙二醇类的线性聚合物和球蛋白的凝胶过滤色谱；表面经疏水性基团改性的多孔硅胶可用于凝胶渗透色谱，表面经亲水性基团改性的多孔硅胶既可用于蛋白质、核酸、多糖的凝胶过滤色谱，也可用于凝胶渗透色谱。Micro Pak TSK H 柱、NDG 和 μ-Bondagel柱的色谱性能分别见附录8和附录9。

2. 凝胶固定相的特性参数

（1）渗透极限　渗透极限系指凝胶可用来分离化合物（或组分）分子量的最大值，超过此极限，高分子量化合物（或组分）都从凝胶颗粒间的空隙体积（V_{o}）处流出，而无分离效果。市售凝胶皆按渗透极限的大小来确定产品规格的。

（2）分离范围　通常分离范围指在 $\lg M$-V_{e} 校正曲线的线性部分，由于校正曲线形状复杂，其分离范围的取舍也有差异。孔径分布窄的凝胶其分离范围只相差分子量的一个数量级，而孔径分布宽的凝胶，其分离范围的分子量可相差三个数量级。

（3）固流相比　在 SEC 中常将柱中凝胶孔体积中的溶剂称为固定相，而将柱中凝胶颗粒间空隙体积中的溶剂称为流动相，而将凝胶孔体积与凝胶颗粒间空隙体积的比值称作固流相比，它反映了凝胶柱的分离容量。此值愈大，表明柱应用范围愈广。

（4）柱效（n）　凝胶柱的分离效率可用每米柱高对应的理论塔板数 n 表示。

$$n = 16\left(\frac{V_{e}}{w_{b}}\right)^{2} \Big/ L$$

式中，V_{e} 为洗脱体积（保留体积）；w_{b} 为以洗脱体积作单位表示的基线宽度；L 为柱长。

计算时应以能在全部凝胶孔穴中渗透的小分子组分为基准来进行计算。以图 7-31 为例说明凝胶的上述四个特性参数。

渗透极限：1×10^{6}。

分离范围：$5 \times 10^{4} \sim 7 \times 10^{5}$。

固流相比：$(20-10)/10=1$。

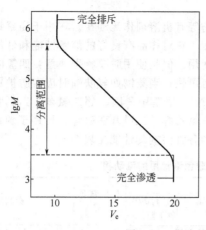
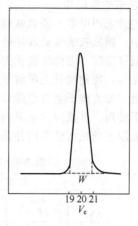

图 7-31　凝胶的色谱指标

柱效：$V_e=20$，$w_b=2$，柱长 $l=1m$，$n=16 (20/2)^2/1 =1600$ 块塔板/m。

3. 凝胶色谱柱的制备及谱图特点

现多使用高效填料，粒度 $6\sim15\mu m$，柱内径约 7.8mm，柱长 $30\sim60cm$，使用等密度匀浆法装填，柱效达 $10^4\sim3\times10^4$ 块塔板/m。

凝胶固定相粒度的大小及分布、孔径的大小及分布、孔容、孔的形态、表面的光洁程度，这些物理因素都会影响凝胶色谱柱的性能。

当为了扩大分离范围使用两根以上的串联色谱柱时，应尽量减小柱外死体积，减少柱效的损失。此外，当需更换流动相时，应特别注意凝胶产生的溶胀或收缩，上述现象会破坏凝胶柱床填充的均匀性而降低柱效。

在凝胶渗透色谱中，对不同分子量聚合物色谱峰的谱带展宽不同于其他液相色谱法。在低效排阻色谱法中，样品分子大小随 V_R 的增加而急剧减小，而柱效却随样品分子量的增加而增大，因此在色谱图上，不同分子量组分的谱带宽度基本保持不变。然而，在高效排阻色谱中，峰宽却是个变量。

对生物大分子蛋白质的凝胶过滤色谱分离，也存在因分子量大，扩散系数小，传质阻力大，而呈现色谱峰谱带展宽的趋向，见图 7-32。

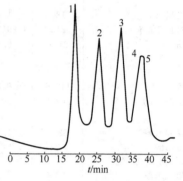

图 7-32　五种蛋白质在 TSK-G3000 SW 柱上分离的色谱图
1—牛血清蛋白；2—鸡卵清蛋白；3—肌红蛋白；4—糜蛋白酶原；5—细胞色素 C

四、体积排阻色谱的流动相

与其他色谱类型不同，在体积排阻色谱法中，流动相的性质对保留值和分离选择性无影响。所以通常体积排阻色谱使用的流动相首先要求是能够溶解样品的良溶剂，以获得良好的分离效果；其次流动相的黏度往往影响柱效，由于高分子量样品的扩散系数小，应尽可能采用低黏度溶剂。另外，选择溶剂时，还应当考虑柱填料不能在溶剂作用下收缩或溶胀，致使柱效受到损失。为了消除填料上的吸附作用、离子交换作用等非空间排斥机制的影响，以免出现假性分子量的保留值，常常要控制流动相的 pH 值和离子强度。目前凝胶渗透色谱多采用示差折光检测器，应注意溶剂（流动相）的折射率必须尽可能与样品的折射率有较大的差别，这样可以提高检测的灵敏度。在凝胶过滤色谱中若使用紫外吸收检测器，应使用在检测波长无紫外吸收的溶剂作流动相。此外，还应考虑流动相的腐蚀性，它是否会损坏仪器部件、影响仪器使用寿命。

1. 凝胶渗透色谱的流动相

凝胶渗透色谱常采用甲苯、四氢呋喃和氯仿等有机溶剂作流动相。在用于高聚物分子量测定的凝胶渗透色谱法中，四氢呋喃是最常用的流动相，它对样品有良好的溶解性能和低的黏度，并可使小孔径聚苯乙烯凝胶溶胀，因此而被优先推荐使用。但是使用时要特别注意，四氢呋喃很容易在贮存过程生成过氧化物，特别在日光照射下形成得更快；当蒸馏四氢呋喃时应有防护罩，并应留下十分之一时停止蒸馏，如若蒸干会引起爆炸。N,N-二甲基甲酰胺、邻二氯苯、1,2,4-三氯苯、间甲酚等可在高柱温下使用。强极性六氟异丙醇、三氟乙醇、二甲基亚砜等，可用于粒度小于 $10\mu m$ 的硅质凝胶柱。在凝胶渗透色谱法常用作流动相的各种溶剂的性能见表 7-6。

表 7-6 凝胶渗透色谱常用的流动相

溶剂	物理性质				使用温度/℃	分析应用范围
	沸点/℃	黏度/(mPa·s)	折射率 n_D^{20}	无 UV 吸收下限/nm		
四氢呋喃	66	0.55	1.4070	220	室温~45	聚苯乙烯，ABS 树脂，AS 树脂，BS 树脂，聚氯乙烯，聚乙酸乙烯酯，聚氨酯，聚甲基丙烯酸酯，聚异戊二烯，聚碳酸酯，聚丁二烯，苯氧基树脂，环氧树脂
N,N-二甲基甲酰胺 (5mmol/L Libr)	153	0.90	1.4280	295	室温~85	聚苯乙烯，聚氨酯，聚氯乙烯，聚氟乙烯，聚酯，聚丙烯腈，聚亚胺酸酯，脲醛树脂，多酚水溶液，聚苯并咪唑
邻二氯苯	180	1.26	1.5515	294	室温~100	聚乙烯，聚丙烯
1,2,4-三氯苯	213	1.89(25℃)	1.5717	307	130~160	聚乙烯，聚丙烯
氯仿	61.7	0.58	1.4460	245	室温	丙烯酸树脂，环氧树脂，聚羧酸树脂，聚苯乙烯，硅聚酯，纤维素，N-乙烯吡咯烷酮聚合物
甲苯	110.6	0.59	1.4969	285	室温~70	聚丁二烯，聚硅酮，橡胶
间甲酚(氯仿)	202.8	20.8	1.5440	302	30~135	尼龙，聚酰胺，聚酯，聚对苯二甲酸乙酯，聚亚胺酯
六氟异丙醇	58.2	1.02	1.2752	190	室温~40	聚酯，聚酰胺
三氟乙醇	73.6	1.20(38℃)	1.2910	190	室温~40	聚酰胺
1,1,2,2-四氯乙烷					室温~100	低分子量硫化物
邻氯代苯酚	175.6	4.11	1.5473(40℃)		室温~100	尼龙，聚酯
二甲基亚砜	189	2.24	1.4770	260	室温~100	
二氧六环	101.3	1.44	1.4221	215	室温~60	环氧树脂

2. 凝胶过滤色谱的流动相

在凝胶过滤色谱中，使用以水作基体具有不同 pH 值的多种缓冲溶液作流动相，其组成相似于亲和色谱法中使用的流动相。当使用亲水性有机凝胶（葡聚糖、琼脂糖、聚丙烯酰胺等）、硅胶或改性硅胶作固定相时，为消除体积排阻色谱法中不希望存在的吸附作用与基体的疏水作用，通常向流动相中加入少量无机盐。如 NaCl、KCl、NH$_4$Cl，以维持流动相的离子强度为 0.1~0.5，以减少上述副作用。若使用钠、钾、铵的硫酸盐、磷酸盐，其消除吸附作用的效果会更好。当需洗脱生物大分子蛋白质时，可向流动相中加入变性剂，如 6mol/L 的盐酸胍（$CH_5N_3 \cdot HCl$）、8mol/L 脲或 0.1%十二烷基磺酸钠（SDS）、聚乙二醇 6000 或 2×10^7，并应在低流速下（0.25~0.5mL/min）下完成组分的分离。显然当使用硅胶基质凝胶时，应使流动相的 pH 值保持在 4~8 范围，以免破坏硅胶键合相。体积排阻色谱常用的填料和溶剂见表 7-7。

五、体积排阻色谱的影响因素

（1）填料　分离度和蛋白质分离范围以及最小分离分子量之比是选择柱填料要考虑的首要问题。通常有两种类型柱填料被采用，即化学键合的硅胶和亲水树脂凝胶。一般以硅胶为基质的填料对于蛋白质的分离是合适的，因为它比起亲水树脂凝胶有较高的柱效率和分离度。目前，TSK 系

表 7-7　体积排阻色谱常用的填料和溶剂

典型的柱填料	典型的溶剂	应用对象	柱填料的厂家
Zorbax Bio Series GF	缓冲溶液	多肽，蛋白质	Du pont
TSK.G.SW Superose	缓冲溶液	生物大分子，病毒，DNA，RNA	Toya Soda Phamacia
TSK.G.SW	缓冲溶液	纤维素衍生物，聚乙烯醇，多糖类	Toya Soda
Ultra-Styragel	四氢呋喃	多种极性非结晶合成聚合物，一些结晶合成聚合物，小分子聚合物	Waters
LiChrospher Si	甲苯(苯或氯仿)	非极性非结晶合成聚合物，烃类聚合物，低分子量聚合物	Merck
PL gel	间甲酚(热)或六氟异丙醇(冷)	极性，结晶合成聚合物(如聚酰胺，聚酯)	Polymer Labs
Zorbax PSM(bimodal)	1,2,4-三氯苯(热)或 1,2-二氯苯(热)	非极性，结晶合成聚合物(如聚乙烯、立体规整的多碳烃)	Du pont

列凝胶柱被认为是最好的蛋白质分离柱，但不同类型柱的性质却有许多不同之处，分离度高和吸附性小是 TSK 柱系列的特点。表 7-8 列出了 TSK 柱分离蛋白质的分子量范围，如相对分子质量从 30000 到 500000 的蛋白质在 G3000 SW 上比在 G2000 SW 和 G4000 SW 上分离得理想，而相对分子质量低于 30000 的蛋白质在 G2000 SW 上分离较好，相对分子质量高于 500000 的蛋白质最好在 G4000 SW 上分离。

表 7-8　球蛋白在一般洗脱液中在 TSK-SW 柱上的分离

柱填料	相对分子质量分离范围	最理想的范围
G2000 SW	500~100000	低于 30000
G3000 SW	10000~500000	30000~500000
G4000 SW	20000~7000000	高于 500000

（2）柱长　体积排阻色谱的分离度与柱长的平方根成正比，因此应根据分离的要求确定柱长，一般柱长 60~120cm 对于蛋白质的分离比较理想，而长度 30cm 的柱子多用于快速分离。

（3）洗脱液　以硅胶为基质的填料，pH 值范围在 2.0~8.0，如果超出这个范围，将会使键合相的有机层溶解速率增加，加快柱子的恶化，缩短柱子的寿命。键合硅胶如 TSK 系列凝胶柱在分离蛋白质时保留时间主要取决于填料表面上的硅醇基与离子的反应，当洗脱液离子强度低时，这种现象十分明显。洗脱液的离子强度增加到 0.3~0.5mol/L 时，离子反应能够被抑制，不断增加离子强度会引起蛋白质和键合相填料的有机膜之间的疏水反应，其结果使洗脱延滞。常用磷酸盐和硫酸盐进行离子强度的调节，用氯化钠作离子剂疏水作用最小，但 pH 值不能太低，因为氢离子会腐蚀不锈钢柱，离子反应可由抑制硅氧烷的解离而消除，这种抑制的完成可用 pH<4 来控制。但一些蛋白质在低 pH 值情况下，回收率损失不少，因此 pH 值接近中性较为理想。

实际上，蛋白质和柱填料之间的疏水作用并不是如此严重，疏水作用只影响蛋白质的洗脱。例如，溶菌酶和 α-糜蛋白酶保留值由于疏水作用而延滞，加入有机溶剂可以消除疏水作用，在疏水作用现象难于确定的情况下，以不破坏蛋白质选择性为前提，可以加入 5%~10% 的乙醇或异丙醇，这样可以降低疏水作用。

（4）流速　蛋白质分离时，流速对分离度的影响是一个很重要的因素。一般在低流速下蛋白质的分离是比较理想的，如流速在 0.1mL/min 以下，蛋白质的分离度很好；流速在 0.5~1.0mL/min 时，对 7.5mm 直径的柱子，提供了比较好的分离效率和时间。

（5）样品容量　进样体积和样品的浓度将明显地影响蛋白质的分离度，要想得到最好的分离度，注入样品的浓度范围一般在 0.01%~0.5%，如果样品浓度高于 1% 或者进样体积大于柱体积，其结果将会降低分离度，对分离和纯化不利。样品量如低于 10pg，往往导致峰的不对称性和低的回收率。实际上最好是高浓度、小体积，在一般范围内可以得到好的分离效果。蛋白质的样品体积为柱体积的 1%~3% 比较合适，无论是分离效果和样品在柱上的负载都比较满意。

（6）蛋白质在变性洗脱条件下的分离　变性溶剂如 6mol/L 盐酸胍（$CH_5N_3 \cdot HCl$），8mol/L

脲（NH_2CONH_2），0.1％十二烷基硫酸钠（SDS）等有助于精确地确定蛋白质的分子量。SDS 主要是用在球蛋白的分离上。

溶液里的蛋白质由于变性，分子量会有较大的增加。在变性溶剂中，柱的分离范围因此而移动到低分子量范围内，采用变性溶剂 6mol/L 盐酸胍和 0.1％的十二烷基硫酸钠，在 TSK-SW 凝胶柱上蛋白质的分离范围如表 7-9 所示。

表 7-9　蛋白质在变性洗脱条件下在 TSK-SW 系列柱上分离[①]

柱填料	分子量分离范围		最佳分子量分离范围	
	在 6mol/L 盐酸胍中	在 0.1％SDS 中	在 6mol/L 盐酸胍中	在 0.1％SDS 中
G2000 SW	1000～25000	15000～25000	低于 10000	
G3000 SW	2000～700000	10000～100000	10000～70000	低于 60000
G4000 SW	3000～400000	15000～300000	高于 70000	高于 60000

① 6mol/L 盐酸胍中含有 0.1mol/L 磷酸氢二钠（pH6.0）；0.1％SDS 含有 0.1mol/L 磷酸氢二钠（pH7.0）。

较高的洗脱剂黏度和流速将影响到蛋白质的分离。因此，蛋白质在 6 mol/L 盐酸胍和 8mol/L 脲的高黏度的洗脱液中分离时必须在低流速下完成。对于 7.5mm 内径的分离柱，体积流量控制在 0.25～0.5mL/min 范围内是恰当的。

蛋白质-SDS 组成的复杂络合物，在 SDS 水溶液中解离，离子强度对这个络合物的稳定性影响很大，随着离子强度的增加，蛋白质-SDS 络合物洗脱出的时间推迟，分离效果就比较好。如果不断增加离子强度，将会引起蛋白质-SDS 在柱上的吸附，结果使峰增宽，如用分子量对洗脱体积作图，数据就比较分散。一般采用在 0.1％的 SDS 水溶液中加入 0.1mol/L 的 Na_2SO_4，pH 值为 7 是合适的。当然，SDS 的浓度也影响到蛋白质-SDS 络合物的洗脱，如在 TSK 3000 SW 柱上，用 0.2％ SDS 水溶液分离蛋白质，可使分离的相对分子质量范围延续至 1000，如用 0.1％的 SDS 水溶液仅达到 10000；因此，低分子量的多肽可以用 0.2％的 SDS 水溶液含 0.2mol/L 的 Na_2SO_4（pH 值为 7）作为洗脱液。

六、凝胶渗透色谱法测定聚合物分子量分布

在凝胶渗透色谱法出现以前，测定聚合物的分子量只能使用操作繁琐、费时的沉降分离法或离心沉降法。凝胶渗透色谱法出现后，使聚合物分子量测定方法取得重大突破，并被广泛用于高分子科学研究和聚合物加工工艺过程。凝胶色谱法可用于测定高分子化合物的数均、重均与 Z 均分子量及分子量分布。通常的实验方法是先标柱而后测样品，下面以高分子化合物的分子量测定为例作详细介绍。

1. 凝胶柱的标定

先用一系列已知分子量的标准品，来测定它们的保留体积，绘制 $\lg M$-V_R 曲线，这一步操作称为"标柱"。图 7-33 是选用四种已知分子量的同系物标样（$K=0$，$K=0.4$，$K=0.8$，$K=1.0$），所绘制的曲线 $\lg M$-V_R（M 为分子量）。由曲线的形状、线性范围和直线斜率，可评价凝胶柱的分离特性。

2. 各种平均分子量的计算公式

由有机单体（如乙烯-氯乙烯）为原料，经聚合反应制得的聚合物（或称高聚物，如聚乙烯、聚氯乙烯），其分子量呈多分散性，为表征聚合物的分子量，需用统计方法求出试样分子量的平均值和分子量分布。用已知分子量的标准样品（化学物质相同，分子量不同的高分子），可以标定凝胶柱的 V_R 与 M 的关系（图 7-34），绘得 $\lg M$-V_R 曲线，由此曲线可测得同一化学组成样品高分子化合物的分子量分布。并可计算出其数均、重均及 Z 均分子量。

（1）数均分子量 M_N 是分子量按照分子数分布函数 $N(M)$ 的统计平均值。

$$\overline{M}_N = \frac{\sum\limits_i N_i M_i}{\sum\limits_i N_i} = \frac{\sum\limits_i m_i}{\sum\limits_i \dfrac{m_i}{M_i}}$$

式中 M_i——多分散聚合物的分子量；

N_i——多分散聚合物的分子数；

m_i——多分散聚合物的质量。

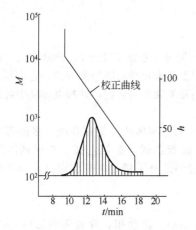

图 7-33 标准聚乙烯的
校正曲线及样品的色谱图

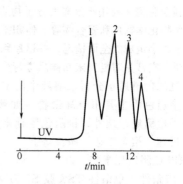

图 7-34 用凝胶色谱法
分离聚乙烯标样

1—相对分子质量 18000000；2—相对分子质量 97200；

3—相对分子质量 10 300；4—相对分子质量 600

固定相：多孔玻璃球，21cm×4mm 柱。

流动相：四氢呋喃，流速 11mL/min。检测器：UV

（2）重均分子量 M_W 是分子量按照质量分布函数 $m(M)$ 的统计平均值。

$$\overline{M}_W = \frac{\sum_i m_i M_i}{\sum_i m_i} = \frac{\sum_i N_i M_i^2}{\sum_i N_i M_i}$$

（3）Z 均分子量 M_Z 是分子量按照分布函数 $M \cdot m(M)$ 或 $M^2 \cdot N(M)$ 的统计平均值，它并没有具体的物理意义。

$$\overline{M}_Z = \frac{\sum_i N_i M_i^3}{\sum_i N_i M_i^2}$$

（4）黏均分子量 M_η 是考虑到聚合物分子量与溶液黏度的关联，但无明确的物理意义。

$$\overline{M}_\eta = \left[\frac{\sum_i N_i M_i^{(1+a)}}{\sum_i N_i M_i} \right]^{\frac{1}{a}}$$

式中，a 为描述特性黏度 $[\eta]$ 与聚合物平均分子量的相关联，Mark-Houwink 方程式中的常数，其随聚合物种类的变化而改变。

由上述定义可知，同一种聚合物试样的不同种类的平均分子量，其数值各不相同，一般情况下，对多分散聚合物，其各种平均分子量的排列次序为：

$$\overline{M}_Z > \overline{M}_W > \overline{M}_N$$

只当聚合物的分子量是均一的情况下，才为：

$$\overline{M}_Z = \overline{M}_W = \overline{M}_N$$

对于黏均分子量 $\overline{M}_\eta$，只当 $a=1$ 时，$\overline{M}_\eta = \overline{M}_W$，而当 $0 < a < 1$ 时，则 $\overline{M}_W > \overline{M}_\eta > \overline{M}_N$。

对于相同化学组成的高分子化合物，其分子尺寸大小与分子量成正比，因此凝胶色谱可以研究高分子化合物的分子量分布。

【例】聚苯乙烯标样混合物的分析（图 7-34）

由上述分离结果，可绘制分子量分布曲线。

七、体积排阻色谱应用示例

体积排阻色谱主要用于分离大分子物质，其分离范围从相对分子质量 2000～2000000 之间，这些物质大多是生物化学物质和聚合物等。体积排阻色谱法特别适用于对未知样品的探索分离。它可很快提供样品按分子大小组成的全面情况，并迅速判断样品是简单的还是复杂的混合物，并提供样品中各组分的近似分子量。它常是对复杂未知样品进行分析时的关键一步。

凝胶过滤色谱适于分析水溶液中的多肽、蛋白质、生物酶、寡聚或多聚核苷酸、多糖等生物分子；凝胶渗透色谱主要用于高聚物（如聚乙烯、聚丙烯、聚苯乙烯、聚氯乙烯、聚甲基丙烯酸甲酯）的分子量测定。此外，排阻色谱越来越多的应用是通过测量分子量分布来鉴定高聚物及研究高聚物聚合机理、聚合工艺、条件等。

1. HPLC 测定尿激酶

① 色谱条件　色谱柱 TSK 胶 SP-5PW 柱（75cm×7.5mm）。流动相，含氯化钠 1.0mol/L、磷酸钠 20mmol/L pH 值为 6.0 的溶液。梯度：0～60min，0～1.0mol/L 氯化钠。流速 1.0mL/min。检测波长：荧光 365nm/460nm。

② 样品测定　尿激酶溶液用含 5mmol/L 甘露糖醇 20mmol/L 磷酸钠液（pH6.8）制成 3000 U/mL。取溶液 20～500μL 进样。保留时间：L-UK，17min；H-UK，29min。

③ 说明　将 IEC、HAC、HIC 法进行了比较，HAC 法、HIC 法也有很好的分离效果。

活性由纤维蛋白法测定或通过柱后反应检测：以 0.02mmol/L 谷-甘-精-甲基香豆酰胺 0.5mol/L Tris 盐酸溶液 pH8.5 为底物，以 0.75mL/min 泵入系统于柱后与尿激酶反应。

2. HPLC 快速测定蛇毒血凝酶活性

① 色谱条件　色谱柱 TSK-Gel 3000SW 柱（7.8cm×300mm）。流动相：55mol/mL 柠檬酸钠-0.01% Tween 80 溶液。流速：0.5mL/min。检测波长：280nm。

② 样品测定　取蛇毒血凝酶样品用流动相溶解，取溶液 100μL 进样。色谱图见图 7-35。

③ 说明　HC 在 HPLC 图谱上显示为 2 个峰，主峰前有 1 个杂质峰。用面积归一化法积分，纯度为 95.4%。该法不适于纯度控制项，可作为高分子蛋白检查方法。

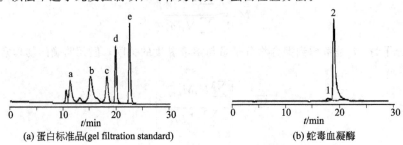

图 7-35　蛇毒血凝酶色谱图

a—甲状腺球蛋白（thyroglobin）；b—丙种球蛋白（gammaglobin）；c—卵清蛋白（ovalbumin）；d—肌红蛋白（myoglobin）；e—维生素 B-12（vitamin B-12）；1—杂质（impurity）；2—蛇毒血凝酶

3. 体积排阻色谱主要基于被分离样品的体积大小进行分离测定。体积排阻色谱的优点是样品回收率高，收集也较为方便；缺点是分离能力较低。图 7-36 是体积排阻色谱分离制备人血清中高密度脱脂蛋白质的色谱图。

4. 体积排阻色谱纯化膜糖蛋白的抗原

在 4℃下从血浆中取得异常的癌细胞变体 P35，然后加入 2mmol MgCl₂，使其破坏细胞成为稳

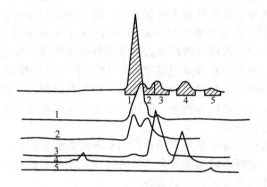

图 7-36　高密度脱脂蛋白的纯化图

制备柱：22mm×300mm i.d. TSK3000SW。样品：

10mg 溶于洗脱液中。流动相：0.05mol/LTris-HCl(pH 值为 7.0)

含 4mol/L 脲。流速：1.0ml/min。紫外检测波长：250nm

定核蛋白。将此核蛋白溶解在 10mmol Na$_3$PO$_4$（pH 值 7.4）＋15mmol NaCl＋6.25％脱氧胆酸钠的缓冲液中，并以植物外源凝集素的亲和色谱进行初步分离纯化，洗脱后得到含膜糖蛋白，进一步用 Sephadex G200 透析浓缩，使膜糖蛋白的含量达到 1mg/L 粗品，将粗品通过 0.45μm 的滤膜。将得到的含膜糖蛋白的粗品 200μg，分别溶解在 20μL 和 200μL 的洗脱液中，然后在体积排阻色谱上分离和纯化，其结果如图 7-37 所示。

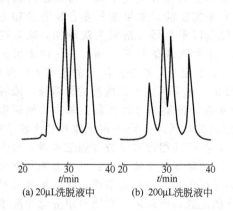

(a) 20μL 洗脱液中　　(b) 200μL 洗脱液中

图 7-37　膜糖蛋白抗原立体排阻色谱纯化图

色谱柱：Water-I-250 和 I-125 相连的色谱柱。

流相：10mmol/L 的 Na$_3$PO$_4$(pH 7.4)，150mmol/L NaCl 和 0.25％脱氧胆酸钠缓冲液。流速：0.5mL/min。

紫外检测波长：214nm

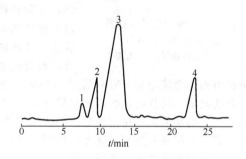

图 7-38　人血白蛋白制剂的色谱图

1—多聚体；2—二聚体；3—单体；4—裂片

色谱柱：TSK-SW 3000 型凝胶柱，7.6mm×30cm。

流动相：0.1mol/L 磷酸盐缓冲溶液，pH6.4。

流速：0.8mL/min。检测波长：280nm

5. 乔文本等对人血白蛋白制剂中多聚体的分析（见图 7-38）

第七节
亲和色谱法

亲和（合）色谱是利用或模拟生物分子之间的专一性作用，从复杂生物样品中分离和分析特殊物质的一种色谱方法。在生物分子之间，如抗体与抗原、酶与抑制剂、激素和药物与细胞受体、维生素与结合蛋白、基因与核酸等都具有专一的亲和力，能形成可逆复合物。亲合色谱就是利用这些特殊复合物的形成和解离的原理而发展起来的新技术。自 1978 年 Ohlson 等首次使用硅胶作为亲和色谱的刚性基质后，就产生了高效亲和色谱（high performance affinity chromatography，HPAC）。亲和色谱的概念可以理解为配位体以共价键形式与不溶性载体连接作为色谱介质，高选择性地吸附分离具有生物活性的物质，它将传统亲和色谱的专一性与 HPLC 的快速、稳定、检测方便等优点结合起来，既适合于分离和纯化样品中含量很低的酶、酶的抑制剂、抗体、抗原、受体等，也适合于分析测定；同时还为研究生物体内各种分子间相互作用及其机制提供有效手段，可用于测定生化平衡常数，确定蛋白质活性部位等。

在亲和色谱中，生物活性大分子只与配体作用而被吸附在固定相上，其他无亲和作用的生物大分子很快通过色谱柱流出，被吸附的生物大分子只有改变流动相组成时才被洗脱。因此，亲和色谱可应用于任何两种有特异性相互作用的生物大分子。

一、亲和色谱的分离机理

亲和色谱是基于样品中各种物质与固定在载体上的配基之间的亲和作用的差别而实现分离的。亲和色谱的过程是待分离物质与配基间的亲和复合物形成及其解离的过程（图 7-39）。将能

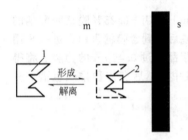

图 7-39　亲和色谱示意图
m—流动相；s—载体；
1—待分离物质；2—配基

与待分离物质 X 产生亲和作用的配基 L 连接于适宜的载体上，制成亲和色谱固定相，在有利于复合物 X-L 形成的条件下，将含有 X 和其他组分的样品溶液通过色谱柱，待纯化对象 X 被结合在固定相上，而其他杂质与配基没有亲和作用，直接流出色谱柱。有些非专一性吸附的杂质，可用缓冲溶液洗涤除去。然后再将结合在配基固定相上的组分洗脱下来，这是通过选择适当的流动相（洗脱剂）来实现的。如果亲和复合物的亲和力不强，在杂质被洗出后继续以平衡缓冲溶液为流动相，就可洗脱得到被纯化的组分 X。这种洗脱条件很温和，但往往将组分洗脱在大体积的洗脱液内。当配基与被分离组分的亲和力较强时，可以改变流动相的 pH 值，或采用离子强度高的盐溶液，或者添加有机溶剂作为流动相，有时采用 0.1mol/L 醋酸或氨水作为流动相，以减弱亲和力，使所形成的复合物离解，将被纯化的组分洗脱下来。这种洗脱使被纯化的组分集中在小体积的洗脱液中。亲和力很强的物质必须用"激烈"的流动相才能洗脱，这些流动相常常是较强的酸或碱，或者是含有尿素或盐酸胍的溶剂。这些洗脱剂往往会破坏蛋白质的结构，导致不可逆变化而使其丧失生物活性。因此用于纯化制备蛋白质时，在洗脱后应立即进行中和、稀释或透析，以恢复其天然构造和生物活性。非常紧密地结合在固定相配基上的物质的洗脱，可采用含有能与组分竞争配基的分子的溶液或者较高浓度的配基溶液（可以是与固定相上的配基相同也可以是不同）作为流动相。

配基与待分离物质的亲和作用的强弱可以用亲和复合物的结合常数来表示。这一常数不宜太低，也不宜太高。太低则专一性差，太高则洗脱困难。结合在亲和色谱固定相上的生物分子的活力 R 与复合物的离解常数 K 和固定化配基的浓度 [L] 有关。

$$R = \frac{[L]}{K}$$

固定相配基的浓度越大，亲和作用越强，但浓度过大反而造成空间障碍或产生非专一性吸附。而解离常数的大小往往与配基的选择有重要的关系。理想的配基在用平衡溶液洗涤时应把非专一性吸附的杂质完全除去，而复合物不发生解离，在洗脱条件下复合物应完全解离而迅速进入流动相，被洗脱出柱，在这种情况下保留时间并没有什么意义。在 HPAC 中配基的适宜与否更加严重地影响着洗脱的化学动力学过程，进而影响柱效。亲和色谱的动力学研究表明，蛋白质与配基的结合速率受分子水平的扩散（D）所控制。

二、亲和色谱的固定相

亲和色谱作为液相色谱的一个重要分支，对于生物大分子的分离纯化具有特殊的意义。原则上讲，如果在固相载体上连接一种具有生物特异性的配基，就可以建立一种亲和色谱方法，用于分离与配基相对应的物质。高分子类高效亲和色谱固定相大都是在多孔的硬质凝胶诸如交联聚苯乙烯（如 PLRP-S）、交联聚甲基丙烯酸酯类、亲水性高聚性（如 TSK gel PW）等树脂的基质上发展起来的。这类树脂普遍具有均匀的粒度、较大的孔径、良好的刚性、广泛的 pH 值适应性等特点，对于亲和色谱的使用甚为适宜，而且高分子材料一般说来对于生物大分子样品都有较好的相容性。至于填料的合成，相比之下在高分子基质微球上引入间隔臂和链合配基也比较容易实现。附录 10 是部分常见高分子类型亲和色谱固定相。

高效亲和色谱兼具亲和色谱和高效液相色谱的特点。高机械强度使得 HPAC 可以以很高的速率淋洗并承受由此带来的较高的工作压力。高效亲和色谱一般可在几分钟至几十分钟内完成，相对于常规软胶亲和色谱的几小时至几十小时，不仅可以提高效率，还可以改善回收产物纯度和浓度；淋洗速率快使得色谱峰非常尖锐，这大大提高了信噪比而使检测灵敏度得以大幅度提高。高度的亲和力使得 HPAC 在所有色谱方法中具有更高的选择性，正是由于这一特性，使得 HPAC 中的分离效率随填料粒径减少而增加的规律变得不那么重要了，所以有可能使用大粒径的硅胶而仍获得良好的分离。此外，配基结合的牢固性也可以延长填料的寿命并提高产物的质量，这对生物工程的分离、纯化工作是非常有利的。

当然，无机基质也有其弱点，主要是耐受 pH 值范围窄（2～8），并且残余硅羟基可造成非特异吸附而降低收率，甚至导致产品失活。

最重要的无机基质是多孔硅胶。当然，如果解决了生产价格问题，可控孔径玻璃以其孔径分布窄及孔径易于控制的特点，也是优良的基质。因它们的化学本质是一样的，故不再单独加以讨论。硅胶的孔径在 30～100nm 为宜，过小会产生凝胶渗透或体积排除效应；而过大时又势必会因比表面积的降低而减少样品负载量。过大的孔容量会损坏机械强度，因此有中等孔隙度即可满足应用。由于亲和色谱高选择性的特点，使得过细的颗粒度并不是很必要的，因此，在 HPAC 中可使用 5～50μm 左右的粒度。例如，以大豆胰蛋白酶抑制剂为配基分离胰蛋白酶，确认以醛基硅胶效果最好。由于采用 5μm 硅胶为基质，所得色谱峰非常尖锐，因而检测灵敏度亦随之提高。在 280nm 检测时，胰蛋白酶最低检测量达 1ng，并且酶的活性回收率也提高了。现在，直径小至 0.7～2.1μm 的无孔或"非渗透性"小直径硅胶也应用到 HPAC 上，进一步提高了分离速率。

亲水性聚合物涂层应更适合于 HPAC 的要求，以 DEAE-衍生的葡聚糖或琼脂糖涂层的硅胶有良好的应用前景。附录列出的是一些常见的市售高效亲和色谱介质。

三、亲和色谱的影响因素

亲和色谱的洗脱，无论是特异性的还是非特异性的，主要是选择互补大分子的最佳条件。

1. 平衡和平衡缓冲液

洗脱前，将大分子与填料平衡一段时间是重要的。因为这不仅增加了相互作用，常常可以提高凝胶床的分离度，选择平衡缓冲液所具有的 pH 值、离子强度、温度和化学组成，都应使配体与蛋白质之间能发生比较强的相互作用。

2. 蛋白质的浓度和温度效应

对亲和力一般或较高的蛋白质，其互补酶的浓度对亲和容量的影响不明显，柱顶端结合的大分子与最初加入的大分子的浓度无关。这里必须注意的是互补生物大分子与配体之间的相互作用与样品中的惰性蛋白质的浓度无关。

温度效应在亲和色谱中是非常重要的，因为亲和填料吸附作用的强度随温度的升高而减小，图7-40 给出乳酸脱氢酶与配体 AMP 相结合的温度效应。由图7-40 可见，洗脱酶的活性随温度的升高而减少，在 0～10℃范围内非常明显，这是最佳的实验温度，在这个温度范围内结合率降低具有特

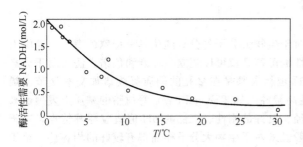

图 7-40　乳酸脱氢酶与 N^6-(6-氨己基)-
AMP-琼脂糖结合的温度效应

在 0℃ 与 30℃ 之间的几个温度内，将含 1.5mg 牛血清蛋白
（10μl）的酶样品加到含 0.5g 固定化的 AMP 的色谱柱上
（50mm×5mm i.d.），纵坐标为以 NADH 线性浓度梯度洗
脱时，酶活性达到高峰值所需要的 NADH 浓度
（0～5mmol/L，总体积为 20mL）

殊的意义。因此，利用不同的温度吸附和洗脱，有利于生物大分子的纯化。

配位体与纯化的生物大分子之间达到平衡非常缓慢，因此，样品应以尽可能慢的速率加在柱上。如果流速很快，样品中蛋白质浓度又相应较高时，往往少量的互补大分子会和杂蛋白一起流出；如果样品浓度低，即使流速较快，互补生物大分子仍然保留在柱上。生物大分子与配体相互作用对时间的依赖性反映在保留时间效应上。样品的体积根据它在亲相色谱上的亲和力的不同，要求也不一样。生物大分子与配体亲和力强时，对样品体积的要求不严格。生物大分子与配体亲和力弱，容易使蛋白质和惰性蛋白质一起流出，这时样品体积小一些比较合适。

3. 特异性洗脱

采用通用的配体填料，容易对性质相似的生物大分子表现出相似的亲和性，这给分离带来了困难。用特异性置换剂时，所产生的浓度梯度，可以提高选择性，使性质相似、特异性程度不尽一致的生物大分子得到有效的分离。

凡是能与配体竞争的生物活性分子的游离配体，都十分强烈地影响着结合活性分子的洗脱过程。游离配体浓度若与固定化配体浓度相同，则可直接从填料上洗脱下结合的活性分子。

洗脱液浓度要根据活性分子与配体的亲和力的大小而定。亲和力大，则浓度要高；亲和力小，相对洗脱配体浓度则较低。通常选择对纯化的活性分子有高的亲和力、但其结构与填料上的配体不同的配体来洗脱，这样就保证了吸附和洗脱双重特异性，使非特异性的洗脱减少到最小程度。

4. 非特异性洗脱

非特异性洗脱主要受缓冲液中的 pH 值、离子强度、温度和介电常数的控制。洗脱液最好是既能改变蛋白质的构象以降低蛋白质配体的亲和力，同时也不损害蛋白质和吸附剂的稳定性。在大多数实验中，只需改变单一的物理变量，就可能提高洗脱能力。如仅改变 pH 值，就足以使吸附蛋白质洗脱，被纯化的物质和基质稳定的 pH 值一般较洗脱液的 pH 值低。将 pH 值从 7.8 降至 3.2，可将胰蛋白酶从大豆胰蛋白酶抑制剂——Sepharose 上洗脱。甘氨酸-盐酸缓冲液（pH 值为 2.5）可解离抗原-抗体复合物。从亲和力很高的填料上解离蛋白质需要比较强的酸或比较强的碱，若加入蛋白质的变性剂——盐酸胍，则有利于蛋白质的解离。

改变洗脱液的离子强度使复合物解吸是一种十分方便的洗脱方法。生物特异性吸附蛋白的洗脱一般是通过在起始缓冲液中加入 0.5mol/L 或者 1.0mol/L NaCl 来实现的，从琼脂糖固定化抗 IgE 抗体上洗脱 IgE，需用高浓度的硫氰酸钠，使用温度梯度洗脱蛋白质是一种特别有用的方法。因为冷却能使洗脱液恢复到原有的缓冲液组成，从而能进一步直接研究解吸蛋白质。

四、亲和色谱法应用示例

1. 免疫亲和色谱法测定化学疗法诱导的中性白细胞减少症病人的粒细胞集落刺激因子

① 色谱条件　免疫亲和柱的制备：取 1g 经酸洗的玻璃小球，用 10% 3-氨基-丙基三乙氧基硅烷回流 16h，将羰基二咪唑接于硅烷化的玻璃球表面，用二氧环己烷洗，通气干燥。将玻璃小球 1g 置于 50mmol/L pH 值为 9.0 含 1mg 抗生蛋白链菌素的碳酸盐缓冲液 10mL 中，4℃振摇孵育 18h，用 0.01mol/L pH 值为 7.0 磷酸盐缓冲液洗 5 次，4℃保存于 0.01mol/L pH 值为 7.0 磷酸盐缓冲液中。取玻璃小球 1g 加入用离子交换柱分离的鼠单克隆抗体（Mabs）液（200μg 溶于 0.01mol/L pH 值为 7.0 磷酸盐缓冲液）500μL 中，4℃孵育过夜，用 0.1mol/L pH 值为 7.0 磷酸盐缓冲液洗 5 次，

加入 50mm × 4.6mm 生物兼容柱中。流动相：0.1mol/L 盐酸甘氨酸、0.01mol/L pH 值为 7.0 磷酸盐缓冲液。梯度：将柱用 0.01mol/L pH 值为 7.0 磷酸盐缓冲液平衡 5min 使 rhG-CSF 结合于固定相后改用流动相，流动相 pH 值线性变化 7.0～1.5（见色谱图 7-41），保持 2min。流速：0.5mL/min。柱温：4℃。检测波长：荧光 340nm/450nm。衍生化试剂：OPA。

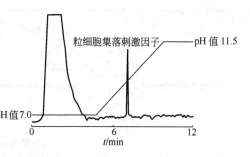

图 7-41　粒细胞集落刺激因子色谱图

② 样品测定　取血浆、骨髓抽吸液（BMAF）、脑脊液（SF）加入 0.01mol/L pH 值 7.0 磷酸盐缓冲液使终浓度为 100pg/mL、200pg/mL、400pg/mL、800pg/mL、1600pg/mL rhG-CSF，样品衍生。取衍生液粒细胞集落刺激因子，进样保留时间：7.0min。粒细胞集落刺激因子色谱图见图 7-42。

③ 说明　测定结果为双峰，第一峰由与固定抗体不结合物产生，第二为免疫亲和物产生。用本法研究了服药 5h 后 rhG-CSF 体液分布。

2. 凝血酶为由牛或猪血中提取的凝血酶原经激活而得，其活性通过测定凝血酶使纤维蛋白原凝固的时间确定，现已用高效液相亲和色谱测定其含量及纯度。

3. 以硅胶为基质染料作为配体的亲和色谱对于蛋白质和酶的分离纯化是比较理想的填料。由于染料价格便宜，易于固定化，用于规模性蛋白质制备的亲和色谱填料比较理想，Procion 染料用来大规模纯化 3-羟基丁酯脱氢酶。图 7-42 是 Procion 键合硅胶固定相亲和色谱分离纯化兔肌乳酸脱氢酶的谱图。图 7-43 是糖蛋白核糖核酸酶 B 在 ConA 亲和柱上的色谱图。

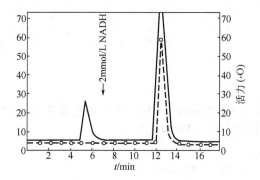

图 7-42　兔肌乳酸脱氢酶的纯化

亲和柱：100mm×4.6mm i.d. 填充 Procion Blue Mx-r Sllica。样品：粗兔肌乳酸脱氢酶提取液 1mL。洗脱：用 2.0mmol/L 辅酶Ⅱ（NADH）脉冲洗脱在 5min 可得到纯的酶，产率 80%。紫外检测波长：210nm

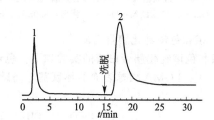

图 7-43　糖蛋白核糖核酸酶 B 在 ConA 亲和柱上的色谱图

亲和柱：500mm×4.6mm i.d. 填充 ConA 亲和色谱填料。样品：标准糖蛋白 RNase B。洗脱：亲和柱用 A 液 [1.0mmol/L CaCl$_2$＋1.0mmol/L MgCl$_2$＋0.2mol/L NaCl＋0.1mol/L Tris-HCl（pH7.5）] 在流速 0.5mL/min 下平衡；用 2 倍柱体积的 A 液洗去杂质，再用 B 液 [0.2mol/L α-MeD-Man＋0.1mol/L NaCl＋0.1mol/L Tris-HCl（pH 7.5）] 进行脉冲洗脱。检测波长：280nm

4. 多糖是免疫球蛋白 IgG 亚类的组成部分

对研究生命科学中各种 IgG 的功能有很重要的意义。由于免疫球蛋白亚类有着不同的等电点，这是选择性分离纯化的基础，人体中免疫球蛋白的亚类的分离选用以单克隆抗体为配体的生物亲和色谱。应用 Protein A Superose 柱，在高流速下，采用 pH 值的梯度，很满意地分离纯化了抗嗜血免疫球蛋白的亚类及其抗肺炎球菌多糖抗体，其分离纯化的亲和色谱如图 7-44 所示。

利用膜亲和色谱柱可以快速地分离分析血浆中的 HIgG。其结果如图 7-45 所示。

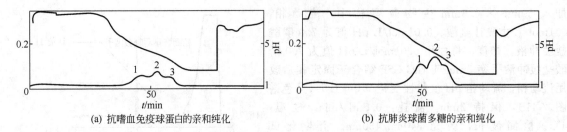

(a) 抗嗜血免疫球蛋白的亲和纯化　　　　(b) 抗肺炎球菌多糖的亲和纯化

图 7-44　抗多糖免疫球蛋白 IgG 亚类的亲和色谱

色谱柱：Protetn A Superose HR10/2。流动相：A. Na_2HPO_4＋NaAc＋甘氨酸＋NaCl（pH 值为 8.1）；B. NaAc＋甘氨酸＋NaCl（pH 值为 2.8）。pH 梯度：pH 值为 8.1 经过 50min 降为 pH 值为 2.8。流速：1.0mL/min。紫外检测：280nm。色谱峰：1—IgG；2—IgG_1；3—IgG_2

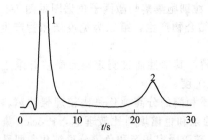

图 7-45　人血浆中 HIgG 的快速分析

亲和柱：20mm×0.2mm i.d. 填充含己二胺间隔臂的蛋白 A
高效亲和膜色谱介质。样品：人血浆用上样液稀释 10 倍。
洗脱：上样液为 50mmol/L 磷酸缓冲液含 0.15mol/L NaCl
（pH＝7.0），洗脱液为 0.2mol/L 甘氨酸-盐酸缓冲液
（pH＝2.3）。检测波长：280nm。流速：3.0mL/min

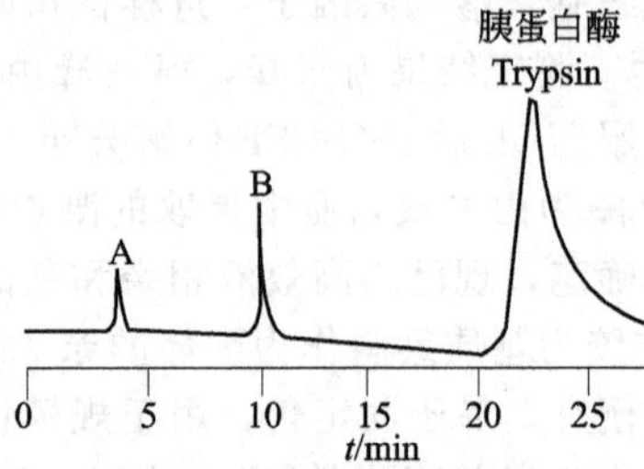

图 7-46　胰蛋白酶亲和色谱分离图

5. 亲和色谱纯化胰蛋白酶

亲和色谱纯化胰蛋白酶的实验如下。色谱柱：胰蛋白酶抑制剂-CL-PGMA 亲和色谱柱（5cm×4mm）。CL-PGMA 微球表面的环氧基与高碘酸反应生成醛基，其反应式如下：

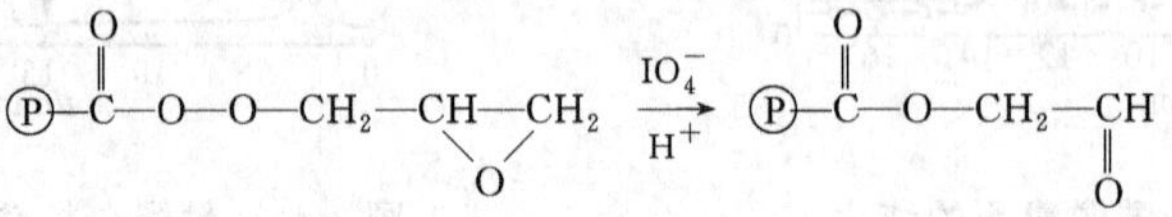

$$\text{P}-C\text{OO}-O-CH_2-CH-CH_2 \xrightarrow[H^+]{IO_4^-} \text{P}-C\text{OO}-O-CH_2-CHO$$

流动相：A 液（平衡液），0.1mol/L Tris＋0.2mol/L KCl，pH＝7.5；B 液（洗脱液），0.1mol/L HAc＋0.2mol/L KCl，pH＝2.5，A 液平衡 10min 后换 B 液。流速：0.7mL/min。检测波长：220nm。样品：以流动相 A 液配成 1g/L，进样量 10μL。胰蛋白酶亲和色谱分离图如图 7-46 所示。

对胰蛋白酶与胰蛋白酶抑制剂-CL-PGMA 亲和柱的相互作用进行了考察，表明胰蛋白酶与胰蛋白酶抑制剂亲和柱具有专一性亲和相互作用。经过胰蛋白酶抑制剂亲和柱的分离，胰蛋白酶的纯化倍数为 2.5。

6. 亲和色谱纯化胰蛋白酶（图 7-46）

色谱柱：SMZ/Si（5μm，1000A，1000mm×4.7mm），

SMZ/Si（sulphamethoxazolum immobilized silica）的结构式：

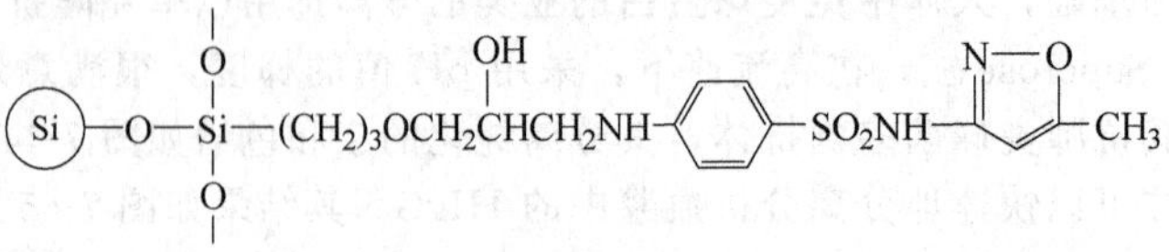

$$\boxed{Si}-O-\underset{\underset{|}{O}}{\overset{\overset{|}{O}}{Si}}-(CH_2)_3OCH_2\cdot\overset{OH}{CH}CH_2NH-\bigcirc-SO_2NH-\bigcirc\!\!\!\overset{N-O}{\underset{}{}}CH_3$$

流动相 A：250mmol/L Tris/HCl，pH6.5。流动相 B：A＋0.5mol/L NaCl，pH6.5。梯度：20min 100％A～100％B。流速：1.0mL/min。检测波长：280nm。进样量　250μg。

胰蛋白酶的活性从 2.87U/mg 增加到 28.06U/mg，回收率为 70％左右，其他蛋白质如白蛋白、细胞色素 C、谷氨酸、胰岛素、IgG、γ-干扰素等均不产生干扰。

第八节
色谱分离方法的选择

要正确地选择色谱分离方法，首先必须尽可能多地了解样品的有关性质，其次必须熟悉各种色谱方法的主要特点及其应用范围。

选择色谱分离方法的主要根据是试样的相对分子质量的大小、在水中和有机溶剂中的溶解度、极性和稳定程度以及化学结构等物理性质和化学性质。

1. 相对分子质量

对于相对分子质量较低（一般在 200 以下），挥发性比较好，加热又不易分解的样品，可以选择气相色谱法进行分析。相对分子质量在 200～2000 的化合物，可用液-固吸附、液-液分配和离子交换色谱法。相对分子质量高于 2000 的，则可用空间排阻色谱法。

2. 溶解度

水溶性样品最好用离子交换色谱法，或液-液分配色谱法。微溶于水，但在酸或碱存在下能很好离心的化合物，也可用离子交换色谱法；油溶性样品或相对非极性混合物，可用液-固色谱法。

3. 化学结构

若样品中包含离子型或者能与离子型化合物相互作用的化合物（例如配位体及有机螯合剂），可首先考虑用离子交换色谱，但空间排阻和液-液分配色谱也都能顺利地应用于离子化合物；异构体的分离可用液-固色谱法；具有不同官能团的化合物。同系物可用液-液分配色谱法；对于高分子聚合物，可用空间排阻色谱法。

（何华，戚雪勇，汤瑶）

第八章

生物质谱法

20 世纪末，质谱法经历了两次飞跃。在此之前，质谱法通常只能测定相对分子质量为 1000 以下的易挥发小分子化合物，而生物大分子多为极性、难挥发化合物，不易气化，用传统质谱无法测定。20 世纪 80 年代初，Barber 等发明了快原子轰击质谱法（fast atom bombardment mass spectrometry，FABMS），用动能为数千电子伏特的原子（氙原子）轰击以甘油为基质的样品溶液，产生质子化的分子 $(M+H)^+$ 进行质谱分析。这个方法比较简便，仪器很快商品化，所以迅速打开了极性大分子分析的领域，可分析相对分子质量达几千的多肽。

随着生命科学的发展，欲分析的样品更加复杂，分子量范围也更大，FABMS 等方法已很难满足这些要求，因而寻求新的质谱离子化和测定技术就显得非常必要。近年来，两种软电离质谱新技术迅速发展，使质谱技术在大分子化合物的分析方面取得了突破性的进展。这两种软电离技术就是基质辅助激光解吸离子化质谱法（matrix-assisted laser desorption ionization mass spectrometry，MALDI/MS）和电喷雾离子化质谱（electrospray ionization mass spectrometry，ESI/MS）。MALDI 用于质谱测定的蛋白质相对分子质量可达数十万，甚至更高，并可用于混合物的分析和结构测定。ESI 由于形成多电荷离子，故可用常规质谱仪如四极质谱仪分析高分子量的化合物，也是高效液相色谱（HPLC）或毛细管电泳（CE）与质谱法联用的一种较好的接口技术。

随着 MALDI 和 ESI 质谱离子化技术的发展，推动了质量分析仪器的不断发展，使古老的飞行时间质谱仪（time-of-flight mass spectrometer，TOFMS）得到了新生。此外，离子阱（ion trap），包括四极离子阱及磁场离子阱的发展，产生了新一代的质谱仪如四极离子阱质谱仪（ion trap mass spectrometer，ITMS）及傅里叶变换离子回旋共振质谱仪（Fourier transform ion cyclotron resonance mass spectrometer），后者常被称为傅里叶变换质谱仪（FTMS）。现在，质谱法的多功能性质，超过了所有其他研究有机和无机化合物的仪器方法。质谱法与分离方法，如 HPLC、CE 和气相色谱（GC）的联用，加上质谱法本身也可实现联用（串联质谱法 MS/MS 或多级质谱法 MS），应用范围十分广泛，是复杂样品分离分析的强大武器。

随着生物技术的发展，它对生命科学研究领域产生了巨大的冲击作用。MALDI/MS 和 ESI/MS 的许多应用都涉及生物分子，如多肽、蛋白质、核苷酸、糖类等，并由此衍生出一门新兴的边缘学科——生物质谱学。因此，本章将着重讨论 MALDI/MS 和 ESI/MS 在上述这些方面的应用。

第二节
激光解吸离子化质谱法

一、概述

激光解吸离子化（laser desorption ionzation，LDI）是现代质谱法最常用的离子化方法之一。除了经典的质谱离子化方法，如电子轰击（electron impact，EI）和化学离子化（chemical ionization，CI）之外，还有一类粒子诱导离子化（particle induced ionization）方法，包括快原子轰击（FAB）、液体二次离子质谱法（LSIMS）、等离子解吸质谱法（PD）及激光解吸离子化（LDI）。FAB、LSIMS 和 PD 是用高能中性粒子或离子去轰击样品，而 LDI 是用光子轰击样品，激光器可看作是光子枪。激光器可置于质谱仪离子源之外，只要一个透光镜即可，激光易于聚焦在样品的特定表面，激光常用脉冲工作方式，所有这些使之成为飞行时间质谱仪和傅里叶变换质谱仪的理想离子化方法。

直接激光解吸离子化分析生物分子通常限制在相对分子质量约 1000 左右。这一限制导致了 MALDI 的发展。实验证明，如果能量转移至样品分子是通过共振吸收，则离子化过程能较好地控制；分子的裂解取决于加至分子中的能量。Karas 等观察到小的、不吸收入射激光的分子可完整地被解吸离子化，条件是与其他能吸收入射激光的分子共存。这种与供试品共存，能吸收入射激光，防止激光直接照射供试品使之破坏的物质，称为基质（matrix）。以有紫外吸收的小分子晶体为基质，将待测物与基质相结合，可检测带电生物分子的离子。在所采用的激光波长下，基质对激光有较强吸收，而待测物对激光只有弱吸收。当激光打在基质晶体时，聚集的能量加热晶体，快速加热导致基质晶体升华而将非挥发性待测物释放到气相中。基质在待测物离子化过程中还起着质子化或去质子化试剂的作用。基质引进激光解吸技术前，只有低分子量化合物能被完整引入气相；对于高分子量化合物，则无法解决其气化问题。基质的加入使除待测物-基质外的分子间相互作用减少，降低了解吸能，解决了大分子的气化问题。MALDI 可允许使用一般生物缓冲液。MALDI 主要生成带单电荷离子，这样质谱图中的离子与混合物中肽和蛋白基本存在对应关系。

Hillenkamp 领导的实验室发现，烟酸是一个很好的基质，可使相对分子质量超过 10 万的蛋白质离子化而只需几个皮摩（10^{-12} mol）的样品量，从而促使 MALDI 技术获得广泛应用，尤其是用于微量甚至痕量的生物大分子的分析。Oda 等使用 MALDI/TOF/MS 进行了米曲霉在液体和固体培养基中孢外分泌蛋白的比较，这些为深入研究米曲霉孢外蛋白提供了数据。

二、实验技术

1. 小分子化合物的样品制备及基质选择

相对分子质量在 1000 左右或以下的合成药物、天然药物等可直接采用 LDI/MS 进行分析。样品的制备是选择适当的溶剂制成浓度约 1mg/mL 的溶液，取一至数微升样品溶液置于不锈钢或其他惰性金属靶上，待溶剂挥发干后送入质谱仪进行测定。

LDI/MS 通常得到（M+K）$^+$、（M+Na）$^+$ 离子。在样品制备时常常有意添加 K$^+$，如样品溶于甲醇，可用溴化钾饱和的甲醇溶液代替甲醇溶解样品。这样，可得到较强的（M+K）$^+$ 信号。

2. 生物聚合物的样品制备及基质选择

生物聚合物（如多肽、蛋白质、核苷酸、多糖等）是 MALDI/MS 最广泛应用的领域。为了得到理想的结果，适当的样品制备方法是非常重要的。即使被分析物与基质可形成均匀的溶液，在溶剂蒸发完，送入质谱仪真空系统之后，与基质仍可能分离，这取决于供试品与基质的选择、基质与供试品的摩尔比、基质与供试品共结晶的形成、激光波长的选择等，这些因素对于获得最佳分析结果是很重要的。

蛋白质样品通常被配成 0.1mg/mL 的水溶液，加入 0.1％的三氟乙酸（TFA）及一定比例的醇等助溶。基质浓度为 5×10^{-2} mol/L。取等量蛋白质溶液与基质溶液混合，滴加在不锈钢靶上，用热空气缓缓吹干，然后送入质谱仪进行分析。

基质的选择与所用的激光波长和测定的灵敏度有很大关系。样品中的杂质，如缓冲盐和表面活性剂，对不同基质的影响有很大的差别。在相对分子质量范围约 50000 以上，烟酸是最好的基质，但少量的上述杂质即可使信号消失。而肉桂酸衍生物，如芥子酸和 2,5-二羟基苯甲酸（DHB）允许杂质含量高达 0.1～1mol/L，DHB 可允许 10％十二烷基磺酸钠（SDS）存在，因此可分析 SDS 凝胶电泳分离的样品。

在样品制备时，有时可加入一定量的糖类，如以 D-果糖、D-岩藻糖等作为混合基质，可得到较好的效果。这可能是由于激光轰击样品表面时，糖类发生分解，瞬间产生的中性气体使供试品分子冷却的缘故。在 MALDI/FTMS 中常用混合基质。必要时，制备好的样品可用纯水洗涤，除去盐类等，以得到较好的质谱信号。

三、激光解吸离子化质谱的特征

用 LDI 和 MALDI 可获得正离子质谱，也可得到负离子质谱，这取决于供试品的性质及样品的制备方法。

小分子化合物的直接 LDI 正离子质谱，主要得到 $(M+K)^+$、$(M+Na)^+$。如激光辐射照度略高于阈值，则几乎没有碎片离子产生。因而，LDI/MS 和 MALDI/MS 可被认为是一种软离子化技术。为了得到有关供试品的结构信息，可采用碰撞诱导解离（collision induced dissociation，CID）技术；亦可适当增加激光辐射照度，使供试品接受过多的能量，导致分子的裂解，产生碎片离子。后者操作简便，但再现性较差。

图 8-1 为小鼠免疫球蛋白单克隆抗体的 MALDI/MS 正离子谱，以烟酸为基质，激光波长 266nm。在低质量区为基质产生的信号，直至 500。高质量区的信号来源于蛋白质。单电荷分子离子（实为 MH^+）通常成为基峰。除此之外，为多电荷蛋白质单体（比例中最高为三电荷）和单、双电荷的蛋白质寡聚体（本例中为三聚体）。蛋白质聚合的程度取决于其结构和样品中蛋白质的浓度。寡聚体可能在溶液中已经形成。多电荷离子的形成与选用的基质和激光波长有关。即使上述抗体是由两条重链和两条轻链通过双硫键连接的，MALDI/MS 中通常观察不到碎片离子。缺乏碎片离子说明 MALDI 较直接 LDI 更柔软。

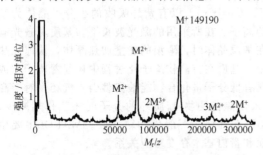

图 8-1 小鼠免疫球蛋白单克隆抗体的 MALDI/MS

图 8-2 为葡萄糖异构酶的 MALDI/MS 图谱，质谱条件与图 8-1 相似。显然含盐样品的信噪比（S/N）较差。这个异构酶由 4 个相同的亚基通过非共价键结合而成。因此，亚基单电荷离子的质

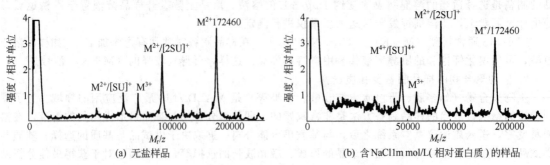

(a) 无盐样品　　　　　　(b) 含 NaCl 1m mol/L（相对蛋白质）的样品

图 8-2 葡萄糖异构酶的 MALDI/MS 谱图

量和该异构酶的多电荷离子的质荷比相巧合，使图谱的解析更复杂。

第三节
电喷雾离子化质谱法

一、概述

电喷雾离子化（electrospray ionization，ESI）是生物质谱法中应用最为广泛的质谱离子化技术。在蛋白质、多糖、核苷酸等生物分子的研究中已成为必不可少的分析方法之一。

二、电喷雾离子化(ESI)原理

电喷雾电离利用位于一根毛细管和质谱仪进口间的电势差生成离子，在电场的作用下产生以喷雾形式存在的带电液滴，当使用干燥气或加热时，溶剂蒸发，液体体积缩小，最终生成去溶剂化离子。电喷雾电离的特征之一是可生成高度带电的离子而不发生碎裂，这样可将质荷比降低到各种不同类型的质量分析仪都能检测的程度。通过检测带电状态，可计算离子的真实分子量。尽管 ESI 容许使用少量缓冲液和盐，但这些物质可能与待测物形成加合物，导致产生难以指认的分子量或抑制待测物离子的形成。当样品中不含盐类和缓冲液时检测情况较好。ESI 的一大优势是可方便地与分离技术联用，例如在使用 ESI 离子化前使用 HPLC 和毛细管电泳 （CE） 可方便地除去待测物中的杂质。

三、生物分子的 ESI/MS

1. 正离子质谱

在 ESI/MS 中，多肽及蛋白质得到的主要是多质子化的分子，一般没有碎片离子。分子中可以质子化的位点数目是影响 ESI/MS 观测到的多电荷离子的主要因素。对于大多数化合物，水溶液 pH$<$4 时，最大的电荷数和碱性氨基酸残基的数目间存在近乎线性的关系。

由于分析时所用的溶剂和添加剂的不同，观测到的分子离子种类 （molecular ion species） 有：$(M+H)^+$、$(M+Na)$、$(M+K)^+$、$(M+NH_4)^+$、$(M+X)^+$，X 为溶剂或缓冲剂阳离子；在高浓度时，$(2M+H)^+$；$(M+H+S)^+$，S 为溶剂分子。邓仕任等人采用 ESI/MS 技术对芫花药材化学成分进行了研究，并通过 MS 技术初步鉴定出其中 10 个共有峰所对应的可能化学成分，共有峰主要为黄酮苷及其苷元类成分。

2. 蛋白质分子量的测定

对于蛋白质的正离子 ESI/MS，测定其分子量 （M_r） 是基于两个假定：①系列中相邻峰值相差 1 个电荷；②电荷是由于阳离子的加成（通常为质子）所致。因而，图 8-3 中每一个峰代表蛋白质分子加上一定数目的质子所形成的离子，即 $(M_r+nH)^{n+}$。

用上述方法，利用多电荷离子系列的形成，就可以用质荷比范围和分辨率有限的常规质谱仪，如四极谱质仪研究高分子量的蛋白质。陈峰等人采用 LC-ESI/MS 分析了 B-藻红蛋白的亚基，质谱图见图 8-4。

3. 负离子质谱

ESI/MS 已成功地用于寡核苷酸的分析，小分子寡核苷酸的负离子质谱的特点是形成 $(M-nH)^{n-}$ 离子，电荷数近乎内部和末端磷酸酯的电离最大可能数。随着分子量的增加，即磷酸酯数目的增加，Na 取代 H 的可能性增加，如生成 $(M-11H+Na)^{10-}$，如图 8-5 所示。如分辨率足够，则 M_r 的测定相似于蛋白质的正离子谱所得的准确度。对于较大的核苷酸，质谱峰变宽，导致分辨率下降，这是由于碱金属取代峰的存在之故。如分辨率不足以区分这些有 Na 取代的峰时，测得的 M_r 值偏高。

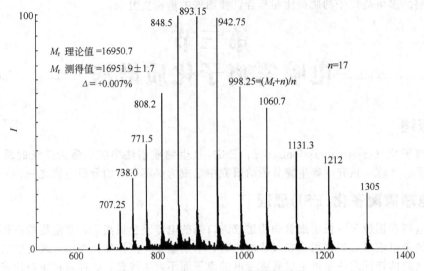

图 8-3 马肌红蛋白的 ESI/MS 谱图

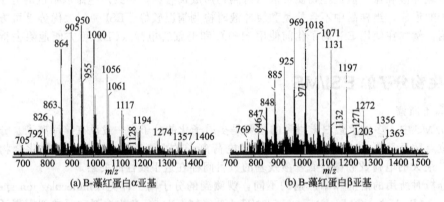

(a) B-藻红蛋白α亚基

(b) B-藻红蛋白β亚基

图 8-4 B-藻红蛋白的亚基的 ESI/MS 谱图

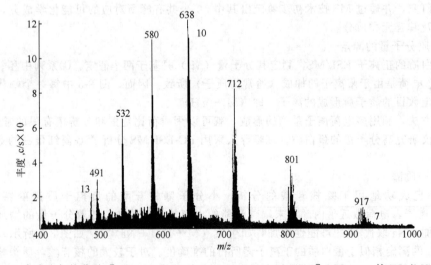

图 8-5 合成去氧核苷酸 [d（AAATTGTGCACATCCTGCAGC）]，M_r 6090 的 ESI/MS 谱图

第四节
串联质谱

一、概述

串联质谱可分为空间串联和时间串联两种。空间串联是由几个质量分析器串联而成，不同的分析器和离子源间可进行多种组合，构成不同性能的 MS 仪，如 ESI/离子阱 MS、MALDI/TOFMS 等。两种不同类型的 MS 串接在一起可以形成二维 MS，如四极杆 MS 与 TOFMS 的串接（Q-TOFMS）。另外，为降低复杂样品的分析难度，可将具有很好分离能力的毛细管 HPLC、CE 或 CEC 与 MS 联用，从而充分利用二者的优点，既能提高分离效率，简化分析体系，又能保证分析的准确性，大大扩展了 MS 的应用范围。

目前，串联 MS 以三重四极杆串联 MS（TQ/MS）为主，它可进行二级 MS 裂解。TQ/MS 的一个显著优点是可对未知化合物进行定量和定性分析，尤其是 ESI 与 TQ/MS 仪连接后，可扩大 TQ/MS 的质量检测范围，但其缺点是分辨率较低。

MALDI/Q-TOFMS 将 MALDI 源与四极杆和 TOF 两个质量分析器串联，既可测定肽质量指纹谱（PMF），又可通过 MS/MS 测定肽序列标签。MALDI/TOF/TOFMS 则是将两个 TOF 质量分析器串联在一起，不但具有 MALDI/Q-TOFMS 的优点，同时还具有高能碰撞诱导解离（CID）能力，使 MS 真正成为高通量的蛋白质测序工具。

傅里叶变换离子回旋共振 MS（FT/ICR/MS）是时间串联 MS，分辨率和准确度很高，并有多级 MS 功能，且可直接与 2-DE 联用。离子阱 MS 可通过改变阱里射频场达到 10 级 MS 裂解。此外，FT/ICR/MS 还具有一种新型的串联 MS 断裂方式/电子捕获解离（ECD），其工作原理是：用一束亚热态的电子照射电喷雾所产生的磷酸化肽段或小分子蛋白，使其形成碎片。ECD 特殊的断裂机制具有以下优点：对蛋白质和多肽的主链断裂无偏好；高断裂覆盖度；优先断裂二硫键；保留翻译后修饰基团；中性丢失少，可区分亮氨酸和异亮氨酸等。这些特点使 FT/ICR/MS 在翻译后修饰方面具有广阔的应用前景，但 ECD 同时又有灵敏度低、仅适用于纯度较高的样品、费用高等缺点。

二、蛋白质方面的应用

质量检测器的串联使用是提高检测性能的手段之一。随着技术的日新月异，MALDI 源与其他具有 MS/MS 功能的质量分析器诸如离子阱（ion-trap，IT）、混合 Q 飞行时间（Q-TOF）偶联的研究模式，实现了 MALDI 源的高通量与 MS/MS 序列分析功能结合。这类最新的适用于蛋白质分析的串联质谱（tamdem，MS，MS/MS）发展迅猛，具有高灵敏度、高质量准确度、高分辨率等特点，而大规模数据库和一些分析软件如 SEQUEST 的应用使得串联质谱可以进行更大规模的测序工作。串联质谱主要分为 3 类，即 MALDI 串联两级 TOF 质谱系统（MALDI/TOF/TOFMS）、串联四极杆-TOF 质谱系统（QQ-TOFMS）和串联四极杆/线性离子阱杂交型质谱系统（quadrupole/linear ion trap MS），在蛋白质研究领域中发挥着越来越重要的作用，成为蛋白质组学的最领先工具。如 Medzihradszky 等设计的 MALDI 串联两级 TOF 质谱系统，除了具备 MALDI/QQ-TOF 的许多优点外，还能够进行高能量 CID 和非常快速的扫描，具有非常高的敏感性和分辨率，质量精确性可以达到 10^{-6}，可被用来在 1 次分析中定量测定几百种蛋白质的完整分子质量。

三、糖方面的应用

MS 可以与 FAB、ES、ESI、MALDI 等技术连用成为糖类化合物细微结构分析的有效手段，对直链或支链寡糖的连接方式、链接顺序进行分析。ESI/MS/MS 是最常用的一种串联质谱，它能成功地确定复杂混合物中未经衍生化的寡糖序列，Robbe 等成功应用 ESI/MS/MS 确定了 D-葡聚糖中未衍生化的寡糖序列，阳离子模式可以给出糖核心类型、糖链及岩藻糖残基的位置，而阴离子模式可以区分同分异构分子，分析硫酸化或唾液酸化的葡聚糖。Fang 等利用 ESI/MS/MS 研究有相同糖苷键而未经衍生化的葡萄糖的不同的异头物构型，获得了满意的结果。ESI/MS/MS 谱图显示，糖卟啉丢失一个半乳糖单位和进一步失去水的典型片段，可以有效地鉴定糖卟啉中半乳糖结构单位而不需要进行化学水解。

随着 MS 的发展，MALDI/TOF/TOFMS 成为分析糖类同分异构体结构差异的主要工具，它能在同一实验条件下获得母离子和碎片离子信号，并能精确测定混合物中同分异构体寡糖的摩尔比，能够确定容易被 MALDI/TOFMS 忽略的寡糖结构中的特定离子。因此，被用来分析结构同分异构体中性寡糖的详细结构，正确区分同分异构体 α（1→4）和 β（1→6）糖苷键的差异，这种差异表现在谱图离子类型和离子强度的不同。在高能量碰撞诱导裂解池（heCID）之后进行 MALDI/TOFMS 测定，也可以有效地区别同分异构体糖苷间的区别。Stephens 等利用（MALDI/TOFMS）研究天然寡糖的基本结构，Lewandrowski 等也应用这一串联质谱以 2,5-DHB 为基质，进行了中性和酸性寡糖的结构研究。他们的研究都显示，利用 MALDI/heCID/TOF/TOFMS 可以提供糖环碎片离子和糖苷键的类型，为糖类结构的进一步研究提供比较精确和基础的数据。

此外，CID/ESI/MS/MS 和 MALDI/TOF/TOFMS 可通过分析 N-或 O-糖肽中糖和肽部分的特征碎片离子，用于糖链和肽两部分的序列测定，Hato 等则认为 MALDI/TOF/TOFMS 加速了痕量 N-葡聚糖细微结构的分析。随着离子化技术的进一步发展，串联质谱将会成为生物质谱在糖类结构分析中应用最广泛的一种质谱技术。

第五节
多肽和蛋白质分析

一、概述

多肽和蛋白质的分子量可用 MALDI/MS 或 ESI/MS 直接测定。MALDI 测定蛋白质的分子量，一般使用飞行时间质谱仪（TOFMS），因其质量范围很宽（大于 100000 原子量单位），而 ESI/MS，通常可用质量范围较低的仪器，如四极质谱仪等，这是因为 ESI 使蛋白质生成多电荷离子，在酸性条件下，其质荷比（m/z）落在 1500 左右。用质谱法测定蛋白质的分子量简便、快速、灵敏、准确，误差仅几个原子量单位，甚至更小。

为了鉴定一目标蛋白质，除了准确测定其分子量之外，还应测定其肽图谱及氨基酸序列，尤其是在 N 端封闭、有后转译修饰的情况下，将化学或酶降解法与液相色谱/质谱法（包括 MS/MS）相结合，是一种测定肽图谱及氨基酸序列的有效方法。最常用的是用质谱法分析由胰蛋白酶降解所得的肽段。在序列测定时，由于碱性氨基酸残基在 C 端，经碰撞诱导解离（CID）所得的产物离子质谱易于解析。

近来，用质谱法研究蛋白质的非共价复合物得到了日益重视，包括抗体-抗原、蛋白质-辅助因子、受体-配体和酶-底物等。这些工作虽然可用 MALDI/MS，但多数工作是用 ESI/MS 完成的。研究蛋白质的非共价相互作用时，需要在生理条件下，即在近中性的溶液中进行，此时，生物分子复合物所带的电荷要少于在 ESI 条件下（通常为酸性）所带的电荷，结果其质荷比（m/z）将超过常规质谱仪的范围，因此，必须使用质量范围较高的质谱仪，如 TOFMS 等。

二、分子量的测定

1. ESI/MS

蛋白质的 ESI 过程形成带不同电荷的多电荷离子系列。理论上，平均每 1000 左右可加一个质子，因为通常在蛋白质分子中每 10 个氨基酸中含有 1 个碱性氨基酸。蛋白质分子 ESI 质谱中多电荷离子的质荷比通常在 500～2500 之间。通过蛋白质多电荷离子的系列联立方程组计算分子量。ESI/MS 分析蛋白质的灵敏度相当高，用低流量 ESI/MS 测定蛋白质时，检测限可低于 1fmol。比如，分子量为 14kd 的溶菌酶的 2nmol/L 溶液中，消耗 82.2amol 就可以得到溶菌酶的质谱图。

图 8-6 是 L-天（门）冬酰胺酶Ⅱ的 ESI/MS 图谱及计算出的分子量。L-天（门）冬酰胺酶Ⅱ是由大肠杆菌产生的具有抗肿瘤活性的蛋白质，每分子由 4 个相同的亚基通过非共价键结合而成，每个亚基含有 326 个氨基酸，亚基的理论相对分子质量 34549。以甲醇-水-HAc 作为溶剂所得样品溶液，用流动注射进样，测得相对分子质量为 34591，质量准确度 0.015%，显然这样的准确度是常规测定蛋白质分子量的 SDS-PAGE 法所不能比拟的。

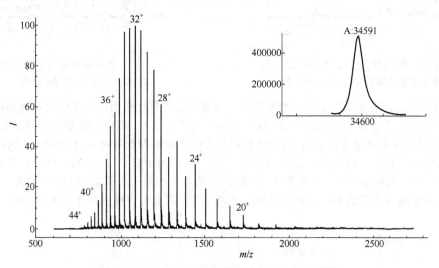

图 8-6　L-天（门）冬酰胺酶Ⅱ的 ESI/MS 图谱

如样品为蛋白质的混合物，用蛋白质分子量求解软件可能给出样品中各成分的分子量，必要时采用 LC-MS 方式分离各组成蛋白质并分别测定其分子量。

2. MALDI/MS

由于 MALDI/MS 具有测定过程简便快速、测定准确度高等特点，它已成为蛋白质分子量测定的常规方法。MALDI/TOFMS 可测定的分子量无理论上限，检测因素是限制实际可测定质量范围的主要因素。

传统的测定分子量及纯度的方法是应用 SDS-PAGE 凝胶电泳及高效液相色谱，这些方法不仅受多种实验条件限制，而且误差大、灵敏度差、样品用量大，往往难以得到令人满意的结果。

牛脑 CaM 是一条由 148 个氨基酸组成的多肽链，它含有 4 个 Ca^{2+} 合结构域，分子量大约为 16700Da。由于钙调蛋白（CaM）具有相对较高的分子量，用传统测定蛋白分子量的方法以及常规的质谱难以对其进行测定与研究。季怡萍等采用 MALDI/TOFMS 法对 CaM 的纯度与分子量进行了分析与研究，该方法具有灵敏度高、分析速度快、重复性好、信息直观等特点，是其他传统测定蛋白质分子量的方法无法比拟的。CaM 经分离与纯化达到电泳纯的时候，他们对其进行了 MALDI/TOFMS 检测。图 8-7(a) 为 CaM 通过 DEAE-52 柱后在 10mmol/L 咪唑缓冲溶液中浓缩后的 MALDI/TOFMS 图。图 8-7(b) 为 CaM 通过亲和色谱后的 MALDI/TOFMS 图。谱图 8-7(a) 中的纵坐标为离子丰度，横坐标为离子的质荷比 (m/z)。图 8-7(a) 中 m/z 16776.1 的峰为 CaM 质子化分子离子峰，即 [M+H]+ 峰。m/z 8393.9 和 m/z 33675.1 分别对应于 CaM 的双电荷峰 [M+2H]$^{2+}$ 和二聚体峰 [2M+H]+，而双电荷峰的出现是对分子离子峰的进一步证明。图 8-7(b) 中 m/z 16735.7 的峰是 [M+H]+，同时还出现了 [M+2H]$^{2+}$、[2M+H]+、[3M+H]+、[4M+H]+、[5M+H]+、[3M+2H]$^{2+}$ 等一系列相关峰。这些峰的出现代表了 CaM 的结构特征，由于

MALDI/TOFMS法能检测出痕量的蛋白质，同时能给出对应的分子量。如 m/z 10005.0峰可能产生于杂蛋白，而杂蛋白的存在用其他分析方法是无法检测出来的，从 MALDI/TOFMS 谱图上则看得很清楚。

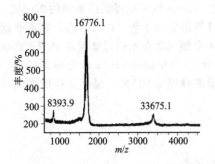

图 8-7(a)　钙调蛋白通过 DEAE-52 柱后
浓缩液的 MALDI/TOFMS 谱图

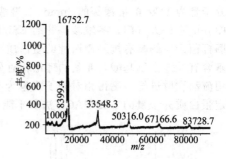

图 8-7(b)　钙调蛋白通过亲和色谱后的
MALDI/TOFMS 谱图

蛇毒的主要成分为复杂的蛋白质类混合物，具有广泛的药理作用，其临床应用制剂仍然为混合物。杨伯宇等研究了 6 个具有生物活性的蛇毒蛋白成分，其中 SVC-1 蛇毒蛋白成分的分子量为 23026，其 MALDI 质谱图见图 8-8，图中质核比为 23026 的峰为蛇毒蛋白成分 SVC-I 的质子化分子离子峰，即 [M+H]$^+$，同时还出现了 [M+2H]$^{2+}$、[2M+H]$^+$、[3M+H]$^+$、[4M+H]$^+$、[3M+2H]$^{2+}$ 等一系列相关峰。图中第 1* 和第 2* 个峰可能产生于分子量为 15354 的另一种蛋白质。由于 MALDI 电离方式很温和，一般只给出分子离子峰，因此可直接应用于混合物中各组分的分子量测定。

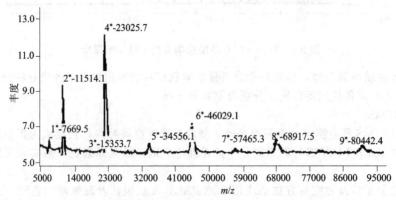

图 8-8　蛇毒组分 SVC-I 的 MALDI 质谱图

胡炜等人采用基质辅助激光解吸电离飞行时间质谱（MALDI/TOFMS）技术检测牛血清白蛋白（BSA）的分子量，在选定最佳基质化合物的基础上，通过改变样品蛋白质的浓度，获得高质量的质谱峰图（图 8-9），确定了蛋白质样品的最小和最优检测量，结果显示 MALDI/TOFMS 技术操作简单、分析快速、灵敏度高，是一种检测蛋白质分子量的可靠方法。

三、肽图谱及氨基酸序列分析

1. LC-MS

肽图谱是基因工程蛋白质药物质量控制的重要组成部分。应用 LC-UV-MS 测定重组 L-天(门)冬酰胺酶Ⅱ的胰蛋白酶解肽图谱，同时获得了其指纹谱和质量肽图谱，如图 8-10 所示。

用质谱法得到的肽图谱与常规的色谱指纹谱不同之处在于由色谱峰的质谱可知该肽段的分子量，故称质量肽图谱。由于重组蛋白的分子量及氨基酸序列已知，用蛋白质内切酶水解蛋白质所得的肽混合物的组成应是一定的，用质量肽图谱可对其进行确认并发现是否存在变异及后转译修

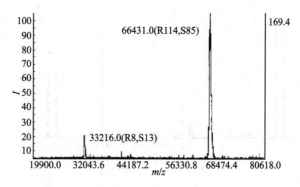

图 8-9　牛血清白蛋白（BSA）MALDI/TOFMS 谱图

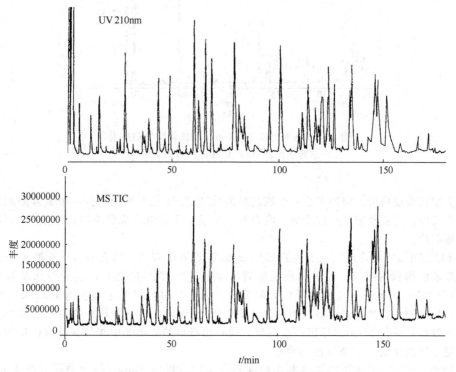

图 8-10　L-天（门）冬酰胺酶Ⅱ的肽图谱

饰等。

　　曾文珊等采用 LC-ESI/MS/MS 对重组人甲状旁腺素 1-34（rh-PTH1-34）进行肽谱及一级结构分析（图 8-11），结果显示相对分子质量测定值与理论值一致，胰蛋白酶和 V8 蛋白酶酶解肽段氨基酸序列与理论值基本一致，序列覆盖率分别为 97％和 88％。

　　2. MALDI/MS

　　运用 MALDI/MS 测定蛋白质分子中氨基酸顺序的技术主要是基于下述两种方法。

　　第一种方法是基于对经典 Edman 降解反应的改进。经典的 Edman 降解利用异硫氰酸苯酯（PITC）作为降解试剂，降解反应分为三步。

　　第一步，PITC 与多肽或蛋白质的末端伯氨基发生偶联，生成苯氨基硫甲酰肽（PTC-肽）。

　　第二步，PTC-肽在无水的酸性介质中发生环化并经重排而被裂解下来，得到不稳定的噻唑啉酮苯胺（ATZ）和减少一个残基的肽。

　　第三步，第二步中的 ATZ 不稳定，在酸性水溶液中转化成稳定的苯乙内酰硫脲氨基酸（PTH-

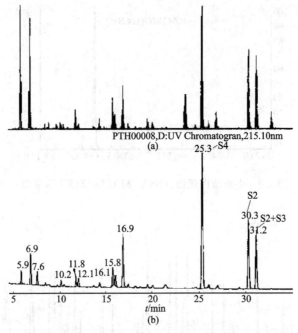

图 8-11　rh-PTH1-34V8 蛋白酶酶解肽段的质谱
总离子流图（a）和液相色谱图（b）

氨基酸）。

经过上述三步反应后，得到了少一个氨基酸的肽和 PTH-氨基酸，对少一个氨基酸的肽又可重复上述三步反应，直到预定的反应步数。测定每一步反应中释放出来的 PTH-氨基酸，获得多肽 N 端的氨基酸顺序。

采用 MALDI/MS 测序时，在上述的 Edman 循环降解反应中，以含有 5％异氰酸苯酯（PIC）的异硫氰酸苯酯作偶联试剂，经过偶联反应后，除了产生 PTC-肽之外，还会得到苯氨基甲酰肽（PC-肽），而 PC-肽不能进一步发生环化裂解反应，因此可将异氰酸苯酯视为 Edman 反应的终止剂。在经过数次循环降解后，可以得到由终止剂封闭 N 端产生的不同长度的系列肽段衍生物的混合物，对此混合物进行 MALDI/MS 一步测定，便可由获得的质谱图中相邻各肽段衍生物产生的离子峰的质量差依次读出 N 端氨基酸的顺序。

图 8-12 为［Glu^1]-纤维蛋白肽 B 利用此原理经 7 次改进的 Edman 降解循环后获得的质谱图，图中标出了相邻峰质量差及所代表的氨基酸残基。

第二种方法是将蛋白质外切酶（如亮氨酸氨肽酶、羧肽酶 Y）降解与 MALDI/MS 相结合，测定由一个母肽段在不同酶解程度下依次丢失 N 端或 C 端氨基酸而产生的一系列子肽段的混合物，由质谱图中相邻各峰之间的质量差依次读出 N 端或 C 端氨基酸的顺序。

运用蛋白质外切酶测定氨基酸顺序的关键在于控制合适的酶与底物的比例及合适的反应时间，以尽可能获得含不同数目氨基酸残基的多种子肽段的混合物。

陈兵等应用 MALDI/TOFMS 系统分析了原发性肝细胞癌（hepatocellular carcinoma，HCC）骨转移患者的血清多肽差异谱，寻找具有潜在诊断意义的血清分子标志物。图 8-13 为 m/z 为 1780.7 的肽段的一级 MS 图（a）及二级 MS/MS 碎裂图（b）。

四、蛋白质的非共价复合物研究

质谱软离子化技术首推 ESI 法，可以检测结合强度很弱的复合物。用 ESI/MS 研究非共价复合物的工作，包括蛋白质-多肽、多肽-金属离子、蛋白质-小分子、蛋白质四级结构复合物及蛋白质-

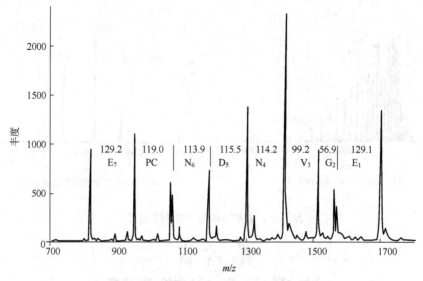

图 8-12 ［Glu¹］-纤维蛋白肽 B 的改进 Edman 降解 MALDI/MS 图

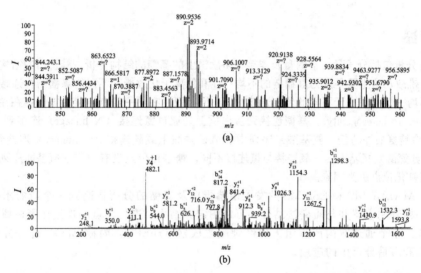

(a)

(b)

图 8-13 m/z 为 1780.7 的肽段的一级 MS 图（a）及二级 MS/MS 碎裂图（b）

核苷酸复合物等。

大多数蛋白质用 ESI/MS 研究时均在酸性溶液中进行，常常需加有机溶剂，从而使生物分子变性。这样做的目的是使之带上足量的电荷以便在常规质谱仪的 m/z 范围内测定其质谱。

为了研究非共价相互作用，例如研究药物与靶生物分子的亲和力以开发新药，必须控制溶液的性质，使之与生理条件相接近。利用 ESI 软电离的性质，建立一种快速、灵敏的药物筛选方法。在生理条件下，溶液的 pH 值接近于中性，这样生物分子复合物所带的电荷要少于变性条件下所带的电荷，结果其 m/z 值将超过常规质谱仪的范围。一个简单的例子是碳酸酐酶，图 8-14 中（a）图为酸性溶液，（b）图为近中性溶液，注意后者是其 Zn 的复合物质谱，而在酸性条件下，Zn 已排斥。

为了用 ESI/MS 研究醛糖还原酶（aldose reductase，AR）与其抑制剂的非共价复合物。
5 种抑制剂与 AR 及其辅助因子烟酰胺嘌呤二核苷酸磷酸已用 ESI/MS 鉴定。结果说明蛋白质可以非常接近于其天然构型的形式进行解吸并维持在气相中。用 CID 技术证明辅助因子腺苷二磷酸（NADP）与 AR 相互作用强烈。

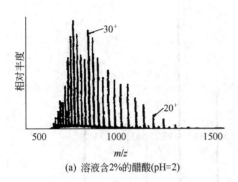
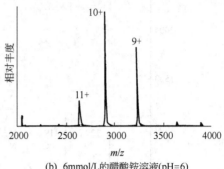

(a) 溶液含2%的醋酸(pH=2)　　　　　　(b) 6mmol/L的醋酸铵溶液(pH=6)

图 8-14　碳酸酐酶的 ESI/MS 谱图

<h1 style="text-align:center">第六节
糖蛋白和寡糖分析</h1>

一、概述

糖蛋白的分析包括分子量、含糖量及连接在多肽链上的寡糖的结构分析。糖蛋白的结构分析对分离分析方法是个挑战，这主要是因为寡糖链的不均一性和低离子化效能。不同的寡糖结构连接在蛋白质的不同位点，不均一性不仅在于不同的位点连接的糖不同，而且在同一位点连接的糖也存在差别，称之为微不均一性（micro-heterogenity）。寡糖连接到蛋白质上是通过氮连接（N-linkage）连接到 Asn-Xxx-Ser（此处 Xxx 是除脯氨酸外的任一氨基酸）序列中的 Asn 酰胺上或氧连接（O-linkage）连接到 Ser（丝氨酸）或 Thr（苏氨酸）羟基上的。氧连接与氮连接不同，糖基化位点没有一定的氨基酸序列规律，因而确定氧连接糖基化位点更为困难。

近年来，MALDI/MS 和 ESI/MS 的发展使糖蛋白及寡糖的分析提高到一个新的水平，将糖蛋白用蛋白酶和糖苷酶水解并与质谱法结合，可以测定其结构、连接位点和连接在蛋白质上的寡糖的结构不均一性。本节通过对国产重组人促红细胞生成素（rhEPO，简称 EPO）进行分析，说明质谱法在糖蛋白和寡糖分析中的应用。

二、EPO 分子量测定

由于寡糖不易离子化，加上唾液酸的影响，常规的电喷雾离子化方法分析 EPO 得不到质谱信息，故采用 MALDI/TOFMS，以 2,5-二羟基苯甲酸（DHB）为基质，测定的相对分子质量为 29256，根据已测定的 EPO 氨基酸序列，计算出含糖量为 40%。

三、EPO 寡糖的分析

EPO 是一种酸性糖蛋白，糖基化状况直接影响其生物活性。采用 LC-ESI/MS 分析了 EPO 中氮连接寡糖的微不均一性，分析结果见图 8-15。在一次分析谱图中可得到肽段分子离子以及氮连接寡糖的特征碎片离子（m/z 204，HexNAc$^+$；m/z 366，HexHexNAc$^+$），可以判断糖肽的位置，结果表明在保留时间 14.6min、28.3min 和 46.4min 的组分为氮连接糖肽。

保留时间在 46.4min 左右的糖肽，为 83 位点的氮连接寡糖肽段，在本实验条件下，得到的主要是多电荷离子，结果见图 8-16。

张晓元等利用质谱、N-端氨基酸序列、肽质量指纹谱等分析方法对血球凝集素（PHA）结构

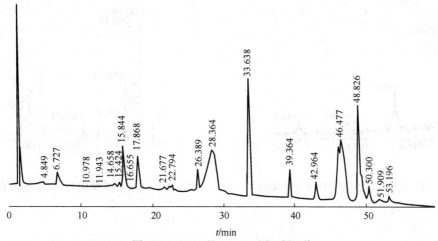

图 8-15　EPO 的 Glu-C 酶解肽图谱

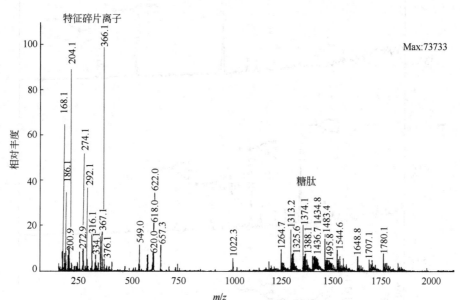

图 8-16　83 位点氮连接寡糖肽段的质谱及寡糖特征碎片离子

进行了鉴定，结果表明，PHA-L4 是由 4 个 PHA-L 蛋白亚基组成的四聚体糖蛋白，相对分子质量为 120000，每个亚基 N-端第 12 位天冬酰胺残基被糖基化，糖基化呈现微不均一性。分析结果见图 8-17 和图 8-18 所示。

四、寡糖的序列分析

将糖蛋白用一系列的酶酶解，结合 MALDI/MS 分析，可以解析出寡糖的连接顺序。用阿拉伯糖脎作基质，离子化效率高。用该基质，结合糖外切酶在 MALDI 的样品靶上完成了寡糖的序列分析如图 8-19 所示。

糖苷酶 F 酶解高甘露糖型、杂种型及复杂型的 N 连接寡糖；β-半乳糖苷酶酶解末端连接的半乳糖［β-（1～4）GlcNAc］；N-乙酰-β-D-氨基葡糖苷酶酶解末端 GlcNAc［β（1～2）Man］；唾液酸苷酶酶解唾液酸。各种酶的最佳 pH 值是不一样的，在本实验条件下，pH 值为 6.5 时最为合适。

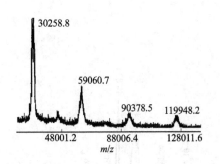

图 8-17 P2 组分的 MALDI-TOF-MS 检测

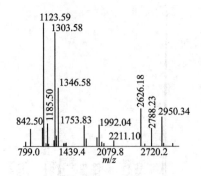

图 8-18 胰蛋白酶酶解的 P2 肽质量指纹图谱

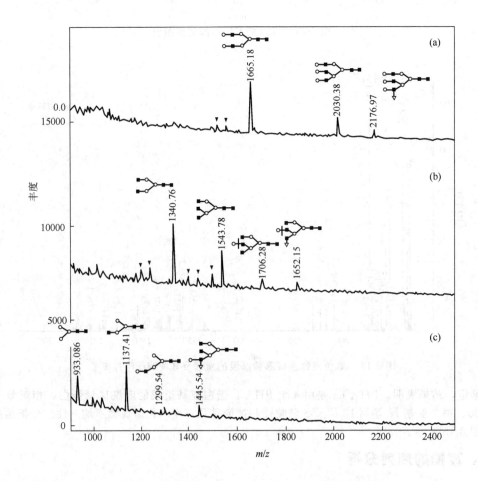

图 8-19 MALDI/MS 分析 5μgAGP 的 N-连接的寡糖序列

（a）N-糖苷酶 F，唾液酸酶酶解；（b）N-糖苷酶 F，唾液酸酶，半乳糖苷酶酶解；

（c）N-糖苷酶 F，唾液酸酶，半乳糖苷酶，N-乙酰氨基葡糖苷酶酶解

杨波等对系列 ι-卡拉胶寡糖采用 ESI/MS 对其结构进行表征，并用电喷雾碰撞诱导串联质谱（ESI/CID/MS/MS）对其序列进行分析（图 8-20）。结果表明，它们分别是还原端为 2-硫酸-3,6-内醚半乳糖（A2S）和非还原端为 4-硫酸-半乳糖（C4S）的 ι-卡拉胶二至二十糖。

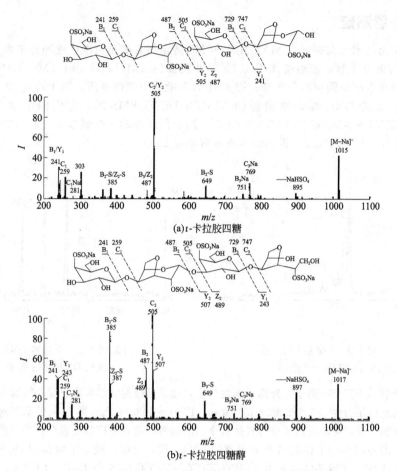

图 8-20   *ι*-卡拉胶四糖还原前后的 ESI/CID/MS/MS 图

第七节
核苷酸分析

一、概述

　　用 MALDI/MS 和 ESI/MS 进行核苷酸的测定较同等分子量大小的多肽与蛋白质分析要难得
多。这是因为核苷酸是极性最大的一类化合物之一，用 MALDI 形成气相离子，需要更大的激光解
吸能量，样品表面过多的能量沉积，使得激光解吸形成的分子离子会迅速裂解，当这种裂解发生在
TOFMS 的离子加速区域时，质谱的质量分辨率会严重下降。另外，在组成核苷酸的各种碱基中，
除了胸腺嘧啶脱氧核苷外，其余碱基在 MALDI 基质的酸性环境中的质子化，使在质谱测定过程中
糖苷键会发生断裂。嘌呤，尤其是鸟嘌呤脱氧核苷，有着高的质子亲和力，非常易于水解。当质谱
仪有足够的质量分辨率时，常可以观察到丢失嘌呤的质谱信号。另外，核苷酸在解吸-离子化或
ESI 离子"蒸发"过程中易于发生碱金属离子的加成，使测定的质谱峰展宽。因此，用常规质谱仪
进行核苷酸的分析，得到的质谱分辨率和质量准确度往往较差。尽管如此，人们通过对质谱仪器技
术的改进，使得质谱法在核苷酸的分析上取得了很大进展，ESI/MS 在核苷酸分析中的应用日益受
到重视。

二、分子量测定

延迟离子引出技术大大提高了 MALDI/TOFMS 测定核苷酸质量准确度和分辨率。测定含 12～60 个碱基的核苷酸分子量，准确度优于 0.1%，并观察到 （M－2H)²⁻ 和 (M－3H)³⁻ 离子峰。测定 104 的核苷酸可以获得同位素分布峰。图 8-21 为 3-吡啶甲酸作基质，两个均含 31 个碱基、相对分子质量相差 15 的 DNA 混合物测得的 MALDI/DE-TOFMS 图，它们的组成为 5′-GATTG-CCTACCATCCGTTAGCAACTGGTGAT(C)-3′，两者仅 3′端的 1 个碱基不一样（T→C），相对分子质量分别为 9471.2 和 9486.2，得到的质谱分辨率为 1300。

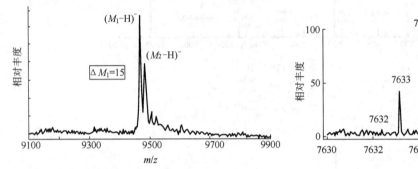
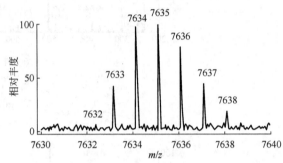

图 8-21　两个含 31 碱基 DNA 的
MALDI/DE-TOFMS 图谱

图 8-22　25 个碱基 DNA 的
MALDI/FTMS 图谱

采用外离子源的 FTMS，离子在外离子源内产生，然后通过射频四极离子导杆转移至 FTMS 的分析池内，同时源内施以压力为 666.6Pa（5×10⁻⁵Torr，1Torr＝133.322Pa）的 0.5s 的氩气脉冲，以降低离子的迁移能和内能，这样可以对离子进行长达数十秒的观察，得到很高的质量分辨率，测定的质量准确度也大大提高。图 8-22 为一个含 25 个混合碱基的 DNA，以 3-吡啶甲酸获得的 MALDI/FTMS 图谱，质量分辨率高达 136000。该碱基的组成为 5′-d(TGTTCCGCACGGTGATCGCAGCCGC)-3′，平均相对分子质量为 7635，质谱图中显示的单同位素分子离子的 m/z 为 7632。

利用上述外离子源 FTMS，还可进行低聚核苷酸的碱基序列分析。3-羧基吡啶甲酸为基质，控制激光能量使核苷酸的分子离子发生裂解，能直接获含 4～6 个碱基核苷酸的碱基结构。

将酶解与质谱分析结合，可测定较多碱基的核苷酸碱基顺序。小牛脾磷酸二酯外切酶专属裂解核苷酸的 5′端，用它来酶解核苷酸时，5′端的碱基依次断裂，分析不同时间酶解的产物，可获得碱基序列信息。

核苷酸测定的样品制备过程中，一般均加入铵盐如柠檬酸铵，以抑制碱金属加合离子的形成，改善质谱分辨率，提高质量测定的准确度。

用 ESI/MS 分析寡核苷酸时，常用含有机修饰剂的水溶液，将样品溶液输注入质谱仪，溶液中有机溶剂的含量常为 50%，用负离子方式测定，异丙醇常能给出最强的 (M－H)⁻ 信号。亦可用其他有机溶剂，如甲醇等。

加挥发性碱（如氨水、三乙胺）可抑制阳离子加成。另一方面，质谱响应随 pH 值增高而增高，但加碱的影响通常有一最高点，此后信号反而下降，加碱也使寡核苷酸阴离子移至较高的电荷态（较低的 m/z）。但是，太高的 pH 值不利于 RNA 的分析，因寡脱氧核糖核苷酸在碱性条件下会分解。

宋玉玲等分别以 3-HPA/DHC 和 DABP 为基质，研究了基质辅助激光解析电离飞行时间质谱技术（MALDI/TOFMS）分析对金属离子具有较高亲和力的寡核苷酸 G-四链体，与 DABP 组成的基质相比，3-HPA/DHC 更适合于作为 G-四链体分析的基质，获得的 MALDI 质谱图见图 8-23，图谱质量更好，检测灵敏度更高，且金属离子加合物的干扰小。

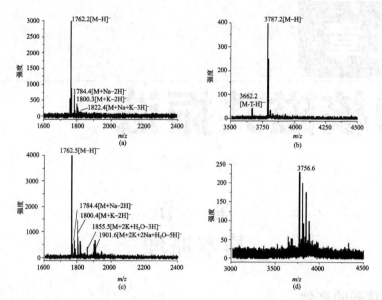

图8-23　3-HPA/DHC作为基质分析10pmol寡核苷酸链PolyT6［5′-TTTTTT-3′］

三、蛋白和低聚核苷酸之间的作用

MALDI/TOFMS与蛋白水解相结合用于蛋白-DNA复合物分析。Cheng等用ESI/MS对蛋白-低聚核苷酸复合物，即噬菌体f1中基因V蛋白与几种低聚核苷酸的复合物进行了当量测定。Jensen等提出了一种基于MALDI/TOFMS和ESI/MS的方法，将质谱法与紫外光引发蛋白质光化学交联到核酸上的方法相结合来定位并鉴定共价结合的氨基酸和核苷酸残基。MALDI/TOFMS也用于研究蛋白和低聚核苷酸间的非特异性反应。非共价复合物的形成则与蛋白本身的低聚核苷酸碱基及氨基酸组成有关。可通过改变溶解条件和增加去溶剂化电势使非共价蛋白与低聚核苷酸复合物的特定离子选择性地离解，ESI/MS为直接鉴定非共价复合物开辟了新的前景。

（焦庆才）

第九章

生物核磁共振法

第一节
基本原理

一、核磁共振的产生

核磁共振（nuclear magnetic resonance，NMR）是以原子核自旋的共振跃迁为探测对象的谱学方法。当自旋量子数不为零的原子核处于外磁场中时，会引起能级的 Zeeman 分裂，若再施加能量等于 Zeeman 能级差的射频场，则会诱发原子核自旋的共振跃迁，这种现象即为核磁共振。以核磁共振信号强度对照射频率（或磁场强度）作图，所得的图谱称为核磁共振波谱（NMR spectrum）。NMR 图谱中，可获得化学位移、偶合常数、共振峰面积或峰高。化学位移和偶合常数是结构测定的重要参数；而共振峰面积或峰高是定量分析的依据。

1. 原子核的自旋与磁矩

实验证明，并不是所有原子核都能产生这种现象，原子核能产生核磁共振现象是因为具有核自旋，原子核自旋产生磁矩。所以说核磁共振的研究对象为具有磁矩的原子核。没有自旋的原子核（$I=0$）没有磁矩，这类原子核观察不到 NMR 信号，如 ^{12}C、^{16}O、^{32}S 等。$I=1/2$ 的原子核，其电荷均匀分布于原子核表面，这样的原子核不具有电四极矩，核磁共振的谱线窄，最宜于核磁共振检测，是 NMR 中研究得最多的原子核，如 ^{1}H、^{13}C、^{19}F、^{15}N、^{29}Si、^{31}P 等。磁矩表示原子核磁性的大小，具有方向性。在天然同位素中，以氢原子核的天然丰度最大，磁旋比值最大，检测的灵敏度最高，氟原子次之，其次是磷原子、碳原子。因此，科研人员对这些原子核进行研究，在化学、生物学、医学和材料科学等领域的应用日趋广泛。目前，生物大分子核磁共振的主要实验对象是自旋为 1/2 的原子核，如 ^{1}H、^{13}C、^{15}N 和 ^{31}P；对于蛋白质结构的核磁共振研究，则为 ^{1}H、^{13}C 和 ^{15}N。

2. 进动

将原子核置于外加磁场中，若原子核磁矩与外加磁场方向不同，则原子核磁矩会绕外磁场方向旋转，这一现象类似陀螺在旋转过程中转动轴的摆动，称为进动（procession）。核磁共振现象来源于原子核的自旋角动量在外加磁场作用下的进动。进动具有能量，也具有一定的频率。进动频率（ν）与外加磁场强度（H_0）的关系可用 Larmor 方程说明：

$$\nu = \frac{\gamma}{2\pi} H_0 \tag{9-1}$$

式中　γ——磁旋比。

式(9-1)说明，核进动的频率由外加磁场的强度和原子核本身的性质决定，也就是说，对于某一特定原子，在一定强度的外加磁场中，其原子核自旋进动的频率是固定不变的。

3. 核磁共振现象

原子核发生进动的能量与磁场、原子核磁矩以及磁矩与磁场的夹角相关，根据量子力学原理，原子核磁矩与外加磁场之间的夹角并不是连续分布的，而是由原子核的磁量子数决定的，原子核磁矩的方向只能在这些磁量子数之间跳跃，而不能平滑地变化，这样就形成了一系列的能级。当原子核在外加磁场中接受其他来源的能量后，就会发生能级跃迁，也就是原子核磁矩与外加磁场的夹角会发生变化。这种能级跃迁是获取核磁共振信号的基础。

为了让原子核自旋的进动发生能级跃迁，需要为原子核提供跃迁所需的能量，这一能量通常是通过外加射频场来提供的。根据物理学原理当外加射频场的频率与原子核自旋进动的频率相同的时候，自旋核将吸收射频场能量，由低能态跃迁至高能态，这种现象称为核磁共振。

根据核磁共振条件，则：

$$\nu = \nu_0 = \frac{\gamma}{2\pi} H_0 \tag{9-2}$$

式中　ν_0——照射频率。

式(9-2)说明，产生核磁共振必须具备磁性原子核、外磁场和射频磁场三个前提，且满足射频磁场的频率等于自旋的进动频率，才能发生共振。

二、弛豫过程

随着核磁共振吸收过程的进行，低能级的核子数越来越少，经过一段时间后，高低能级所对应的核子数相等，称为饱和，这时吸收与辐射频率相等，致使共振信号强度减弱，以致完全消失。因此，高能态的核必须通过非辐射的方式将其获得的能量释放到周围环境中去，使其回到低能态，这一过程称为弛豫历程（relaxation mechanism），弛豫是保持核磁信号有固定强度必不可少的过程。

弛豫历程包括纵向弛豫和横行弛豫。纵向弛豫也称自旋-晶格弛豫，是指处在高能级的核将能量以热能形式转移给周围分子骨架（晶格）中的其他核，而回到低能级，自旋-晶格弛豫过程的快慢可用自旋-晶格弛豫时间 T_1 来表征，T_1 的单位是秒。

横向弛豫也称自旋-自旋弛豫，是指自旋核之间进行内部的能量交换，高能态的核将能量转移给低能级的核，使它变成高能态而自身返回低能态，等同核之间相互交换自旋态并不改变系统的总能量，却缩短了系统在激发态的能级寿命。自旋-自旋弛豫时间 T_2 是核处于激发态的能级寿命，以秒为单位，它与谱线宽度有关。

第二节
核磁共振波谱仪和试样的制备

一、核磁共振谱仪

核磁共振波谱仪主要由 5 个部分组成（图9-1）。

① 磁铁　是 NMR 系统最为昂贵的部件之一，目前所用的磁体多为超导磁体。它的作用是提供一个稳定的高强度磁场，即 H_0。

② 扫描线圈　用以产生一个附加的可变磁场，叠加在固定磁场上，使有效磁场强度可变，以实现磁场强度扫描。

③ 射频振荡器　它提供一束固定频率的电磁辐射，用以照射样品。

④ 吸收信号检测器和记录仪　检测器的接收线圈绕在试样管周围。当某种核的进动频率与射频频率匹配而吸收射频能量产生核磁共振时，便会产生一信号。记录仪自动描记图谱，即核磁共振波谱。

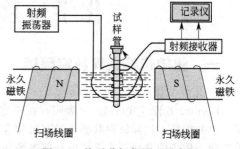

图9-1　核磁共振仪原理示意图

⑤ 试样管　直径为数毫米的玻璃管，样品装在其中，固定在磁场中的某一确定位置。整个试样探头是迅速旋转的，以减少磁场不均匀的影响。

目前，核磁共振谱仪主要分为两大类，即连续谱核磁共振谱仪及脉冲傅里叶变换核磁共振谱仪。前者将单一频率的射频场连续加在核系统上，得到的是频率域上的吸收信号和色散信号。后者将短而强的等距脉冲所调制的射频信号加到核系统上，使不同共振频率的许多核同时得到激发，得到的是时间域上的自由感应衰减信号（FID）的相干图，再经过计算机进行快速傅里叶变换后才得到频率域上的信号。目前，国内外使用的 NMR 仪都是经过傅里叶变换获得的 NMR 谱，它较第一种方法快速、灵敏度高，前者已被淘汰。

二、试样的制备

试样的制备应注意以下几点：

① 样品溶液不能含有不溶物、灰尘或顺磁性物质，这些杂质的存在，会扭曲磁场、降低谱仪的分辨率，甚至可以使实验不能正常进行；

② 样品溶液浓度一般为 5%～10%，所需样品量一般为数毫克至数十毫克，最小几微克即能检测；

③ 在测定时，样品管要不停地旋转，转速为 10～20 转/秒。旋转的目的是为了防止局部磁场不均匀；

④ 理想的溶剂应不含质子，沸点低，与样品分子不发生缔合。氘代溶剂是应用最普遍的，常用的有 D_2O、$CDCl_3$、CD_3OD（甲醇-d_4）、CD_3CD_2OD（乙醇-d_6）、$(CD_3)_2CO$（丙酮-d_6）、C_6D_6（苯-d_6）、$(CD_3)_2SO$（二甲基亚砜-d_6）等，其中氘代氯仿是最常用的溶剂，除强极性样品外，几乎都可溶解，同时价格也相对便宜。氘代丙酮、重水可以溶解极性大的化合物。氘代溶剂由于氘代度一般只有 99.5% 左右，且常含有微量水，因此，需注意残留的溶剂峰和水峰。

常用溶剂的化学位移如表 9-1 所示。

表 9-1　常用溶剂的化学位移

溶剂	$\delta(^1H)$	$\delta(^{13}C)$	溶剂	$\delta(^1H)$	$\delta(^{13}C)$
CCl_4		96.1	苯-$d_6(C_6D_6)$	7.20	128.0(3)
CS_2		192.8	二氧六环 d_6	3.55	67.4
$CDCl_3$	7.27	77.1(3)	环己烷-d_{12}	1.63	26.3(7)
$(CD_3)_2CO$	2.05	30.3(7),207.3	吡啶-d_5	6.98,7.35,8.50	149.3(3),123.5(3),135.5(3)
$(CD_3)_2SO$	2.50	39.5(7)			
D_2O	4.8(与样品浓度和温度有关)		CD_3OH	3.35	49.0(7)

第三节
化学位移和核磁共振谱

一、化学位移及其影响因素

1. 化学位移

Larmor 方程［式(9-1)］表明，在一定的外磁场中，同种磁性核的共振频率是相同的，只呈现一个共振峰，这样核磁共振谱对有机化合物的结构分析就毫无用处。1950 年 Proctor 和 Dickinson 等发现，质子的共振频率不仅由外部磁场和核的磁旋比来决定，而且还要受到质子周围的分子环境的影响。

质子由电子云包围，而电子在对外部磁场垂直的平面上环流时，会产生与外部磁场方向相反的感应磁场，核周围的电子对核的这种作用叫做屏蔽效应。磁性核所受屏蔽效应的大小，由围绕他的电子云密度决定，电子云密度大，屏蔽效应也大。感应磁场的强度与外部磁场的强度成正比，因此质子实际上所受到的磁场强度（H）应为

$$H = (1-\sigma)H_0 \tag{9-3}$$

式中 σ——屏蔽常数（shielding constant），可以是正值，也可以是负值。

因此，Larmor 方程可进一步修正为：

$$\nu = \frac{\gamma}{2\pi}(1-\sigma)H_0 \tag{9-4}$$

各种质子在分子内的环境不完全相同，所以电子云的分布情况也不尽相同，每一个核所受的有效磁场也不同，产生信号的位置（即共振频率）也不相同。表示这种不同质子的信号共振位置差别的物理量，称为化学位移（chemical shift）。

由于屏蔽常数很小，不同化学环境的磁性核的共振频率相差很少，即化学位移的差别很小，^1H 差异范围约为 10 左右，^{13}C 约为 200 左右。因此，要精确地测出共振峰出现时的磁场强度的绝对值比较困难，现在均以相对数值来表示，以某一标准物质的共振峰为原点，测出各峰与原点的距离，精确度可达 1 Hz 以内。

在核磁共振谱中，常用四甲基硅烷作 $(CH_3)_4Si$(tetramethylsilane，TMS) 为标准物。因为：

① TMS 中四个甲基的质子所处的化学环境相同，在 NMR 谱上只有一个峰；

② TMS 中的质子由于屏蔽程度高（Si 的推电子效应使质子上核外电子密度增大），绝大多数有机化合物的质子峰都出现在 TMS 峰的左侧；

③ TMS 沸点低，易从样品中除去，有利于样品回收；

④ TMS 易溶于大多数有机溶剂，且性质不活泼。

2. 化学位移的表示

（1）用共振频率差（$\Delta\nu$），单位为 Hz

$$\Delta\nu = \nu_{样品} - \nu_{标准} = \frac{\gamma}{2\pi}(\sigma_{样品} - \sigma_{标准})H_0 \tag{9-5}$$

式中 $\nu_{样品}$，$\nu_{标准}$——被测样品和标准物的共振频率。

用这种方法表示时，需注明外磁场强度 H_0，因为共振频率差与外磁场强度成正比，同一磁性核用不同 MHz 的仪器测定的共振频率是不同的。

（2）用 δ 值表示　1970 年，国际纯粹与应用化学协会（IUPAC）建议，化学位移采用 δ。并规定 TMS 左边的峰 δ 为正值，右边的峰 δ 为负值。δ 值定义如下：

$$\delta = \frac{\nu_{样品} - \nu_{标准}}{\nu_{标准}} \times 10^6 = \frac{\Delta\nu}{\nu_{照射}} \times 10^6 \tag{9-6}$$

或

$$\delta = \frac{H_{标准} - H_{样品}}{H_{标准}} \times 10^6 = \frac{\Delta H}{H_0} \times 10^6 \tag{9-7}$$

式中 $\nu_{样品}$，$\nu_{标准}$——被测样品和标准物共振时的场强。

将式(9-4)代入式(9-6)，得

$$\delta = \frac{\sigma_{标准} - \sigma_{样品}}{1 - \sigma_{标准}} \times 10^6 \approx (\sigma_{标准} - \sigma_{样品}) \times 10^6 \tag{9-8}$$

由上式可知，δ 值只取决于被测核与标准核的屏蔽常数之差，而与外磁场强度无关。因此，当不同仪器测定同一磁性核时，δ 是相同的。

（3）用 τ 值表示　质子的化学位移一般在 δ 0～10 之间，早期文献中有采用 τ 值表示质子的化学位移的。

3. 化学位移的影响因素

影响化学位移的因素有很多，如电性效应、各向异性效应、氢键效应及溶剂效应等。其中电性效应和各向异性效应是分子内发生的，溶剂效应是在分子间起作用，氢键效应在分子内、外部都会发生。

（1）**电性效应** 电性效应即诱导效应和共轭效应的总称。核外电子云密度的大小与取代基的诱导效应和共轭效应有密切关系。

当氢原子通过化学键与其他原子或基团相联时，电负性强的取代基可使邻近氢核的电子云密度减少，即屏蔽效应减小，共振峰向低场移动（高频端），取代基电负性愈大，氢核的δ值愈大。以—RCH_3型化合物为例，由表9-2可以看出，相邻原子或基团的电负性增大，屏蔽效应减少，δ值增加。

表 9-2　—RCH_3 型化合物的化学位移

—RCH_3	—CCH_3	—NCH_3	—OCH_3
R	C	N	O
电负性	2.5	3.0	3.5
δ	0.77～1.88	2.12～3.10	3.24～4.02

共轭取代基可使与之共轭结构中的价电子分布发生改变，从而引起质子的化学位移发生变化。在共轭效应中，推电子基团使减小，而拉电子基团则使增大。不同取代基对苯环上质子化学位移的影响，可以用共轭效应得到解释（图9-2）。当苯环上的氢被推电子基（如CH_3O）取代后，由于p-π共轭，使苯环的电子云密度增大，δ值减小。而拉电子基（如C=O、NO_2）取代后，由于共轭效应，苯环的电子云密度降低，δ值升高。这种效应在烯烃化合物中也同样出现。

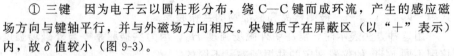

图 9-2　苯环的共轭效应

（2）**各向异性效应** 各向异性效应就是指由化学键电子云环流产生的各向异性小磁场，可通过空间影响质子的化学位移。这是成键电子云分布不均匀性导致在外磁场中所产生的感应磁场的不均匀性引起的。

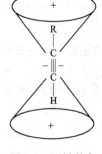

图 9-3　三键的各向异性效应

① 三键　因为电子云以圆柱形分布，绕C—C键而成环流，产生的感应磁场方向与键轴平行，并与外磁场方向相反。炔键质子在屏蔽区（以"+"表示）内，故δ值较小（图9-3）。

② 双键　π电子云分布于成键平面的上、下方，其π电子环流同样会产生一个与双键平行的屏蔽区，而烯氢和醛氢均处在去屏蔽区（以"－"表示），故δ值较大（图9-4）。

③ 芳环　芳香化合物的环形π电子云在外磁场作用下，产生垂直于外磁场的环形电子流，其感应磁场与外磁场方向相反，因此苯环上下方各出现屏蔽区，而苯的质子处在去屏蔽区，故δ值较高（图9-5）。

（3）**氢键效应** 与没有形成氢键的同类质子相比，氢键质子所受的屏蔽较

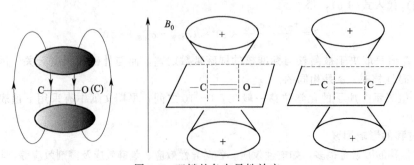

图 9-4　双键的各向异性效应

小，因而在低磁场发生共振，δ 值较高。处于快速动态平衡状态的氢键质子和非氢键质子，在核磁共振谱中为单峰。形成氢键的程度越大，氢键质子的化学位移越大。当提高温度或将溶液稀释时，使分子间氢键被切断或减弱，相应的氢键质子信号向高处移动。

（4）溶剂效应　高分辨核磁共振光谱都是在溶液条件下进行测定的，不同的溶剂对化合物的相互作用不同，因此，同一化合物由于采用不同的溶剂，化学位移可能也不完全相同。这种由于溶剂不同而使化学位移发生改变的现象称为溶剂效应。

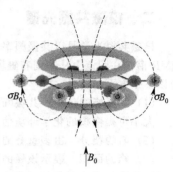

图 9-5　芳环的各向异性效应

4. 化学位移与分子结构的关系

质子的化学位移是由电性效应、各向异性效应、氢键效应及溶剂效应等多种效应引起的，而这些效应又与质子相连的基团有关。经过长期实践，总结出了大量化合物中质子的 δ 值，如图 9-6 所示。

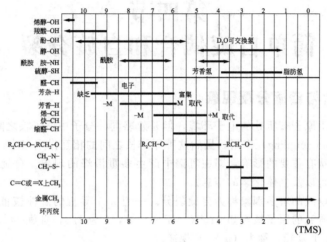

图 9-6　化合物中质子的化学位移

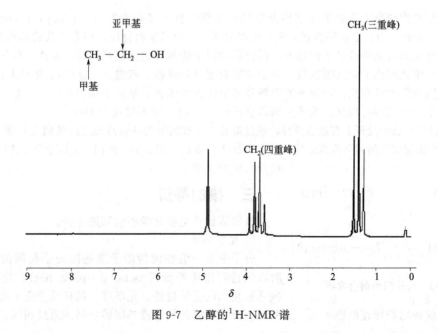

图 9-7　乙醇的 ^{1}H-NMR 谱

二、核磁共振光谱

核磁共振光谱是以共振频率（一般以 δ 表示）对吸收峰强调作图得到的。图 9-7 是乙醇的 ^{1}H-NMR 谱。在图谱上从左到右磁场强度递增，最右边 $\delta=0$ 为 TMS 的峰。从核磁共振谱中，可以获得以下 4 方面的信息。

（1）共振峰的位置　共振峰的位置常用化学位移 δ 表示，有时也用共振频率差（$\Delta\nu$）表示。δ 值的大小可提供核的化学环境信息，即分子中质子所处官能团的信息。

（2）峰的裂分　由多重叠的数目和偶合常数（J）可提供相邻核的数目和成键情况的信息。

（3）峰的面积　表示该峰的强度，峰面积的大小与产生该峰的质子数目成正比，可提供每一共振峰所相当的氢原子数目，是核磁共振谱用于定量分析的依据。峰面积通常由积分曲线求出。

（4）峰的形状　包括峰的宽度和裂分峰的形状。在 ^{1}H-NMR 谱中，根据峰形很容易鉴定酰胺氢、对二取代苯和单烷基取代苯环上的氢等。

第四节
简单自旋偶合和自旋分裂

一、自旋偶合与自旋分裂现象

化学位移仅考虑了原子核所处的电子环境，但是忽略同一分子中原子核之间的相互作用，即自旋-自旋偶合（spin-spin coupling）作用，虽然这种原子核之间的相互作用很小，对化学位移没有影响，但是对谱峰的形状有重要的影响，即在氢谱中产生多重谱峰的现象。自旋-自旋偶合现象可提供相邻基团氢原子数目以及立体化学的信息。

自旋偶合引起的谱线的增多现象称为自旋裂分。一组 n 个等价的磁性核将偶合分裂为 $2nI+1$ 个峰，核磁共振最常研究的原子核，如 [1]H、[13]C、[19]F、[31]P 等，I 为 1/2，自旋-自旋偶合产生的谱线分裂数为 $2nI+1=n+1$ 个复峰，称为（$n+1$）规律。

二、偶合常数

由分裂所产生的裂距反映了相互偶合作用的强弱，称为偶合常数（coupling constants），一般用 $^{n}J_{C}^{S}$ 表示，其中 n 为偶合核隔键数，S 为结构关系，C 为相互偶合核，偶合常数的单位为 Hz。

自旋偶合是通过化学键电子传递的，偶合常数源于磁性核之间通过轨道相互作用而发生的相互干扰，与偶合核之间化学键间隔数目、分子成键类型（如单键、双键、三键等）、取代基的电负性、分子的立体结构等因素有关，而与外加磁场和环境的改变无关，是分子结构的稳定参数，对确定分子构型提供了一个独特的信息。质子之间偶合产生的 J 值一般不超过 20Hz。

J 值的符号在数学处理上有正负两种，经过奇数个价键间隔的两自旋核之间的偶合常数 J 为正值，而经过奇数个价键间隔的两自旋核之间的偶合常数 J 为负值（图 9-8）。但同碳上两个质子之间偶合有时也会有正的 J 值。

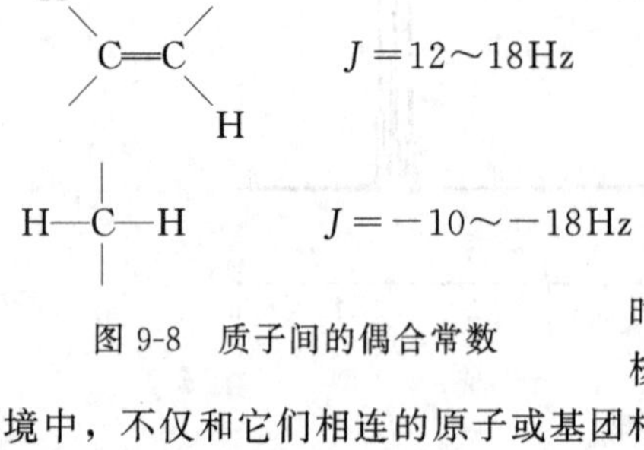

图 9-8　质子间的偶合常数

$J=12\sim18\,\text{Hz}$

$J=-10\sim-18\,\text{Hz}$

三、核的等价

核的等价性包括化学等价和磁等价。

1. 化学等价

分子中有一组相同的原子或基团处于相同的化学环境时，称它们化学等价（chemical equivalence），化学等价的核具有相同的化学位移。化学等价的核处于完全相同的化学环境中，不仅和它们相连的原子或基团相同，而且相邻的原子或基团的空间排列也相同。化学等价有对称化学等价和快速旋转化学等价。

（1）对称化学等价　分子结构中存在对称性（点、线、面），经对称操作后，分子中可以互换位置的质子则为对称性化学等价。

对称操作的一种处理方法是对称轴，如果分子沿某轴旋转 $360°/n$（$n=2$、3、4、…等整数）后与原来重合，则称此轴为分子的 n 重对称轴，用 C_n 表示。能通过对称轴进行互换的质子就是等位质子，它们在任何溶剂中都是化学等价的。例如，反式-1,2-二溴环丙烷分子中有 C_2 对称轴，通过旋转180°，3-位碳原子上的两质子 H_a 和 H'_a 的位置被互换，1-位和2-位碳上的两个质子 H_b 和 H'_b 的位置也被互换，因此，H_a 和 H'_a，H_b 和 H'_b 分别化学等价（图 9-9）。

对称操作的另一种处理方法是对称面，假如有一个平面能把一个分子切成两部分，一部分正好是另一部分的镜像，这个平面即是该分子的对称面。通过对称面可互换位置的两个质子或相同基团，在非手性溶剂中是化学等价的，而在手性溶剂中不再是化学等价的。这种通过对称面进行互换的质子是对映体质子。

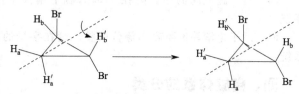

图 9-9　反式-1,2-二溴环丙烷分子中的对称操作

（2）快速旋转化学等价　若两个或两个以上质子在单键快速旋转过程中位置可对映互换时则为快速旋转化学等价。如氯乙烷、乙醇中的—CH_3 三个质子为化学等价。再如环己烷中（图 9-10），由于 C—C 键的各向异性效应对竖键和横键质子的影响不同，—CH_2 上的两质子应为化学不等价。但在室温下，由于快速转环，每个质子均在竖键和横键位置之间快速镜像互换，从而化学等价。

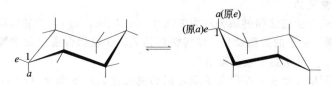

图 9-10　环己烷的快速旋转化学等价

2. 磁等价

磁等价（magnetic equivalence）也称为磁全同，分子中有一组化学等价核（化学位移相同）与分子中的其他任何一个核都有相同强弱的偶合，则称这组核为磁等价核（磁全同核）。

例如，在二氟甲烷中 ［图 9-11(a)］，两个质子和两个氟核分别化学等价。两个质子与两个氟核中的任何一个的偶合常数都是相同的，两个氟核与两个质子中的任何一个的偶合常数也是相同的，因此，在二氟甲烷中的两个质子和两个氟核分别磁等价。

磁等价核有以下几个特点：①组内化学位移相同；②与组外核偶合常数相同；③相互磁等价的核之间的偶合作用不产生偶合裂分。需要注意的是，磁等价核一定是化学等价核，但化学等价核不一定是磁等价核。例如，1,1-二氟乙烯 ［图 9-11(b)］，由于分子的对称性，两个质子和两个氟核也分别化学等价。但是，由于结构中所存在的双键，使得两个质子和两个氟核间的偶合常数 J 值不同，因而，两个质子和两个氟核分别化学等价而磁不等价。

(a)

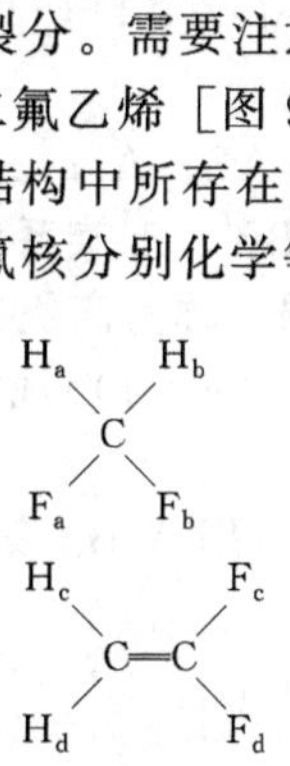

$J_{H_aF_a}=J_{H_bF_a}$　　$J_{H_aF_b}=J_{H_bF_b}$

(b)

$J_{H_cF_c}\neq J_{H_cF_d}$　　$J_{H_dF_c}\neq J_{H_dF_d}$

图 9-11　二氟甲烷和1,1-二氟乙烯分子中核的等价

3. 自旋偶合系统的标记

（1）一组相互偶合的核，通常用 A、B、C、…、X、Y、Z 等英文字母代表分子中化学位移不同的核；

（2）化学位移相近的相互偶合系统，用邻近的字母表示，例如 1，2，4-三溴苯为 ABC 系统；

（3）化学位移差别大的相互偶合的核，用远离的字母表示，例如 为 AMX 系统；

（4）对于磁全同的核，则在字母的右下角加上阿拉伯数字标记，例如 CH_3-CH_2-I 为 A_3X_2 系统；

（5）对于化学等价而磁不等价的核，则在字母的右上角加撇标记，例如四氢呋喃为 $AA'XX'$ 系统。

四、自旋体系的分类

1. 按照偶合核之间间隔的价键数目分类

（1）偕偶　间隔两个价键之间的偶合称为偕偶（geminal coupling），即连接在同一碳原子上的两个磁不等价质子之间的偶合，其偶合常数称为同碳偶合常数，常用符号 $^2J_{H-H}$ 或 ^2J 或 $J_{偕}$ 表示，一般来说，^2J 是负值，大小变化范围较大，范围为 $0\sim16Hz$ 之间，与结构密切相关。

总体上同碳质子偶合种类较少，在 sp^3 杂化体系中由于单键能自由旋转，同碳上的质子大多是磁等价的，只有构象固定或其他特殊情况才有同碳偶合发生。在 sp^2 杂化体系中双键不能自由旋转，同碳质子偶合是常见的。

（2）邻偶　间隔三个价键之间的偶合称为邻偶（vicinal coupling），即邻碳质子间的偶合，用 ^3J 或 $J_{邻}$ 表示，^3J 值范围与质子的类型及分子结构密切相关。邻碳偶合通过化学键传递，是最重要的偶合信号，一级谱中，^3J 可从图中直接读出。

（3）远程偶合　间隔 4 个及 4 个以上价键之间的偶合称为远程偶合（long-range coupling）。通常大于 3 个价键间隔时，不发生偶合作用，但对于某些特殊结构，如 π 体系或张力环体系中的质子之间，则可发生远程偶合。远程偶合常在烯烃、炔烃、芳烃、杂环、小环、桥环中出现，具有高度的立体选择性。$J_{远}$ 的范围一般为 $0\sim3Hz$。

2. 按 $\Delta\nu/J$ 分类

自旋体系内自旋干扰作用的强弱与相互偶合的核之间的化学位移差有关，按照分子中两组相互偶合核之间的化学位移差（$\Delta\nu$）和它们的偶合常数 J 的比值可将自旋体系分为一级偶合和高级偶合。

（1）一级偶合　$\Delta\nu\gg J$，一般 $\Delta\nu/J>10$，两组核间的相互作用弱，称为低级偶合，其图谱为一级图谱（first order spectrum）。其特点为：①裂分峰数目符合（$n+1$）或（$2nI+1$）规律；②裂分峰强度符合二项展开式的系数；③从图上可直接读出 δ 和 J 值，峰组中心位置为 δ，裂距等于偶合常数 J。

常见的一些偶合系统包括：二旋系统，如 AX、AB、A_2；三旋系统，如 A_3、AX_2、AB_2、AMX、ABX、ABC；四旋系统，如 A_2X_2、A_2B_2、$AA'BB'$；五旋系统，如 A_2X_3 等。

（2）高级偶合　$\Delta\nu/J\leqslant10$，两组核间的相互作用强，称为高级偶合，其图谱为二级图谱（second order spectrum）。其特点为：①裂分峰数目不符合（$n+1$）规律；②裂分峰强度相对关系复杂；③从图上不能直接读出 δ 和 J 值。

偶合系统常以 AB、ABC 等表示；有等价质子时，可用 A_nB_m 表示；化学等价而磁不等价质子，可用 $AA'BB'$ 表示。

五、一级图谱

$\Delta\nu/J>10$ 的偶合称为一级偶合，一级偶合形成的图谱称为一级图谱，一级图谱讨论的是磁全同核。

1. 裂分峰数目

一组等价磁核所具有的裂分峰数目是由其相邻磁核的数目所决定，即符合 $(n+1)$ 或 $(2nI+1)$ 规律。例如，$CH_3—CH_2—Br$ 中，CH_3 质子为三重峰，CH_2 质子为四重峰。

当一个基团为多取代，从而使该基团上的质子与多组核等价质子偶合时，该基团上质子的裂分峰数目按计算应为其与各组磁等价核偶合裂分之积。例如：$CH_3—\overset{(a)}{CH}—\overset{(c)}{CH_2}OH$ 中，次甲基（CH）

$$\underset{(b)}{CH_2Cl}$$

质子的裂分数目经计算应该为 36 个，但实际上由于偶合常数基本上相同，其只形成 $(n_a+n_b+n_c+1)=8$ 个峰，从而也服从 $(n+1)$ 规律。

$$裂分数目=(n_a+1)(n_b+1)(n_c+1) = 4×3×3=36$$

2. 裂分峰强度

各裂分峰的强度（峰面积）之比，为二项展开式 $(a+b)^n$ 的系数比（表 9-3）。

表 9-3　一级图谱中裂分峰数目及相对强度

核的个数 n	裂分峰数目 $n+1$	裂分峰相对强度					
0	1			1			
1	2			1　　1			
2	3			1　2　1			
3	4		1　　3　　3　　1				
4	5		1　4　6　4　1				
5	6	1　5　10　10　5　1					

3. 具有"向心"法则

两组发生相互偶合的磁性核产生偶合裂分峰时，对应的两组裂分峰总是构成中间高两边低的"向心"外形，如图 9-12 所示。

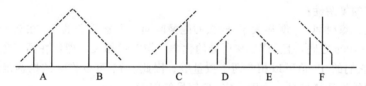

图 9-12　相互偶合质子裂分峰的向心外形
AB 为一组，CE 为一组，DF 为一组

质子的化学位移总是位于其对应多重裂分峰的中心点，所以，裂分峰是以其质子的化学位移为中心，而左右大体是对称的。互相偶合的两组质子具有相同的偶合常数，即裂分峰之间的间隔相同。

4. 磁全同质子不出现裂分现象

磁全同质子在外磁场中同时共振，因此，相互偶合不产生裂分。例如，$CH_3O—$ 中的三个质子是磁全同的，呈现单峰。

5. 对称化学等价而不相互作用的质子出现重叠峰

例如，$CH_3—O—CH_3$ 的 ^1H-NMR 中，在 $\delta\,2.05$ 处出现的单峰为两个甲基的重叠峰。

第五节
其他核磁共振技术

一、^{13}C-核磁共振技术

^{13}C-核磁共振光谱（^{13}C-NMR）简称碳谱，它可直接提供有关分子"骨架"结构的信息，已成

为研究有机化合物分子结构不可或缺的工具。但由于^{13}C的天然丰度只占1.108％，所以含碳化合物的^{13}C-NMR信号很弱，致使^{13}C-NMR的应用受到了极大的限制。20世纪60年代后期，脉冲傅里叶变换（PFT）谱仪的出现，才使^{13}C-NMR成为可实用的测试手段。近年来^{13}C-NMR技术及应用有了飞速的发展。

^{13}C-NMR原理和^{1}H-NMR原理基本相同，但是，由于^{13}C和^{1}H的物理性质不同（表9-4），使得碳谱具有与氢谱不同的特点。

表 9-4 ^{13}C核和^{1}H核的比较

磁性核		^{1}H	^{13}C
磁矩/(μ/μ_N)		4.8372	1.2166
自旋量子数(I)		1/2	1/2
磁旋比 $\gamma/10^8\,\mathrm{rad\cdot s^{-1}\cdot T^{-1}}$		2.6752	0.6728
Larmor 频率	$H_0=1.41\mathrm{T}$	60MHz	15.1MHz
	$H_0=2.12\mathrm{T}$	90MHz	22.6MHz
	$H_0=2.35\mathrm{T}$	100MHz	25.3MHz
天然丰度/％		99.93	1.108
相对灵敏度	等核数时	1	1/63
	天然丰度时	1	1/5700
常见有机化合物化学位移宽度		0～10	0～230
最大化学位移宽度		0～20	0～600

（1）^{13}C-NMR提供的是分子骨架的信息，而不是外围质子的信息；

（2）由于^{13}C-NMR的化学位移δ的范围比^{1}H-NMR大20多倍，因此图谱分辨能力高，谱峰很少重叠，几乎所有的碳核都能被观测到；

（3）在一般样品中，由于^{13}C核丰度很低，一般在一个分子中出现2个或2个以上的^{13}C可能性很小，同核偶合及自旋-自旋分裂会发生，但观测不出，加上^{13}C与相邻的^{13}C核不会发生自旋偶合，有效地降低了图谱的复杂性；

（4）^{13}C核的核弛豫时间T_1明显大于^{1}H核的弛豫时间，通常质子的T_1在0.1～1s之间，而^{3}C核的T_1则在0.1～100s之间，且与^{13}C核所处的化学环境密切相关，即使在同一化合物中，处于不同环境的^{13}C核，它们的T_1值可以相差两个数量级。因此，T_1可以作为结构鉴定的波谱参数，提供碳核在分子内的结构环境信息，帮助决定^{13}C信号的归宿；

（5）从^{13}C-NMR谱中还可以直接观测不带氢的含碳官能团的信息，如羧基、腈基（—C≡N）和季碳原子；

（6）因为采用NOE增益技术将与^{13}C核相偶合的质子饱和，使得^{13}C吸收峰强度增强，图谱简化，经常可以得到只有单线组成的^{13}C-NMR谱，如图9-13所示。

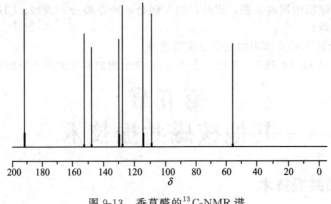

图 9-13   香草醛的^{13}C-NMR谱

在 ^{13}C-NMR 谱中，因碳与其相连的质子偶合常数很大，$^1J_{CH}$ 大约在 $100\sim200$ Hz，而且 $^2J_{CCH}$ 和 $^3J_{CCCH}$ 等也有一定程度的偶合，以致偶合谱的谱线交叠，使图谱复杂化。故常采用一些特殊的测定方法，如脉冲傅里叶变换技术（PFT）和异核双共振的质子去偶技术，这些技术包括质子宽带去偶、偏共振去偶、选择性去偶、门控去偶和反门控去偶，其特点和应用范围见表 9-5。

表 9-5 各种去偶方式特点和应用范围

去偶方式	图谱特征	裂分情况	信号强度变化	主要用途
质子宽带去偶	有 NOE 的全去偶谱	各类型的碳均为单峰	全部增强	简化图谱增强信号
偏共振去偶	有 NOE 的部分去偶谱	信号按 $(n+1)$ 规则裂分	部分增强	保留偶合信息，用于结构分析
选择性去偶	有 NOE 的单个谱峰去偶谱	去偶峰均为单峰	个别信号增强	确认个别信号归属，由于结构分析
门控去偶	有 NOE 的偶合谱	不去偶	全部增强	增强信号，保留偶合信息
反门控去偶	无 NOE 的全去偶谱	各类型的碳均为单峰	无 NOE 增强	抑制 NOE，用于定量分析

与 ^1H-NMR 相比，^{13}C-NMR 谱应用于结构分析的意义更大，^{13}C-NMR 主要是依据化学位移来进行的，而自旋-自旋作用不大。图 9-14 显示了主要官能团中的 ^{13}C 的化学位移值。^{13}C 化学位移受多种因素的综合影响，包括碳的杂化类型、诱导效应、共轭效应、取代基对其 γ-碳的空间效应、电场效应、重原子效应、同位素效应、分子内氢键作用、介质的影响等。

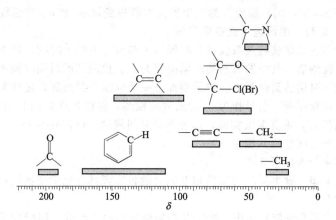

图 9-14 主要官能团中的 ^{13}C 的化学位移值

二、固体高分辨率核磁共技术

固体高分辨核磁共振（solid-state high resolution nuclear magnetic resonance）技术是一种重要的结构分析手段。它研究的是各种核周围的不同局域环境，即中短程相互作用，非常适用于研究固体材料的微观结构，能够提供非常丰富细致的结构信息，既可做结晶度较高的固体物质的结构分析，也可用于结晶度较低的固体物质及非晶质的结构分析。目前，固体高分辨核磁共振已广泛用于研究无机材料（如分子筛、催化剂、陶瓷、玻璃等）和有机材料（如高分子聚合物、膜蛋白等）的微结构。

普通 NMR 仪所测样品多为液体，物质在固态时的许多性质在液态时是无法观察到的，例如极性分子的直接偶极相互作用在液态时被平均为零，但在固态时可通过这种相互作用研究分子的排列取向，另外，化学位移及电四极矩的各向异性特性，核与电子自旋的各向异性偶合等也都只有在固态时才能进行研究。

固体 NMR 在研究固体状态下材料的结构和分子运动方面，是非常有效的一种手段。其特别适用于以下几种情况：

（1）样品不能溶解，如交联高分子等；

（2）虽然有些样品可以溶解于溶剂中，但溶解后其结构会发生变化，在溶液中已经不是原来的物质状态；

（3）需要得到固体材料在使用状态下的聚集态结构、构象、分子运动、相互作用等信息。

由于固体中的分子处于相对刚性的结构中，缺乏液体中的多自由度的随机运动，因此核自旋会受到强的相互作用，这些强的各向异性的相互作用使得固体的 NMR 谱变得很宽，例如普通水中氢核的线宽为 0.1Hz，而在冰中可达到 10Hz，谱线增宽产生了两个大的问题：一是谱的强度大大降低，这使得 NMR 本来就比较严重的探测灵敏度变得更尖锐；二是谱宽使本来相邻的谱线相互重叠，因此固体的 NMR 谱通常变成了没有结构特征的宽峰，这样在液态高分辨谱中作结构分析所凭据的化学位移和偶合常数在这里难以得到，目前通常用魔角旋转（magic angle spinning，MAS）和偶极去偶（dipolar decoupling，DD）以及多脉冲去偶（multi-pulse decoupling）等技术来消除上述影响因素，获得固体高分辨谱图，并且利用交叉极化方法来提高稀核的信号强度。

三、多维核磁共振技术

二维核磁共振的思想是 1971 年提出的，1976 年 R. R. 恩斯特用密度矩阵方法对二维核磁共振实验进行了详细的理论阐述，自此二维核磁共振技术得到了非常迅猛的发展。1977 年 K. 维特里希首先将此方法用于生物高分子，研究氨基酸和牛胰胰蛋白酶抑制剂，在此基础上发展了用二维核磁共振对蛋白质 ^{1}H-NMR 的单个谱峰全部识别的方法。

二维核磁共振谱 $S(\omega_1, \omega_2)$ 被定义为二个独立的频率变量 ω_1 和 ω_2 的函数，它是由对时间域上的函数 $S(t_1, t_2)$ 进行二维傅里叶变换得到的。

基本原理如下：所有二维核磁共振波谱在时间域上都可分为四个时期，即准备期、发展期、混合期（可以没有）及检测期，其中发展期的时间间隔为 t_1，检测期的时间间隔为 t_2。准备期一般比较长，自旋系统在这一时期达到热平衡。发展期加上一个或多个射频脉冲使核系统演化。混合期包括脉冲和延迟时间。在检测期，信号作为 t_2 的函数被检测，并以发展期的时间间隔 t_1 为参数。只改变发展期的时间间隔 t_1，重复多次实验，即可得到时间域的二维信号 $S(t_1, t_2)$，对此作二维傅里叶变换即得频率域的二维核磁共振谱 $S(\omega_1, \omega_2)$。

二维核磁共振谱可分为以下 3 类。

（1）化学位移相关谱　这类实验可以将相互偶合的核或者具有化学交换的核，或是有交互弛豫的核的化学位移相关联。

（2）J-谱　在 J（偶合分解）谱中，决定共振峰位置的两个参数，即标量偶合和化学位移得到分开。

（3）多量子谱　这类实验可用来检测多量子跃迁。K. 维特里希将 2D-NMR 用于蛋白质结构研究，使得人们有可能对小的或中等大小的蛋白质，无需晶体结构资料，只根据一级结构序列和一套 NMR 数据就可以推断该蛋白质在溶液中的构象。

二维 NMR 谱是解决复杂结构问题的主要手段，它提供了丰富多彩的高效快速的分析方法，如二维相关谱（COSY）、二维核奥弗豪泽增强谱（NOESY）等梯度场和反转检测技术，极大地拓宽了 NMR 的应用范围，尤其是在生物医学中的应用得到快速发展，Ernst 也因此荣获 1992 年诺贝尔奖。

1985 年瑞士的 Wütrich 等第一次用 NMR 法测定了一个蛋白质的溶液结构，蛋白酶抑制剂 ⅡA 的结构。1990 年用 NMR 测定的蛋白质的溶液结构有 23 个，而到 1994 年一年测定的蛋白质的溶液结构数上升到 100 个。NMR 法的特点：①可以测定溶液中的蛋白质构象；②可以测定小分子和蛋白质作用的动力学过程；③可以测定蛋白质可变形的尾部构象，它和蛋白质的活性功能往往紧密相关。

在二维谱技术仍然遇到谱峰重叠问题的同时，二维和多维谱学技术便应运而生，如 CBCA(CO) NH、CBCANH、HNCO、HNHA、HCCH-COSY、HCCH-TCOSY 等，但是三维以上谱图要求采样计算机有很大的容量，并且一张谱的测谱时间往往是以周为单位的，因此大范围推广目前还有困难。

四、核磁共振成像及活体核磁共振

将某一核磁共振波谱参数的空间分布以图像形式表示出的方法就是核磁共振成像。核磁共振成像的思想是20世纪70年代初提出来的，到80年代初已有了商品化的大型人体核磁共振成像仪，现在它已作为重要的影像诊断工具在世界各地的医院中获得广泛应用。医学中用的主要是元素氢在人体内分布的图像，在特定条件下，还进行了磷、氟和钠等多核元素的成像研究。在临床实践中积累了大量的观测结果，不断扩大核磁共振成像的适用范围，发展新的核磁共振成像方法仍是当前一个研究方向。

20世纪90年代初发展了功能成像方法，主要是利用核磁共振成像方法研究人的大脑功能。已经发现手指运动时，主管手指运动的大脑皮层的相应区域的核磁共振图像像元的信号强度增加。目前认为，这是由于对大脑相应区域的供氧量超过氧的消耗量，从而引起脱氧红细胞数量的减少，已观测了多种对大脑的刺激产生的结果，例如视觉刺激、触觉刺激、语言过程、教学过程等。

定域核磁共振主要指选取人体或其他动物的某一特定区域，观测其NMR谱，通常是先获取NMR图像，然后依据图像决定感兴趣的区域进行谱观测。首先要解决定域问题，即使信号只来自所选区域而排除其他区域信号的干扰，已有多种定域方法，表面线圈方法获得了一些重要结果。观测定域氢谱的另一个重要问题是去水峰，因为活体中水是主要成分。通常大量的水的NMR信号完全掩盖了其他重要化合物的谱线，与传统的NMR测试相比，成像仪固有的磁场不均匀性及活体引入的磁场不均匀性，使得压制水峰遇到了更大的困难。已提出了一些定域与去水峰相结合的观测定域氢谱的方法，但这一方面的研究仍在深入进行中。

观测灵敏度比氢低的碳谱，需要采用双共振方法，需要同时对氢核进行大功率去偶，但要限制去偶功率，以免损伤活体组织。当前，人们不断地把传统的核磁共振波谱学方法引入观测定域核磁共振波谱中，除双共振外，还有谱编辑方法，多量子滤波及各种多维核磁共振方法。目前局域核磁共振谱的研究获得了重要结果，磷是生物体代谢过程所需化合物中的重要元素，通过观测磷谱研究心脏缺血、心脏移植的排斥反应以及肿瘤等。

第六节
生物核磁共振谱的应用

一、蛋白质的核磁共振研究

蛋白质是生命现象的重要物质基础之一，其生物功能主要由三维结构决定。全面了解蛋白质的精细三维结构是在原子分子水平上研究生命活动的基础，也是蛋白质科学的核心研究内容之一。而高分辨率蛋白质结构的测定目前主要依赖于两种方法：X射线衍射法和核磁共振法。其中X射线衍射法产生较早，方法成熟，解析的数量也较多，可以提供在原子分辨率下有关蛋白质空间结构的最完整信息。然而这一方法也有其固有的局限性：①X射线衍射法要求样品必须是晶体，因此该方法解析蛋白的关键是摸索蛋白结晶的条件，然而并不是所有样品都易于结晶，而且该方法得到的是蛋白质分子在晶体状态下的空间结构，这种结构与蛋白质分子在生物细胞内的本来结构有较大的差别；②尽管X射线衍射法测到的温度因子可以反映分子柔性，但不能反映生物大分子动态变化的过程。

20世纪90年代以来，随着科学技术的迅猛发展，核磁共振技术已被广泛运用于蛋白质的结构解析，其常规过程是在最适的温度、pH及溶剂条件下，对水溶液中的蛋白质样品测定一系列不同的多维核磁共振图谱，在此基础上对蛋白质主链和侧链基团中各 $^1H/^{13}C/^{15}N$ 核进行归属。根据主链的化学位移可以得到蛋白质的二级结构。然后从有关 NMR 谱中提取几何约束参数，主要包括与核间距有关的核 Overhauser 效应（NOE，其数值与核间距的 6 次方成反比），自旋-自旋偶合常数（J，其数值与化学键二面角的关系符合 Karplus 公式），残余偶极-偶极偶合常数（D，其数值与化学键的空间取向有关）。最后，运用计算机程序根据这些约束条件模拟出该蛋白质分子的空间结构，用能力最优化法或分子动力学方法进行结构修正。该结构既要满足从核磁共振图谱上得到的所有距离条件，还要满足化学上有关原子与原子结合的一些基本限制条件，如原子间的化学键长、键角和原子半径等。蛋白质的一维[1]H-NMR 谱图见图 9-15。

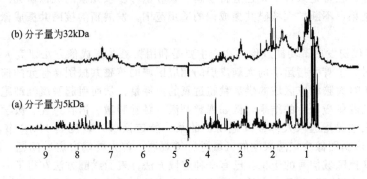

图 9-15　蛋白质的一维[1]H-NMR 谱图

目前，用上述方法已成功地测定了一些分子量在 25kDa 以下的蛋白质空间结构，近几年，随着新的蛋白质标记技术和核磁脉冲技术的出现，以及核磁共振谱仪硬件的不断发展，核磁共振技术已经突破 25kDa 的分子量限制，成功地对于一些分子量达到几万，甚至几十万的蛋白质或蛋白质复合物进行了结构研究。

用 NMR 研究蛋白质结构的方法，可以在溶液状态进行研究，得到的是蛋白质分子在溶液中的结构，这更接近于蛋白质在生物细胞中的自然状态。通过改变溶液的性质，还可以模拟出生物细胞内的各种生理条件，即蛋白质分子所处的各种环境，以观察这些周围环境的变化对蛋白质分子空间结构的影响。此外，蛋白质在液体中的结构，是一个动态的结构，能够用来研究生物样品中的动态行为。

二、核酸的核磁共振研究

从生物遗传进化来看，核酸是一种带遗传信息的生物大分子，这种遗传信息分子贮存有生物进化历史的信息资料，是生物的重要遗传物质。近年来，核酸分子的结构与功能已成为分子遗传学、遗传工程研究的主要对象。

众所周知，核酸的二级结构是通过碱基对间的氢键作用才得以稳定的（图 9-16）。但是自从核酸结构在 20 世纪 50 年代中期被阐明以来，半个世纪已经过去，氢键的存在可以说还只是属于一种猜想。尽管有许多方法能够间接地证明氢键的存在，但是仍然缺乏直接的实验证明。直到 1998 年，Dingley 和 Grzesiek 用 NMR 技术首次观测到了 RNA 碱基对中通过氢键的 ^{15}N-^{15}N 的偶合常数 $^{2h}J_{NN}$。这项研究很快推广到了 DNA，使核酸的 NMR 研究再次引起了人们极大的兴趣。

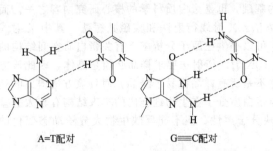

图 9-16　Watson-Crick 碱基配对及其氢键

近年来，随着 NMR 技术的发展，NMR 已被广泛应用于 DNA 碱基的互变异构型、DNA 中的碱基-碱基相互作用、DNA 的分子结构和核苷酸含量的测定、DNA 的水合作用等方面的研究。

然而，NMR 的优势是能够对非规整的 DNA 结构进行确定，而某些非规整的 DNA 是不容易得到晶体的。因此在 NMR 开始应用于 DNA 研究之后的几年之内，NMR 的应用便转移到了非规整的 DNA 研究，其中包括 DNA 中的错配（mismatch），三螺旋（triplex）结构和四螺旋（quadruplex）结构，发夹式（hairpin）结构，以及 DNA 与蛋白质，药物分子及金属离子作用后的结构变形等。

相对于蛋白质 NMR，DNA NMR 的研究要相对滞后，且队伍要小得多，这主要是由于样品的限制。但 DNA NMR 有它独特的优点：第一，大多数 DNA 分子极其稳定，可以经受变温的考验并在几年内不变质；第二，DNA 结构的 NMR 研究只需要天然丰度的样品并且只要进行二维谱实验。

三、糖的核磁共振研究

糖类不仅是一种重要的生命物质，而且是一种信息载体，在生物体内发挥着多方面的生命作用。对糖类的结构及其与生物活性的关系、大分子的空间形态、与小分子的相互作用的模式及机理的研究，以及对糖类物质进行定性定量分析都是生命科学研究中的重要课题。

NMR 从 20 世纪 70 年代引入到多糖结构研究中，糖的核磁共振波谱主要是 ^{1}H、^{13}C 核磁共振波谱。多糖在 ^{1}H-NMR 谱图上，大多集中在 δ 4.0～5.5 范围内。而 ^{13}C-NMR 主要应用于多糖结构分析，如异头碳的构型问题、多糖残基中取代位置和分枝点的确定、多糖中各残基种类和比例的确定等。

与用于糖类化合物结构研究的经典方法相比，高磁场 NMR 方法能产生较完全和详细的结构信息，并且可以在有或没有背景知识的情况下获得糖类比合物最完全的结构信息及其在溶液中或固态的行为，同时还可通过计算机把样品的 ^{1}H-NMR 和 ^{13}C-NMR 谱数据与数据库信息进行比较来确定糖类化合物的结构。此外，2D-NMR、NOE 及 ^{15}N、^{31}P 的 NMR 数据对糖链一级结构及其溶液构象的分析，也常被利用。

四、膜和膜蛋白的核磁共振研究

膜在生物及其环境之间提供了一个至关重要的界面，为细胞里分区的形成提供了手段，是许多细胞过程发生的场所，因此，生物膜的研究是当代生命科学研究的三大领域之一。目前，有关膜的静态结构已基本清楚，而对膜结构组分的动力学特征还了解不多。

运用 ^{1}H、^{13}C 和 ^{31}P 核磁共振技术，可以了解膜中类脂的动力学状态。20 世纪 70 年代中期以前，人们通过测量 NMR 波谱、峰宽、弛豫时间，对类脂的烃链长度与饱和程度、蛋白质和胆固醇的含量、水质子信号特征以及外加的抗菌素和局麻药物的作用进行探讨，并发展了癌细胞的检测技术。近年来，由于核磁共振仪的不断改善，计算技术和傅里叶变换脉冲程序的应用，现在已可以研究固态细胞膜的类脂分子中几乎所有原子的运动速率和运动类型。

（何华，李洁）

第十章

氨基酸、多肽和蛋白质类药品检验

生物药物品种繁多，结构、性质以及制备的方法也各不相同。因此，对生物药物进行质量分析时，应根据其结构、性质、制备的方法等进行综合考虑，确定合理的、有效的鉴别、检查（杂质检查和安全性检查）和含量（效价）测定方法。

第一节
氨基酸类药品检验

氨基酸是治疗蛋白质代谢紊乱、蛋白质缺损所引起的一系列疾病的重要生化药物，也是具有高度营养价值的蛋白质补充剂，有着广泛的生化作用和临床疗效，目前氨基酸及其衍生物临床应用不断发展和扩大，创制了一些新的生化药物，如甲基酪氨酸用于治疗嗜铬细胞瘤，氧苯丙氨酸用于类癌瘤综合征，偶氮丝氨酸用于治疗白血病，乙酰羟脯氨酸用于治疗类风湿关节炎等。

氨基酸为白色晶状体，熔点很高，多在熔融时分解，都能溶解在强酸强碱中，形成的盐多能溶于水。氨基酸在等电点（pI）时溶解度最小，最稳定。中性、酸性、碱性氨基酸的 pI 值分别在 5～6.3、2.8～3.2、7.6～10.8 左右。

一、氨基酸的定性鉴别

氨基酸的鉴别最常用的方法是薄层色谱法。根据所有氨基酸均能与茚三酮显蓝紫色，中国药典2010 年版二部对所收载的氨基酸类药物大多采用此方法进行鉴别。如要对某种氨基酸加以鉴别，可借助于一些特定的显色反应。如精氨酸样品液加 α-萘酚与次溴酸钠试液，溶液显红色。蛋氨酸溶液与无水硫酸铜饱和的硫酸液反应显黄色等。

此外，红外光谱法鉴别各种氨基酸，为中国药典（ChP）、美国药典（USP）、英国药典（BP）普遍采用。将氨基酸压制成 KBr 片，测定其红外吸收光谱与标准图谱比较定性。

紫外光谱法也可用于氨基酸的鉴别。在 20 种天然氨基酸中，只有酪氨酸、色氨酸、苯丙氨酸在紫外光区有最大吸收，根据最大吸收波长和紫外吸收图谱形状可鉴别这 3 种氨基酸。

1. 化学鉴别法

（1）取样品约 0.3g，加水 10mL，加热使溶解；加稀盐酸 10 滴，亚硝酸钠试液 4mL，除 L-色氨酸溶液为黄色外，其他各氨基酸溶液为无色，均产生小气泡。

$$R-\underset{\underset{NH_2}{|}}{C}HCOOH + HNO_2 \longrightarrow R-\underset{\underset{OH}{|}}{C}HCOOH + N_2\uparrow + H_2O$$

（2）取样品约 5mg，加水 5mL 使溶解，茚三酮试液 1mL，加热 3min，加水 20mL，放置

15min，溶液均显蓝紫色。

（3）取样品约 50mg，加水 5mL 使溶解，加铬酸钾试液 3 滴，煮沸，L-苯丙氨酸溶液产生苯乙醛的香气。

$$\text{C}_6\text{H}_5\text{—CH}_2\text{—CH(NH}_2)\text{—COOH} + \text{H}_2\text{CrO}_4 \xrightarrow{\text{煮沸}} \text{C}_6\text{H}_5\text{—CH}_2\text{—CHO}$$

（4）取样品约 50mg，加水 1mL 使溶解，加 α-萘酚溶液（取 α-萘酚 0.5g 10％氢氧化钠溶液 10mL 使溶解）与次溴酸钠试液各 0.5mL，L-精氨酸溶液显红色。

$$2\text{NH}_3 + 3\text{NaBrO} \longrightarrow \text{N}_2 + 3\text{H}_2\text{O} + 3\text{NaBr}$$

（5）取样品约 20mg，加水 10mL 使溶解，加对二甲氨基苯甲醛试液 2mL 加热，L-色氨酸溶液显蓝紫色。

（6）取样品约 20mg，加水 3mL 使溶解，加 10％漂白精溶液 1mL 加热，L-色氨酸溶液显红色。

（7）取样品约 0.1g，加水 5mL 使溶解，加稀盐酸 5 滴，10％的亚硝酸钠溶液 1mL，取此溶液 20 滴，置蒸发皿中，在水浴上蒸干，放冷，加变色酸试液 1mL，直火加热，甘氨酸溶液由黄色变成紫色。

$$\text{NH}_2\text{—CH}_2\text{—COOH} + \text{HNO}_2 \longrightarrow \text{HO—CH}_2\text{—COOH} + \text{N}_2\uparrow + \text{H}_2\text{O}$$

$$\text{HO—CH}_2\text{—COOH} \longrightarrow \text{HCHO} + \text{CO}_2\uparrow + \text{H}_2\text{O}$$

（8）取样品约 5mg，加水 5mL 使溶解，加 1% 氯胺 T 溶液（临用新配）1mL，置水浴中加热的同时，在试管口盖一片用亚硝基铁氰化钠试液湿润的滤纸，在滤纸上加 50% 二乙胺溶液 1 滴后，显出的蓝紫色斑点，在 3min 内不消失（L-丙氨酸的特殊反应）。

$$CH_3-\underset{\underset{NH_2}{|}}{CH}-COOH + 氯胺\ T \longrightarrow CH_3CHO + CO_2\uparrow + N_2\uparrow + H_2O$$

（乙醛蒸气接触亚硝基铁氰化钠和二乙胺时蓝紫色）

（9）取样品约 5mg，加水 1mL 使溶解，加新配制的重氮试剂（A：取亚硝酸钠 0.5g，水溶解至 100mL；B：取对氨基苯磺酸 0.5g，加水溶解至 100mL，加硫酸 0.5mL，以 1：50 比例混合）1mL，摇匀，再加 20% 氢氧化钠溶液 1ml，L-盐酸组氨酸溶液显橘黄色。

（10）取样品约 5mg，加碳酸 1mL 与少量固体二苯胺及氰化亚锡，加热至红色，放冷，沿管壁缓慢加入无水乙醇 1mL，两液层界面出现绿色环，摇匀呈翠绿色为 L-苏氨酸。

2. 薄层色谱鉴别法

（1）薄层板的制备　称取微晶纤维素 5g，加无水乙醇 20mL，水 2.5mL 拌成糊状，均匀涂布于 20cm×20cm 玻璃板上待溶剂挥散后，于 105℃ 干燥 1.5h。

（2）11 种氨基酸混合液与对照液的制备　称取 11 种氨基酸各 25mg，加水使溶解成 10ml（混合液），再分别取十一种氨基酸适量，用水制成每 1mL 含氨基酸 2.5mg（对照液）。

（3）操作法　吸取混合液和对照液各 3μL，分别点于同一薄层板上，以正丁醇-水-异丁酸-醋酸（50：50：5：7）之上层作展开剂，进行单向三次展开，展开约 15cm，每次必须待溶剂挥发尽后，再进行下一次展开，喷以显色剂（吲哚醌 1g，溶于 100mL 无水乙醇和 10mL 冰醋酸中）置 100℃ 干燥 5～10min，至显色完全为止，结果见图 10-1。

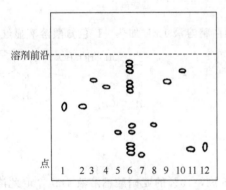

图 10-1　混合氨基酸薄层色谱

1—色氨酸（蓝黑）；2—蛋氨酸（蓝绿）；3—亮氨酸（紫）；
4—异亮氨酸（紫红）；5—甘氨酸（浅紫红）；6—混合氨基酸；
7—赖氨酸（紫）；8—苏氨酸（紫红）；9—缬氨酸（紫红）；
10—苯丙氨酸（蓝绿）；11—组氨酸（蓝）；12—精氨酸（紫红）

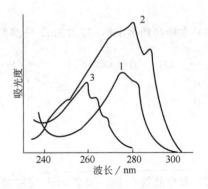

图 10-2　氨基酸吸收光谱

1—酪氨酸；2—色氨酸；3—苯丙氨酸

图 10-1 为薄层色谱分离 11 种氨基酸的情况,本色谱系统中,由于分离的程度与各种氨基酸显出不同的颜色,可以区别 11 种氨基酸。在本实验中,用茚三酮-硝酸钠试剂亦能显出不同颜色的色斑,且灵敏度较高,同时还发现用 E. Merck 规格微晶纤维素比其他规格的微晶纤维素的分离效果和重现性较好。

3. 紫外、红外光谱鉴别

(1)紫外吸收光谱法　精密称取酪氨酸、色氨酸、苯丙氨酸各适量,分别用水制成每 1mL 含 20μg(色氨酸)、40μg(酪氨酸)、200μg(苯丙氨酸)的溶液,在波长 230～300nm 测定各氨基酸的吸收光谱,结果见图 10-2。

在 20 种天然氨基酸中,只有酪氨酸、色氨酸和苯丙氨酸,在紫外区有最大吸收,酪氨酸的最大吸收峰的波长 275nm 处,色氨酸的最大吸收峰在波长 280nm 处,同时在波长 288nm 处有一个肩峰;苯丙氨酸最大的吸收峰在波长 258nm 处,同时在 257nm 和 264nm 处有两个较小的吸收峰。由此可见,这三种氨基酸可以通过紫外吸收光谱加以鉴别。

(2)红外吸收光谱法　将 12 种氨基酸均匀压制成溴化钾片,在 400～667cm^{-1} 范围内测定吸收图谱,红外吸收图谱可以鉴别与区别 11 种氨基酸。

二、氨基酸特殊杂质及安全性检查

氨基酸原料药中所含的特殊杂质一般为一些其他种类的氨基酸,中国药典 2010 年版用薄层色谱法进行限量检查:将样品配成一定浓度的供试品液,取一定量供试品液稀释后作为对照液,在同一硅胶 G 薄板上,一般用正丁醇:水:冰醋酸(3:1:1)展开晾干后,喷茚三酮的丙酮溶液显色,规定供试品所显杂质斑点的颜色不得深于对照液的主斑点,以此限制其他氨基酸的含量。

影响氨基酸安全用药的因素除其中的一般杂质,主要为热原的含量。中国药典 2010 年版所收载的氨基酸基本上都规定了热原的检查。采用家兔法,将一定剂量的供试品,静脉注入家兔体内,在规定时间内观察家兔体温升高的情况,以判定供试品中所含热原的限度是否符合规定。

三、氨基酸含量测定

中国药典、美国药典和英国药典对所收载的氨基酸类药物,除谷氨酸用氢氧化钠为标准溶液的酸碱滴定法,其余均根据其结构特性,采用了非水酸碱滴定法,即用冰醋酸作溶剂,高氯酸标准溶液滴定,电位法或指示剂法确定终点。此法适用于常量氨基酸的含量测定。

对于各种复方氨基酸制剂中氨基酸的含量测定,目前较多地采用了高效液相色谱法(HPLC)。因大多数氨基酸没有紫外吸收,不能用紫外检测器测定。为改善被测物的检测特性,提高检测灵敏度,需进行化学衍生化。衍生方式包括柱后衍生法和柱前衍生法。柱后衍生法是将样品经离子交换柱分离后进行衍生,柱前衍生法是将样品制成适当的衍生物再进行 HPLC 分离,衍生的结果不仅改善了被测物的检测特性而且改变了分离选择特性,经衍生化的氨基酸可用紫外或荧光检测器检测。据文献报道,用邻苯二甲醛柱前衍生和荧光检测的反相高效液相色谱法测定复方氨基酸注射剂中氨基酸含量,检测限为 pg 水平。用异硫氰酸苯酯柱前衍生;紫外检测的反相 HPLC 定量测定植物中氨基酸含量,检测限为 8.11～13.3pmol/μL。用 2-疏基乙醇-邻苯二醛柱前衍生 HPLC 定量分析氨基酸,邻苯二醛柱前衍生 HPLC 定量分析血浆中氨基酸,均取得了满意的结果。用亚硝酸衍生化,紫外检测的反相 HPLC 定量测定人体内的乙酰半胱氨酸,检测限为 170nmol。用 N-芘基马来酰亚胺修饰 N-乙酰半胱氨酸,得到的衍生物,用荧光检测的反相 HPLC 测定,定量限为 32nmol。此方法可用于定量分析生物样品中的乙酰半胱氨酸,灵敏度明显高于紫外检测的衍生化方法。

其他一些仪器分析方法也可用于氨基酸的含量测定。如杜鸣等在荧光计上附加互相垂直的偏振片消除溶剂散射光的影响和苯丙氨酸的干扰,用偏振荧光光度法同时测定氨基酸注射液及动植物浸出液中酪氨酸和色氨酸的含量。胡国华等以水为参比,在波长 282.0nm(峰)和 285.2nm(谷)处,用二阶导数光谱法测定了脑活素注射液中色氨酸的含量,可消除该注射液中其他成分的干扰。

1. 茚三酮法

茚三酮法是氨基酸定量测定应用最广泛的方法之一。当茚三酮在酸性条件下和氨基酸反应时，氨基酸被氧化分解生成醛，放出氨和二氧化碳，水合茚三酮则成还原型水合茚三酮，然后还原型茚三酮与氨，另一分子茚三酮进一步缩合生成蓝紫色物，最大吸收值的波长为570nm。

此反应为一切 α-氨基酸所共有，反应灵敏，根据反应所生成的蓝紫色深浅，可以测定氨基酸含量。本法可允许的测定范围是 $0.5\sim50\mu g$ 氨基酸。

脯氨酸和羟脯氨酸与茚三酮反应则得到的是黄色生成物，最大吸收值的波长在440nm，在有过量水合茚三酮及加热的条件下，生成物为紫色，最大吸收值在550nm。

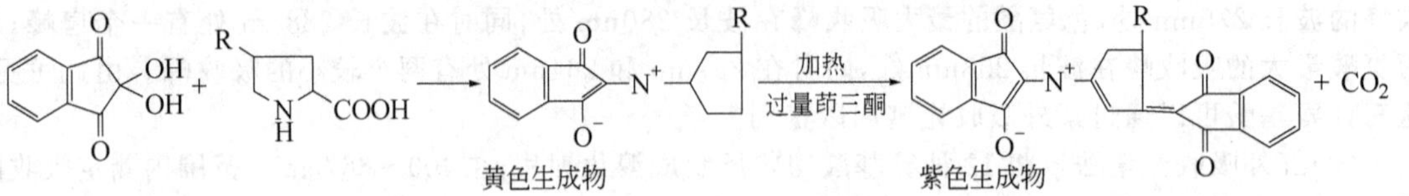

在反应体系中加入氰化钾、乙二醇钾醚可以提高反应灵敏度，并使产生的颜色稳定。

2. 三硝基苯磺酸法

三硝基苯磺酸（TNBS）是定量测定氨基酸的重要试剂之一。TNBS在偏碱性的条件下与氨基酸反应，先形成中间络合物（带有等摩尔 SO_3^{2-}），如下式所示：

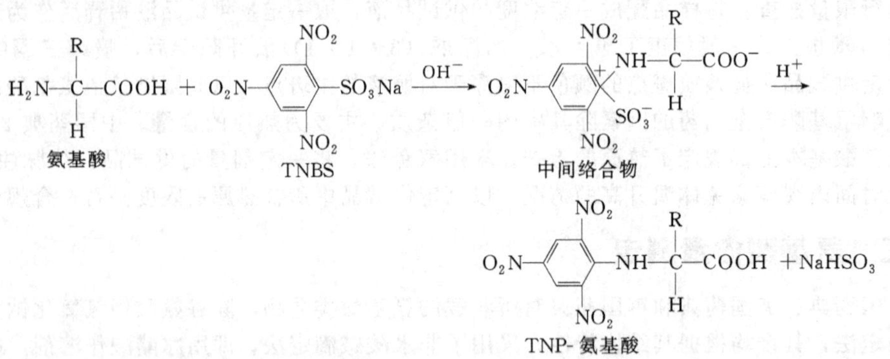

中间络合物在光谱上有两个吸收值相近的高峰，分别位于355nm和420nm附近。然而溶液一旦酸化，中间络合物转化成三硝基苯-氨基酸（TNP-氨基酸），420nm处的吸收值显著下降，而350nm附近的吸收峰则移至340nm处。

利用TNBS与氨基酸反应的这一特性，可在420nm处（偏碱性溶液中）或在340nm（偏酸性溶液中）对氨基酸进行定量测定。此法允许的测定范围是 $0.05\sim0.4\mu mol$ 氨基酸。

3. 铜复合物紫外吸收法

在合适的pH值条件下，2mol α-氨基酸与1mol铜离子形成氨基酸-铜复合物：

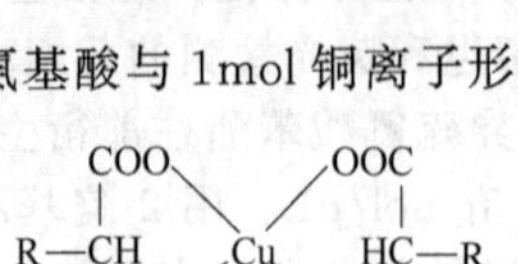

此复合物呈蓝色，除了在620nm有吸收峰外，在230nm有最大吸收，其摩尔吸收系数在230nm处为620nm处的100倍左右，因此利用氨基酸-铜复合物的紫外吸收以进行氨基酸的微量测定。

此法可允许的测定范围是 $50\sim500\mu mol/mL$ 的氨基酸。适用于蛋白质水解速率和水解程度的测定。

4. 甲醛滴定法

氨基酸的—NH_3^+ 基的pK值常在9.0以上，不能用一般指示剂作酸碱滴定测定。然而，甲醛可与氨基酸中不带电荷的氨基相互作用，促使—NH_3^+上的氢离子释放。

$$R-\underset{\underset{NH_2}{|}}{CH}-COO^- + H^+ \xrightarrow{OH^-} 中和$$

$$\downarrow HCHO$$

$$R-\underset{\underset{NHCH_2OH}{|}}{CH}-COO^- \xrightarrow{HCHO} R-\underset{\underset{N(CH_2OH)_2}{|}}{CH}$$

在 pH 值中性和常温条件下，甲醛迅速与氨基酸上的氨基（或亚氨基）结合，使上述平衡向右移动，促进氢离子释放，从而使溶液酸度增加。这样就可用酚酞作指示剂，以氢氧化钠来滴定。每释放出一个氢离子，就相当有一个氨基氮，因而从滴定所用氢氧化钠量可以计算样品中氨基氮的含量，也就可以算出氨基酸的含量。

5. 非水溶液滴定法

氨基酸的非水溶液滴定法是氨基酸在冰醋酸中用高氯酸的标准溶液滴定其含量。根据酸碱质子理论：一切能给出质子的物质为酸，能接受质子的物质为碱。弱碱在酸性溶剂中碱性显得更强，而弱酸在碱性溶剂中酸性显得更强，因此本来在水溶液中不能滴定的弱酸或弱碱，如果选择适当的溶剂使其强度增加，则可以顺利地滴定。氨基酸有氨基和羧基，水中呈现中性，假如在冰醋酸中就显示出碱性，因此可以用高氯酸等强酸进行滴定。

$$R-\underset{\underset{NH_2}{|}}{CH}-COOH + CH_3COOH \rightleftharpoons R-\underset{\underset{NH_3}{\overset{+}{|}}}{C}-COOH + CH_3COO^-$$

$$HClO_4 + CH_3COOH \rightleftharpoons CH_3COOH_2^+ + ClO_4^-$$

$$CH_3COO^- + CH_3COOH_2^+ \rightleftharpoons 2CH_3COOH$$

$$\overline{R-\underset{\underset{NH_2}{|}}{CH}-COOH + HClO_4 \rightleftharpoons R-\underset{\underset{NH_3}{\overset{+}{|}}}{CH}-COOH + ClO_4^-}$$

甘氨酸（glycine）、丝氨酸（serine）、缬氨酸（valine）、亮氨酸（leucine）、精氨酸（arginine）、丙氨酸（alanine）和色氨酸（tryptophen）等氨基酸，因其分子结构中含有氨基，故对其原料药，中国药典和上海市药品标准一般采用在非水溶剂中用高氯酸滴定液测定含量。

6. 双波长分光度法

复方氨基酸注射液中，色氨酸的含量测定有高效液相色谱法、偶合比色法紫外分光法，但这些方法中有的操作繁琐费时，有的酪氨酸有干扰影响。根据双波长分光光度法消除共存组分干扰原理，可不经分离直接测定色氨酸含量，操作简便、准确。

（1）溶剂的选择　氨基酸在氢氧化钠液和盐酸液中虽然均溶解，但紫外光谱不同，见图 10-3。

色氨酸和酪氨酸在氢氧化钠液（0.1mol/L）中稳定，配制后立即测定或放置 24h 吸光度基本不变，另外考虑到酪氨酸的等吸收波长在氢氧化钠液中比在盐酸液中对测定有利，所以选用氢氧化钠液（0.1mol/L）为溶剂。

（2）等吸收波长的选择　复方氨基酸注射液含有 18 种氨基酸，在氢氧化钠液（0.1mol/L）中在 320～280nm 波长范围内，只有色氨酸和酪氨酸有吸光度，只要消除酪氨酸的干扰，就可测定色氨酸含量。由图 10-4 可知酪氨酸在 280nm、303.2nm、260nm 波长处吸光度相等。因 260nm 处苯丙氨酸、半胱氨酸有吸收，所以选用 280nm 与 303.2nm 为等吸收波长，并且在不同浓度等吸收波长位置一致。

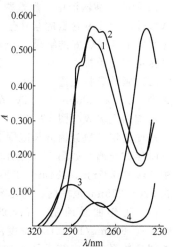

图 10-3　色氨酸和酪氨酸吸收光谱
1,2—分别为色氨酸在 NaOH、
HCl 中的吸收光谱；
3,4—分别为酪氨酸在 NaOH、
HCl 中的吸收光谱

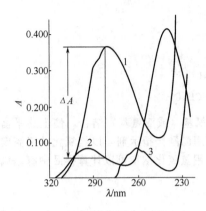

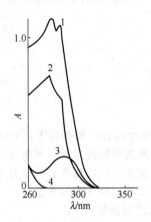

图 10-4　等吸收波长选择
1、2、3 分别为色氨酸、酪氨酸、
苯丙氨酸吸收光谱

图 10-5　Try、Tyr 及其他 16 种
氨基酸混合物的紫外吸收光谱
1—酪氨酸；2—色氨酸；3—18 种氨基酸；
4—其他 16 种氨基酸

　　(3) 标准曲线的绘制　精密称取色氨酸对照品 0.1000g，置 200mL 量瓶中，用氢氧化钠液 (0.1mol/L) 溶解并稀释至刻度，摇匀；精密吸取 1.2mL、2.0mL、3.0mL、4.0mL、5.0mL、6.0mL 置于 100mL 量瓶中，用氢氧化钠液 (0.1mol/L) 稀释至刻度，摇匀，置 1cm 石英池中，以氢氧化钠液 (0.1mol/L) 为空白，在 280nm、303.2nm 处分别测定吸光度，计算吸光度差值，回归方程得 $c = \Delta A - 0.0007/0.2429$，浓度在 0.5～3.0mg/100mL 范围，浓度与吸光度差值呈良好线性关系，符合比耳定律。

　　(4) 样品测定　精密吸取样品 3.0mL，置于 200mL 量瓶中，用氢氧化钠液 (0.1mol/L) 稀释至刻度，摇匀。置 1cm 石英池中，按标准曲线绘制项下吸光度，计算吸光度差，按回归方程计算色氨酸含量。

　　7. 导数分光光度法

　　18 种氨基酸输液中，酪氨酸 (Tyr) 的存在，可干扰色氨酸 (Try) 的测定，使原来测定 14 种氨基酸输液中 Try 含量的紫外分光光度法不能应用。经选择比较，采用导数分光光度法，在紫外分光光度计上获得较好的结果。Try 的平均回收率为 100.2%，变异系数为 0.178%，其他 17 种氨基酸对测定均无干扰。

　　(1) 紫外吸收光谱　Try、Tyr 及其他 16 种氨基酸混合物的 0.1mol/L 氢氧化钠溶液的紫外吸收光谱：Try 在 280nm 处，Tyr 在 292nm 处均有各自的最大吸收，其他 16 种氨基酸在 350～270nm 波长范围内无吸收 (图 10-5)。

　　按此选定导数光谱波长范围为 322～270nm，按导数分光光度法测定 Try、Tyr 的一阶、二阶和三阶导数光谱，如图 10-6 所示一阶、二阶导数光谱不能排除 Tyr 对 Try 的干扰，在三阶导数光谱中 Try 在 287nm、284nm、280nm 有三个导数光谱峰，而 Tyr 及其他 16 种氨基酸的三阶导数光谱在 320～275nm 范围内，均在零线上，因此选定了三阶导数分光光度法。

　　(2) 工作曲线绘制　Try 的 0.1mol/L 氢氧化钠液以导数分光光度法测定三阶导数，在 1.652～6.608mg/100mL 的浓度范围内、在 280nm 波长处，用峰零法量得的振幅值 D 与浓度呈良好的线性关系。测定结果见表 10-1。

表 10-1　Try 浓度与振幅值 D_{280} 的关系

Try 浓度/(mg/100mL)	1.652	3.304	4.956	6.608
$D_{280} y$/cm	0.80	1.60	2.34	3.10

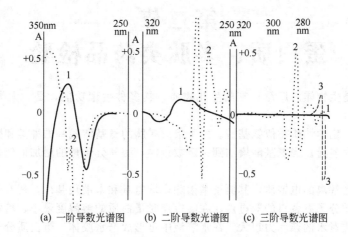

| 350nm | 250 nm | 320 nm | 250 | 320 nm | 300 nm | 280 nm |

(a) 一阶导数光谱图　　　(b) 二阶导数光谱图　　(c) 三阶导数光谱图

图 10-6　Try、Tyr 及其他 16 种氨基酸混合物的一价、二阶及三阶导数分光光谱图

1—Tyr；2—Try；3—其他 16 种氨基酸

$$y = 0.46247x + 0.05, \quad r = 0.9999$$

（3）样品的测定　精密量取 18 种氨基酸输液适量，置 100mL 容量瓶中，加 0.1mol/L 氢氧化钠液至刻度，照上法测定，量出 280nm 波长处的振幅值 D，代入回归方程，计算 Try 的量。

8. 酰胺氮测定法

蛋白质分子内双羧基氨基酸［谷氨酰胺、天（门）冬酰胺］的侧链上的酰胺基。蛋白质总氮的三个组成部分——α-氨基、某些特殊基团上的氮和酰胺氮中，酰胺基上的氮比较容易释放，在较温和或短时间的水解条件下，即可释放完全。由于酰胺氮比总氮少得多，用微量克氏定氮法往往需要消耗较多的样品，所以常常采用微量弥散法。

$$RCONH_2 + 2H_2O \xrightarrow{HCl} RCOOH + NH_4OH$$

酸水解后的蛋白质样品在弥散碟的外室与碱液混合，氨被释放出来，经过弥散，吸收于中央室含有指示剂的酸溶液中。反应完全后，直接在中央室用标定过的盐酸滴定，即可标出酰胺氮的含量。

9. 酸碱滴定法

【示例】　盐酸赖氨酸（lysine）片中赖氨酸的测定

中国药典 2010 版二部规定的方法为：取本品约 0.1g，精密称定，加无水甲酸 3mL 使溶解，加冰醋酸 50mL 与醋酸汞试剂 6mL，照电位滴定法，用高氯酸滴定液（0.1mol/L）滴定，并将滴定结果用空白试验较正。每 1mL 高氯酸滴定液（0.1mol/L）相当于 10.53mg 的 $C_6H_{14}N_4O_2 \cdot HCl$。

10. HPLC 或氨基酸自动分析仪法

对于多种氨基酸配制成的氨基酸注射液，可以用 HPLC 进行含量测定。例如，由 L-亮氨酸（L-leucine）、L-异亮氨酸（L-isoleucine）、L-缬氨酸（L-valine）和亚硫酸钠加注射用水配制而成的三氨基酸注射液-341（triaminoacid injection-341）；由 L-亮氨酸（L-leucine）、L-异亮氨酸（L-isoleucine）、L-缬氨酸（L-valine）、L-天（门）冬氨酸（L-aspartic acid）、谷氨酸（glutamic acid）、L-鸟氨酸（L-ornithine）醋酸盐加注射用水配制而成的六氨基酸注射液 400（hexaminoacid injection 400）均可用各种相应的氨基酸为对照品，用 HPLC 或氨基酸自动分析仪进行测定。

说明：上海市药品标准（1993 年版）中除了上述两种复方氨基酸注射液外，还有由色氨酸（tryptophan）等 9 种氨基酸、11 种氨基酸、14 种氨基酸、15 种氨基酸和 18 种氨基酸组成的复方氨基酸注射液，其中除了色氨酸在 280nm 波长处测定或用双波长测定法测定含量外，其他氨基酸均用各种相应的氨基酸为对照品，以 HPLC 或氨基酸自动分析仪进行测定。

第二节
蛋白质、多肽类药品检验

蛋白质和多肽是生物体内广泛存在的生化物质，具多种生理功能，是一大类非常重要的生化药物。

多肽属小分子，化学性质类似氨基酸。由于组成多肽的氨基酸残基的种类和数量不同，化学性质和生物功能有很大差异。当氨基酸增加到一定数量时，因其分子量的增加而使化学性质倾向于蛋白质。

蛋白质是呈两性解离的电解质，其离子基因除末端氨基和末端羧基外，还有侧链上的酸性或碱性基团，各种蛋白质分子有各自的等电点，在等电点时蛋白质的溶解度最小，稳定性差，易从溶液中沉淀析出。蛋白质对水的亲和力很大，在水溶液中可形成亲水胶体。蛋白质分子构象受热、超声波、紫外光照射等物理因素和酸、碱、重金属、有机溶剂等化学因素的影响而变化，即具有变性作用，变性后失去生物活性和结晶能力，同时黏度、溶解度、沉降系数和扩散系数也会发生变化。

一、定性鉴别

蛋白质类药物可根据其各自的物理、化学性质、生理作用等采用不同的方法（如显色反应、色谱法、动物试验等）进行鉴别。

胰岛素是自猪、牛等食用动物胰脏提取而得的高纯度蛋白质，具降血糖作用，为重要的蛋白质类药物。对胰岛素的鉴别，中国药典 2010 年版收载了两种 HPLC 方法：①用十八烷基硅烷键合硅胶为填充剂（5～10μm）；0.2mol/L 硫酸盐缓冲液（取无水硫酸钠 28.4g，加水溶解后，加磷酸 2.7mL，乙醇胺调节 pH 值至 2.3，加水至 1000mL)-乙腈（74：26）为流动相，柱温为 40℃；检测波长为 214nm。取本品及对照品适量，用 0.01mol/L 盐酸溶液定量稀释制，比较供试品与对照品主峰的保留值。②取本品适量，用 0.1%三氟醋酸溶液制成每 1mL 中含 10mg 的溶液，取 20μL，加 0.2mol/L 三羟甲基氨基甲烷-盐酸缓冲液（pH7.3）20μL、0.1% V8 酶溶液 20μL 与水 140μL，混匀，置 37℃水浴中 2h 后，加磷酸 3μL，作为供试品溶液；另取猪胰岛素对照品适量，同法制备，作为对照品溶液。用十八烷基硅烷键合硅胶为填充剂（5～10μm），以 0.2mol/L 硫酸盐缓冲液（pH=2.3)-乙腈（90：10）为流动相 A，乙腈-水（50：50）为流动相 B，进行梯度洗脱：0～60min，流动相 A 90%，流动相 B10%；60～70min，流动相 A 55%，流动相 B 45%；70min 后，流动相 A 55%，流动相 B 45%。取对照品溶液和供试品溶液各 25μL，分别注入液相色谱仪，记录色谱图，供试品的肽图谱应与对照品的肽图谱一致。

抑肽酶为蛋白酶抑制剂，具有抑制胰蛋白酶、糜蛋白酶及纤维蛋白酶的作用，可利用此性质对其进行鉴别。样品加胰蛋白酶，再加对甲苯磺酰-L-精氨酸甲酯试液，应不显紫红色，用胰蛋白酶作对照，则应显阳性反应。

二、特殊杂质及安全性检查

对蛋白质类药物中所含的一些相关蛋白质杂质的检查一般采用电泳法和液相色谱法。如对胰岛素中有关蛋白质的检查，用聚丙烯酰胺凝胶电泳法，通过配制不同浓度的标准液与供试品液，经电泳后比较供试品与标准品各色带的颜色与位置进行限量检查。胰岛素中所含的大分子蛋白质杂质，中国药典 2010 年版及 EP7.0 用分子排阻色谱填充剂作填料进行分离检查。对细胞色素 C 中的致敏性杂质——大分子蛋白质同样可用此法检查，代替豚鼠试验，控制中间体纯度。

三、效价测定

蛋白质的效价测定较多地采用生物检定法。ChP 采用小鼠血糖法测定胰岛素的效价，在给小鼠注射胰岛素后，以其降低血糖或由此而产生的惊厥作用为反应指标，用适宜的方法如葡萄糖氧化酶——过氧化酶法测定血糖值，能直接反映其降血糖的药理作用。此法用动物少，并为微量反应，反应的指标更接近于临床，设备简单、操作方便，克服了小鼠惊厥法判断指标易受主观因素影响，实验误差较大，专属性差且需特定的恒温设备等缺点。但此方法实验设计统计分析较复杂，计算步骤繁多。

色谱法分析蛋白质和多肽发展很快。20世纪80年代HPLC技术已发展为检测蛋白质结构和纯度的重要分析工具。1985年Smith用RP-HPLC法测定了胰岛素的效价，大大缩短了分析时间，样品用量少，同时还能获得对胰岛素纯度评估必不可少的杂质种类及含量信息。李湛君等对比了RP-HPLC法和在体生物测定法（小鼠血糖法），证明两种方法测定结果基本吻合，差异无显著性意义。

在高纯、单峰胰岛素产品的质量控制中，理化方法可代替生物测定法。BP和USP对人胰岛素的鉴别和效价测定及其中的高分子蛋白、脱氨胰岛素和相关蛋白的限量测定，均采用HPLC法。此外，胰岛素的放射免疫分析法国内外文献均有报道，该法灵敏度高，可达到pg水平；特异性强，样品中的待测物不需提取或纯化，适合于大批量样品的检测，便于标准化、药盒化和自动化。但如样品中存在其他也有免疫活性的物质时，如胰岛素的聚合物和降解物等，待测物的测得值与生物活性不一定一致。在临床上，人体内胰岛素水平测定可以采用1种新的含量测定方法——放射性核素稀释法，即用胰岛素氘化模拟物作内标，免疫亲和色谱分离后，反相HPLC纯化，质谱仪分析，以胰岛素和其氘化模拟物所引起信号的相对强度来确定样本中胰岛素含量，能够测定3~1700pmol/L胰岛素水平。结果显示与标准免疫定量数据有良好的相关性。因为这种定量方法不受胰岛素类物质的免疫干扰，避免了与高胰岛素血症的混淆，具有重要的临床优势。

根据抑肽酶的生物活性作用，结合滴定分析法可测定抑肽酶的效价。其基本原理是：在一定条件（pH8.0，25℃）下，胰蛋白酶使N-苯甲酰-L-精氨酸乙酯（BAEE）水解为N-苯甲酰-L-精氨酸，溶液的pH值下降，加入氢氧化钠试液，使溶液的pH值回复到8.0，水解反应继续进行。在胰蛋白酶溶液中加入抑肽酶，使50%胰蛋白酶的活性被抑制，剩余的胰蛋白酶与N-苯甲酰-L-精氨酸乙酯进行水解反应，用氢氧化钠液滴定释放出的酸，使溶液的pH值始终维持在7.9~8.1。在一定时间内，根据样品消耗的氢氧化钠溶液的体积，算出其活力单位。此法为ChP和BP抑肽酶效价测定的法定方法。

多肽类药品的检验，根据药物的结构和特性，选择适用的测定方法。

【示例1】 苯酪酞（bentiromide）的测定

1. 测定原理

2. 测定方法

取本品约0.5g，精密称定，加中性乙醇（对酚酞指示液呈中性）60mL，振摇，溶解后加酚酞指示液数滴，用氢氧化钠滴定液（0.1mol/L）滴定，即得。

【示例2】 五肽胃泌素的测定

五肽胃泌素分子结构具有很多碳酰基和酰胺基，它在280nm波长处有最大吸收，故《上海市药品标准（1993年版）》将其配成每毫升含50μg的氨水溶液（0.01mol/L），在280nm波长处测定，以$E_{1cm}^{1\%}$为70计算，即得。

【示例3】 抑肽酶效价的测定

本品为广谱肽酶抑制剂，Kunitz与Northrop于1936年首先从牛胰中提得胰蛋白酶抑制剂并从牛的其他组织如肺、颌下腺等中提取到相同的抑制剂。本品有抑制胰蛋白酶、糜蛋白酶及纤维蛋白溶酶的作用。我国于1968年开始生产。

1. 结构与性质

本品是一种小分子蛋白质，由 58 个氨基酸组成，它的一级结构和二级结构均已阐明，其活性中心为赖氨酸，位于分子的顶端。等电点为 pH10.5，在 277nm 波长处有最大吸收。本品性质较稳定，在生理盐水中可保持 1 年以上。高温下，在中性或酸性介质中稳定。在强碱（pH12）介质中，分子结构发生不可逆变化。

2. 效价测定

抑肽酶效价测定法有分光光度法、比色法及容量分析法等。现国内外均采用容量分析方法，但单位表示各异。

（1）试液的制备

① 底物溶液的制备　取 N-苯甲酰-L-精氨酸乙酸盐 171.3mg，加水溶解并稀释至 25ml。临用时配制。

② 胰蛋白酶对照品溶液的制备　精密称取胰蛋白酶对照品适量，用盐酸液（0.001mol/L）制成每 1mL 中约含 50FIP 单位（约每 1mL 中含 1mg）的溶液，临用时配制并置于冷处。

③ 胰蛋白酶对照品稀释液的制备　精密量取胰蛋白酶对照品溶液 1mL，用硼砂氯化钙缓冲液（pH8.0）稀释至 20mL。

④ 供试品溶液的制备　精密称取本品适量，加硼砂氯化钙缓冲液（pH8.0）制成每 1mL 中约含 100FIP 单位（约每 1mL 中含 0.6mg）的溶液，精密量取 0.5mL，加胰蛋白酶对照品溶液 2mL，再用硼砂氯化钙缓冲液（pH8.0）稀释至 20mL，反应 10min 后，立即测定。

（2）容量分析法的基本原理　在一定条件（pH8.0，25℃）下，胰蛋白酶使 N-苯甲酰-L-精氨酸乙酯（N-benzoyl-L-arginin-ethyl-ester，BAEE）水解为 N-苯甲酰-L-精氨酸，溶液的 pH 值下降，加入氢氧化钠液后，使溶液 pH 值回复到 8.0，水解反应继续进行。在胰蛋白酶溶液中加入抑肽酶，使 50%胰蛋白酶的活性被抑制，剩余的胰蛋白酶与 N-苯甲酰-L-精氨酸乙酯进行水解反应，用氢氧化钠液滴定释放出的酸，使溶液的 pH 值始终维持在 7.9～8.1。在一定时间内，根据样品消耗的氢氧化钠液的体积，算出其活力单位。

（3）测定方法　取硼砂氯钙缓冲液（pH 值为 8.0）9.0mL 与底物溶液 1.0mL，置 25mL 烧杯中，于 250.5 恒温水浴中。在搅拌下滴加氢氧化钠液（0.1mol/L），并用 pH 计调节溶液的 pH 值为 8.0，精密加入供试品溶液 1mL 并立即计时，用 1mL 微量滴定管以氢氧化钠液（0.1mol/L）滴定释放出的酸，使溶液的 pH 值始终维持在 7.0～8.1，每隔 1min 读取 pH 值恰为 8.0 时所消耗的氢氧化钠的体积，共 6min。另取胰蛋白酶对照品稀释液 1mL，按上法操作，作为空白对照。以时间为横坐标，消耗的氢氧化钠体积为纵坐标作图，应为一直线。求出每分钟消耗氢氧化钠溶液（0.1mol/L）的体积，按下式计算结果。

$$每毫克抑肽酶的单位数 KIU = \frac{(2 \times V - V_1) \times 100 \times 30}{P}$$

式中　V——胰蛋白酶对照品稀释液每分钟消耗氢氧化钠滴定液（0.1mol/L）的体积，mL；

V_1——供试品溶液每分钟消耗氢氧化钠滴定液（0.1mol/L）的体积，mL；

30——FIP 单位转化成 KIU 的换算因子；

P——滴定液中抑肽酶的量，mg。

每分钟能水解一个微克分子的 N-苯甲酰-L-精氨酸乙酯为一个胰蛋白酶单位（FIP 单位）的活力称为一个抑肽酶活力单位（FIP 单位）。

【示例 4】　胰岛素的测定

本品为自猪牛等食用动物胰脏提取而得的高纯度蛋白质，是胰脏细胞分泌的激素，能降低血糖，为重要的蛋白质类药品。

（一）结构与性质

本品为五十一肽，相对分子质量约 6000。晶体胰岛素含锌约 0.4%。等电点 5.30～5.35。在 pH 值为 2.5、pH 值为 3.5 微酸溶液中稳定，微碱溶液中不稳定，遇蛋白酶、强酸、强碱均能破坏。

（二）效价测定

胰岛素效价检测方法较多，目前各国药典比较普遍采用的是生物检测法。胰岛素的生物检定法均以其降低血糖或由此引起的惊厥作用力反应指标。近年来国内外对一些新的检测方法如高效液相色谱法、免疫火箭电泳法和放射受体分析法的研究取得很大进展，显示出其优越性。

1. 生物检测法

（1）兔血糖法　1922 年 Banting 等建立了兔血糖法。此法是将胰岛素标准品和供试品分别注入家兔皮下，比较两者，使家兔血糖降低的程度来决定供试品效价。后逐步改进建立了比较完整的测定方法。其优点是直接测定胰岛素降糖作用与其临床药理作用相一致，因做交叉实验结果重现性好。缺点是操作烦琐，用动物较多，费时。国内外对此法进行了大量研究，对动物要求注射途径和血糖测定方法等方面做了不少工作，更主要的是注射后取血时间和实验设计方面的研究，这关系到实验的精密度和重现性。

（2）小鼠惊厥法　早在 1932 年此法就被收载在英国药典上，后经一些改进，迄今一直沿用。我国药典 1985 版曾采用此法。此法优点是操作简便，2h 内即可得到结果。但所需动物多，且需一定恒温设备，数据处理烦琐。

（3）小鼠血糖法　近年来人们研究用小鼠血糖法测定胰岛素的效价。此法用动物少并为微量反应，反应的指标更接近于临床，设备简单，操作方便与兔血糖法和小鼠惊厥法相比有一定优越性。此法被许多国家药典所收载。小鼠血糖法原理是比较胰岛素标准品（S）与供试品（T）引起小鼠血糖下降的作用。以测定供试品的效价。其方法如下。

① 标准品溶液的制备　精密称取胰岛素标准品适量，按标示效价，加入每 100mL 中含有苯酚 0.2g 并用盐酸调节 pH 值为 2.5 的 0.9％氯化钠溶液，使溶解成每 1mL 中含 20 单位的溶液，4～8℃贮存，以不超过 5 天为宜。

② 标准品稀释液的制备　试验当日，精密量取标准品溶液适量，按高低剂量组（d_{s_2}、d_{s_1}）加 0.9％氯化钠溶液（pH2.5）制成两种浓度的稀释液，高低剂量的比值（r）不得大于 1∶0.5。高浓度稀释液一般可制成每 1mL 含 0.06～0.12 单位，调节剂量使低剂量能引起血糖明显下降，高剂量不致引起血糖过度降低，高低剂量间引起的血糖下降有明显差别。

③ 供试品溶液与稀释液的制备　按供试品的标示量或估计效价（A_T），照标准品溶液与其稀释液的制备法制成高、低两种浓度的稀释液，其比值（r）应与标准品相等，供试品与标准品高低剂量所致的反应平均值应相近。

④ 测定法　取健康合格、同一来源、同一性别、出生日期相近的成年小鼠，体重相差不得超过 3g，按体重随机等分成 4 组，每组不少于 10 只，逐只编号，各组小鼠分别自皮下注入一种浓度的标准品或供试品稀释液，每鼠 0.2～0.3mL，但各鼠的注射体积（mL）应相等。注射后 40min，按给药顺序分别自眼静脉丛采血，用适宜的方法（如葡萄糖氧化酶-过氧化酶法）测定血糖值。第一次给药后间隔至少 3h，按双交叉设计，对每组的各鼠进行第二次给药，并测定给药后 40min 的血糖值。照生物检定统计法中量反应平行线测定双交叉设计法计算效价及实验误差。

本法的可信限率（FL％）不得大于 25％。

2. 放射免疫分析法（放免法）和放射受体分析法

（1）放射免疫分析法　胰岛素放免测定的方法众多，国外已有较多报道。放免法与其他分析方法（如生物学、化学法）相比有明显的优点。灵敏度高，一般能达到 ng、pg 甚至 fg 的水平；特异性强，样品中的待测物质无需提取或纯化简便，可大批检测样品，省人力，便于标准化、药盒化和自动化等。但用放免法测定胰岛素制剂的纯度不理想。因为样品需高度稀释容易出现误差，另外胰岛素的聚合物和降解物也有免疫活性，故测得值与生物活性不一定一致。

（2）放射受体分析法　此法原理与放免法基本一致；胰岛素与受体结合有饱和性。将放射性同位素碘标记胰岛素（碘化胺化素）后与受体结合。天然胰岛素可以取代与受体结合的碘化胰岛素，当碘化胰岛素与受体的量固定时，碘化胰岛素-受体复合物就随天然胰岛素浓度的增加而减少，并呈一定函数关系。此法与小鼠惊厥法测定结果基本相符，但仍存在一定问题，需进一步研究。

3. 理化测定方法

生物检测法存在一些缺点如耗费大量动物费时费事，可信限范围大等。近年来发展起来的一些简便的理化测定方法在一定程度上克服了生物检测法中的不足之处，现分述如下。

（1）紫外分光光度法　1986年黄小壁等应用UV法测定了注射用胰岛素和胰岛素结晶原料的含量。此法在给定的条件下具有操作简便，标准曲线的线性重复性好，相关性好；回收率高等优点，便于推广应用。所测结果与生物测定法基本符合。但本法不能用于胰岛素注射液的检测，因制剂中所含苯酚干扰测定。亦不适于因物理、化学因素影响致失活样品的检测。

（2）火箭电泳法　用免疫火箭电泳测定法检测胰岛素。此种方法具有操作简便，灵敏度高，重复性好以及实验周期短等特点。因本法具有很强的特异性，不受其他组分的干扰，特别适用于胰岛素工业生产的中间检测。

（3）高效液相色谱法　用色谱法检测胰岛素是从20世纪50年代开始的，迄今已有很大的发展。1985年Smith等用RP-HPLC法。以标准样峰面积对效力的换算因数法对其试样峰面积对应的效力进行计算，从而测定了胰岛素的效价。此法样品用量少，并可批量检测，时间仅为生物检测法的1/60，同时还能获得对胰岛素纯度评估必不可少的杂质种类及含量的信息。

胰岛素含量高效液相色谱测定法如下：

① 色谱条件与系统适用性试验　用十八烷基硅烷键合硅胶为填充剂（5～10μm）；以0.2mol/L硫酸盐缓冲液（取无水硫酸钠28.4g，加水溶解，加磷酸2.7mL，乙醇胺调节pH值至2.3，加水至1000mL)-乙腈（74∶26）为流动相；柱温40℃；检测波长为214nm。取系统适用性试验溶液20μL（取胰岛素对照品，用0.01mol/L盐酸溶液制成每1mL中约含40单位的溶液，室温放置至少24h），注入液相色谱仪，记录色谱图，胰岛素峰和A_{21}脱氨胰岛素峰（与胰岛素峰的相对保留时间约为1.2）之间的分离度应不小于1.8，拖尾因子应不大于1.8。

② 测定法　取本品适量，精密称定，加0.01mol/L盐酸溶液溶解并定量稀释制成每1mL中约含40单位的溶液（临用新制，2～4℃保存，48h内使用）。精密量取20μL注入液相色谱仪，记录色谱图；另取胰岛素对照品适量，同法测定。按外标法以胰岛素峰面积与A_{21}脱氨胰岛素峰面积之和计算，即得。

（三）蛋白质类药品检验

蛋白质类药物有很多，视蛋白质的性质和结构选用不同的测定方法。

【示例1】 定氮法测定人胎盘蛋白质

测定方法　精密称取一定量的人胎盘，用滤纸包裹后，投入500mL凯氏烧瓶中，加入硫酸钾10g，硫酸铜粉末0.5g，再沿瓶壁缓缓加入硫酸20mL。在凯氏烧瓶口放一小漏斗，并使烧瓶成45℃斜置，用直火缓缓加热，使溶液的温度保持在沸点以下。等沸腾停止，强热至沸腾，等溶液成澄明的绿色后，继续加热30min放冷。沿瓶壁缓缓加水250mL，振摇，使混合，放冷后加40％氢氧化钠溶液75mL。注意使沿瓶壁流至瓶底，成一液层。加锌粒数粒，用氮气球将凯氏烧瓶与冷凝管连接。另取2％硼酸溶液50mL，置500mL锥形瓶中，加甲基红-溴甲酚绿混合指示液10滴，将冷凝管的下端插入硼酸溶液的液面下，轻轻转动凯氏烧瓶，使溶液混合均匀，加热蒸馏至接收液的总体积约为250mL。将冷凝管的尖端提出液面，使蒸汽冲洗约1min，用水淋洗尖端后停止蒸馏，馏出液用硫酸滴定液（0.05mol/L）滴定至溶液由蓝绿色变灰紫色，并将测定结果用空白试验校正，每毫升的硫酸滴定液（0.05mol/L）相当于1.401mg氮。一般人胎盘中含氮量为12％左右。

【示例2】 旋光光度法测定人血丙种球蛋白含量

人血丙种球蛋白是广泛用于临床的一种血液制剂，是一种有效的预防和治疗疾病的常用药。国内外药典均予以收载，其含量测定方法均采用经典的凯氏定氮法，操作较费时费事。用旋光光度法测定人血丙种球蛋白含量操作简便，快速，回收率好，测定结果与定氮法基本一致。

（1）测定条件　人血丙种球蛋白为左旋性物质。采用钠光谱D线，波长为589nm，测定管长1dm，容量5mL。室温条件下进行，积分时间1s，以0.3mol/L的甘氨酸（旋光度值为0.001～

0.003）作为空白校正。

（2）标准曲线的绘制　精密量取人血丙种球蛋白溶液适量，用 0.3mol/L 的甘氨酸溶液准确配制成每 1mL 含蛋白 20mg、40mg、60mg、80mg、100mg，5 份系列溶液，分别测定旋光度值求线性回归方程。

（3）供试品测定　将供试品用 0.3mol/L 甘氨酸溶液配成 20～100mg/mL 溶液，直接测定旋光度，以回归方程计算含量。

【示例3】　醋酸纤维素薄膜电泳法测定人血白蛋白的纯度

（1）电泳　先将膜条（2cm×8cm）粗糙面向下，浸入巴比妥缓冲液（pH6.8）中，浸透完全后，取出，用滤纸吸取多余的缓冲液，将膜条粗糙面向上，放在电泳支架的桥下（或桥上）于膜上距负极端 2cm 处直线状滴加白质含量约 5% 的供试液 2～3μL，通电，电流在 0.4～0.6mA/cm，同时取新鲜人血清作对照，电泳时间以白蛋白与丙种球蛋白之间的展开距离达 2～4cm 为佳。

（2）染色　电泳后将膜条浸于染色液（取氨基黑 10B 0.5g，溶于甲醇 50mL、冰醋酸 10mL 及蒸馏水 40mL 的混合液中）2～3min，然后用漂洗液（冰醋酸 5mL，乙醇 45mL，加蒸馏水 50mL 制成）反复漂洗至底色完全洗净。

（3）透明薄膜制备　将漂洗并干燥后的膜条浸于透明液（由冰醋酸 25mL 加无水乙醇 75mL 混匀制成）至全部浸透为止，取出，平铺于洁净的玻璃板上，干后成透明薄膜，可供扫描法测定和作标本长期保存。

（4）测定方法

① 洗脱法　将漂洗净的膜条用滤纸吸干，与正常人血清的电泳图谱作对照，剪下白蛋白（或丙种球蛋白）带 A 及其他杂蛋白区带 B，分别浸于 5mL 氢氧化钠溶液（0.2mol/L）中，振摇数次，至色泽完全浸出后，于 620nm 波长处测其吸光度。在相同条件下以无蛋白质部分的膜条（其长度分别同 A 和 B）作空白对照，供试品中白蛋白（或丙种球蛋白）的质量分数以下列公式计算。

$$质量分数 = \frac{A 的吸光度 - A 空白的吸光度}{(A 的吸光度 - A 空白的吸光度) + (B 的吸光度 - B 空白的吸光度)} \times 100\%$$

② 扫描法　将干燥的供试品醋酸纤维素薄膜电泳图放入自动光密度扫描仪。通过透射（已透明薄膜）或反射（未透明薄膜）测定各蛋白质电泳区带的吸光度，并计算出供试品中的白蛋白（或丙种球蛋白）的质量分数。

【示例4】　生物检测法测定硫酸鱼精蛋白的效价

本法系比较肝素标准品与供试品延长新鲜兔血或猪、兔血浆凝结时间的程度，以测定供试品的效价。其方法如下。

（1）肝素标准溶液的配制　精密称取肝素标准品适量，按标示效价加 0.9% 氯化钠溶液溶解，使成几种不同浓度的溶液，两种相邻浓度的溶液每毫升所含肝素单位数相差应相等，且不超过 5 个U，一般可配成每毫升含 85U、90U、95U、100U、105U、110U、115U、120U、125U 的溶液。

（2）供试溶液的配制　供试品如为粉末，精密称取适量，按干燥品计算，加 0.9% 氯化钠溶液溶解使成每毫升含 1mg 的溶液。供试品如为注射液，则按标示量加 0.9% 氯化钠溶液稀释至同样浓度。

（3）血浆的制备　迅速收集兔或猪血置于预先放有 8% 枸橼酸钠溶液的容器中，枸橼酸钠溶液与血液容积之比为 1:19，边收集边轻轻振摇，混匀，迅速离心约 20min（离心力不超过 1500g 为宜，g 为重力常数），立即分出血浆，分成若干份，并分装于适宜的容器中，低温冻结贮存。临用时置（37±0.5）℃ 水浴中融化，用两层纱布滤过，使用过程中在 4～8℃ 放置。

（4）检查方法　取管径均匀（0.8cm×3.8cm）清洁干燥的小试管 8 支，第 1 管和第 8 管为空白对照管，加入 0.9% 氯化钠溶液 0.2mL，第 2～7 管为供试品管，每管均加入供试溶液 0.1mL，再每管分别加入上述同一浓度的肝素标准稀释液 0.1mL，立即混匀。取刚抽出的兔血适量，分别加入上述 8 支试管内，每管 0.8mL，立即混匀，避免产生气泡，并开始计算时间，将小试管置（37±0.5）℃ 恒温水浴中，从采血时起至小试管放入恒温水浴的时间不得超过 2min。如用血浆，则分别于上述各管中加入 0.7mL 的血浆、置（37±0.5)℃恒温水浴中预热 5～10min，每管分别加入 1％氯化钙溶液 0.1mL，立即混匀，避免产生气泡，并开始计算时间，观察并记录各管凝结时间。

（5）结果判断　两支对照管的凝结时间相差不得超过 1.35 倍。在供试品管的凝结时间不超过两支对照管平均凝结时间 150％的各管中，以肝素浓度最高的一管为终点管。同样重复 5 次，5 次试验测得终点管的肝素浓度相差不得大于 10 个 U。5 次结果的平均值即为硫酸鱼精蛋白供试品（干燥品）1mg 肝素的单位数。

【示例 5】　生物检测法测定缩宫素的效价

本法系比较垂体后叶标准品与供试品引起离体大鼠子宫收缩的作用，以测定供试品的效价。其方法如下。

（1）标准溶液的配制　迅速精密称取垂体后叶标准品适量，注意避免吸潮，先加少量 0.25％醋酸溶液，仔细研磨，移置大试管中，再精密加 0.25％醋酸溶液，使成每毫升含缩宫素 1U 的溶液。管口轻放一玻璃塞，浸入沸水中，时时振摇，加热 5min 取出，迅速冷却，过滤，滤液分装于适宜的容器内，4～8℃贮存，如无沉淀析出可在 3 个月内使用。

（2）标准稀释液的配制　精密量取标准溶液适量，按高低剂量组（d_{s_2}、d_{s_1}）加 0.9％氯化钠溶液配成两种浓度的稀释液，一般高浓度稀释液可配成每毫升含 0.01～0.02U，高低剂量的比值（f）一般不得大于 1：0.7。调节剂量使低剂量能引起子宫收缩，一般在 20～50mm；高剂量应不致使子宫收缩达到极限，一般为 50～85mm，且高低剂量所致子宫的收缩应有明显的差别。

（3）供试溶液与稀释液的配制　按供试品的标示量或估计效价（A_T）照标浓溶液与其稀释液的配制法配成高低两种浓度的稀释液，其比值（r）应与标准稀释液相等；供试品和标准品高低剂量所致的反应均值应相近。

（4）子宫肌营养液的配制　取氯化钠 9g，氯化钾 0.42g，氯化钙（按无水物计）0.06g 与葡萄糖 0.5g，加水 700mL 使溶解，另取碳酸氢钠 0.5g，加水约 200mL 溶解后，缓缓倾注于前一溶液中，随加随搅拌，最后加水使成 1000mL。

（5）供试动物的选取　取健康无伤的成年雌性大鼠，断乳后即与雄鼠隔离，出生后不超过 3 个月，体重 160～240g。试验当日选择阴道涂片，在动情前期的动物也可用雌性激素处理，使子宫涂片为动情前期或动情期的动物。

（6）检查方法　取选定的大鼠迅速处死，剖腹取出子宫，仔细分离附在子宫肌上的结缔组织，注意避免围牵拉使子宫受损。在子宫分叉处剪下左右 2 条，取一条将其下端固定于离体器官恒温水浴装置的浴杯底部，上端用线与记录装置相连，以描记子宫收缩；浴杯中加入一定量的子宫肌营养液 30～50mL，连续通入适量空气，营养液应调节至 31～35℃之间并保持恒温（±0.5℃）。子宫放入浴杯后，静置 15min，按次序准确注入等体积的标准溶液或供试溶液两种浓度的稀释液 0.3～0.8mL，待子宫肌收缩至最高点开始松弛时（60～90s）放去营养液，并用营养液洗涤 1 次，再加入等量营养液，静置。相邻 2 次给药的间隔时间应相等（3～5min），每次给药应在前一次反应恢复稳定以后进行。标准稀释液和供试稀释液各取高低两个剂量（d_{s_2}、d_{s_1}、d_{T_2}、d_{T_1}）为一组，按随机分组设计的次序轮流注入，每组 4 个剂量，重复 4～6 组。测量各剂量所致子宫收缩的高度，照生物检定统计法中的量反应平行线测定法，计算效价及实验误差。

（何华）

第十一章

酶类药品检验

第一节
酶的分离纯化

要研究或使用一个酶，就得采用分离纯化方法得到它。酶分离纯化工作是酶类药品研究的重要组成部分。

一、常用的方法与技术

酶的化学本质是蛋白质，所以用于蛋白质的分离纯化方法一般适用于酶的分离纯化。此外，酶是具有催化功能的蛋白质，因此根据酶与底物、底物结构类似物、辅助因子、抑制剂等的特异亲和力，可发展酶独特的亲和色谱技术。所有的分离纯化方法，都是根据被分离物质间不同的物理、化学和生物学性质的差异而设计出来的。用于酶分离纯化工作中的主要方法可概括为表 11-1。

表 11-1   用于酶分离纯化的主要方法

物质间性质的差异	设计的分离纯化方法	物质间性质的差异	设计的分离纯化方法
溶解度的差异	盐析法 PEG 沉淀法 有机溶剂沉淀法 等电点沉淀法	分子大小和形状的差异	凝胶过滤法 超滤法 透析法 离心法
热稳定性的差异	热处理沉淀法	亲和力的差异	亲和层析法
电荷性质的差异	离子交换层析法 电泳法	疏水作用的差异	疏水层析法
		分配系数的差异	双水相系统萃取法

1. 沉淀法

沉淀法多种多样，常用的有盐析法、PEG 沉淀法、等电点沉淀法、有机溶剂沉淀法、热变性沉淀法等。

(1) 盐析法   一般蛋白质在低离子强度介质中表现为盐溶，而在高离子强度介质中表现为盐析，但不同的蛋白质盐析所需的离子强度不同。盐析法就是建立在此原理上的一种简便有效的分离方法。

硫酸铵是最常用的盐，因其在水中溶解度大，且受温度影响小，对酶不仅无害处，而且还起稳定作用，分级效果较好且价廉易得。可采用：①加固体粉末盐；②加饱和盐溶液；③对浓盐溶液进行透析等方式。一般对于大体积样品采用①法，对于小体积样品采用②或③法。通常色谱洗脱液蛋白质浓度低（0.01~0.1mg/mL），采用③方式沉淀蛋白质很方便。

硫酸铵沉淀蛋白质的效果与蛋白质的浓度、介质的 pH 值、温度有关。蛋白质浓度越高，pH 值越接近 pI；温度越高，用的盐就越少。由于硫酸铵溶于水中 pH 值接近 5，所以加硫酸铵过程中应考虑样品液 pH 值的调整。分离某个酶所需的硫酸铵浓度，可依据预试获得。一般选两个浓度，加低浓度盐除去杂蛋白沉淀，再加高浓度盐获得目的酶沉淀。应注意，约 3.8mol/L 的硫酸铵饱和溶液会从空气中吸收水分而改变浓度。

（2）PEG 沉淀法　虽然不少有机高分子聚合物可沉淀蛋白质，但有实用价值的并不多见。聚乙二醇（polyethyleneglycol，PEG）是水溶性非离子型聚合物，其分子式为 $HO—(CH_2—CH_2—O—)_nH$，$n>4$，常记作 PEG-XX，XX 表示平均分子量。用 PEG 分离蛋白质与用硫酸铵一样有效，且 PEG 对蛋白质的活性构象起稳定作用，所以近年来被广泛用作蛋白质分离的有效沉淀剂。

各种型号的 PEG 都可沉淀蛋白质，分子量越高的 PEG 用量越少。如沉淀 20mg/mL 人血清白蛋白溶液中 95% 的蛋白质，需 10% PEG-20000，12% PEG-6000，15% PEG-4000，24% PEG-1000，33% PEG-600 和 39% PEG-400。PEG 分子量过高，如 PEG-20000，其溶液黏度太大，操作不方便。低分子量 PEG 虽然要较高浓度才能沉淀蛋白质，但其选择性更强。酶分离工作中常用 PEG-4000 和 PEG-6000。

PEG 对蛋白质的沉淀作用，除与 PEG 的聚合度和浓度有关外，还与蛋白质的分子量和浓度以及介质的 pH 值、离子强度和温度有关。沉淀分子量大的蛋白质，比沉淀分子量小的蛋白质需用的 PEG 要少。蛋白质浓度高时，沉淀下同一比例的蛋白质所需的 PEG 少。一般蛋白质浓度最好控制在 10mg/mL 以下。如蛋白质浓度过高，会使沉淀的分辨力降低。一般在 0～30℃ 范围内使用 PEG 沉淀法，20℃ 时其分辨率最高。pH 值越接近 pI，则沉淀该蛋白所需的 PEG 越少。在胰凝乳蛋白酶自身聚合的条件（pH 值为 8.5、低离子强度）下，用 10%～20% 的 PEG-4000 可沉淀该酶。

PEG 可以固体或溶液的形式加入样品中。常用 50% 的 PEG 溶液，注意它也会从空气中吸收水分而被稀释。

（3）有机溶剂沉淀法和等电点沉淀法　随着有机溶剂的加入，介质的介电常数下降，使蛋白质分子间静电作用力增强；同时有机溶剂还可降低蛋白质分子表面的水合程度，从而导致蛋白质溶解度下降，直至最后沉淀下来。最常使用的有机溶剂是乙醇、丙酮等。由于有机溶剂能使酶变性，一般应在低温下操作。同时宜加入适量中性盐，可增加蛋白质溶解度，降低变性作用，并提高分级效果。某些蛋白质可与多价金属离子（如 Cu^{2+}、Zn^{2+} 等）结合而降低在有机溶剂中的溶解度，利用此特性可节省有机溶剂用量。使用有机溶剂沉淀法有两种方式：其一用乙醇或丙酮分级沉淀目的酶。其二，若目的酶在有机溶剂中稳定性强，可采用变性杂蛋白方式，使酶得到初步纯化。

当介质的 pH 值与某蛋白质的等电点（pI）相等，该蛋白质分子间的排斥力最小，其溶解度亦最小，易于沉淀。因此可通过调节介质 pH 值，把目的酶与杂蛋白分开。此种沉淀法亦受介质离子强度等因素的影响。由于蛋白质在 pI 附近一定范围的 pH 值下都可发生沉淀，只是沉淀的程度很不一样，再者相当多的蛋白质的 pI 点很靠近，所以该法的分组效果和回收率均不理想，一般只用在酶的粗分离阶段。

（4）热变性沉淀法　这是一种条件剧烈的方法。如目的酶对热敏感，则不可使用。因多数蛋白质都易热变性，对一个热稳定酶（如铜锌超氧化物歧化酶、酵母脱氢酶等），常利用这一特性，通过控制一定温度的处理，可使大量的杂蛋白变性沉淀而被除去，提纯效果很好。近来采用添加酶的辅助因子、底物等，使目的酶的热变性温度提高，既可保护目的酶，又可除去更多的杂蛋白。

热处理操作应十分小心，要搅拌良好，防止局部过热；一般在变性温度下保持一定时间后，用冰迅速冷却。

若目的酶对极端条件的 pH 值或温度或有机溶剂具有不寻常的稳定性，在设计分离纯化工艺中应尽早利用这些特性，有利于迅速除去大多数杂蛋白，且酶的回收率亦较好。

2. 色谱法

色谱法各式各样。酶纯化工作中常用的有：分子筛色谱、离子交换色谱、亲和色谱、疏水色谱、吸附色谱等。

（1）凝胶过滤色谱　此法具有条件温和，操作简便，色谱柱可反复使用。无需再生处理等优点。可用于蛋白质分子量的测定。

交联葡聚糖凝胶、琼脂糖凝胶、聚丙烯酰胺凝胶等多种具有一定孔径的多孔材料，均可作为凝胶过滤色谱的固定相。

Sephadcx 是瑞典 Pharmacia Fine Chemicals 公司生产的交联葡聚糖的商品名称。有多种型号。Sephacryl 是用 N,N-亚甲双丙烯酰胺交联的葡聚糖凝胶的商品名称。它比 Sephadex 的机械稳定性高，可承受更高的流体压力。这两种凝胶都含有游离的羧基，因此样品缓冲液中至少应含 0.02mol/L 的盐，以防止凝胶吸附蛋白质样品。这两种凝胶对芳香基团和金属离子 Cu^{2+} 和 Fe^{2+} 都具有亲和力。

用作分子筛的聚丙烯酰胺凝胶的商品名称是 Bio-Gel（Bio-Red 公司产品）。Bio-Gel P-100 对分子量 13000～68000Da 之间的蛋白质有最适分辨率，可分辨出分子量只相差 5000Da 的蛋白质。

琼脂糖凝胶商品是以湿的状态提供，不能干燥和重新溶胀。它们应在 pH 值为 4.5～9.0 范围内使用。Sepharose CL 是用 2,3-二溴丙醇交联 Sepharose 得到的，比 Seplarose 的温度和化学稳定性强。它可经高压灭菌而不丧失其色谱特性。

Ultrogel 是在琼脂糖凝胶颗粒内部聚合丙烯酰胺制备而成。这两种成分相互独立，并未化学连接。这种凝胶机械稳定性好，但流速受一定限制。

Fractogel TSK 是一种合成的亲水乙烯基凝胶过滤材料，仅由 C、H、O 原子组成。这种凝胶即使孔径很大也有高的机械稳定性，对微生物分解作用有高抗性，并且在 pH 值为 1～14 都具有化学稳定性。蛋白质变性剂，如脲、盐酸胍和 SDS 对其性能影响也很小。

（2）离子交换色谱　蛋白质是两性电解质。不同蛋白质由于其 pI 不同，在同一种 pH 值介质中电离状况会不同，分子所带电荷的种类和数量就不同，与离子交换剂的静电吸附能力亦不同。通过上样吸附和改变离子强度或 pH 值解吸洗脱。可使蛋白质依据其静电吸附能力由弱到强的顺序而分离开来。这就是离子交换色谱法。它是一个重要而广泛应用的方法。

用作离子交换剂基质（matrix）的物质有多种，如葡聚糖凝胶、琼脂糖凝胶、纤维素、聚丙烯酰胺凝胶、合成树脂等。在酶纯化工作中，前三种基质最常用。葡聚糖凝胶和琼脂糖凝胶比纤维素的交换容量大，且颗粒大小一致，其商品不需洗涤。纤维素（cellulose）需洗涤除杂质，并应除去小颗粒以保证有良好的流速。Bio-Gel A 和 Sepharose CL 不随 pH 值或离子强度的改变而膨胀或收缩，但纤维素会受其影响。

用于酶纯化工作中的离子交换剂很多，分为阳离子交换剂和阴离子交换剂两大类，二乙基氨基乙基（diethylaminoethyl，DEAE）基团常用于分离中性或酸性蛋白质。高于 pH 值为 9 时，需用三乙基氨基乙基（triethylaminoethyl，TEAE）基团。中性或碱性蛋白质常用羧甲基纤维素（carboxy-methyl，CM）色谱分离。低于 pH 值为 3 时，需用磺酸乙基（sulphoethyt，SE）或磺酸丙基（sul-phopropyl，SP）基团。磷酸纤维素（phosphocellulose）更复杂，当 pH 从 5 升至 9 时，它的电荷由 1 个变为 2 个。

色谱柱大小一般应满足 $1cm^3$ 柱体积/10mg 蛋白质。一般用约为 5 倍柱体积的洗脱液进行线性梯度洗脱。

某些特殊情况下，使目的酶不吸附于柱上，而在上样时直接从柱中流出，可能更有利于除去杂蛋白。若目的酶与离子交换剂有强烈的吸附力，可将离子交换剂直接加入待分离样品中，轻轻搅拌至少 1h，静置使离子交换剂沉淀，倾去上清液，在滤器中对沉淀进行充分洗涤，再将沉淀装入色谱柱，用含高浓度盐的缓冲液进行线性或阶梯式梯度洗脱。

从普通离子交换色谱发展出一种叫亲和洗脱色谱的方法，此法利用底物或酶的其他配体能改变酶与离子交换剂的结合力，从而达到将目的酶与其他蛋白质分离的目的。此法简便、经济、实用，在某些方面还优于亲和色谱法。

（3）亲和色谱　亲和色谱是吸附色谱的最新发展。亲和色谱就是将配体共价连接到基质上，用此种基质填充成层析柱，利用配体与对应的生物大分子（目的物）的专一亲和力，将目的物与其他杂质分离开（图 11-1）。这一方法不仅可用于分离生物大分子，也可用于分离诸如病毒、细胞器、细胞之类的超分子结构，其操作与离子交换色谱类似。

亲和配体连接的固体支持物称为基质或载体。可作基质的物质很多，如交联琼脂糖、琼脂糖、

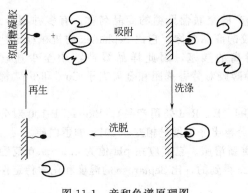

图 11-1 亲和色谱原理图

交联葡聚糖、聚丙烯酰胺凝胶、多孔玻璃等。原则上，亲和色谱可用于任何有专一性亲和力的物质，因此配体的种类是形形色色的。配体需具备两个基本条件：①与被纯化的物质有强的亲和力；②有与基质共价结合的基因。

亲和色谱法的突出优点是分辨力高、收率亦高。有时只经亲和色谱一步纯化过程就可从酶的粗提液中获得较高纯度的酶。如用一步肝素琼脂糖亲和色谱法或一步 DNA 琼脂糖亲和色谱法，从粗提液中将限制性核酸内切酶 PstI 或 Bsp78I 等纯化到工具酶纯度。亲和色谱可把具有活性的成分与其失活状态分开，亦能从较纯的样品中除去通常方法难以除去的少量杂质。

按专一性的强弱，可将亲和色谱分为特异性配体亲和色谱和通用性配体亲和色谱两类。前者的配体专一性很强，如免疫亲和色谱等。后者的配体专一性相对弱些，如染料配体亲和色谱等。这些染料配体具有柔性，能调整其芳香基团、极性基团和阴离子基团向内，以便和许多酶的阴离子结合部位楔合。

但染料并不是与所有的酶都有强烈的亲和力，而是有一定的结合专一性。例如，蓝色染料 Cibacron blue F3G-A 能对多种酶和蛋白质表现出亲和力。表 11-2 列出了用它作配体纯化酶和蛋白质的实例。这个配体在纯化与核苷酸，包括环核苷酸、黄素核苷酸、多核苷酸等结合的酶时特别有效。对这一配体的专一性亲和力，是由于这些蛋白质具有称之为二核苷酸折叠的超二级结构。这种超二级结构构成了多种核苷酸类的底物、辅酶或配体的结合部位。这个结合部位可能富含正电荷氨基酸残基。Cibacron blue F3G-A 是 NADH 强有力的竞争性抑制剂，因它与 NADH 的立体构造相似。例如，它的两个磺酸基团与 NADH 的两个磷酸基团的空间方向是一致的。这种配体可作用于脱氢酶的 NADH 的结合部位，激酶的 ATP 结合部位和对核酸有高度亲和性的一类酶的多核苷酸结合部位等。因此这种配体不仅能用于纯化酶，亦能用作酶分子中二核苷酸折叠结构的探针。

表 11-2　Cibacron blue　F3G-A 亲和色谱可纯化的酶

乙酰乙酸琥珀酰-辅酶 A-转移酶	磷酸化酶 a	环腺苷单磷酸磷酸二酯酶	异亮氨酰-转移核糖核酸合成酶
腺苷酸环化酶	蛋白激酶	依赖于环鸟苷单磷酸的蛋白激酶	乳酸脱氢酶
腺苷酸激酶	丙酮酸激酶		
清蛋白	核糖核酸酶 A	细胞色素 C	苹果酸脱氢酶
乙醇脱氢酶	核糖核酸聚合酶	脱氧核糖核酸聚合酶	辅酶 I-激酶
醛缩酶	琥珀酰-辅酶 A-转移酶	烯醇酶	硝基还原酶
腺苷单磷酸脱氢酶	胸苷磷酸转移酶	果糖二磷酸酶	乳清酸脱羧酶
支链淀粉 1,6-葡糖苷酶	乙二醛酶 I	果糖二磷酸酶	乳清酸脱羧酶
血液凝固因子 II（凝血酶原），IX 和 X	己糖激酶	葡萄糖-6-磷酸脱氢酶	磷酸果糖激酶
		谷胱甘肽还原酶	6-磷酸葡糖酸脱氢酶
羧肽酶 C	3(17)α-羟类固醇脱氢酶	甘油醛-3-磷酸脱氢酶	磷酸甘油激酶
肌酸激酶	干扰素	甘油-3-磷酸脱氢酶	磷酸甘油酸变位酶

可用配体的竞争物或上升的盐梯度将酶从柱上洗脱。例如，脱氢酶和激酶可用 NADH（或 NADPH）和 ATP 洗脱，氨酰-tRNA 合成酶可用无机磷酸盐洗脱。

生物配体亲和色谱，它是将生物配体共价键接到色谱基质上，对生物大分子进行分离的色谱方法。例如，分离酶可选择底物、辅酶、抑制剂、变构效应剂等作为生物配体，分离抗原可选抗体，分离糖蛋白可选凝集素，分离结合蛋白可选血红蛋白，分离阻遏蛋白可选 DNA，分离免疫球蛋白可选葡萄球菌蛋白 A，分离生物素标记蛋白可选抗生物素蛋白。

由于升高温度会降低配体与蛋白间的相互作用，所以常在 4℃ 上柱，在室温下洗脱。若配体带电荷，保持离子强度在 0.15mol/L 左右，以减小非特异性静电作用。非特异性的相互作用可用低浓度有机溶剂（如乙二醇）来降低。

亲和色谱是专一的有生物学选择性的分离方法，然而实际应用时也会出现一些非特异性的吸附作用。这种非特异性的吸附作用可能来自被分离物质与亲和吸附剂中非配体的相互作用，也可能因使用间隔臂而引进的疏水作用，因偶联而引进的电荷（如溴化氰活化琼脂糖时引进了正电荷）等。因此，在使用亲和色谱时，应尽可能地减少或消除各种非特异的效应。

（4）疏水色谱　水溶液中的蛋白质分子表面有亮氨酸、异亮氨酸、缬氨酸、酪氨酸、苯丙氨酸等的非极性侧链密集一起形成的疏水区。Hofstee 发现，共价结合疏水基团的琼脂糖凝胶可吸附 13 种任意选择的蛋白质中的 11 种，可见此种疏水相互作用是相当广泛的。但不同蛋白质分子的疏水区强弱有较大差异，依据疏水吸附剂与蛋白质疏水区间相互作用的强弱，可达到分离蛋白质的目的。这就是疏水色谱的基本原理。

非极性基团之间的相互作用随下列条件而增强：温度升高，或具有较高盐析效应的盐（如硫酸铵、磷酸钠）、甘油、PEG 等的浓度升高。随下列条件而减弱：温度降低或硫酸铵、磷酸钠浓度降低或具有较高减极效应的盐（如 NaSCN）、脲的浓度增高或去垢剂、高于 30% 的乙二醇的加入。上述条件在疏水色谱的吸附和洗脱过程中得到广泛应用。不同的盐对疏水作用的效果是不同的，表 11-3 给出了一些常用离子增强疏水作用（盐析效应）或降低疏水作用的级序。

表 11-3　疏水相互作用的离子效应

←——增加盐析效应

阴离子 PO_4^{3-}，SO_4^{2-}，CH_3COO^-，Cl^-，Br^-，NO_3^-，ClO_4^-，I^-，SCN^-

阳离子 NH_4^+，Rb^+，K^+，Na^+，Cs^+，Li^+，Mg^{2+}，Ca^{2+}，Ba^{2+}

增加减极效应——→

自 ShaltLiel 等用一系列 ω-烷基琼脂糖[Sepharose—NH—$(CH_2)_n$—NH$_2$]有效分离蛋白质的报道出现后，激起了人们对疏水色谱的兴趣。表 11-4 列举了一些用疏水色谱纯化的酶和蛋白质。P11armacia 公司有商品名为 Phenyl-Sepharose Cl-4B 和 Octyl-Sephorose Cl-4B 的苯基和辛基交联琼脂糖凝胶供应。有些公司还提供试剂盒。疏水色谱柱用后，用 1mol/L NaCl、水和缓冲液依次洗脱，即获再生。

表 11-4　用疏水色谱纯化的酶和蛋白质

碱性磷酸酯酶	组氨酸脱羧酶	天(门)冬氨酸转氨甲酰酶
免疫球蛋白 A	β-淀粉酶	硫辛酰胺脱氢酶
γ-糜蛋白酶	N. crassa 线粒体脂蛋白	β-半乳糖苷酶
卵清蛋白	γ-球蛋白	磷酸化酶 b
谷氨酸脱氢酶	藻红蛋白	谷氨酰胺合成酶
血清蛋白	糖原合成酶	血清蛋白
组氨酸结合蛋白 J	红细胞膜的唾液糖蛋白	

疏水色谱吸附剂在内膜蛋白（如细胞色素 C 氧化酶等）的分离纯化工作中，可作为去垢剂交换色谱材料。它也可用作固相酶的载体。

（5）吸附色谱　在吸附剂表面存在许多随机分布的吸附位点，通过静电力、范德华力等与蛋白质分子结合。其结合力的大小与蛋白质的结构和吸附剂的性质密切相关。利用这种结合力的差异，通过色谱，可将蛋白质分离开来。这是一个吸附、解吸附、再吸附的连续过程。但由于其分离蛋白质的机制不很清楚，该技术缺乏一般性的指导原则，目前较少应用，已逐渐被新出现的各种色谱技术所取代。

羟基磷灰石是磷酸钙和氢氧化钙的复合物晶体[$Ca_{10}(PO_4)_6(OH)_2$]。因为它的吸附容量高，稳定性好（在85℃以下，pH值为5.5～10范围均可使用），所以在分离纯化工作中常用到。HA晶体表面具有两种带电荷的基因：PO_4^{3-}和Ca^{2+}，只要条件合适可吸附各种蛋白质，同时对核酸类物质也有很强的吸附力。样品的蛋白质浓度常控制在1%以下，以减少蛋白质间的相互作用，有利于吸附。低盐浓度有利于吸附，如样品离子强度过高，上柱前应对低离子强度的磷酸缓冲液（0.005～0.01mol/L）透析，要注意高价离子（如柠檬酸盐等），以免影响吸附。正吸附一般在较低pH值下进行，负吸附可在较高pH值及离子强度下进行，HA商品的质量很不一致，应仔细选择和处理。色谱柱应适当的短而粗，以达到满意的流速。

（6）高效液相色谱法（见第七章）

3. 电泳法

用电泳方法可将不同的蛋白质分子分离开来。电泳法不仅可用于酶的纯化工作，还常用于酶纯度鉴定及理化性质（如pI亚基分子量等）测定。特别是在分离微克量蛋白质时优于上述许多方法。

电泳法种类繁多。在酶学研究工作中，自由界面电泳很少应用，用得多的是区带电泳这一大类。在酶分离纯化工作中最常用的有聚丙烯酰胺凝胶电泳、等电聚焦等。聚丙烯酰胺凝胶还具有分子筛的效能，此种电泳分辨力较高。等电聚焦在排除蛋白质中的微观不均一性时特别有用。例如，用这种方法纯化的蛋白质可得到更高质量的结晶，用于X射线晶体衍射研究。

4. 离心法

利用离心机（centrifuge）产生的离心力来分离不同物质的过程称为离心（centrifugation）。做圆周运动的任何物体都受到一个外向的离心力F。这种力的大小取决于角速度和旋转半径r。因为转头的设计及形状不同，离心管从管顶至管底各点到旋转中心的距离是不同的，所以在离心时各点所受的离心力是不同的。

离心机是酶分离纯化工作中不可缺少的设备。有各式各样的离心机。容量方面，有可供离心少于0.2mL样品的，有大到可离心上万毫升样品的；有固定容量的，亦有连续注入式的。速度方面，有低速、高速、超速离心机。低速离心机其转速一般在5000r/min以下，常用于分离收集快速沉降的物质（如红细胞、酵母细胞、粗大的沉淀等），多在室温下运转，也有带制冷设备的。高速离心机是指转速可达到20000r/min左右的离心机，多数带有制冷设备，常用作大多数制备的手段，如用于分离收集各类细胞、大的细胞器、硫酸铵沉淀物以及免疫沉淀物等。但它们尚不能产生足够的离心力以有效地沉降病毒、小的细胞器（如核蛋白体）、单个生物大分子。超速离心机的发展以其能超过500000g（75000r/min，$r=8cm$）的离心力。测蛋白质分子量的两种基本超离心分析法是沉降速度法和沉降平衡法。

用离心技术分离纯化生物大分子或细胞器时常采用示差离心法和密度梯度离心法。示差离心法又称差速离心法，是利用不同强度的离心力使具有不同沉降速度的物质分批分离的办法。它适用于沉降速度差别在一到几个数量级的混合样品的分离。密度梯度离心法是一种在连续或不连续的密度梯度介质中将物质进行离心分离的方法。它可用来分离沉降系数很接近的物质。所选用的介质应不引起生物活性分子凝聚、变性失活，常使用蔗糖、甘油等。该法又分为两种，其一是沉降速度离心法，亦称区带离心法。沉降样品是在一个平缓的介质梯度中移动，介质的最大密度比沉降样品的最小密度小。沉降样品通过介质的速度由其沉降系数决定。控制转速、离心时间，在最前面的沉降物到达管底前停止离心。不同物质将按沉降速度的大小，在离心管内形成不同的区带。采用穿刺法、虹吸法等进行分步收集，可得到不同组分。该法适用于大小有别而密度相似的样品。例如，具有几乎相近密度而分子量只差3倍的两种蛋白质，用此法是容易分离开的。然而具有不同密度而大小几乎一样的线粒体、溶酶体、过氧化物酶体，使用这种方法，无明显分开。其二是等密度梯度离心法，亦称沉降平衡离心法。介质的密度梯度有适当的陡度，使介质的最大密度高于沉降组分的最大密度。经离心后，样品的各组分移动到与它们各自密度相同的位置。到此位置后各组分不会继续沉降，因它们分别浮在比其密度大的介质上。此法需要比上法更高的转速和更长的离心时间，以使所有组分能到达其平衡的密度区。该法常用于分离大小相近而密度不同的样品。因大多数蛋白质具有相似的密度，所以该法在酶分离纯化工作中一般不用。

5. 膜分离法

膜分离法不仅可分离分子量差异显著的蛋白质，还可用于样品的脱盐、浓缩。酶分离纯化工作中常使用各种不同材料制成的固体半透膜进行超滤或透析。

（1）超滤　它是依据溶液中分子的大小和形状进行选择性过滤的方法。在外加压力下，驱动酶液中的溶剂分子和较小的溶质分子穿过膜，而截留分子量大的溶质分子。它常用于酶液的脱盐和浓缩。只要选择合适的超滤膜，也可在分子量 $500 \sim 100000 Da$ 范围内对酶进行粗筛分。

膜在超滤中是至关重要的。早期的膜是各向同性的均匀膜，近些年来研制出各向异性的不对称膜。膜的选择很重要，通常按分子量截止值（即大体上能被膜保留的最小分子量数值）来衡量。一般分子量相差 $5 \sim 10$ 倍的蛋白质用此法分离较有效。选用的膜对样品的吸附作用应尽量地小。对超滤影响的因素很多，除膜的性能外，还有流速、溶质的浓度、缓冲液等。

目前，超滤器大体可分为 4 种类型：静止态型、搅拌或震动型、错流湍动型和错流薄层层流型。超滤膜一般较稳定，若使用得当，可连续用 $1 \sim 2$ 年。不用时可在 $0.2\%NaN_3$ 或 1% 甲醛溶液中保存。

超滤法的突出优点是：条件温和，无需耗费任何化学试剂，设备与运作费用较低廉。

（2）透析　它是最简单的膜分离法。在酶分离纯化工作中，常用作脱盐、浓缩或与特定的缓冲液平衡的手段。将含酶溶液装入由半透膜制成的透析袋内，透析膜允许溶剂小分子溶质通过，而大分子溶质则被截留在袋内。驱使小分子物质穿过膜的力是扩散压。扩散压由横跨膜的浓度梯度形成。在这种力作用下，小分子不断通过膜，直至浓度梯度趋近于零。透析速度与膜面积、溶质的浓度梯度成正比，与膜厚度成反比，还受温度的影响。两样品一般在 $4°C$ 左右透析。如酶稳定，室温下透析，速度会显著提高。

常规透析法适用于一至数百毫升体积的样品。目前，透析袋一般由再生纤维素制成，如商品Spectra/Por，它不带电荷，对绝大多数溶质无吸附作用。其截留分子量（MwCO）从 $1000 \sim 50000 Da$，可依据需保留的分子量大小来选择透析袋。但 MwCO 值仅是一个参考值，因实际工作中许多因素都会影响分子的通过。Spectra/Por 4 除含甘油外，还含有微量重金属和硫化物等杂质。如果这些杂质对实验结果有影响，则应在透析前用乙醇和 $10mmol/L$ 碳酸氢钠各浸泡两次，然后用 $1mmol/L$ EDTA 处理，再用蒸馏水冲洗，以彻底除去杂质。当然也可选不含这些杂质的透析袋Spectra/Por7。在处理和使用时切忌透析袋变干，干了后就不能再使用。用过的透析袋清洗干净后，应放在加有防腐剂（如 NaN_3 等）的蒸馏水中，$4°C$ 贮存。装入样品后，封透析袋时必需留有足够的空间，以防止透析过程中，因体积膨胀导致透析袋的孔径发生改变，甚至破裂。

如样品体积超过数百毫升，用上述常规透析法就很困难，这时可采用对流透析。对流透析是使样品液沿透析膜一侧流动，而透析外液在膜另一侧按相反方向流动。

利用透析浓缩酶液的具体操作方法很多，例如，将装有酶液的透析袋埋在 PEG（选用相对分子质量 2 万以上的）或干的葡聚糖凝胶中，使溶剂被吸出，达到浓缩的目的。

6. 双水相系统萃取法

利用溶质在液液两相系统分配系数的差异，经分批萃取或连续萃取，可将溶质分离。这是有机化学中常用的方法，在分离许多生物小分子时亦起过重要作用。但是，传统的液液两相系统含有有机溶剂，易使生物大分子变性失活，所以在生物大分子分离工作中受到限制。为了克服此种限制，特别是为了在酶制剂工业生产中，能在工业用分离器中高效地进行分离，发展出一种双水相系统萃取法。

一定百分组成的两种水溶性高聚物的水溶液混合，或一种水溶性高聚物的水溶液和一种盐的水溶液混合，可形成双水相系统。这种两相系统的形成是高聚物不相容性的结果。常用的水溶性高聚物有 PEG、葡聚糖等。常用的盐有磷酸钾、硫酸铵等。双水相系统中的两相，含水量均很高。与生物大分子有很好的相容性。

一定浓度的 PEG 水溶液和葡聚糖水溶液混合后，可形成两相。其上相富含 PEG，下相富含葡聚糖。PEG 和葡聚糖的浓度都必须大于某一临界值，混合后才能分相。实际工作中常采用低速离心以加速分相过程。

在双水相系统中，下列因素对蛋白质在两相间的分配有影响：蛋白质的分子量、电荷和疏水性质，高聚物的分子量、浓度，加入该系统的离子种类和不同离子的比例，pH值及温度等。但离子强度相对并不显得重要。所有这些因素相互影响，目前尚无合适的理论可详细地分析和描述如此复杂的系统。合适的条件只能通过实验求得。

将生物配体或染料配体共价结合到 PEG 或葡聚糖上，可使双水相系统萃取法得到重大改进。能与配体形成复合物的蛋白质会分配到这种配体的相中。这种蛋白质-配体-高聚物复合物可通过凝胶过滤法或超滤法与其他蛋白质分离。

二、酶制备方案的设计

在进行酶制备工作之前，必须建立该酶活力测定方法。因为对材料的选择，酶制备过程中对酶的追踪和对各种分离纯化方法效果的鉴别等都要经常使用酶活力测定方法。在酶制备工作中，酶活力测量的工作量一般是相当大的。同时又需要快速取得结果，因此在方法的选择上，往往用一个准确性稍差，但比较快速、方便的方法，以适应工作的需要。此外，选用的方法应有必要的专一性，因样品中常含有大量的杂酶。

作为一个完整的酶制备方案，应包括：酶活力测定方法的建立，材料的选择，预处理，对酶性质的初步探索，制订酶的纯化程序，酶成品的保存等。酶活力测定方法见本章第三节。其余内容参见有关参考书。

第二节
酶活力测定

一、酶活力测定的作用和意义

酶活力是研究酶的特性、进行酶制剂的生产及应用时的一项必不可少的指标。酶制剂质量好坏首先要看其各种酶活力的大小，存放时间和使用时温度、酸度、激活剂和抑制剂等都可能引起酶活力的改变。为了控制和保证酶制剂产品的质量，必须进行酶活力的测定。

酶活力测定还可用于评价原料的质量好坏。如生大豆含有多种抗营养因子，它们是胰蛋白酶抑制因子（TI），能在猪小肠中干扰蛋白质消化酶的作用，这些抗营养因子可通过加热的方法加以除去。大豆中天然存在的尿素酶在加热处理时，能与 TI 以相近的速度失活，尿素酶的含量可用于评估抗营养因子是否被灭活。所以，很多企业常采用测定尿素酶的活力，来快速而经济地判断大豆饼粕的加工程度是否适当及营养品质的优劣。

在临床化学上，所用的体液，主要是指血清、血浆，有关酶的强度是用单位/升或毫单位/毫升表示。

二、酶的活力单位（U）和比活力

酶活力是指酶催化某一特定化学反应的能力，酶活力单位可用以衡量酶活力的大小。1961 年国际生化联合会酶学委员会建议：1 个酶活力单位（U），是指在规定条件下，1min 内能转化 1μmol 底物所需的酶量，反应时的温度建议为 25℃，其他条件如 pH 值、缓冲液、底物浓度与辅酶等均采用最适条件。至今为止国内对酶活力单位仍然没有统一的规定，同一种酶采用不同的测定方法可能得到几种不同的活力单位，以至于很难对酶活性进行比较。比如在国内习惯用法中，一淀粉酶的酶活力单位，可用每小时催化 1g 可溶性淀粉液化所需的酶量来表示，也可用每小时催化 1mL2% 可溶性淀粉液化所需的酶量来表示。所以，在表示酶活力的测定结果时，一定要对测定时的条件如温度、pH 值、底物浓度与作用时间和酶活力单位的意义加以注明。

在实际应用中，有时也采用酶的比活力，即每克或每毫升酶制剂有多少酶活力单位来表示（U/mL），比活力愈高，表明酶愈纯。

三、酶活力测定的一般方法

酶活力愈高，酶催化某一反应的速度就愈快，测定酶活力就是测定酶反应的速度。酶反应的速度可用单位时间内、单位体积中底物的减少量或产物的增加量（浓度/单位时间）来表示。酶促反应的速度只在最初的短短一段时间内保持恒定，随着反应时间的延长，在各种因素的影响下，酶反应的速度逐渐下降。酶活力测定时，通常选用亲和力最高的底物，反应条件如温度、pH 值、缓冲液、底物浓度与辅酶等均采用最适条件，并且必须做空白或对照试验。

（一）固定时间法

所谓固定时间法即在最适宜的条件下，反应体系中精确加入一定数量的酶，使酶与底物共同保温一定时间，在一定的时间间隔内加入变性剂终止酶反应，然后测定产物生成的量或底物消耗的量，从而间接推算酶的含量。

用本法测定酶浓度必须建立在酶浓度（[E]）与反应产物浓度（[P]）的变化成比例的基础上，以公式表示：

$$[E]=K\frac{-[S]}{t}或[E]=K\frac{[P]}{t}$$

式中，t 表示酶作用时间；K 为常数。换言之，只有当酶所催化的反应速率与酶浓度成正比例，且不受其他因素影响时，才能根据酶所催化的反应的快慢来确切地表示出酶浓度的大小。在设计、选择或修改测定方法时，应尽量创造条件使之符合这个基本要求。

但是，要达到这个要求是不容易的，对于多数酶促反应来说，反应速率往往不是简单地服从零级、一级、二级反应的规律，经常见到的是，在酶促反应开始阶段符合 $[E]=K(-[S]/t)$，即零级反应，随后产生了偏差，又服从另一种级次的反应规律。产生偏差的原因通常是由于底物浓度下降不能使酶饱和所引起的。此时酶反应速率不仅和酶浓度有关，还受底物浓度的影响，随着酶反应过程中底物的消耗，浓度逐步下降，酶催化反应的速率也随之变慢。此外，还有产物的抑制作用，出现可逆反应，酶的变性作用等，上述各种因素在反应早期影响是比较小的，反应时间愈长，影响愈大。

在早期的及目前国内使用的测定酶活性的方法中，大都是先让酶固定作用一段时间后，测底物消耗量或产物的生成量，即所谓固定时间法或者所谓二点测定法，用这类方法无法了解到整个反应过程是否都是零级反应，图 11-2 可以说明此点。

图 11-2 中三条曲线表明在酶反应时间内产物的形成过程，虽然从 t_0 到 t，三种反应所生成的产物相同，但曲线 1 说明酶促反应速率已经减慢；曲线 2 说明反应早期存在一个延滞期（如铜氧化酶）；只有在曲线 3 时，用"二点测定法"可以测出真实的酶活性。

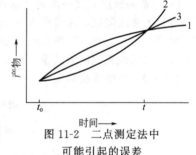

图 11-2　二点测定法中可能引起的误差

无论用什么方法，都应该找出酶反应和时间的关系，应选用零级反应部分避开延滞期和其他反应条件的影响。

使用固定时间法时，还应找出该法能测定酶活性的最高限度。可以稀释高活性标本，将所测结果和标本用量作图。使所测酶活性的范围应限制在直线段但由于样品稀释后，共存的其他成分会相应减少，酶活力结果不一定相符，此时可用热变性的样品来稀释标本。

（二）连续监测法

针对固定时间法的缺点，20 世纪 50 年代以来发展连续监测法。在酶反应过程中，连续记录不同时间时的底物消失量或产物生成量，从而计算初速度。由于连续检测法能观察到是否偏离零级反应，因而可选择合适的反应时间来测定酶活性。连续监测法有以下几种。

1. 紫外分光光度法

(1) 用 NAD 或 NADP 作指示的连续监测法　利用 NAD 或 NADP 的光度测量法，是 Warburg 首先引用到酶学测定工作。光度法的原理是还原型辅酶（NADH 和 NADPH）在 340nm 处能吸收紫外线，呈现一个明显的吸收峰；而氧化型辅酶（NAD^+ 和 $NADP^+$）没有这种光吸收作用。在 340nm 波长处，每分钟吸光度升高或降低的速率与酶活性成正比从而推算出酶的活力单位，还原型 NAD（NADP）的 $\varepsilon_{340} = 6300$。

① 直接光度法测定　大多数需 NAD（NADP）参加的脱氢酶，可用紫外分光光度计直接测定反应体系在 340nm 处的吸光度变化，计算出酶的活力单位。

【示例】　乳酸脱氢酶测定

$$丙酮酸 + NADH + H^+ \underset{LDH}{\rightleftharpoons} 乳酸 + NAD^+$$

由反应式可见，LDH 催化的是氢的转移反应，平衡点大大地偏向于乳酸和 NAD^+ 一侧，340nm 处的吸光度降低速率与 NADH 的氧化速率成正比，亦即与 LDH 活力成正比。

当用生化自动分析仪测定时，具体步骤为：酶液与底物溶液按一定比例混合后，进入恒温的流动比色杯，经 $20\sim30s$ 的孵育期后，每隔 30s 记录一次吸光度，连续监测数点，根据吸光度的减少速率（$\Delta A/\text{min}$）、NADH 的摩尔吸光度、反应液的体积和酶液的稀释倍数等因素，计算并打印出结果。

② 偶联反应光度法测定　这类酶的催化反应不需要 NAD 或 ADP 参加，但当与需 NAD（NADP）的脱氢酶反应偶联以后，就能用直接光度法加以测定，此时，由脱氢酶引起的反应称为指示反应，脱氢酶是指示酶。为了保证偶联反应速率与被测反应速率成正比，指示酶的活力要比测定酶的活力至少大 100 倍。

【示例】　AST 的测定

$$天（门）冬氨酸 + \alpha\text{-}酮戊二酸 \underset{AST}{\rightleftharpoons} 谷氨酸 + 草酰乙酸 \tag{11-1}$$

$$草酰乙酸 + NADH + H^+ \xrightarrow{MDH} 苹果酸 + NAD^+ \tag{11-2}$$

式（11-1）是被测反应，式（11-2）是指示反应，MDH 是指示酶。

③ 三联酶反应光度法测定　这种酶反应的终末产物，不能直接用需 NAD（NADP）指示的酶反应进行光度法测定，还得引入一个辅助酶反应，才能将被测酶反应系统与指示酶反应系统连接起来，组成一种"三合一"酶反应体系，为了使底物的转换率、辅助酶反应和 NADH（NADPH）的氧化速率之间成正比函数关系，辅助酶与指示酶的活力必须大大超过测定酶活力。

【示例】　肌酸激酶测定

$$磷酸肌酸 + ADP \underset{CK}{\rightleftharpoons} 肌酸 + ATP \tag{11-3}$$

$$葡萄糖 + ATP \xrightarrow{HK} G\text{-}6\text{-}P + ADP \tag{11-4}$$

$$C\text{-}6\text{-}P + NADP \xrightarrow{G\text{-}6\text{-}PDH} 葡萄糖酸\text{-}6\text{-}磷酸 + NADPH + H^+ \tag{11-5}$$

式（11-4）是辅助反应，HK（己糖激酶）是辅助酶，式（11-5）是指示反应，G-6-PDH（6-磷酸葡萄糖脱氢酶）是指示酶，NADPH 浓度增高速率直接反映 CK 的活力。

(2) 不用 NAD 或 NADP 作指示的连续监测法　光度法测定中，酶底物本身无色，经酶作用后释放出有色的反应产物。根据反应过程中吸光度的增高速率，计算出酶的活力单位。

【示例】　碱性磷酸酶测定

磷酸对硝基苯酚酯在 ALP 的催化下水解，释放出对硝基苯酚。后者在碱性溶液中呈黄色，可进行光度法监测。从对硝基苯酚酯的吸收光谱曲线和 ALP 作用后吸收光谱曲线的变化来看，连续监测的波长应选用 $405\sim415nm$ 波长范围，此处底物经 ALP 作用后吸光度变化最显著。

2. 荧光分析法

它的原理是：如果酶反应的底物与产物之一具有荧光，那么荧光变化的速率可代表酶反应速率。

应用此法测定的酶反应有两类：一是脱氢酶等反应，它们的底物本身在酶反应过程中有荧光变化，例如 NADPH 的中性溶液发强的蓝白色荧光（460nm），而 NADP$^+$ 则无。另一类是利用荧光源底物的酶反应，例如可用二丁酰荧光素测定脂肪酶，二丁酰荧光素不发荧光，但水解后释放荧光素。

荧光分析法测得的酶活性水平通常以单位时间内荧光强度的变化表示。荧光测定法的主要缺点是，荧光读数与浓度间没有确切的比例关系，而且常因测定条件如温度、散射、仪器等不同而不同。所以，如果要将酶活性以确定的单位表示时，首先要制备校正曲线，根据这曲线再进行定量分析。

荧光分析法的优点是灵敏度极高，它比光吸收测定法还要高 2～3 个数量级，因此特别适于酶量或底物量极低时的快速分析。

3. 旋光度法

某些酶反应过程常伴随着旋光变化，在没有其他更好的方法可用时，可考虑用旋光度测定法。

（三）固定浓度法

固定浓度法是根据酶催化反应使反应产物达到额定的浓度时其反应时间与酶浓度成反比的原理进行设计的。测定反应达到固定的浓度所需的时间 t，以所需时间的倒数（$1/t$）对酶浓度作图即可制备标准曲线。样品测得的反应时间的倒数（$1/t$）从曲线上即可求出酶的浓度。

固定浓度法用于自动分析较固定时间法有以下三个优点：检测器的线性不重要，测量的理化参数不必预先线性化；固定浓度法主要是记录时间，可根据 $1/t$ 与浓度的关系直接读出浓度；应用固定浓度法的自动分析方法较为简易且较为准确。

四、影响酶活力的因素

1. 温度

温度对酶活力的影响非常复杂，并且和其他可变因素如 pH 值、缓冲液系统以及底物浓度有关。有两种作用同时发生而方向相反，温度升高酶活力增加，但同时酶的失活（酶蛋白受热变性）也随温度升高而加快，温度越高，酶失活愈甚。

热失活的程度取决于酶受热的时间，图 11-3 为在不同温度下的酶反应过程曲线，由图可见反应初速度随温度的升高而加快，但成直线状的反应只有在 20～30℃间，在 40℃时已经弯曲，说明酶活力在不断下降，在 60℃时经短时间保温曲线就很陡弯下，而反应完全陷于停顿，因为所有的酶分子已经变性，即失活了。

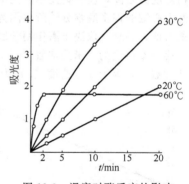

图 11-3　温度对酶反应的影响

变性的温度成为一个决定因子是因酶而异，因为在实用上对大多数酶来说，热失活从 30～40℃开始，低于 30℃时是很少的，有些酶甚至加热到 60℃也没有明显的失活。因此测定酶活力所采用的温度不一定限在 30℃，在有些情况下，需要用 37℃，像测定血清中活性极低的一种酶或者样品组织微量的情况时。但对每一种酶，必须先确定其在保温期间会否变性失活。

酶活力随温度升高而增加也因酶而异，温度每升高 10℃（在 10～30℃间），大多数酶的活性增加系数是 1.4～2，这意味着温度只有 1℃之差，就导致酶活力有 4%～10% 的变动，因而在酶反应试验时，必须在恒温下进行。

必须注意在酶反应试验中所用的溶液，一律要平衡并保持在试验所用的温度。缓冲液及其他溶液因不受温度影响可置于反应温度的水浴中。其他溶液如辅酶、酶等必须置冰浴，只取一小部分平衡到试验温度进行活性的测定。

2. pH 值

当某一酶的活性是在不同的氢离子浓度下测定时，将酶活力对 pH 值作图就可得到一个特性曲线，与 pH 值相对应的曲线顶峰称作为酶反应的最适 pH 值。

某一酶的最适 pH 值通常取决于一些因素，例如缓冲液的性质，底物的浓度，底物的性质，是否含有一个以上可被酶所代谢的底物，以及激活剂、抑制剂有无等，总之，最适 pH 值在一定程度上取决于酶反应的环境。

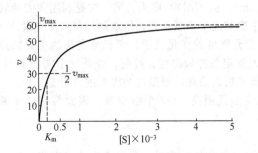

图 11-4　底物浓度和酶反应
速率之间的关系

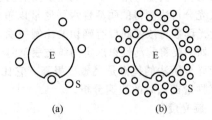

图 11-5　在低底物浓度 (a) 和高底
物浓度 (b) 情况下酶-底物复合物

3. 底物浓度

在其他可变因子（如 pH 值、温度、辅基）以及酶的添加量固定的情况下，大多数酶的反应速度在一定限度内随底物浓度的增加而增加。通过酶活力 ($v = \Delta[S]/\Delta t$) 对底物浓度作图，可得图 11-4 所示曲线。此曲线指出酶活力的增加随着底物浓度增加而增加，在达到最大速度 (v_{max}) 时，再增加底物的浓度就没有作用。

酶要发挥作用，首先要同底物形成一个复合物

$$E + S \rightleftharpoons ES \longrightarrow E + P$$

此处 E＝酶，S＝底物，P＝反应产物。

这种情况也可以用图 11-5 形象地表示，其中大圈代表酶和它的活性中心，小圈代表加入的底物，产物一旦生成就被释放，同时自由的活性中心便可同另外底物分子相结合。如底物浓度低、酶的周围只环绕少量的底物分子 (a)，则分子撞中 E 酶活力中心的机会就比底物浓度高时为少。随着底物浓度的增高，新底物撞中活性中心所需时间就恒定地减少，直到酶在释放产物后，被立刻补充活性中心键的许多底物分子所包围为止 (b)。在此情况下，酶是被底物所饱和，反应速度达到了它的最大值，并且只取决于酶作用于底物所需要的时间。

第四章讨论的"米氏常数"(K_m)，是一个非常重要和有用的常数。K_m 是每一种酶-底物对的特性常数，它等于反应速度 (v) 为最大反应速度 (v_{max}) 的 1/2 时的底物浓度 (mol/L)。要正确计算 v_{max} 和 K_m，可将图 11-4 转变成直线，例如将 $1/v$ 对 $\dfrac{1}{[S]}$ 作图（图 11-6）。

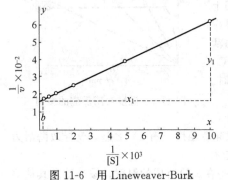

图 11-6　用 Lineweaver-Burk
作图法求 K_m

需要注意的是被选来测定 K_m 与 v_{max} 的一个酶的实际活性对 K_m 是没有影响的，酶量加倍，可使 v_{max} 提高 1 倍，但 K_m 仍然不变。

4. 辅酶和无机补充物

与酶蛋白相比，辅酶是分子量相当低的有机物。辅酶具有特别的功能，例如氢的传递（在脱氢酶反应中的 NAD 与 NADP），转移乙酰基（如 CoA 之在脂肪酸的氧化和合成中），以及异构化（如在葡萄糖差向异构化为半乳糖反应中的尿核苷二磷酸盐）。测定系统中添加的辅酶量必须充足而不应成为一个反应的限制因子。

无机补充物是指盐类或离子，它是某些酶反应所需要的，例如 Mg^{2+} 是磷酸酯酶、Zn^{2+} 是碳酸酐酶、Mn^{2+} 是肽酶所需要的，所需要的浓度必须仔细地确定，过量则通常会抑制反应。

5. 抑制物

使用酶抑制剂有助于获得有关复合酶系统和简单反应的详细机制的知识。天然存在于组织和血清中的酶抑制剂，其浓度不能认为已经高到足够显著影响酶测定的程度。只有尿液中测出的一些抑制剂对某些酶的定量测定有干扰。尿中的一些酶在临床上被用来诊断肾脏疾病。从尿中已经分离出两种肽类，其中之一专一性地抑制 LDH-1（心型），另一种抑制 LDH-5（肌肉型），这些抑制剂可通过透析而去除。其他已知可透析的抑制剂是磷酸（对磷酸酶有抑制）和对于过氧化氢酶有抑制作用的抗坏血酸（维生素 C）和尿酸。至于其他酶的一些抑制剂现在知之尚少，需要掌握了这些知识才能在测定任一种酶之前将尿进行透析。

有些阻凝剂会抑制酶反应，有些抑制剂是在无意中带进测定系统的，两个主要来源是洗涤剂和洗液残留，以及在 NADH 和 NADPH 溶液中显现出的一些抑制剂，因而辅酶应当新鲜配制。

药物或药物的混合物对血清和血浆中酶活力的影响还研究得不多，二者或刺激或抑制酶从细胞中的释出，或者直接抑制或活化血浆中的酶类。

五、酶活力的计算

酶活力的计算是根据单位定义以某一种反应物（底物，反应产物或辅酶）浓度的增减作为基础。通过制备一已知浓度的反应产物（或底物）的标准溶液。取部分标准溶液与样品同法处理和测定。

（1）以标准溶液浓度为根据的计算法

$$活性 = \frac{A_{样品}}{A_{标准}} \times c_{标准} \times \frac{V_{总}}{V_{样品}} \times \frac{1}{t} \times 1000 U/L$$

比色杯中标准溶液的浓度（mmol/L）

$$c_{标准} = c_{原液} \times \frac{V_{样品}}{V_{总}}$$

【示例】 碱性磷酸酯酶（AP）

$$对硝基苯酚磷酸盐 \xrightarrow{AP} 对硝基苯酚 + 磷酸盐$$

标准：对硝基苯酚，原液浓度 = 1mmol/L，比色杯中的浓度 = 9×10^{-3} mmol/L，$V_{总}$ = 0.555mL，$A_{样品}$ = 0.080，$V_{样品}$ = 0.005mL，$A_{标准}$ = 0.169，t = 30min

$$活性 = \frac{0.080}{0.169} \times 9 \times 10^{-3} \times \frac{0.555}{0.005} \times \frac{1}{30} \times 1000 = 15.7 U/L$$

（2）以一反应产物的摩尔消光系数为基础的计算法

吸光度法：

$$活性 = \frac{A_{样品}}{\varepsilon \times d} \times \frac{V_{总}}{V_{样品}} \times \frac{1}{t} \times 1000 U/L$$

同样用（1）中的示例：

$$\varepsilon_{400nm} 对硝基苯酚 = 18.81 mmol^{-1} \cdot cm^{-1}$$

$$活性 = \frac{0.080}{18.8 \times 1} \times \frac{0.555}{0.005} \times \frac{1}{30} \times 1000 = 15.7 U/L$$

六、应用示例

【示例】 尿激酶活力测定

尿激酶是从新鲜人尿中提取的一种能激活纤维蛋白溶酶原的酶。它是由高分子量尿激酶（$M_W 54000$）和低分子量尿激酶（$M_W 33000$）组成的混合物，高分子量尿激酶含量不得少于 90%，每 1mg 蛋白中尿激酶活力不得少于 12 万单位。

酶活力测定参照中国药典 2010 年版二部，方法如下：

（1）试剂

① 牛纤维蛋白原溶液 取牛纤维蛋白原，加巴比妥-氯化钠缓冲液（pH7.8）制成每 1mL 中含 6.67mg 可凝结蛋白的溶液。

② 牛凝血酶溶液　取牛凝血酶，加巴比妥-氯化钠缓冲液（pH7.8）制成每 1mL 中含 6.0U 的溶液。

③ 牛纤维蛋白溶酶原溶液　取牛纤维蛋白溶酶原，加三羟甲基氨基甲烷缓冲液（pH9.0）制成每 1mL 中含 1~1.4 酪蛋白单位的溶液（如溶液浑浊，离心，取上清液备用）。

混合溶液临用前取等体积的牛凝血酶溶液和牛纤维蛋白溶酶原溶液，混匀。

（2）标准品溶液的制备　取尿激酶标准品，加巴比妥-氯化钠缓冲液（pH7.8）溶解并定量稀释制成每 1mL 中含 60U 的溶液。

（3）供试品溶液的制备　取本品适量，加巴比妥-氯化钠缓冲液（pH7.8）溶解，混匀，并定量稀释成与标准品溶液相同的浓度。

（4）测定法　取试管 4 支，各加牛纤维蛋白原溶液 0.3mL，置 37℃±0.5℃水浴中，分别加入巴比妥-氯化钠缓冲液（pH7.8）0.9mL、0.8mL、0.7mL、0.6mL，依次加标准品溶液 0.1mL、0.2mL、0.3mL、0.4mL，再分别加混合溶液 0.4mL，立即摇匀，分别计时。反应系统应在 30~40s 内凝结，当凝块内小气泡上升到反应系统体积一半时作为反应终点，立即计时。每种浓度测 3 次，求平均值（3 次测定中最大值与最小值的差不得超过平均值的 10%）。以尿激酶浓度的对数为横坐标，以反应终点时间的对数为纵坐标，进行线性回归。供试品按上法测定，用线性回归方程求得效价，计算每 1mg 中供试品的效价（单位）。

第三节
酶活力测定法设计

一、酶促反应的条件

选择反应条件的基本要求是：所有待测定的酶分子都应该能够正常发挥它的作用。也就是说，反应系统中除了待测定的酶浓度是影响速度的因素外，其他因素都处于最适于酶发挥催化作用的水平。确定反应条件应考虑以下因素。

（1）底物　大多数酶具有相对的专一性，可以同时作用多个底物。生化学家一般常以 K_m 最小者作为此酶的"生理"底物。即在可被它作用的各种底物中一般选择 K_m 小的作测定的底物。

从底物性质看，选用底物最好在物理化学性质上和产物不同，以利于测定简便。有些酶的底物和产物本身就有这种特点，有的则需用色源或荧光源底物。

从底物浓度看，为了不使酶反应受到它的限制，反应系统一般使用足够高的底物浓度，判别标准是底物浓度 [S] 与 K_m 的关系。底物浓度可从米氏方程中可算出，不同底物浓度时酶反应速度 (v) 与最大反应速度 (v_{max}) 的比值不同，理论上选用底物的浓度 $[S]=100K_m$。因为在这种情况下反应速度可达最大速度的 99%。但实际工作中考虑到底物溶解度、价格，也有底物浓度为米氏常数 10~20 倍者。

（2）pH 值　氢离子浓度能对酶反应产生多种影响，它可能改变酶的活性中心的解离状况，升高或降低酶的活性；也可能破坏酶的结构与构象导致酶失效，还可能作用反应系统的其他组成成分影响酶反应，甚至改变可逆反应进行的方向。例如，乳酸脱氢酶反应在 pH7 时倾向乳酸生成，而 pH10 时则倾向于丙酮酸形成。因此，酶反应通常借助缓冲系统来控制 pH 值。缓冲液 pH 值受温度影响，不同种缓冲液所受影响程度不尽相同。磷酸盐受影响较小，而 Tris 则很大。缓冲液的离子性质和强度对酶反应也可能产生影响，缓冲液组成不同，酶最适 pH 值可能不同。

酶反应体系中，最适 pH 值除与缓冲液有关外，样品用量也有很大影响，因酶溶液本身也是缓冲液。所以样品用量和底物比例一般以不超过 10 为宜。

（3）温度　酶反应对温度十分敏感。因为温度能直接影响化学反应速度本身，也能影响酶的稳定性，还可能影响酶的构象和酶的催化机制。各种酶的最适温度不同，一般推荐反应温度为 25℃。因为 25℃时酶不易失活，K_m 比较小，可以使用较低浓度底物，另外 25℃接近一般实验室室温，在酶测定时，温度变化较小。

（4）辅助因子　有些酶需金属离子或相应的辅酶物质，在反应系统中应满足酶这些辅助因子的需要。有时为了提高酶在反应系统中的稳定性，还可加入某些相应物质，例如，对巯基酶可加入二巯基乙醇、二巯基苏糖醇等。

（5）酶样品　某些酶样品就可能带有各种干扰因素。例如可能存在着作用同一底物的其他酶反应，它们或者方向平行，或者相反；也可能存在着一些在专一性上相互衔接其他酶反应。在进行测定时，应先了解是否有这些干扰因素，如存在干扰因素，就应根据具体情况，采取措施，排除干扰。例如先将样品或试剂进行纯化，制备恰当的空白等。

（6）空白和对照　每个酶反应通常都应该有适当的空白和对照。空白是指杂质反应或自发反应引起的变化量，它提供的是未知因素的影响。要测准酶活力，扣除正确的空白值是重要的。如果测定过程中要终止反应，那么空白的做法可先加终止反应的试剂后加酶。这样扣除的空白较全面。如果测定中不终止反应，则可做多种空白，其他试剂都和样品管相同，只缺底物的"酶空白"，或其他试剂都和样品管相同而只缺酶样的"底物空白"等，这些空白都应扣除。但在某些空白值很小的情况下可忽略不计。对照是指用纯酶或标准酶制剂测得的结果，主要作为比较或标定的标准，同时可消除或减少因各种条件改变对酶活力测定的影响。

此外，在测定中，有时会出现各种异常现象，影响酶的定量。如在初速测定中，由于底物的消耗和产物的积累，逆反应速度加快，使得 $[P]$-t 作图偏离直线；反应系统中有不可逆抑制剂存在；酶制剂本身含有抑制剂，如竞争性、非竞争性或反竞争性抑制剂等情况，需要判断各种干扰因素产生的原因，以便排除干扰。

总之，酶浓度与催化反应速度之间的关系是比较复杂的，但只要正确地测定初速度，就可以利用 v～$[E]$ 作图的直线关系确定酶浓度。在反应中如果出现各种干扰的话，就要充分分析可能出现的情况，排除干扰。

二、酶反应的分析方法

某些酶反应的产物本身或其指示反应的产物易于测定，有时被称为酶反应指示剂。主要有：酸（H^+）-碱（OH^-）、三磷酸腺苷（ATP）、二氧化碳（CO_2）、过氧化氢（H_2O_2）、磷酸盐（PO_4^{3-}）、吡啶核苷酸类（NAD、NADH、NADP、NADPH）、氨（NH_3）及氧（O_2）等。设计酶活力测定法制定产物量的检测方法时，可以考虑通过对这类指示剂定量测定加以检测。8 种指示剂分析方法的选择见表 11-5。

表 11-5　8 种指示剂分析方法的选择

指示剂	分析方法	指示剂	分析方法
1. 酸（H^+）-碱（OH^-）	(1)酸碱滴定法		(5)用苯巴比妥化学发光
	(2)pH 值测定	5. PO_4^{3-}	(1)杂多蓝比色法
	(3)指示剂染料比色法		(2)作为碱
	(4)测压法(在含有碳酸氢钠缓冲液中进行)	6. 吡啶核苷酸类	(1)340nm 吸光度测定
2. ATP	(1)化学发光分析	（NAD、NADH、NADP、	(2)直接荧光测定法
	(2)与葡萄糖反应后偶联成 NADP	NADPH）	(3)在强碱中的荧光测定
	(3)酸解去氨基反应测定氨		(4)与氧化还原指示剂反应的比色法
	(4)260nm 测定紫外吸收		(5)用铂电极或玻璃碳电极的电流法
	(5)水解后测定无机磷酸盐	7. NH_3	(1)作为碱测定
3. CO_2	(1)解压法		(2)氨气敏电极测定
	(2)二氧化碳气敏电极测定		(3)比色法
	(3)测定碳酸		(4)测压法
4. H_2O_2	(1)氧化染料以比色法或荧光测定法测定		(5)微扩散法
	(2)用铂电极或玻璃碳电极直接电流法	8. O_2	(1)氧电极的电流法
	(3)氧化 $Fe(CN)_6^{4-}$ 电流法		(2)测压法
	(4)离子选择性电极法		

三、测定条件设计实例

【示例1】 中性蛋白酶活力测定条件

中性蛋白酶是一种蛋白水解酶，它的活力测定主要是以酪蛋白为底物，在适宜的条件下，中性蛋白酶催化底物（酪蛋白）水解，不被三氯醋酸所沉淀的物质与福林试剂在碱性情况下反应生成有色物质，于680nm处测其吸光度，以酪氨酸为标准对照品计算其活力。

中性蛋白酶的催化作用受底物浓度、缓冲液的pH值、反应时间及酶浓度等因素的影响，试验以0.01%（g/mL）的中性蛋白酶溶液为供试液。酪蛋白为底物，用正交试验分析筛选中性蛋白酶活力测定的最佳条件，为建立中性蛋白酶活力测定提供依据。

1. 实验方案

实验取4个因素：底物浓度、pH值、反应时间、酶浓度等。每个因素选3个水平，属于多因素多水平，为此选用L9（4³）正交表进行实验。见表11-6～表11-8。

表11-6 各因素水平表

水平	A 缓冲液的pH值	B 底物浓度/%	C 反应时间/min	D 酶浓度/(U/mL)	水平	A 缓冲液的pH值	B 底物浓度/%	C 反应时间/min	D 酶浓度/(U/mL)
1	7.0	0.5	10	85	3	7.4	0.9	30	115
2	7.2	0.7	20	100					

表11-7 正交实验表 L9（4³）

实验号	A 缓冲液的pH值	B 底物浓度/%	C 反应时间/min	D 酶浓度/(U/mL)	实验号	A 缓冲液的pH值	B 底物浓度/%	C 反应时间/min	D 酶浓度/(U/mL)
1	1	1	1	1	6	2	3	1	2
2	1	2	2	2	7	3	1	3	2
3	1	3	3	3	8	3	2	1	3
4	2	1	2	3	9	3	3	2	1
5	2	2	3	1					

表11-8 L9（4³）正交实验安排表

表头设计	A	B	C	D	表头设计	A	B	C	D
序号	1	2	3	4	序号	1	2	3	4
1	7.0	0.5	10	85	6	7.2	0.9	10	100
2	7.0	0.7	20	100	7	7.4	0.5	30	100
3	7.0	0.9	30	115	8	7.4	0.7	10	115
4	7.2	0.5	10	115	9	7.4	0.9	20	85
5	7.2	0.7	30	85					

2. 实验方法

（1）标准曲线的制备　取酪氨酸标准溶液（1000μg/mL）0.1mL、0.2mL、0.3mL、0.4mL、0.5mL，分别置于5支试管中。各加磷酸盐缓冲液（pH值为7.2）至1mL，另取试管1支加磷酸盐缓冲液（pH值为7.2）1mL为空白。将上述试管置37℃水浴中保温5min，以后每隔30s依次往各试管中加0.5%酪蛋白溶液（先在37℃保温5min）2mL，置37℃水浴中反应10min，再按加入0.5%酪蛋白溶液时的顺序依次每隔30s取出一支试管，加10%三氯醋酸溶液3mL，过滤后取滤液1mL，各加0.55mol/L碳酸钠液5mL，福林试液1mL，摇匀后置37℃水浴中放置20min后于680nm处测定其吸光度。以吸光度为纵坐标，浓度为横坐标，绘制标准曲线。

（2）供试品测定　精密取1～9号供试品液0.3mL，分别置于试管中，加磷酸盐缓冲液

（pH7.2）至1mL。另取试管1支加磷酸缓冲液（pH值为7.2）1mL为空白。将上述试管置37℃水溶液中保温5min，其余同标准曲线制备的操作。

3. 实验结果及分析

结果见表11-9。由表11-9的检验结果，根据正交法则得表11-10、表11-11的计算结果。

表11-9　吸光值（OD）测定结果

样本号	实验号								
	1	2	3	4	5	6	7	8	9
1	0.535	0.555	0.497	0.595	0.450	0.611	0.585	0.501	0.467
2	0.504	0.535	0.501	0.530	0.481	0.590	0.612	0.472	0.450
3	0.473	0.545	0.457	0.615	0.479	0.554	0.540	0.467	0.433
$OD_{总}$	1.512	1.635	1.455	1.740	1.410	1.775	1.377	1.440	1.350　Σ14.034
$OD_{1总}$	2.2860	2.6732	2.1170	3.0276	1.9881	3.0800	3.0172	2.0736	1.8225　Σ22.085

表11-10　各因素试验值计算结果

计算结果	表头设计				计算结果	表头设计			
	A	B	C	D		A	B	C	D
	1	2	3	4		1	2	3	4
I	4.602	4.989	4.707	4.272	III	4.527	4.560	4.602	4.635
II	4.905	4.485	4.725	5.127	极差	0.126	0.168	0.041	0.285

表11-11　各因素试验值的方差分析

来源	平方和	自由度	均方和	F 比	显著性
A	0.0084	2	0.0042	5.68<0.01	＊＊
B	0.0160	2	0.008	10.82<0.01	＊＊＊
C	0.0060	2	0.00027	0.37>0.05	＊
D	0.0460	2	0.02025	27.40>0.01	＊＊＊＊
误差	0.133	18	0.000739		

如表11-11所示：缓冲液的pH值（A）、底物浓度（B）、酶浓度（D）为非常显著因子，反应时间（C）为非显著因子。

4. 结论

用缓冲液pH值7.2比pH值7.6，pH值7.4，其OD值极差为0.126，非常显著高。测定时底物浓度用0.5%比用0.7%、0.9%，其OD值极差为0.168，非常显著高。测定时酶浓度用100U/mL比150U/mL，85U/mL其OD值极差为0.285，非常显著高。反应时间为10min、20min、30min，对OD值无显著影响。

【示例2】　比色法测溶菌酶活性

溶菌酶属糖苷水解酶，能以某些细菌细胞中的多糖为底物用比浊法测定活力。设计一种比色法：用经染料艳红K-2BP标记的M. Lysodeikticus为底物，酶反应细胞壁分解时游离出染色碎片（产物），酶反应后离心除去未分解底物，上清液比色，吸光度为溶菌酶活力的函数。

1. 测定条件

1%染色菌体缓冲悬液1mL，37℃水浴保温约5min，加酶试样0.5mL准确反应15min，加入酸-乳化剂混合液2mL，终止反应，反应液经离心，上清液于540nm比色，所得吸光度从酶浓度标准曲线即可查出试样中溶菌酶含量。

2. 实验结果

（1）酶反应底物浓度曲线　以染料标记的M. Lysodeikticus为底物，得到的底物浓度曲线是一条矩形双曲线，如图11-7所示，酶含量为20μg时，1%底物浓度已接近使酶饱和。

（2）酶反应pH值曲线　分别用磷酸缓冲液和柠檬酸-磷酸缓冲液配制不同pH值的底物悬液进行酶活力测定。

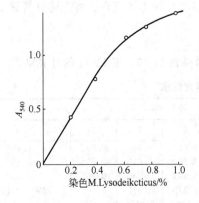

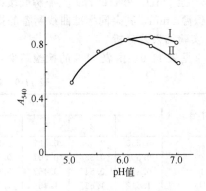

图 11-7　酶反应底物浓度曲线

图 11-8　酶反应 pH 值曲线
Ⅰ—磷酸缓冲液；Ⅱ—柠檬酸-磷酸缓冲液

如图 11-8 所示，不同组分的缓冲液，其 pH 值活力曲线和显示的最适 pH 值稍有不同，考虑将此法应用于临床检定，选用 pH6.5 磷酸缓冲液。

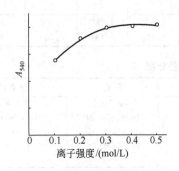

图 11-9　离子强度对酶
反应的影响

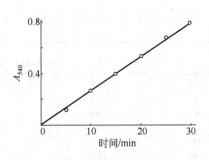

图 11-10　酶反应过程曲线

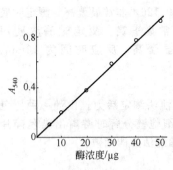

图 11-11　酶反应浓度曲线

（3）离子强度对酶反应的影响　通过配制不同离子强度的 pH6.5，磷酸缓冲液进行活力比较。图 11-9 表明，离子强度在 0.3mol/L 以上为宜，选用 0.5mol/L。

（4）酶反应过程曲线和酶浓度曲线　在确定上述条件的基础上，绘制酶反应过程曲线和酶浓度曲线。由图 11-10 可见，酶量为 $20\mu g$ 时，反应在 30min 以内，吸光度与反应时间有良好的线性关系，测定系统选用 15min。由图 11-11 可见，酶量在 $50\mu g$ 之内，反应速度与酶浓度具有线性关系。

3. 结论

上述测定系统，可得到溶菌酶含量在 $50\mu g$ 以内与 A_{540} 具有良好线性关系，且吸光度幅度颇大的酶浓度曲线，$5\mu g$ 内的变化已能准确灵敏地测定。

第四节
药用酶的活力测定

酶的种类极多，它们都是机体、细胞中合成的蛋白质，具有高度的催化作用及选择性。虽为活体产生，但自活体提出后，仍不失其催化能力。因此，某些酶经提取后可作为药用，目前酶制剂已达数百种，在临床治疗中应用极其广泛。

酶类药物的效价测定一般以其生物学作用为基础，选用特定的底物，在一定条件下比较供试品和相当的标准品所产生的特定反应，通过等反应剂量间比例的运算，测得供试品中活体成分的效价。目前较多地以分光光度法作为辅助测定手段。中国药典2010版收载的胰蛋白酶、糜蛋白酶、胃蛋白酶等均采用此方法测得效价。如胰蛋白酶能专一地作用于赖氨酸、精氨酸等碱性氨基酸的羧基组成的肽键、酰胺键及酯键，也可水解间位羟基苯酸酯及脂肪酸酯，以及变性蛋白如酪蛋白、血红蛋白等。因此可选用酪氨基或含有碱性氨基酸的酰胺、酯等为底物测定酶活力。因酪蛋白可被很多蛋白水解酶水解，缺乏专一性，故目前均采用专

纤维蛋白溶酶原
尿激酶 [激活] ↓
纤维蛋白溶酶
纤维蛋白 → 小分子多肽
凝血酶 ——→
纤维蛋白原

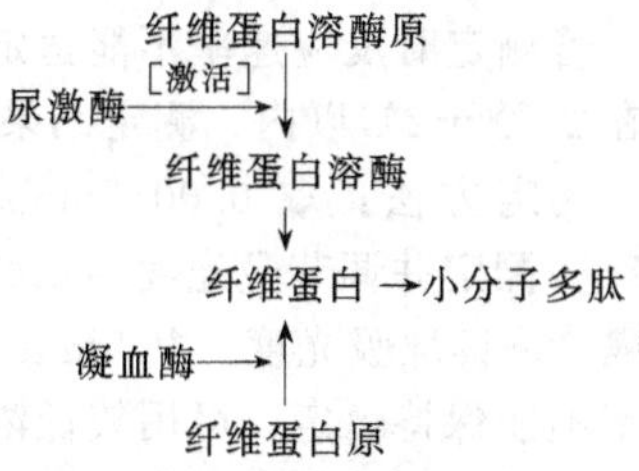

图 11-12　尿激酶气泡上升法测定效价原理

属性较高的合成底物。中国药典2010版以 N-苯甲酰-L-精氨酸乙酯为底物，在胰蛋白酶的作用下，酯键被水解为 N-苯甲酰-L-精氨酸，在253nm波长处的吸光度随酶促反应递增，根据吸光度的变化率计算胰蛋白酶的单位数。

尿激酶是由新鲜人尿经分离提纯后制得的一种碱性蛋白水解酶，其效价测定可采用"气泡上升法"。原理为利用本品激活纤维蛋白溶酶原，使其转化为纤维蛋白溶酶。而纤维蛋白原在凝血酶作用下，转变成纤维蛋白凝块，此凝块在纤维蛋白溶酶作用下，水解为可溶性小分子多肽（见图11-12）。以尿激酶的浓度为横坐标，纤维蛋白凝块的溶解时间为纵坐标，在双对数纸上绘制标准曲线可求得供试品的效价单位。该法简便、准确、快速。

目前酶类药物分析方法整体上还停留在根据它们各自的生物学作用设计的生物测定法水平，近年来在这方面的进展也基本表现在方法具体细节的改进。如 Talaikyte 等设计了一种糜蛋白酶的新型荧光底物，并测定了其光谱特征、动力学过程、糜蛋白酶催化的水解反应，这种底物比目前所用的底物效率高几倍。

一、糜蛋白酶

糜蛋白酶又称 α-糜蛋白酶、α-胰凝乳蛋白酶，系从牛、猪胰脏中提取制得的一种蛋白分解酶。糜蛋白酶在胰脏中以酶原（牛糜蛋白酶原 A、B 或猪糜蛋白酶原 A、B、C）的形式存在。通过激活，而成相应的糜蛋白酶。

γ-糜蛋白酶和 α-糜蛋白酶是具有不同构型和结晶的相同分子，两者在不同的 pH 值条件下可以相互转化。不同形式的糜蛋白酶均具有水解蛋白质的作用，但其理化性质和结晶形态等有差别。具有重要药用价值的是 α-糜蛋白酶。

糜蛋白酶作用于血纤维蛋白溶酶。后者被活化后，在细胞间隙沉积的纤维与引起发炎性物质即被分解，而表现出抑制血液凝固作用或消炎作用。

我国从1961年开始从牛胰脏中制取。1980年在猪胰脏提取的糜胰蛋白酶共晶体的基础上，进一步分离得到猪糜蛋白酶，1982年开始生产。

1. 结构与性质

糜蛋白酶的一级结构及主要理化性质已基本阐明。但从不同种的胰脏中得到的糜蛋白酶，其一级结构、分子量、等电点等稍有差异。牛糜蛋白酶由241个氨基酸残基三条肽链被5个二硫键结合在一起组成。相对分子质量为25000，等电点 pH 值为8.6。活性中心为组氨酸、丝氨酸和天（门）冬氨酸组成。本品易溶于水，不溶于有机溶剂。在水溶液中不稳定。溶液在 pH3~4 时稳定；pH 小于3时，发生可逆变性；pH 大于10时失活。在 pH7~9 时活性最高。能专属性地水解芳香族氨基酸（如 L-酪氨酸和 L-苯丙氨酸）的羧基形成的肽键、酰胺键及酯键。Ca^{2+} 能增加酶的稳定性，而重金属离子 Cu^{2+}、Hg^{2+}、Ag^+ 等能抑制其活性。

2. 效价测定

采用分光光度法测定糜蛋白酶水解 N-乙酰-L-酪氨酸乙酯 （ATEE） 的速率。其测定原理为本品在一定条件下，水解底物 ATEE 生成 N-乙酰-L-酪氨酸，使吸收值变化。根据单位定义，由吸光度变化率计算活力单位，以 ATEE 单位表示效价。

若测定时反应速率不能恒定，除了适当调节供试液浓度外，温度的控制也很重要，经实验，温度在 25℃±2℃ 以内，测定结果稳定。胰蛋白酶存在无干扰，相对标准偏差 （RSD） 小于 5.0%。

测定方法：取 0.0012mol/L 的盐酸溶液 0.2mL 与底物溶液 3.0mL，在 25℃±0.5℃，于 237nm 测定并调节吸光度为 0.200。再取供试品溶液 0.2mL 与底物溶液 3.0mL，立即计时并摇匀，每隔 30s 读取吸光度，共 5min （重复一次），吸光度的变化应恒定，恒定时间不得少于 3min。若变化率不能保持恒定，可用较低浓度另行测定。每 30s 的吸光度变化率应控制在 0.008～0.012，以吸光度为纵坐标，时间为横坐标，作图，取在 3min 内呈直线的部分，按下式计算。

$$P = (A_2 - A_1)/(0.0075tm)$$

式中，P 为每 1mg 糜蛋白酶的效价，单位；A_2 为直线上开始的吸光度；A_1 为直线上终止的吸光度；t 为 A_2 至 A_1 读数的时间，min；m 为测定液中含供试品的量，mg。

效价单位定义：在上述条件下，吸光度每分钟改变 0.0075，即相当于一个糜蛋白酶单位。

二、弹性酶

弹性酶是猪胰脏提取制得的弹性蛋白水解酶，按干燥品计算，每毫克的效价不得少于 25 活力单位。

弹性酶可水解弹性蛋白，还可水解血红蛋白、酪蛋白等，还可水解专一性较强的合成底物，如苯甲酰-L-丙氨酸甲酯、琥珀酰-L-三丙氨酸-对硝基苯胺等。弹性酶的效价测定因底物测定方法而异。根据弹性酶活性中心的结构性质，它只能水解由侧链较小的丙氨酸、甘氨酸等组成的肽键。基于这个原理，可用重量法、浊度法等测定底物的剩余量；或用紫外分光光度法、福林酚法测定水解液中可溶性蛋白；也可用染料弹性蛋白为底物。用比色法测定进入反应液中的染料量，从而测定酶的活力。还有采用刚果红-弹性蛋白为底物。其基本原理为刚果红与弹性蛋白共价结合，生成刚果红-弹性蛋白能被弹性酶水解。根据刚果红在 495nm 波长处有最大吸收，由标准曲线即可查得弹性酶的单位数。其测定方法如下。

（1）刚果红-弹性蛋白溶液的制备　取刚果红-弹性蛋白 100mg，精密称定，置 100mL 量瓶中，加弹性酶溶液（称取弹性酶适量，置研钵中，按制备供试品溶液的方法，制成每 1mL 中含弹性酶约 40 单位的溶液）20mL，置 37℃ 水浴中，不断振摇至刚果红-弹性蛋白全部溶解，加入磷酸盐缓冲液（取磷酸二氢钠 42.3g 及磷酸氢二钠 51.2g，加水溶解并稀释成 1000mL，调节 pH 值至 6.0） 50mL，并用硼酸盐缓冲液 （pH8.8） 稀释至刻度。

（2）供试品溶液的制备　取本品约 0.1g，精密称定，置研钵中，先加预冷至 10℃ 以下的硼酸盐缓冲液 （pH8.8） 约 2mL，研磨均匀，再滴加 1mol/mL 氢氧化钠溶液约 4 滴，研磨约 20s，使溶解，立即加入预冷至 10℃ 以下的硼酸盐缓冲液 （pH8.8） 稀释，移至 100mL 量瓶中，并稀释至刻度。精密吸取适量，用硼酸盐缓冲液 （pH8.8） 稀释成每 1mL 中约含弹性酶 4～6 单位的溶液。

（3）标准曲线的制备　精密量取刚果红-弹性蛋白溶液 0、2.0mL、4.0mL、6.0mL、8.0mL 与 10.0mL，分别置 10mL 量瓶中，各加硼酸盐缓冲液 （pH8.8） 和磷酸盐缓冲液 （pH6.0） 的等量混合液至刻度。以零管为空白，照分光光度法，在 495nm 的波长处测定吸收度，以刚果红-弹性蛋白量为横坐标，吸光度为纵坐标，绘制标准曲线。

（4）测定法　取直径约 20mm 的试管 3 支，分别加入刚果红-弹性蛋白 20mg 及硼酸盐缓冲液 （pH8.8） 3.0mL，置 37℃ 水浴中预热 10min，依次在第一管加硼酸盐缓冲液 （pH8.8） 2.0mL，第二、三管各精密加入预热到 37℃ 的供试品溶液 2mL，立即计时，置 37℃ 水浴连续振摇 20min （准确计时），立即加入磷酸盐缓冲液 （pH6.0） 5.0mL，混匀，以 2500r/min 的速度离心 20min。精密吸取上清液 2mL，加硼酸盐缓冲液 （pH8.8） 和磷酸盐缓冲液 （pH6.0） 的等量混合液 2.0mL，摇匀，以第一管为空白，照分光光度法在495nm的波长处测定吸光度，从标准曲线上查得相应的刚果红-弹性蛋白量，按单位定义折算成单位数，计算弹性酶单位。

在上述条件下，20min水解1mg刚果红-弹性蛋白所需的酶量为一个弹性酶单位。

三、胃蛋白酶

胃蛋白酶系从猪、羊或牛的胃黏膜中提取制得。其活力测定方法包括凝固卵蛋白法、以胃酶标准品作对照的凝固卵蛋白法、干蛋白法、血红蛋白为底物的福林试剂比色法、酪蛋白为底物的福林试剂比色法等。其中，以酪蛋白为底物的福林试剂比色法如下：

（1）对照溶液的配制　精密称取105℃干燥至恒重的酪氨酸适量，加盐酸溶液（取1mol/L盐酸65mL，加水至1000mL）制成每毫升含0.5mg酪氨酸的溶液。

（2）供试溶液的配制　取本品适量，精密称定，用上述盐酸溶液制成每毫升含0.2～0.4单位的溶液。

（3）测定方法　取试管6支，其中3支各精密加入对照溶液1mL，另3支各精密加入供试溶液1mL，置37℃±0.5℃水浴中保温5min，精密加入预热至37℃±0.5℃的血红蛋白试液5mL，摇匀，并准确计时。在37℃±0.5℃水浴中反应10min，立即精密加入5%三氯醋酸液5mL，摇匀，滤过，取过滤液备用。另取试管2支，各精密加入血红蛋白试液5mL，其中1支加供试溶液1mL，另1支加上述盐酸溶液1mL，摇匀，滤过，取过滤液分别作为供试品和对照品的空白对照，在275nm波长处分别测定吸光度。并算出平均值和A_s和按下式计算。

$$每克含蛋白酶活力单位数 = \frac{\overline{A} \times m_s \times n}{A_s \times m \times 10 \times 181.19}$$

式中　$\overline{A_s}$——对照溶液的平均吸光度；

$\overline{A}$——供试溶液的平均吸光度；

m_s——对照溶液每毫升含酪氨酸的量，μg；

m——取供试品量，g；

n——供试品的稀释倍数。

说明：在上述条件下，每分钟能催化水解血红蛋白生成$1\mu mol$酪氨酸的酶量为一个蛋白酶活力单位。

四、胰酶

胰酶是指从猪、牛羊等动物胰脏提取得到的一种混合物，主要含胰蛋白酶、糜蛋白酶、羧肽酶、脂肪酶和RNA酶。临床上广泛应用于胰外分泌障碍、消化不良等疾患。胰酶中胰蛋白酶、淀粉酶和脂肪酶直接影响人体的消化吸收和营养状态。药典胰酶制剂大都是规定胰蛋白酶、胰淀粉酶、胰脂肪酶三酶的含量指标和三酶比例。

1. 胰脂肪酶

胰脂肪酶是一种水解酶，能裂解大分子底物，在一定的条件把甘油三酯类脂肪逐步水解，最后生成甘油及相应的脂肪酸，胰脂肪酶活力测定有以橄榄油为底物的比浊法及滴定法；以合成底物的荧光法、比色法、分光光度法等。滴定法有间接滴定法和pH值指示连续滴定法。后者在稳定pH值条件下，可避免在反应过程中pH值改变而引起酶活力改变，在稳定的pH值条件下，测定酶活力较为合理，故采用pH值指示连续滴定用已知浓度的标准碱溶液对水解液滴定，可定量地测定脂肪酸的量从而得知脂肪酶活力。测定方法如下。

（1）底物溶液的制备　取橄榄油4mL与阿拉伯胶7.5g，研磨均匀，缓缓加水研磨使成100mL，用高速组织捣碎机以8000r/min搅拌两次，每次3min，乳剂在显微镜下检查，90%的微粒直径应在$3\mu m$以下，并不得有超过$10\mu m$的微粒。

（2）供试品溶液的制备　取本品约0.1g，精密称定，置研钵中，加冷至5℃以下的少量三羟甲基氨基甲烷-盐酸缓冲液（取三羟甲基氨基甲烷606mg，加盐酸液（0.1mol/L）45.7mL，加水至

100mL，摇匀，调节 pH 值至 7.1)，研磨均匀，再加三羟甲基氨基甲烷-盐酸缓冲液使溶解成每 1mL 中含胰脂肪酶 8～16 单位的溶液。

（3）测定　配制 25mL 8％牛胆盐底物溶液 [即取牛胆盐参照试剂 2g，用水制成 25mL 的溶液 (2→25)]，取该底物溶液 2mL 与水 10mL，置 100mL 烧杯中，用氢氧化钠液 (0.1mol/L) 调节 pH 值至 9.0，在 (37±0.1)℃ 水浴中保温 10min，再调节 pH 值至 9.0，精密加入供试品溶液 1.0mL，在 (37±0.1)℃ 水浴中准确反应 10min，用氢氧化钠液 (0.1mol/L) 滴定使反应液恒定于 pH 值为 9.0，记录消耗氢氧化钠液 (0.1mol/L) 的容量 A（mL）。另取置水浴中煮沸 15～30min 的上述供试品溶液 1.0mL，照上述方法测定作为空白。

在上述条件下，每分钟水解脂肪（橄榄油）产生 $1\mu mol$ 脂肪酸的酶量，为 1 活力单位。

$$每 1g 含有的胰脂肪酶活力（单位）=\frac{(A-B)M\times 1000}{10}\times \frac{n}{m}$$

式中　A——供试品消耗氢氧化钠液 (0.1mol/L) 的体积，mL；

　　　B——空白消耗氢氧化钠液 (0.1mol/L) 的体积，mL；

　　　M——氢氧化钠滴定液的浓度，mol/L；

　　　m——供试品取样量，g；

　　　n——供试品稀释倍数，50。

2. 胰淀粉酶

胰淀粉酶属于 α-淀粉酶，可以催化淀粉水解，作用于淀粉链 α-1,4 糖苷键，初始产物是短链糊精为主，最终产物是麦芽糖与葡萄糖。因此淀粉酶活力测定可用 3,5-二硝基水杨酸比色法、费林氏法及次碘酸法等。目前国外药典及国内文献报道淀粉酶活力测定多以次碘酸法。本方法是利用碘在碱性溶液中生成具强氧化性的次碘酸盐，它能与醛基反应，使葡萄糖氧化成葡萄糖酸。

$$RCHO+I_2+3NaOH \longrightarrow RCOONa+2NaI+H_2O$$
$$2Na_2S_2O_3+I_2 \longrightarrow Na_2S_4O_6+2NaI$$

测定方法如下。

（1）胰淀粉酶供试品溶液的制备　取本品适量，精密称定，置研钵中，加冷至 5℃ 以下的少许磷酸盐缓冲液（取磷酸二氢钾 13.61g 与磷酸氢二钠 35.80g 加水使溶解成 100.0mL，调节 pH 值至 6.8），研磨均匀，再加磷酸盐缓冲液溶解成每 1mL 中含胰淀粉酶 10～20 单位的溶液。

（2）取 1％可溶性淀粉溶液 [取已在 105℃ 干燥 2h 的可溶性淀粉（供胰淀粉酶测定）1.0g，加水 10mL，搅匀后，边搅拌边缓缓倾入 100mL 沸水中，继续煮沸 20min，放冷，加水稀释至 100mL，即得] 25mL、磷酸盐缓冲液 10mL、1.2％氯化钠溶液 1mL 与水 20mL，置 250mL 碘瓶中，在 40℃ 水浴中保温 10min，精密加入供试品溶液 1.0mL，摇匀，立即置 (40±0.5)℃ 水浴中准确反应 10min，加盐酸液 (1mol/L) 2mL 终止反应，摇匀，冷至室温后，精密加碘液 (0.05mol/L) 10.0mL，边振摇边滴加氢氧化钠液 (0.05mol/L) 45mL，在暗处放置 20min，加硫酸溶液 (1→4) 4mL，用硫代硫酸钠液 (0.1mol/L) 滴定至无色。另取 1％可溶性淀粉溶液 25mL，磷酸盐缓冲液 10mL、1.2％氯化钠溶液 1mL 与水 20mL，置碘瓶中，在 (40±0.5)℃ 水浴中保温 10min，冷至室温后，加盐酸液 (1mol/L) 2mL，摇匀，再加供试品溶液 1.0mL。摇匀，精密加入碘液 (0.05mmol/L) 10.0mL，边振摇边滴加氢氧化钠液 (0.1mol/L) 45mL。在暗处放置 20min，加硫酸溶液 (1→4) 4mL，用硫代硫酸钠液 (0.1mol/L) 滴定至无色，作为空白对照，每 1mL 碘滴定液 (0.05mol/L) 相当于 9.008mg 无水葡萄糖。按下式计算：

在上述条件下，每分钟水解淀粉产生 $1\mu mol$ 葡萄糖的酶量，为 1 活力单位。

$$每 1g 含有的胰淀粉酶活力（单位）=\frac{(B-A)F}{10}\times \frac{9.008\times 1000}{180.18}\times \frac{n}{m}$$

式中　A——供试品消耗硫代硫酸钠液 (0.05mol/L) 的体积，mL；

　　　B——空白消耗硫代硫酸钠液 (0.05mol/L) 的体积，mL；

　　　F——硫化硫酸钠滴定液的浓度 (mol/L) 换算值；

m——供试品取样量，g；

n——供试品稀释倍数，200。

说明：$(B-A)$ 的体积应控制在 2.0～4.0mL，否则应调精密度，另行测定。

3. 胰蛋白酶

目前各国药典对胰蛋白酶测定方法和活力单位定义虽不尽相同，但均根据胰蛋白酶可以催化酪蛋白水解生成不被三氯醋酸沉淀的肽等。其中有酪氨酸、色氨酸和苯丙氨酸在275nm波长处有较强的吸收，或显色，以酪氨酸为对照进行定量，确立胰蛋白酶活力单位。

测定方法：精密量取供试品溶液 1.0mL，置试管中，加硼酸盐缓冲液 2.0mL，在 40℃水浴中保温 10min，精密加入在 40℃水浴中预热的酪蛋白溶液［取酪蛋白对照品 1.5g，加氢氧化钠液（0.1mol/L）13mL 与水 40mL，在 60℃水浴中加热使溶解，放冷，加水稀释至 10.0mL，调节 pH 值至 8.0］5.0mL，摇匀，立即置（40±0.5）℃水浴中准确反应 30min，精密加入 5％三氯醋酸溶液 5.0mL 终止反应，混匀，过滤，取滤液按照分光光度法进行比色，在 275nm 的波长处，以滤过的 5％三氯醋酸溶液 5mL 与硼酸盐缓冲液 8mL 的混合液作对照，测定吸光度为 A；另精密量取标准品溶液 1.0mL，加硼酸盐缓冲液 2.0mL，40℃水浴中保温 10min。精密加 5％三氯醋酸溶液 5mL，摇匀，置（40±0.5）℃水浴中准确反应 30min，立即精密加酪蛋白溶液 5.0mL，混匀，过滤；取滤液按照上述方法测定吸光度为 A_0；另用盐酸液（0.2mol/L）作对照，在 275nm 的波长处测定酪氨酸对照品溶液的吸光度为 A_s。

在上述条件下，每分钟水解酪蛋白生成三氯醋酸不沉淀物（肽及氨基酸等），在 275nm 的波长时与 1μmol 酪氨酸相当的酶量，为 1 活力单位。

$$每 1g 含有的胰蛋白酶单位 = \frac{A-A_0}{A_s} \times \frac{m_1}{181.19} \times \frac{13}{30} \times \frac{n}{m}$$

式中 m_1——每 1mL 酪氨酸对照品溶液中含酪氨酸的质量，μg；

m——供试品取样量，g；

n——供试品的稀释倍数。

供试品测得的 A 值应在 0.15～0.6 范围内，否则应调整酶浓度，再行测定。

五、溶菌酶

溶菌酶系自鸡蛋清中提取的一种能分解黏多糖的碱性蛋白酶，与氯离子结合成为溶菌酶氯化物，主要作用于革兰阳性菌，使胞壁中的肽聚糖分解，导致细菌溶解。溶菌酶具有抗菌、抗病毒、促进血液凝固、分解脓液、修复组织等作用。我国于 1972 年正式生产。

1. 结构与性质

1922 年，Fleming 报道了从鸡蛋清中提取溶菌酶，溶菌酶是由 18 种氨基酸组成，相对分子质量为 14000～15000，含由 129 个氨基酸残基组成的单链，为四个二硫键等所结合而成的螺旋体结构，等电点为 pH 值为 10.0～11.1。

精制品呈椭圆形（或棱状）结晶，粗制品为无定形粉末。化学性质较稳定，当 pH 值在 1.2～11.3 范围内，其结构几乎不变；遇热也较稳定，pH 值在 4～7 时经 100℃处理 1min，酶仍保持其活性；但在碱性条件下，对热稳定性较差，易变性。

2. 效价测定

采用溶酶小球菌为底物的比浊法，黏多糖是溶酶小球菌胞壁中的主要成分，是由 N-乙酰氨基葡萄糖（NAG）和 N-乙酰黏质酸（NAM）重复而成的，溶菌酶水解作用的专属性很强，它只水解 NAM C-1 和 NAG C-4 之间的 β-(1,4) 糖苷键，不能水解 NAG C-1 和 NAM C-4 之间的 β-(1,4) 糖苷键。溶酶小球菌胞壁中的黏多糖经过溶菌酶的水解作用后，菌体因渗透压不平衡引起破裂，从而导致溶菌，溶液的吸光度下降。本测定方法规定，在一定的条件下，每分钟引起吸光度下降 0.001 为一个酶活力单位。测定方法如下。

① 底物悬浮液的制备　称取底物（菌体）15～20mg，加磷酸盐缓冲液（pH 值为 6.2）4～

5mL，在研钵内研磨3min，再加磷酸盐缓冲液（pH值为6.2）适量，使总体积约为50mL。使悬浮液于（25±0.1）℃时，在450nm的波长处测得的吸光度为0.70±0.05。本液应临用时制备。

② 供试品溶液的制备　精密称取本品25mg，置25mL量瓶中，加磷酸盐缓冲液（pH值为6.2），使溶解并稀释至刻度，摇匀。精密量取5mL，置100mL量瓶中，加磷酸盐缓冲液（pH值为6.2）至刻度，摇匀，每1mL供试品溶液中含溶菌酶50μg。

③ 测定方法　精密量取（25±0.1）℃的底物悬浮液3mL，置1cm比色杯中，在450nm的波长处测定吸光度，作为零秒的读数A_0，然后精密量取（25±0.1）℃的供试品溶液0.15mL（相当于本品7.5μg），加到上述比色杯中，迅速混合，用秒表计时，至60s时再测吸光度A，同时精密量取磷酸盐缓冲液（pH6.2）0.15mL代替供试品溶液，同上法操作，做空白试验，测得零秒的读数A_0'及60s的读数A'。

活力单位定义：在室温25℃、pH值6.2时，在波长450nm处，每分钟引起吸光度下降0.001为一个酶活力单位，按下式计算：

$$酶活力单位数(U/mg) = \frac{(A_0 - A) - (A_0' - A')}{m} \times 10^6$$

式中　m——测定液中供试品的质量，μg。

在比浊法中，溶酶小球菌胞壁中的肽聚糖被溶菌酶水解成可溶性的碎片，虽然可使溶液吸光度减少，但仍有大量溶酶小球菌菌体悬浮于溶液中，由于菌体本身差异，故悬浮在溶液中的持续时间不同，导致溶液吸光度变化较大，给测定结果带来一定的误差。实验结果表明：采用筛选后的丹麦2665号溶酶小球菌菌株作底物及掌握一定的效价测定的实验条件，可以做到底物和规格的统一，进而达到控制产品质量的目的。

日本药局方外医药品成分规格采用溶菌酶标准品，以减少底物差异和操作误差。文献有采用溶菌酶直接水解从溶酶小球菌胞壁中提取出来的肽聚糖的荧光光谱法，可以避免溶酶小球菌菌体沉降等的影响。

六、降纤酶

降纤酶系长白山白眉蝮蛇或尖吻蝮蛇的蛇毒中提取的蛋白水解酶，为白色粉末，有吸湿性，易溶于水。本品能溶解血栓，抑制血栓形成，改善微循环。其效价测定方法如下。

① 标准品溶液的制备　取降纤酶标准品，加三羟甲基氨基甲烷缓冲液（pH值为7.4）（取三羟甲基氨基甲烷2.42g与氯化钠0.585g，加水适量使溶解，用1mol/L盐酸溶液调节pH值至7.4，加水稀释至500mL）制成每1mL中含20单位、10单位、5单位、2.5单位的溶液。

② 供试品溶液的制备　取降纤酶适量用羟甲基氨基甲烷缓冲液（pH值为7.4）制成标准曲线范围内浓度的溶液。

③ 测定方法　取试管（1cm×10cm）4支，各精密加入0.4%纤维蛋白原［取纤维蛋白原，用三羟甲基氨基甲烷缓冲液（pH值为7.4）制成0.4%可凝蛋白溶液］0.2mL，置37℃水浴中保温2min，依次精密量取4种浓度的标准品溶液各0.2mL，迅速加入上述各试管中，立即摇匀，同时计时。于37℃水浴中观察纤维蛋白原的初凝时间，每种浓度测5次，求出平均值（5次测定最大与最小值之差不得超过平均值的10%，否则重测）。在双对数坐标纸上，以标准品单位数（U）为横坐标，初凝时间为纵坐标绘制标准曲线。另取供试品溶液同法测定，在标准曲线上或用直线回归方程求得单位数。

七、门冬酰胺酶

门冬酰胺酶是从埃希大肠杆菌（E. coli ASI.357）中提取制备的具有酰胺基水解作用的酶。该酶分布广泛，在真菌、青霉菌、大肠杆菌、芽孢杆菌等中存在。该酶具有杀死癌细胞的功能，临床主要用于治疗急性白血病、恶性淋巴瘤。

1. 结构与性质

门冬酰胺酶是由 321 个氨基酸残基构成，具有 4 个相同亚单位的蛋白质，相对分子质量为 13600 左右。本品属柱状或单斜晶型，对热、pH 值、光较稳定。$[\alpha]_D^{20}: -30° \sim -32°$（水），在 278nm 有最大吸收波长，$E_{1cm}^{1\%} = 7.1 \pm 0.15$（0.03mol/L 磷酸钠，pH7.3），在 pH 值为 5～9 稳定。不溶于甲醇、丙酮、氯仿。

2. 效价测定

(1) 原理　底物门冬酰胺在门冬酰胺酶的作用下，水解产生门冬氨酸和氨，再用碘化汞钾比色法测定氨的量。

效价单位定义：在 37℃时，每分钟分解门冬酰胺产生 1μmol 氨所需的酶量即相当于一个门冬酰胺酶单位。

(2) 测定方法

① 对照溶液的制备　取经 105℃干燥至恒重的硫酸铵适量，精密称定，加水制成 0.001mol/L 的溶液。

② 供试品溶液的制备　取门冬酰胺酶约 0.1g 缓冲液（pH8.0）制成 0.05mg/mL 的溶液。

③ 测定方法　取试管 3 只（14cm×1.2cm），各加入 0.33％门冬酰胺溶液 1.9mL，于 37℃水浴中预热 3min，分别于第一管（t_0）加入 0.1mol/L 磷酸盐缓冲液（pH8.0）0.1mL，第 2、3 管（t）各精密加入供试品溶液 0.1mL，置 37℃水浴中准确反应 15min，立即加入 25％三氯醋酸溶液各 0.5mL，摇匀，分别为空白反应液（t_0）和反应液（t）。精密量取 t_0、t 和对照溶液各 0.5mL，置试管中，每份平行做 2 管，各加水 7.0mL 及碘化汞钾溶液 1.0mL，混匀，另取试管 1 只，加水 7.5mL 及碘化汞钾溶液 1.0mL 作为空白对照管，室温放置 15min，在 450nm 的波长处，分别测定 A_0、A_t 和 A_s，计算平均值，按下式计算。

$$效价（单位/mg）= (A_t - A_0) \times 50 \times 稀释倍数 \times F / [A_s \times 15 \times 称样量(mg)]$$

式中，50 为反应常数；15 为反应时间；F 为对照溶液的校正值。

八、纤维素酶

纤维素酶是由尼日尔曲霉中制得，它具有解聚和溶解或切断细胞壁的作用，可使植物营养物质变为可被利用的细胞能量，它还具有改善胀气和肠道中菌群混乱而引起的酶失调作用。

1. 性质

纤维素酶是用于水解纤维素的一组酶，通常含有纤维二糖酶和葡萄糖苷酶。它能催化 β-1,4 糖苷键的水解，产生 β-环糊精。本品溶于水，几乎不溶于乙醇、氯仿、乙醚。

2. 效价测定

(1) 原理　底物为羧甲基纤维素钠，经纤维素酶水解后，其相对黏度下降，通过在一定时间内相对黏度的变化值来测定酶活力。

(2) 测定法

① 底物溶液的制备　取水 300mL 置锥形瓶中，少量多次加入 938mg 羧甲基纤维素钠，连续快速摇动，加入的速度要慢，避免出现结块（约 2～3min），并加水使成 500mL，继续摇动直至全部粉末均匀分散，在 4℃静置 12h 以上，使微粒充分膨胀，并完全溶解。置冰箱保存备用。

② 供试品溶液的制备　取纤维素酶 0.1g，精密称定 0.05mg/mL 的溶液。

③ 测定方法　取底物溶液 20mL，加醋酸盐缓冲液（pH4.5）4mL，于 40℃水浴预热 10min，精密加入供试品溶液 1mL，立即计时。混匀，取 14mL，置乌氏黏度计（20～100mPa·s）中，依法（中国药典 2010 年版二部附录ⅥG 第三法）在供试品溶液加入 2min 后，用辅助秒表测定流出时间 Tt_1，以后每间隔约 1min 重复测定 4 次，分别测得流出时间 $Tt_2 \sim Tt_5$。

另取底物溶液 20mL，加醋酸盐缓冲液 4mL，混匀，于 40℃水浴预热 10min，精密加水 1mL，混匀，取 14mL，置乌氏黏度计中，同法测得底物溶液的流出时间 T_i。另取水 14mL，置乌氏黏度计中，同法测得流出时间 T_0，按下式分别计算相对黏度（Fr）。

$$Fr_{1\sim5} = (T_i - T_0)/(Tt_{1\sim5} - T_0)$$

以相对黏度为纵坐标，以对应的测量时间（min）为横坐标，求得回归方程，方程的斜率乘以5即为5min内相对黏度的变化值（ΔFr_5），按下式计算。

$$效价（单位/mg）=\Delta Fr_5 \times 稀释倍数/称样量（mg）$$

效价单位定义：在上述条件下，在5min内，使相对黏度改变1.0所需的酶量即相当于1个纤维素酶单位。

九、菠萝蛋白酶

菠萝蛋白酶系从菠萝皮、茎、芯中提取制备的蛋白水解酶，具有抗菌、消肿作用。其测定方法如下。

① 供试品溶液的制备　精密称取本品约0.1g，置烧杯中，加盐酸半胱氨酸缓冲液（取盐酸半胱氨酸5.27g，氯化钠23.4g，加水500mL溶解，另取乙二胺四乙酸二钠2.23g，加水200mL溶解，合并两液混匀，用0.1mol/L氢氧化钠溶液调节pH值至5.1，加水稀释至1000mL）少量，搅拌使溶解，转移到100mL量瓶中，加盐酸半胱氨酸缓冲液至刻度，摇匀，精密量取适量，加盐酸半胱氨酸缓冲液制成30～50U/mL的溶液。

② 测定方法　精密量取供试品溶液1mL，置具塞试管（15mm×130mm）中，于37℃水浴预热5min，精密加入37℃预热的底物溶液（精密称取硅胶干燥器干燥至恒重的酪蛋白0.6g，置烧杯中，加0.05mol/L磷酸氢二钠液80mL，水浴加热溶解，放冷，用1mol/L盐酸溶液调节pH值至7.0，转移到100mL量瓶中，加水至刻度，临用新配）5mL，立即振摇。置37℃水浴准确反应10min后，加三氯醋酸溶液（取三氯醋酸1.8g，无水醋酸钠2.99g，冰醋酸1.9mL，加水溶解定容至100mL）5.0mL，振摇。于37℃水浴准确放置40min，用干燥滤纸滤过，取过滤液，在2h内，在275nm测定吸光度A_s。再精密量取供试品溶液1.0mL，加三氯醋酸溶液5.0mL，振摇，精密加入底物溶液5.0mL，同法操作，测定吸光度A_0。另取酪氨酸对照品溶液（精密称取105℃干燥至恒重的酪氨酸，加0.1mol/L盐酸溶液制成50μg/mL的溶液），以水为空白，在275nm测定吸光度A_s。按下式计算：

$$每1mg酶的活力单位=(A-A_0)\times m_s \times 11/(A_s \times m \times 10) \times n$$

式中，n为供试品的稀释倍数；m为供试品的取样量，mg；m_s为对照品溶液每1mL中含酪氨酸的量，μg。

活力单位定义：在上述条件下，每分钟水解酪蛋白生成1μg酪氨酸的菠萝蛋白酶量，相当于1活力单位。

十、凝血酶

凝血酶为牛血或活血中提取的凝血酶原经激活而得的凝血酶的无菌冻干品，每毫克效价不得少于10单位，含凝血酶应为标示量的80%以上。效价的测定方法如下。

① 纤维蛋白原溶液的配制　取纤维蛋白原约30mg，精密称定，用0.9%氮化钠溶液1.5mL溶解，加凝血酶0.1mL（约3单位），快速摇匀，室温放置约1h至完全凝固。取出凝固物，用水洗至洗出液加硝酸银不产生浑浊，在105℃干燥3h，称取质量，计算纤维蛋白原中含凝固物的质量分数（%）；然后用0.9%氯化钠溶液制成含0.2%凝固物的纤维蛋白原溶液，用0.05mol/L磷酸氢二钠按调节pH值为7.0～7.4，再用0.9%氯化钠溶液稀释成含0.1%凝固物的溶液，备用。

② 标准曲线的绘制　取凝血酶标准品，用0.9%氯化钠溶液分别制成每毫升含5.0单位、6.4单位、8.0单位、10.0单位的标准溶液。另取内径1cm、长10cm的试管4支，各精密加入纤维蛋白原溶液0.9mL，置于（37±0.5）℃水浴中保温5min，再分别精密量取上述4种浓度的标准溶液各0.1mL，迅速加入上述各试管中，立即计时。摇匀，置于（37±0.5）℃水浴中观察纤维蛋白的初凝时间，每种浓度测5次，求平均值。标准溶液的浓度应控制凝结时间在14～60s为宜，在双对数坐标纸上。以每管中标准品实际单位数（U）为横坐标，凝结时间（t）为纵坐标，绘制标准曲线。

③ 测定方法 取本品3瓶，分别精密称定其内容物质量。每瓶按标示量分别加0.9%氯化钠溶液制成与标准曲线浓度相当的溶液，精密吸取0.1mL，按标准曲线的绘制方法平行测定5次，求出凝结时间的平均值（误差要求同标准曲线）。在标准曲线上或用直线回归方程求得单位数后，按下式计算：

$$凝血酶（U/mg）=\frac{u\times10\times V}{m}$$

$$凝血酶（单位/瓶）=u\times10\times V$$

式中 u——0.1mL供试液在标准曲线上读得的实际单位数；

V——每瓶供试品溶解后的体积，mL；

m——每瓶供试品的质量，mg。

并计算出每瓶相当于标示量的百分数。

④ 说明 每瓶效价均应符合规定，如有1瓶不符合规定，另取3瓶复试均应符合规定。

十一、玻璃酸酶

玻璃酸酶是从哺乳动物睾丸中提取的一种能水解玻璃酸黏多糖的酶，每毫克的效价不得少于300单位，其测定方法如下。

① 标准溶液的配制 取玻璃酸酶标准品适量，精密称定，加冷的水解明胶稀释液制成每毫升含1.5单位的溶液，临用时配制。

② 供试溶液的配制 按估计单位，精密称取供试品适量，加冷的水解明胶稀释液制成每毫升含1.5单位的溶液，临用时配制。

③ 标准曲线的绘制 取大小相同的试管12支，按顺序加入标准溶液0mL、0.10mL、0.20mL、0.30mL、0.40mL与0.50mL，每份2支再依次加入冷的水解明胶稀释液0.50mL、0.40mL、0.30mL、0.20mL、0.10mL和0mL，每隔30s顺序加入玻璃酸钾液0.5mL，使每管的总体积为1.0mL，摇匀，置（37±0.5）℃水浴中，每管准确保温30min后，每间隔30s顺序取出，立即加入血清液4.0mL，摇匀，在室温放置30min摇匀，在640nm波长处测定吸光度。同时以磷酸盐缓冲液0.5mL代替玻璃酸钾溶液，加冷的水解明胶稀释液0.5mL，摇匀。按上述方法自"置（37±0.5）℃的水浴中"起同样操作，作为空白。以吸光度为纵坐标，标准溶液的单位数为横坐标，绘制标准曲线。

④ 测定方法 取大小相同的试管6支，依次加入供试溶液0.2mL、0.3mL与0.4mL，每份2支；再依次加入冷的水解明胶稀释液0.3mL、0.2mL与0.1mL，照标准曲线项下自"每隔30s顺序加入玻璃酸钾液0.5mL"起，依法测定。自标准曲线上查得单位数后，分别除以供试品的质量（mg），算出6份供试品的平均数，即为玻璃酸酶的效价单位。

⑤ 说明：

a. 醋酸-醋酸钾缓冲液的配制 取醋酸钾14g与冰醋酸20.5mL，加水使成1000mL。

b. 磷酸盐缓冲液的配制 取磷酸二氢钠2.5g，无水磷酸氢二钠1.0g与氯化钠8.2g，加水使成1000mL。

c. 水解明胶的配制 取明胶50g，加水1000mL，在121℃加热90min，然后冷冻干燥。

d. 水解明胶稀释液的配制 取磷酸盐缓冲液与水各250mL加水解明胶330mg，摇匀。在0～4℃保存如溶液不发生浑浊，可继续使用。

e. 血清储备液的配制 取新鲜牛血清或冻干牛血清（用水溶解并稀释至标示量体积）1份，加乙酸-乙酸钾缓冲液9份稀释，再以4mol/L盐酸溶液调节pH值至3.1，放置18～24h后再用。在0～4℃保存，可应用30d。

f. 血清溶液的配制 血清储备液中血清总固体（取牛血清适量置装有洁净砂粒并在105℃干燥至恒重的坩埚中，置水浴上蒸干后，再在105℃干燥至恒重）在8%左右者取1份，用醋酸-醋酸铵缓冲液3份稀释；血清总固体在5%左右者取1份，用醋酸-醋酸钾缓冲液2份稀释，临用时配制。

g. 玻璃酸钾储备液的配制　取预先经五氧化二磷减压干燥 48h 的玻璃酸钾，加水制成每毫升含 0.5mg 的溶液。在 0℃以下保存，可应用 30d。

h. 玻璃酸钾溶液的配制　取玻璃酸钾储备液 1 份，用磷酸盐缓冲液 1 份稀释，临用时配制。

十二、超氧歧化酶（SOD）

SOD 是一种重要的氧自由基清除剂。作为药用酶在美国、德国等国已有产品，临床应用广泛。此酶属金属酶，在自然界分布极广。

SOD 的活性测定方法有数十种，这里介绍国内外最常用的两种方法。

1. 黄嘌呤氧化酶-细胞色素 C 法（简称 550nm 法）

酶活性单位定义：一定条件下，3mL 的反应液中，每分钟抑制氧化型细胞色素 C 还原率达 50% 的酶量定为一个活力单位。

测定方法：0.5mL pH 值为 7.8，300mmol/L 磷酸缓冲液，其中含 0.6mmol/L 的 EDTA 0.5mL 6×10^{-5}mol/L 氧化型细胞色素 C 溶液；0.5ml，0.3mmol/L 黄嘌呤溶液；1.3mL 蒸馏水，在 25℃保温 10min，最后加入 0.2mL 1.7×10^{-3}U/mg 蛋白的黄嘌呤氧化酶溶液，并立即计时，速率变化在 2min 内有效，要求还原速率控制在吸光度每分钟减少 0.025。测定活性时，加入 0.3mL 被测 SOD 溶液，蒸馏水相应减至 1.0mL，并控制 SOD 浓度，使氧化型细胞色素 C 还原速率的 OD 值降为 0.0125/min。

活性计算公式：

$$SOD\ 活性(U/mL) = \frac{0.025 - 加酶后还原速率}{\frac{0.025}{50\%}} \times \frac{\overline{V}_{总}}{\overline{V}_{定义体积}} \times \frac{酶稀释倍数}{取酶体积}$$

式中，$\overline{V}_{总} : \overline{V}_{定义体积} = 3 : 3$。

2. 微量连苯三酚自氧化法（简称 325nm 法）

活性单位定义：在一定条件下，1mL 反应液中，每分钟抑制连苯三酚在 325nm 波长处自氧化速率达 50% 的酶量为一个活性单位。

测定方法：2.99mL，pH8.2，50mmol/L Tris-HCl 缓冲液，其中含 1mmol/L EDTA-2Na，在 25℃预保温 10min 最后加入约 10μL，50mmol/L 联苯三酚（配制于 10mmol/L HCl 中），使反应体积在 3mL，计时，自氧化速率变化在 4min 内有效，控制连苯三酚自氧化速率为每分钟 0.070A。测 SOD 活性时，加入约 4.0mL 的 SOD 溶液，缓冲液相应减至 2.95mL，并控制 SOD 浓度，使连苯三酚自氧化速率 A 降为每分钟 0.35A 左右。

活性计算公式：

$$SOD\ 活性(U/mL) = \frac{0.070 - 加酶后自氧化速率}{\frac{0.070}{50\%}} \times \frac{\overline{V}_{总}}{\overline{V}_{定义体积}} \times \frac{酶稀释倍数}{取酶体积}$$

式中，$\overline{V}_{总} : \overline{V}_{定义体积} = 3 : 1$。

（何华）

第十二章

糖类、脂类和核酸类药品检验

第一节

多糖类药物的结构分析研究

糖是一大类多羟基醛酮化合物。单糖分子具有还原性。常温下，单糖在稀酸溶液中稳定，在浓碱溶液中很不稳定，能发生裂解聚合反应。含有半缩醛羟基的低聚糖具有还原糖的性质。

多糖的分子量很大，常带负电荷，水合度较大，水溶液具有一定的黏度，能被酸或酶水解成单糖和低聚糖或其他组分多糖的成分。含糖醛酸和氨基糖基的多糖，如肝素、透明质酸等均具有酸性。多糖类分子中单糖组成的不同，糖苷键的连接方式和位置的不同以及相对分子质量的不同等构成了不同生理功能和生物活性。因此，多糖类新药的化学结构与生理功能和生物活性密切相关，多糖类新药的结构分析主要包括：单糖组成、分子量、糖苷键连接方法、糖苷键连接位置等的分析。

一、多糖中单糖的组成分析

多糖经水解后用纸色谱分析、薄层色谱法分离鉴定以及颜色反应以确定单糖组成，用高效液相色谱法和高碘酸氧化生成甲酸以及比色法定量测定各单糖的组分比。

1. 定性鉴别

多糖在矿酸存在下水解成单糖，单糖在浓酸中加热脱水生成糖醛或其衍生物，它们在α-萘酚作用下生成有色物质，可用于糖类的一般鉴别。此外，利用糖分子结构中含有不对称碳原子所具有的旋光性质，在一定条件下，各种糖具有其特有的比旋度，来鉴别糖类物质。

如硫酸软骨素为大分子酸性黏多糖类药物，其分子中具有半缩醛基结构，有还原性，与碱性酒石酸铜试液反应，加热，即产生氧化亚铜的红色沉淀，可用于硫酸软骨素的鉴别。

2. 单糖的分离鉴定

取样品 20mg，加 0.5～1mol/L 硫酸溶液 2mL，充氮除氧封管，在 100℃水解 11h，水解液用碳酸钡中和，离心过滤，滤液进行以下分离鉴定。

(1) 纸色谱分离 取滤液（多糖水解液）点滴于滤纸上，同时点滴 D-葡萄糖、D-甘露糖、L-阿拉伯糖、L-鼠李糖、D-木糖、D-半乳糖等单糖对照品溶液，分别用正丁醇-丙酮-水（4：5：1）、乙酸乙酯-吡啶-水（10：4：3）、正丁醇-冰醋酸-水（3：1：1）、正丁醇-浓氨水-水（12：10：1）、乙酸乙酯-吡啶-乙酸-水（10：11：2：3）为展开剂（也可用其他分离单糖的展开剂）进行纸上色谱分离。展开后以苯胺-邻苯二甲酸的正丁醇饱和溶液喷雾显色。根据样品和对照品的 R_f 值及斑点颜色进行鉴定。

(2) 薄层色谱法 可用 0.1mol/L 磷酸二氢钠溶液调配硅胶 G 制备薄层板。经 100℃活化后用纸色谱同样对照品、展开剂（或其他适用于单糖分离的展开剂）和显色剂检出薄层斑点。根据 R_f 值进行鉴定。

（3）高效液相色谱法　用 HRC-NH$_2$ 色谱柱，以乙腈-水（75：25）为流动相，流速 0.8mL/min，示差折光检测器检出不同单糖组分。

（4）气相色谱与质谱联用（GC-MS）　水解液中和后，制成硅烷化衍生物进行气相色谱分析，以 MS 检测。GC-MS 不仅可测出多糖的组成，并可测得单糖之间的摩尔比。酸完全水解的条件，是测定单糖组分的重要环节。如已聚糖水解条件通常用 1mol/L 硫酸于 100℃ 4～6h，戊聚糖为 0.25mol/L 硫酸于 70℃ 8h，氨基葡聚糖则为 4mol/L 盐酸于 100℃ 9h，但对连有阿拉伯呋喃的多糖，其阿拉伯糖部分极易水解，需严格控制水解条件以防止发生降解反应。

3. 各单糖的含量测定及组成的分子比值

（1）高效液相色谱法　根据上述所得的色谱峰，用归一化法求出各组分的百分含量，并用外标法进行定量。

（2）化学测定法　根据不同的单糖特性用不同的化学测定法进行定量测定。例如：葡萄糖可用 3,5-二硝基水杨酸比色法定量，氨基半乳糖或氨基葡萄糖用 Rondle 法定量葡萄糖醛酸，果酸可用钼酸铵比色法，蔗糖用 Roe 比色法，五碳糖用苔黑酚比色法。

根据测得各单糖含量，以其中一种单糖为 1 进行换算求得各单糖的分子比值。

二、分子量测定

多糖的相对分子质量可用以下方法测定。

1. 高效液相色谱法

中国药典 2010 版附录 V H 收载了用高效液相色谱法测定多糖的分子量与分子量分布测定法。

（1）对仪器的一般要求　色谱柱为测多糖专用凝胶柱（按所测样品的分子量大小选择特定排阻范围的凝胶柱）。检测器为示差折光检测器。

（2）测定法

① 系统校正　根据供试品分子量大小，一般选用 5 个已知分子量的多糖标准品（常用的为葡聚糖）分别用流动相制成每 1mL 中约含 10mg 的标准溶液，分别取上述标准溶液 25μL，注入液相色谱仪，记录色谱图。由 GPC 专用软件绘制标准曲线，得线性回归方程：

$$\lg M_w = a + b t_R$$

式中，M_w 为标样的已知重均分子量；t_R 为标样的保留时间。

② 样品测量　取供试品溶液 25μL 注入液相色谱仪，记录色谱图，按下式计算分子量：

$$M_n = \sum RI_i / \sum x(RI_i/M_i)$$
$$M_w = \sum (RI_i M_i) / \sum RI_i$$
$$D = M_w/M_n$$

式中，M_n 为数均分子量；RI_i 为样品 i 级分的物质量，即供试品在保留时间 i 的峰高；M_i 为样品 i 级分的分子量，即供试品在保留时间 i 的分子量。

（3）结果处理　采用 GPC 专用软件，可获得供试品归一化色谱图，微分、积分分子量分布图，各时间点的分子量（片段数据）和各种平均分子量。根据供试品需要选择各项测定结果。

2. 其他测定法

如用黏度计测定特性黏度，从而推算平均相对分子质量。用超速离心分析法，根据沉降系数（S）和扩散系数（D），推算平均相对分子质量等。

三、糖苷键连接方式的测定

1. 红外光谱测定

β 型糖苷键在红外吸收谱中在 890cm^{-1} 处有特征性吸收，α 型糖苷键则在 840cm^{-1} 处有特征性吸收，根据其红外吸收光谱，可以确定糖苷键连接方式是 α 型或 β 型。同时根据红外吸收谱的其他波数的吸收峰可知是否有 V_{OH-O}（分子间氢键）、C—H 伸展振动、C—O 伸展振动、醚键 C—O—C 的伸展振动以及—S—O—键的伸展振动等的结构情况。

2. 核磁共振谱

核磁共振谱（nuclear magnetic resonance，简称 NMR）可用 ^{1}H-NMR 谱和 ^{13}C-NMR 谱测定多糖结构中的糖苷键（α 型或 β 型）。如在 ^{1}H-NMR 谱中的化学位移 $\delta 5.4$ 和 $\delta 5.1$，有两个信号说明分子结构中的糖苷键为 α 型。如有 $\delta 4.53$ 说明有 β 糖苷键。

四、糖苷键连接位置的测定

1. 高碘酸氧化

高碘酸能作用于多糖分子中 1,2-二羟基和 1,2,3-三羟基官能团。例如：两分子葡萄糖以 1,2、1,4 或 1,6 糖苷键缩合时，均能被高碘酸氧化，而 1,3 糖苷键缩合则不能被高碘酸氧化。且不同位置的缩合，被氧化后生成的甲酸（或甲醛）的生成量也不同，测定生成甲酸（或甲醛）的量可以测定多糖中各单糖的连接位置，同时可推算出支链数。

一般可取多糖样品 25mg 溶于 20mmol/L 高碘酸钠溶液 50mL 中，在 5～15℃暗处放置氧化 14d，取 25mL 加乙二醇 1mL，用 0.12mol/L 氢氧化钠溶液滴定，以测定甲酸生成量。

2. Smith 降解

将高碘酸氧化产物还原，在无机酸存在条件下控制水解，水解液经中和后，用纸上色谱法进行分离鉴定，以确定糖苷键的连接位置。

取多糖样品 25mg 溶于 20mmol/L 高碘酸钠溶液 50mL 中，放置暗处氧化 14d，然后加入乙二醇 1.5mL，用离子水透析 24h，减压蒸馏至约 20mL，加入硼氢化钠 30mg，用电搅拌器搅拌还原 2h，放置过夜，加入 36％醋酸调节至 pH 值为 5～6。除去过量的硼氢化钠，再透析 24h。透析液浓缩至干，加 0.05mol/L 硫酸溶液 1mL，在 15℃水解 24h。用碳酸钠中和，过滤。滤液经浓缩后用纸上色谱法分离鉴定单糖。如有葡萄糖和甘油生成说明有 1,3-苷键。

3. 甲基化反应产物分析

多糖经甲基化试剂作用使分子中的羟基甲基化，然后用甲酸和三氟醋酸水解，以 GC 鉴定甲基化水解产物，即可推断组成多糖分子中各单糖间的结合位置，如多糖分子中带有支链，甲基化水解后可生成二甲基单糖。根据生成二甲基单糖的分子数即可推断有几个支链。

4. 乙酰解后质谱分析

取多糖样品 50mg 加醋酸酐-醋酸-硫酸（48∶32∶6）85mL，在室温中放置 9d，然后在 80℃加热，用电磁搅拌器搅拌 30min，倒入冰水中，用碳酸钠调节至 pH 值为 4～5，用氯仿提取 3 次，每次 20mL，蒸去氯仿，残渣进行质谱分析，根据分子离子峰（m/z）如有二乙酰葡萄糖或二乙酰、四乙酰单糖碎片峰，表明有支链结构。

第二节
多糖类新药的理化特性分析

多糖类药物的理化特性主要包括：性状、溶解度、比旋度、特性黏度、纯度检查及含量测定等。

一、物理常数测定

1. 溶解度测定

按照中国药典 2010 年版二部关于溶解度的要求，测定多糖药物在水中、有机溶剂、稀碱溶液中的溶解度。大多数葡聚糖在水中溶解小，不溶于有机溶剂，但能溶于稀碱溶液中。酸性黏多糖则能溶于水中。

2. 比旋度

各种多糖均有一定的比旋度，一般可按照中国药典 2010 版二部比旋度测定法进行测定。

3. 特性黏度

可按照中国药典 2010 年版二部的黏度测定法测定。

二、纯度分析

多糖类药物的纯度分析包括：有关杂质、无机物、重金属、铁盐、砷盐等的纯度检查。

1. 有关杂质的测定

多糖类药物的"有关杂质"主要为：来自提取所用的原始原料如动植物、微生物（细菌、真菌）及海藻分离提取过程中可能引入的杂质，例如部分水解的低聚糖以及混入的核酸、蛋白质等。

检查"有关杂质"可采用聚丙烯酰胺凝胶电泳法或琼脂糖电泳法、紫外分光光度法及高效液相凝胶色谱法等。

聚丙烯酰胺凝胶电泳法或琼脂糖电泳法及凝胶色谱法可以检查部分可能水解的低聚糖。

一般多糖类在 200nm 或小于 200nm 波长处有最大吸收峰，用紫外分光光度法于 200～400nm 处进行扫描，在 260nm 和 280nm 处应无最大吸收峰，如有吸收峰则表示可能混入核酸或蛋白质。

2. 常规杂质检查

可按照中国药典 2000 年版的要求和方法对无机物、重金属、铁盐、砷盐等进行限度控制。

三、含量测定

糖类药物的含量测定方法有比色法、紫外分光光度法、高效液相色谱法、气相色谱法、生物测定法等。

中国药典 2010 年版采用高效液相色谱法测定硫酸软骨素的含量。

肝素可根据其抗凝血作用，采用生物检定法，比较肝素标准品与供试品延长新鲜兔血或兔、猪血浆凝结时间的作用，来测定供试品的效价。此法为中、美、英三国药典的法定方法。另外，肝素的效价测定还可用色原底物法。鉴于肝素的抗 FXa 活性对抗血栓效应的重要性，USP 把色原底物测定用于肝素的质量控制。

HPLC 法因其具有快速、方便、分辨率高、重现性好、不破坏样品等优点，特别适用于某些热敏糖类的测定。近年来，HPLC 在糖类的分离和分析中有较大发展，主要体现在检测方法的改进，包括提高检测灵敏度和开发通用检测方法。过去在糖类化合物测定中，常用示差折光检测器，但灵敏度较低，因而需采用柱前或柱后衍生化提高灵敏度，然而这些方法大部分仅适用于含特有官能团的糖如还原糖，为满足许多糖类能同时测定的目的，需发展通用检测法，如间接电导测定法、蒸发光散射检测器等。

目前气相色谱法（GC）已常规用于分析可挥发的糖类衍生物，借助此分析方法可对糖类化合物定性分析或定量测定。由于糖类分子间引力一般较强，挥发性弱，遇热又不稳定，一般先制备成易挥发、对热稳定的衍生物，再进行 GC 分析。现在较多的使用三甲基硅烷（TMS）作为糖的衍生化试剂。

第三节
糖类药品检验

糖类药品包括单糖、低聚糖和多糖。常用的糖类药品的测定方法分述如下。

一、硫酸软骨素

硫酸软骨素系自猪的喉骨、鼻中骨、气管等组织中提取制得的酸性黏多糖类药物，为硫酸软骨素 A 和硫酸软骨素 C 为主的混合物，具有多种生理功能，在维持组织和免疫机能上起着重要作用。1861 年 Fischer 首次报道了硫酸软骨素，1891 年 schmiedeberg 从猪的鼻软骨中分离硫酸软骨素成功。我国于 1958 年开始生产。

（一）结构与性质

硫酸软骨素 A 和 C 的结构非常相近，差别只是在氨基己糖残基上硫酸酯位置不同。这两种酸性黏多糖的比旋度和在乙醇-水溶液中的溶解度不同，硫酸软骨素 A 相对分子质量为 5×10^4，比旋度为 $-28°\sim32°$，不溶于 $30\%\sim40\%$ 的乙醇中，硫酸软骨素 C 的相对分子质量为 $5\times10^3\sim5\times10^4$，比旋度为 $-12°\sim18°$，在乙醇含量为 $40\%\sim50\%$ 时，不溶解。

在硫酸软骨素的多糖结构中，含有—SO_3H 和—$COOH$，是一种聚阴离子的高分子化合物，可解离使分子带有负电荷，易与 Na^+、K^+、Ca^{2+} 等阳离子结合。根据制备工艺，本品应为硫酸软骨素的钠盐。其盐类对热稳定。

（二）含量测定

1. 高效液相色谱法

（1）色谱条件与系统适应性试验　用强阴离子交换硅胶为填充剂（如 Hypersil SAX 柱，250mm×4.6mm，5μm）；以水（用稀盐酸调节 pH 值至 3.5）为流动相 A；以 2mol/L 氯化钠溶液（用稀盐酸调节 pH 值至 3.5）为流动相 B；流速为每分钟 1.0mL；检测波长为 232nm。按下表进行线性梯度洗脱。取对照品溶液，注入液相色谱仪，组分流出顺序为硫酸软骨素 B、硫酸软骨素 C 和硫酸软骨素 A，硫酸软骨素 B 峰、硫酸软骨素 C 峰和硫酸软骨素 A 峰的分离度均应符合要求。

时间/min	流动相 A/%	流动相 B/%
0	100	0
4	100	0
45	50	50

（2）测定法　取本品约 0.1g，精密称定，置 10mL 的量瓶中，加水溶解并稀释至刻度，摇匀，0.45μm 的滤膜滤过，精密量取 100μL，置具塞试管中，加三羟甲基氨基甲烷缓冲液（取三羟甲基氨基甲烷 6.06g 与三水乙酸钠 8.17g，加水 900mL 溶解，用稀盐酸调节 pH 值至 8.0，用水稀释至 1000mL）800μL，充分混匀，再加入硫酸软骨素 ABC 酶液（取硫酸软骨素 ABC 酶适量，按标示单位用上述缓冲液稀释成每 100μL 含 0.1 单位的溶液）100μL，摇匀，置于 37℃ 水浴中反应 1h，取出，在 100℃ 加热 5min，用冷水冷却，以 10000r/min 离心 20min，取上清液，0.45μm 的滤膜过滤，作为供试品溶液。精密量取 20μL 注入液相色谱仪，记录色谱图。另取硫酸软骨素钠对照品适量，精密称定，同法测定，按外标法以硫酸软骨素 A、硫酸软骨素 B 与硫酸软骨素 C 的峰面积之和计算，即得。

2. 紫外分光光度法

硫酸软骨素用适当过量酸水解时，水解产物在 (288 ± 1)nm 处有吸收，其吸光度与硫酸软骨素含量有线性关系，测定时先以精制硫酸软骨素（预先用重量法测定含量）为标准品，绘制不同浓度的标准曲线，然后将待测样品以同样方法测得的吸光度，即可由标准曲线上得出待测样品的含量。紫外法较重量法具有操作简单、省时等优点，且结果与重量法基本相符。

（1）标准曲线的制作　精密称取硫酸软骨素标准品适量，制成每毫升 0.5mg 的水溶液。取 6 只比色管依次编号，0 号为空白，加 0.5mL 蒸馏水，1~5 号管分别吸取上清液 0.10mL、0.20mL、0.30mL、0.40mL、0.50mL，置 50mL 比色管中，用蒸馏水补至 0.5mL，分别加入硫酸：水（2：1）的硫酸液各 6mL，边加边摇动，然后置 (95 ± 1)℃ 水浴中加热 60min，取出冷至室温后，于紫外分光光度计上，波长 288nm，1cm 石英池，测吸光度，以吸光度为纵坐标，标准品浓度作横坐标绘制标准曲线。

（2）样品的测定　精密称取硫酸软骨素约 50mg 加蒸馏水溶解成 0.5mg/mL 的溶液，吸取 0.30mL，加蒸馏水至 0.50mL，精确加入 6mL 硫酸溶液（酸：水＝2：1），置 95℃ 水浴加热

60min，冷却至室温，在（288±1）nm 测吸光度，（空白管加 0.5mL 蒸馏水，样品可同时测 2～3 管取平均值）。

（3）结果计算　以待测样品平均吸光度，在标准曲线上查出相应于标准溶液体积，按下式计算待测样品含量。

$$P = \frac{V_s \cdot c_s}{V_T \cdot c_T} \times 100\%$$

式中　P——样品百分含量；

　　　V_s——在标准曲线上查出的样品相当于标准品的体积，mL；

　　　V_T——样品取样体积，mL；

　　　c_s——每毫升标准溶液待测样品含量，mg/mL；

　　　c_T——每毫升样品溶液待测样品含量，mg/mL。

二、香菇多糖

香菇多糖系人工分离培养的伞菌科真菌香菇菌，经接种培养的香菇子实体提取的多糖。本品按干燥品计算，含香菇多糖经酸水解后以无水葡萄糖计，不得少于 85.0%。测定方法如下。

（1）对照品溶液的配制　取经五氧化二磷减压干燥至恒重的香菇多糖对照品 12mg，精密称定，加 0.5mol/L 氢氧化钠溶液 10mL，研磨，使溶解，加水分次转移至 500mL 量瓶中，并稀释至刻度，摇匀。

（2）供试品溶液的制备　取本品约 12mg，精密称定，照对照品溶液的制备方法，自"加 0.5mol/L 钠溶液 10mL"起，依法制备。

（3）测定法　精密量取对照品溶液及供试品港液各 3mL，分别沿管壁缓缓加至已精密加入 0.2%蒽酮硫酸溶液 5mL 的试管中（以上操作均在冰浴中进行），剧烈振摇混匀后，立即置沸水浴中加热，自振摇起计时，准确反应 6min，将试管移至冰浴中冷却后，放至室温。自振摇起，在 20～40min 内，以水为空白，照分光光度法（中国药典 2010 年版二部附录ⅣB），分别在 625nm 的波长处测定吸收度，计算。

三、灵孢多糖

灵孢多糖为多孔菌类植物赤芝子实体所产生的担孢子经提取制成的灭菌水溶液。主要用于调节植物神经功能紊乱，改善微循环，增强机体免疫力。测定方法如下。

（1）对照品溶液的制备　取葡萄糖，加水制成 1.0mg/mL 的溶液。

（2）供试品溶液的制备　取本品 3.0mL，加水定容至 200mL。

（3）标准曲线的制备　精密量取对照品溶液 1.0mL、2.0mL、4.0mL、6.0mL 和 8.0mL，加水定容至 100mL。各精密量取 1.0mL，分别置具塞试管中，置冰水浴中，分别加入蒽酮试剂 5.0mL，摇匀，各管加完后浸入沸水浴中，加热 1min 后，加塞。自水浴重新沸腾起，开始计时，10min 后取出，用自来水冷却，室温放置 10min，立即在 620nm 分别测定吸光度，以测得的吸光度对相应的浓度计算回归方程，相关系数不得低于 0.99。

（4）含量测定（含多糖以葡萄糖计）　精密量取供试品溶液 1.0mL，照标准曲线制备项下自"分别置具塞试管中"起，依法同步操作，测定吸光度，由回归方程计算多糖含量。

四、绒促性素

绒促性素是一种糖蛋白激素。系从怀孕 45～90d 的健康孕妇尿液中提取得到的，其活性采用生物检定法测定。该法系比较绒促性素标准品（S）与供试品（T）对幼小鼠子宫增重的作用，以测定供试品的效价。其方法如下。

（1）标准溶液的配制　试验当日，按绒促性素标准品的标示效价加 0.9%氯化钠溶液配成每毫升含 10 单位的溶液，充分溶解后，再用 0.5%羧甲基纤维素钠溶液按高、中、低剂量组（d_{s_3}、d_{s_2}、d_{s_1}）配成三种浓度的稀释液，相邻两浓度之比值（r）应相等，且不得大于 1：0.5。一般高浓度稀释液可配成每毫升含 0.3～0.8 单位。调节剂量使低剂量组子宫较正常子宫明显增重,高剂量组子宫增重不致达到极限。稀释液置 4～8℃贮存,可供 3 日使用。

(2)供试溶液的配制 按供试品的标示量或估计效价（A_T）照标准溶液的配制法配成高、中、低（d_{T_3}、d_{T_2}、d_{T_1}）三种浓度的稀释液,相邻两浓度之比值（r）应与标准溶液相等,供试品与标准品各剂量组所致反应平均值应相近。

(3)测定方法 取健康合格、出生 17～23 天、体重 9～13g、同一来源的雌性幼小鼠,一次实验所用幼小鼠的出生天数相差不得超过 3 天,体重相差不得超过 3g。按体重随机分成 6 组,每组不少于 15 只。每日大致相同的时间分别给每鼠皮下注入一种浓度的标准或供试稀释液 0.2mL,每日 1 次,连续注入 3 次,于最后 1 次注入 24h 后,将动物处死,称体重,解剖,于阴道和子宫交接处剪断,摘出子宫,剥离附着组织,去掉卵巢,压干子宫内液,直接称重（精密至 0.1mg）。并换算成每 10g 体重的子宫重,照生物检定统计法中的量反应平行线测定法计算效价及实验误差。

说明:本法的可信限率（FL）不得大于 25％。

五、肝素

肝素为自猪牛羊等肠黏膜提取而得的天然抗凝血物质。有抗凝血酶作用,在血液 α-球蛋（肝素辅因子）共同参与下,抑制凝血酶原转变为凝血酶。肝素是 1916 年从肝脏发现,各国药典都有收载。

（一）结构与性质

肝素分子是由六糖或八糖重复单位组成的线型分子,含 2-硫酸艾杜糖醛酸、6-硫酸-N-硫酸氨基葡萄糖及葡萄糖醛酸等残基。由不同链长的许多组分组成。

肝素的 N-硫酸基对酸水解敏感,与氧化剂反应,能被降解成酸性产物。肝素呈弱酸性,其聚阴离子与各种阳离子反应生成盐,与碱性染料反应,对染料的光吸收有影响。

（二）效价测定

肝素的效价测定方法很多,常用的有抗血凝法（见低分子肝素）、染料结合法、色原底物法等。

1. 天青 A 法

含氨基的碱性染料（天青 A、甲苯胺蓝、天青 I 等）有一定最大吸收,结合了肝素后,则最大吸收向短波移动。使用天青 A 比色测定肝素效价。

(1)标准曲线绘制 精密量取肝素标准液（1.2U/mL）1mL、2mL、3mL、4mL、5mL 各以蒸馏水补足到 5mL,再各加巴比妥缓冲液（pH 值为 8.6）1mL 及 0.1％西黄蓍胶溶液 1mL,0.018％天青 A 溶液 1mL,摇匀后,于 505nm 处测吸光度。以效价单位为横坐标,吸光度为纵坐标,绘制标准曲线。

(2)供试品测定 精密称取供试品适量,按估计效价,以蒸馏水配每毫升含肝素 0.5～1.0 单位。取供试品溶液 5mL,按标准曲线方法测吸光度,查曲线计算效价。

2. 色原底物法

此法原理是基于肝素与抗凝酶（AT-Ⅳ）的复合物对 Xa 因子（FXa）或凝血酶有抑制作用。残余的 FXa 或凝血酶用某些色原底物测出,量与肝素呈负相关。鉴于肝素的抗 FXa 活性对抗血栓效应的重要性,美国药典把色原底物测定用于肝素的质量控制。

$$肝素＋AT\text{-}Ⅲ \longrightarrow AT\text{-}Ⅲ·肝素$$

$$AT\text{-}Ⅲ·肝素＋FXa（过量）\longrightarrow AT\text{-}Ⅲ·肝素·FXa＋FXa（残余）$$

$$B_Z—Ile—Glu—Gly—Arg—PNA＋H_2O \overset{FXa}{\longrightarrow} B_Z—Ile—Glu—Gly—Arg—OH＋PNA$$
　　　(S-2222)

底物 S-2222 的 C 一端结合了对硝基苯胺（PNA）,水解释出的游离 PNA 在波长 405nm 处吸光度很高,而本身无色的底物在此基本无吸收。

六、肝素钠

肝素钠系自兔或牛的肠黏膜中提取的硫酸氨基葡聚糖的钠盐,属黏多糖类物质。它的生物检定方法系比较肝素标准品与供试品延长新鲜兔血或兔、猪血浆凝结时间的作用,以测定供试品的效价。按干燥品计算,每 1mg 的效价不得少于 170 单位,测定方法如下。

(1) 标准溶液的配制　精密称取肝素标准品适量,按标示效价加灭菌水溶解,使成每毫升含 100 单位的溶液,分装于适宜的容器内,4~8℃贮存,如无沉淀析出,可在 3 个月内使用。

(2) 标准稀释液的配制　精密量取标准溶液,按高、中、低剂量组 (d_{S_3}、d_{S_2}、d_{S_1}) 用 0.9% 氯化钠溶液配成三种浓度的稀释液,相邻两浓度的比值 (r) 应相等;调节剂量使低剂量组各管的平均凝结时间较不加肝素对照管组明显延长。高剂量组各管的平均凝结时间、用新鲜兔血者以不超过 60min 为宜,其稀释一般可配成每毫升含肝素 2~5 单位,r 为 1:0.7 左右;用血浆者以不超过 30min 为宜,其稀释液一般可配成每毫升含肝素 0.5~1.5 单位,r 为 1:0.85 左右。

(3) 供试溶液与稀释液的配制　按供试品的标示量或估计效价 (A_T) 照标准溶液与稀释液的配制法配成高、中、低 (d_{T_3}、d_{T_2}、d_{T_1}) 三种浓度的稀释液。相邻两浓度之比值 (r) 应与标准稀释溶液相等,供试品与标准品各剂量组的凝结时间应相近。

(4) 血浆的制备　迅速收集兔血或猪血置预先放有 8% 枸橼酸钠溶液的容器中,枸橼酸钠液与血液容积之比为 1:1.9,边收集边轻轻振摇,混匀,离心约 20min (离心力不超过 1500g 为宜,g 为重力常数),立即分出血浆,分成若干份,分装于适宜容器中,低温冻结贮存,临用时置 (37±0.5)℃ 水浴中融化,用两层纱布滤过,使用过程中在 4~8℃ 放置。

(5) 检定方法　①新鲜兔血:取管径均匀 (0.8cm×3.8cm)、清洁干燥的小试管若干支,每管加入一种浓度的标准或供试稀释液 0.1mL,每种浓度不得少于 3 管,各浓度的试管支数相等。取刚抽出的兔血适量,分别注入小试管内,每管 0.9mL,立即混匀,避免产生气泡,并开始计算时间,将小试管置 (37±0.5)℃ 恒温水浴中,从采血时起至小试管放入恒温水浴的时间不得超过 3min,注意观察并记录各管凝血时间。②血浆:取上述规格的小试管若干支,分别加入血浆一定量,置 (37±0.5)℃ 恒温水浴中预热 5~10min 后,依次每管加入一种浓度的标准或供试稀释液及 1% 氯化钙液 (每种浓度不得少于 3 管,各浓度的试管支数相等),血浆、肝素稀释液和氯化钙溶液的加入量分别为 0.5mL、0.4mL 和 0.1mL,加入氯化钙溶液后立即混匀,避免产生气泡,并开始计算时间。注意观察并记录各管的凝结时间,将各管凝结时间换算成对数,照生物检定统计法中的量反应平行线测定法计算效价及实验误差。

说明:检定法①的可信限率 (FL) 不得大于 10%;检定法②的可信限率 (FL) 不得大于 5%。

七、低分子肝素

低分子肝素 (low molecular weight heparin, LMWH 或 low molecular mass heparin, LMMH) 是 20 世纪 70 年代末发展起来的一类抗血栓药物,是由肝素分级或降解而得,其平均相对分子质量一般小于 8000。欧洲药典 (EP7.5) 和英国药典 (BP2010) 规定至少有 60% 量的 LMWH,其相对分子质量小于 8000,并规定其抗 FXa 活性不得低于 70U/mg,抗 FXa/抗 FⅡa 不得低于 1.5。其检验方法如下。

(一) 抗 FXa 活性和抗 FⅡa 活性

LMWH 的体外活性测定一般包括抗 FXa 效价和抗 FⅡa 效价。其测定的基本原理同肝素的 "生色底物法"。LMWH 的标准品采用第一次国际标准品,该标准品于 1987 年建立,是由世界卫生组织于 1986 年 12 月在第 37 次会议上通过建立的。编码 85/600,其每一安瓿装有冻干的 LMWH 钠盐 10.0mg。该标准品的生物活性由 25 个实验室,采用 6 种方法,测了 284 次而得出,每一安瓿含有 1680 抗 FXa 活性单位和 665 抗 FⅡa 活性单位。LMWH 的平均相对分子质量及其分布很重要。

该标准品的平均相对分子质量为5000。相对分子质量范围在2000～9000者占90%。它是由猪肠黏膜肝素通过亚硝酸控制降解法而生产的。

1. 抗FXa活性测定

根据标准品的FXa活性和供试品的估计活性。用pH值为7.4的Tris-盐酸缓冲液分别配制4个浓度的系列溶液，浓度范围为0.025～0.20U/mL。按两份平行实验共标记16个试管供试品标记为T_1、T_2、T_3和T_4，标准品标记为S_1、S_2、S_3和S_4向每个试管中加入1U/mL的抗凝血酶Ⅱ50μL，并加入一上述稀释好的LMWH供试品溶液和标准品溶液。混匀后在37℃保温1min然后向每个试管中加入牛的FXa溶液100μL。准确保温1min后，各加入生色底物$R_1$250μL，准确反应4min，加入醋酸375μL停止反应。以pH值为7.4的Tris-盐酸缓冲液作空白对照，用半微量比色皿在405nm波长处测定吸光度。以吸光度对标准品溶液浓度的对数作回归曲线，并用常规的平行线统计法计算供试品的抗FXa活性。

2. 抗FⅡa活性测定

抗FⅡa活性测定方法类似抗FXa活性测定的步骤。所不同的是抗凝血酶Ⅲ的浓度为0.5U/mL，生色底物为R_2，FXa改为凝血酶。

生色底物R_1为pH值为8.4，0.0005mol/L的N-α-苄氧碳基-D-精氨酰-L-甘氨酰-精氨酸-对硝基苯胺二盐酸盐的Tris-EDTA溶液；生色底物R_2为pH值为8.4，0.0005mol/L的D-苯丙氨酰-哌嗪-精氨酸-对硝基苯胺二盐酸盐的Tris-EDTA溶液；牛的FXa溶液用pH值为7.4的Tris-盐酸缓冲液配制，使其作空白对照时在405nm波长处吸收区的变化率每分钟不超过0.15～0.20；凝血酶溶液为以pH值为7.4的Tris-盐酸配制的浓度为5U/mL的溶液。

（二）平均相对分子质量的测定

LMWH的相对分子质量及相对分子质量分布是一项重要指标，欧洲药典（EP7.5）和英国药典（BP2010）均规定采用高效液相色谱（HPLC）法来测定，并制定了一种以肝素酶降解的LMWH作为相对分子质量标准品，其数均相对分子质量$M_{na}=3700$。每瓶装有25mg以此为标准所测得的相对分子质量较接近于真实值。

LMWH的平均相对分子质量及相对分子质量分布范围的测定方法如下。

（1）溶液 流动相为pH值为5.0的2.85mg/mL的硫酸钠溶液；相对分子质量标准品溶液相供试品溶液酚浓度为10mg/mL。

（2）色谱条件 色谱柱为30cm×7.5mm；填料为多孔二氧化硅珠（5μm）；理论塔板数为2000，对蛋白质的相对分子质量分离范围为15000到100000；流速为0.5mL/min；检测器为紫外分光光度计（UV）和示差折光（RI）仪。

（3）测定与计算 注入相对分子质量标准品溶液25μL，用紫外检测器（波长为234nm）与柱的出口相连，RL检测器与UV检测器出口相连，准确测出两个检测器之间的时间差，以便正确校准色谱图，校准中使用的保留时间应是来自RI检测器的保留时间。

首先计算RI与UV_{234}的面积比r：

$$r=\frac{\sum RI}{\sum UV_{234}}$$

并计算因子f：

$$f=\frac{M_{na}}{r}$$

色谱峰上任一点的相对分子质量为：

$$M_i=f\frac{RI_i}{UV_{234}}$$

式中 RI_i——组分i的洗脱量；

M_i——相应组分i的相对分子质量。

第四节
脂类药品检验

一、熊去氧胆酸

熊去氧胆酸含量测定方法：取本品约 0.5g，精密称定，加中性乙醇（对酚酞指示液显中性）40mL 与新沸过放冷的水 20mL，溶解后，加酚酞指示剂 2 滴，用氢氧化钠滴定液（0.1mol/L）滴定，至近终点时，加新沸过放冷的水 100mL，继续滴定至终点。每 1mL 氢氧化钠滴定液（0.1mol/L）相当于 39.26mg 的 $C_{24}H_{40}O_4$。

二、谷固醇

谷固醇可溶于无水乙醇，在水浴中煮沸。加入洋地黄皂苷乙醇液后，取出，静止过夜. 即可产生沉淀，用垂熔坩埚滤过，用丙酮-水-乙醇（73：18：9）进行洗涤 3 次（8mL，4.4mL），然后在 105℃干燥 3h，称重，即得（每 1g 沉淀物相当于 0.253g 谷固醇）。

三、大豆磷脂

大豆磷脂中磷的含量测定方法如下：

（1）对照品溶液的制备　精密称取经 105℃干燥至恒重的磷酸二氢钾对照品 43.9mg，置 50mL 量瓶中，加水溶解并稀释至刻度，摇匀，精密量取 10mL，置另一 50mL 量瓶中，加水稀释至刻度，摇匀（每 1mL 相当于 0.04mgP）。

（2）供试品溶液的制备　取本品约 0.15g，精密称定，置凯氏烧瓶中，加硫酸 20mL 与硝酸 50mL，缓缓加热至溶液呈淡黄色，小心滴加过氧化氢溶液，使溶液褪色，继续加热 30min，冷却后，用水定量转移至 100mL 量瓶中，加水稀释至刻度，摇匀。

（3）测定法　精密量取对照品溶液与供试品溶液各 2mL，分别置 50mL 量瓶中，各依次加入钼酸铵硫酸试液 4mL、亚硫酸钠试液 2mL 与新鲜配制的对苯二酚溶液（取对苯二酚 0.5g，加水适量使溶解，加硫酸 1 滴，用水稀释至 100mL）2mL，加水稀释至刻度，摇匀，暗处放置 40min，照紫外-可见分光光度法（中国药典 2010 年版附录Ⅳ A），在 620nm 的波长处分别测定吸光度，计算含磷量，即得。

四、辅酶 Q_{10}

辅酶 Q_{10} 系 Crane 等于 1957 年发现。辅酶 Q_{10} 是细胞呼吸链中的主要递氢体，能促进氧化磷酸化反应和离子的主动转移，是细胞定期和细胞呼吸的激活剂，也是机体非特异性免疫增强剂。我国于 1978 年起生产。卫生部药品标准收载。

（一）结构与性质

辅酶 Q_{10} 具有醌式结构，可被硫代硫酸钠、硼氢化钠（钾）、维生素 C-盐酸等还原剂还原。还原型辅酶 Q_{10} 的乙醇液为无色，在空气中可被缓慢地氧化，加少量稀盐酸可减低氧化速率。如存在三氯化铁等氧化剂则可很快被重新氧化。

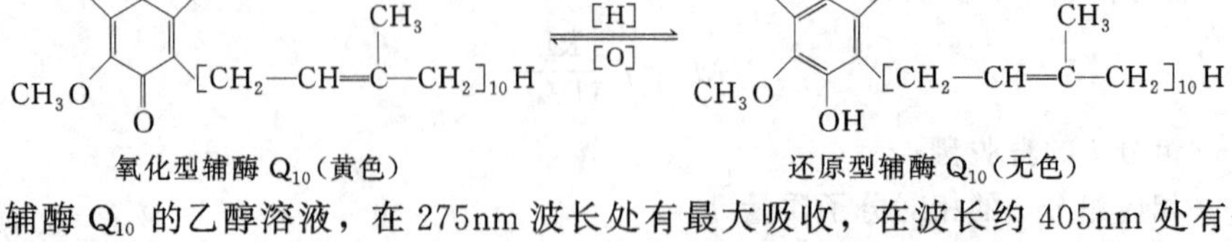

氧化型辅酶 Q_{10}（黄色）　　　　　还原型辅酶 Q_{10}（无色）

氧化型辅酶 Q_{10} 的乙醇溶液，在 275nm 波长处有最大吸收，在波长约 405nm 处有一宽带，在

236nm 波长处有最小吸收。还原型辅酶 Q_{10} 在 275nm 和 405nm 处的吸收峰消失，在 290nm 波长处出现最大吸收。

本品结构中含有异戊烯基，对光不稳定，易分解，使颜色变深，本品对热稳定。

（二）含量测定

1. 紫外分光光度法

本法基于氧化型辅酶 $Q_{10}\lambda_{max}$ 为 275nm 经硼氢化钾还原后，还原型辅酶 Q_{10} 在 275nm 处仍有一定的吸收，以吸光度差值计算含量。本品是用吸光度差值计算含量，故要求还原反应必须完全，因硼氢化钾溶液不稳定，极易被氧化而失去还原性。有人曾考察了硼氢化钾溶液放置时间和加入量对含量测定结果的影响。还原剂硼氢化钾溶液加入量（10μL 或 50μL）对还原反应无影响，它只影响达到还原反应完全所需的时间。因此，在实验时，硼氢化钾溶液必须临用新配。

由于本品对光不稳定，因此应避光操作。还原型辅酶 Q_{10} 的最大吸收波长为 291nm，而测定波长为 275nm，处在还原型辅酶 Q_{10} 吸收峰的上升段。因此，在含量测定时，对波长的准确性要求较高，应对仪器波长进行校正。此外，在含量测定时，样品浓度应调整在 30～40μg/mL 范围，以保证吸光度差值在 0.6 左右。

测定法 取本品适量，精密称定，加无水乙醇制成每 1mL 中含 30～40μg 的溶液，按照分光光度法，以无水乙醇为空白，在（275±1）nm 的波长处测定氧化型吸光度。再加入硼氢化钾（钠）溶液〔取硼氢化钾（钠）20mg，加水 3mL 使溶解，临用前配制〕10μL，摇匀，待气泡完全消失后，继续在同一波长处测定还原型吸光度。将氧化型吸光度减去还原型吸光度，按 $C_{59}H_{90}O_4$ 氧化型-还原型的吸收系数（$\Delta E_{1cm}^{1\%}$）为 144 计算。

2. 高效液相色谱法

（1）色谱条件与系统适应性试验 用十八烷基硅烷键合硅胶为填充剂；以甲醇-无水乙醇（1:1）为流动相；柱温 35℃；检测波长为 275nm。取辅酶 Q_{10} 对照品和辅酶 Q_9 适量，用无水乙醇溶解并制成每 1mL 中各约含 0.2mg 的混合溶液，取 20μL 注入液相色谱仪，辅酶 Q_9 与辅酶 Q_{10} 的分离度应大于 4，理论板数按辅酶 Q_{10} 峰计算不低于 3000。

（2）测定法 取本品 20mg，精密称定，加无水乙醇约 40mL，在 50℃水浴中振摇溶解，放冷后，移至 100mL 容量瓶中，用无水乙醇稀释至刻度，摇匀，作为供试品溶液，精密量取 20μL，注入液相色谱仪，记录色谱图；另取辅酶 Q_{10} 对照品适量，同法测定。按外标法以峰面积计算，即得。

五、亚油酸乙酯

亚油酸乙酯为常用降血脂药。含量测定采用气相色谱法，样品不需进行提取分离便可直接进行分析。

（1）色谱条件 气相色谱仪 1.6m×3mm i.d. 玻璃柱，内境充涂有 10%SE-30 的 60～80 目 Chromonosorbw（Aw-DMCS），进样口温度 300℃，柱温 225℃，气体流量：N_2 50mL/min，H_2 230mL/min，空气 600mL/min。FID 检测器。

（2）内标溶液的配制 精密称取咖啡因 0.3g 置 50mL 量瓶中，加氯仿使溶解并稀释至刻度，摇匀，备用。

（3）校正因子溶液的配制和测定 精密称取亚油酸乙酯对照品 18mg、20mg 和 22mg（约相当于标示量的 90%、100% 和 110%）分别置 10mL 量瓶中，加内标液使溶解并稀释至刻度，摇匀。每份溶液分别连续注样三次，每次注样 1μL，按峰面积计算校正因子。

（4）样品测定 取亚油酸乙酯约 20mg，精密称定，置 10mL 量瓶中，用内标液稀释到刻度，注样 3 次，每次 1μL，以校正因子计算含量。

六、胆红素

人工牛黄中胆红素含量必须控制。利用胆红素与对氨基苯磺酸重氮盐偶联生成偶氮染料，在酸性介质中呈色，测定其吸光度计算胆红素含量。方法较复杂费时。直接分光光度法测定胆红素的含量被卫生部定为部标准的胆红素含量测定法。此外，根据胆红素的最大吸收波长，采用导数光谱法，可消除人工牛黄中其他成分的干扰，通过回归方程计算出胆红素含量，具有快速、简便和准确等优点。

1. 紫外分光光度法

（1）标准溶液的制备　取胆红素标准品约 0.01g，精密称定，置 100mL 棕色量瓶中，加氯仿 30mL 使溶解，在 60℃ 水浴中振摇片刻，使充分溶解，取出，冷却至室温，加氯仿稀释至刻度，作为标准储备液（0.1mg/mL）。精密吸取标准储备液 10.0mL，置 50mL 棕色量瓶中，加氯仿稀释至刻度，即为标准溶液（约 20μg/mL）。

（2）标准曲线的绘制　精密吸取胆红素标准液 4.0mL、5.0mL、6.0mL、7.0mL、8.0mL 分别置于 25mL 棕色容量瓶中，用氯仿稀释至刻度。即得每 1mL 含 3.2μg、4.0μg、4.8μg、5.6μg、6.4μg 胆红素的标准液，在 453nm 波长处测定吸光度。

（3）测定法　取人工牛黄样品 0.08g，精密称定，加氯仿 80mL 转移至 100mL 棕色量瓶中。置 60℃ 水浴中振摇片刻，使充分溶解，取出。冷却至室温，加氯仿稀释至刻度，摇匀，过滤，弃去初滤液，取过滤液在 435nm 波长测定吸光度，按标准曲线计算含量，即得。人工牛黄含胆红素不得少于 0.63%。

2. 导数光谱法

胆红素在 400nm、490nm 处有选择性吸收，最大吸收在 449～451nm 处（图 12-1），其一阶导数光谱在 （480±2）nm 处具有一最小值（图 12-2）。经试验将人工牛黄中其他成分按处方配比进行混合后，其零阶导数光谱在 360～550nm 间均有吸收（见图 12-1），但一阶导数光谱近于一条直线（见图 12-2）。因此，可选择不受无关吸收干扰的一阶导数光谱中合适的振幅值作为待测样品的定量信息。

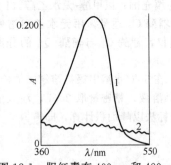

图 12-1　胆红素在 400nm 和 490nm
处有选择性吸收，最大吸
收在 449～451nm 处
1—胆红素；2—其他成分的混合物

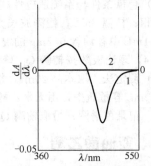

图 12-2　一阶导数光谱在
（480±2）nm 处具有一最小值
1—胆红素；2—其他成分的混合物

（1）标准曲线的绘制　精密吸取标准溶液 I（精密称取胆红素标准品 10mg，加氯仿溶解并稀释至 100mL 即得） 1.0mL、2.0mL、3.0mL、4.0mL、5.0mL，分别移至 25mL 量瓶中，加氯仿至刻度摇匀得标准溶液系列。测试条件：波长范围 360～550nm；波长标尺 40nm/cm；Δλ 2nm；量程 ±0.5ABS；1cm 石英比色杯。以氯仿作对照，测定一阶导数光谱，得到标准溶液系列光谱在 （480±2）nm 的一最小值（谷值），将其值与对应的浓度输入 UV-260 中，以浓度为横坐标，ABS 值为纵坐标绘制标准曲线，并得出相关系数和回归方程（表 12-1）。

表 12-1　振幅与浓度的关系

浓度/(mg/mL)	振幅值（480nm±2nm）ABS	浓度/(mg/mL)	振幅值（480nm±2nm）ABS
0.004	0.061	0.016	0.250
0.008	0.123	0.020	0.309
0.012	0.184		

注：回归方程 $c = 0.0644 \times ABS$，相关系数 $r = 0.9998$。

（2）样品测定　精密称取人工牛黄样品约 0.5g，加入氯仿溶解并稀释至 100mL。过滤，精密吸取 5mL 于 25mL 量瓶中，加氯仿至刻度摇匀，按上述测定条件测定一阶导数光谱。

（3）结果计算　由（480±2）nm 处最小值 ABS 通过下式计算样品含量：

$$胆红素含量（\%）=\frac{0.0644\times ABS\times 100\times 稀释倍数}{样品重（mg）}\times 100$$

七、多烯酸乙酯

本品是从海洋鱼类的鱼油中提取精制而得，主要成分是二十碳五烯酸乙酯（EPA）和二十二碳六烯酸乙酯（DHA）。本品为浅黄色至黄色透明的油状液体，有鱼腥味；在氯仿、乙醚中极易溶解，在水中不溶。本品为降血脂药，具有降低血清甘油三酯和总胆固醇的作用，临床用于高血脂症。含量测定采用气相色谱法。

（1）色谱条件与系统适应性试验　采用以聚乙二醇为固定液的石英毛细管柱（0.25mm×30m，0.25μm）；程序升温，初始柱温 190℃，保持 4min，以每分钟 2℃ 的速率升温至 230℃，保持 15min；进样口温度为 250℃；检测器温度为 270℃；载气流速为每分钟 4mL；进样量 1μL，分流比为 3∶1。二十碳五烯酸乙酯峰、二十二碳六烯酸乙酯峰分别与相邻峰之间的分离度均应大于 1.0。

（2）测定法　精密称取二十一烷酸甲酯适量，用异辛烷溶解并制成每 1mL 中约含 0.3mg 的溶液；精密称取二十碳五烯酸乙酯对照品 6mg 与二十二碳六烯酸乙酯对照品 12.5mg，置同一 25mL 量瓶中，加内标溶液溶解并稀释至刻度，摇匀，作为对照品溶液；取本品适量，精密称定，用内标溶液定量稀释制成每 1mL 中约含 1mg 的溶液，作为供试品溶液。精密量取对照品溶液和供试品溶液各 1μL，分别注入气相色谱仪，记录色谱图，按内标法以峰面积分别计算供试品中 $C_{22}H_{34}O_2$ 与 $C_{24}H_{36}O_2$ 的含量。

第五节
核酸和核苷酸类药品检验

核酸是由数十个到数十万个核苷酸连接而成的高分子化合物，核酸组成中的碱基嘌呤化合物和嘧啶化合物都具有抗肿瘤作用。

一、定性鉴别

核酸类药物的定性鉴别较常采用的方法有：显色或沉淀反应、紫外光谱法和红外光谱法等。如含三磷酸腺苷的样品，经水解后，加氯化钡试液，可产生白色沉淀；或样品用酸溶解，加间苯三酚，在沸水浴中加热则呈玫瑰红色。肌苷在酸性条件下，分子中的核糖基脱水转变为糖醛，可与 3,5-二羟基甲苯反应，生成绿色的复合物；或利用肌苷分子结构中有共轭双键和杂原子，有较强的紫外吸收，测定样品溶液的紫外吸收光谱，在 254nm 波长处有最大吸收 222nm 波长处有最小吸收来鉴别肌苷。

二、特殊杂质检查

对核酸类药物在生产中带入或贮存中分解产生的一些特殊杂质，较多地采用纸色谱法、纸电泳法或薄层色谱法分离检测。如次黄嘌呤是肌苷的分解产物，用纸色谱法以水为展开剂，色谱后于 254nm 紫外灯下检视，不得出现杂质斑点即可控制此杂质含量。

三、含量测定

核苷酸具有共轭双键的嘌呤或嘧啶碱基，在一定的 pH 条件下，有强烈的紫外吸收，基于此性质，核酸类药物的含量测定多采用高效液相色谱法。

（一）三磷酸腺苷二钠

本品为辅酶类药，参与体内脂肪、蛋白质、糖和核酸的代谢，是机体能量的重要来源。Lepage于1949年从家兔肌肉分离得到本品，国内于1966年起生产。

1. 结构与性质

本品为腺嘌呤核苷-5-三磷酸酯二钠盐。白色或类白色粉末，易溶于水，在乙醇、氯仿或乙醚中几乎不溶。

2. 含量测定

（1）总核苷酸　取本品适量，精密称定，加0.1mol/L磷酸盐缓冲溶液（取磷酸氢二钠35.8g，加水至1000mL，无水磷酸二氢钾13.6g，加水至1000mL，两液互调pH值至7.0）使溶解并定量稀释制成每1mL中含20μg的溶液，照紫外可见分光光度法（中国药典2010年版附录ⅣA）测定，在259nm的波长处测定吸收度，按$C_{10}H_{14}N_5Na_2O_{13}P_3$的吸收系数为279计算。

三磷酸腺苷二钠的重量比照高效液相色谱法（中国药典2010年版附录ⅤD）测定。

（2）色谱条件与系统适用性试验　用十八烷基硅烷键合硅胶为填充剂；以0.2mol/L磷酸盐缓冲液（取磷酸氢二钠35.8g、磷酸二氢钾13.6g，加水900mL溶解，用1mol/L氢氧化钠溶液调节pH值至7.0，加入四丁基溴化铵1.61g，加水至1000mL，摇匀）-甲醇（95：5）为流动相；柱温35℃，检测波长为259nm。理论塔板数按三磷酸腺苷二钠峰计算不低于1500，出峰次序依次为一磷酸腺苷钠、二磷酸腺苷二钠与三磷酸腺苷二钠，各色谱峰的分离度应符合要求。

（3）测定法　取本品适量，精密称定，加流动相溶解并定量稀释制成每1mL中含0.4mg的溶液，取10μL注入液相色谱仪，记录色谱图，按下式计算三磷酸腺苷二钠在总核酸中的重量比。

$$三磷酸腺苷二钠的重量比 = \frac{T_{ATP}}{0.671T_1 + 0.855T_2 + T_{ATP} + T_X}$$

式中，T_1为一磷酸腺苷钠的峰面积；T_2为二磷酸腺苷二钠的峰面积；T_{ATP}为三磷酸腺苷二钠的峰面积；T_X为其他物质的峰面积；0.671为一磷酸腺苷钠与三磷酸腺苷二钠分子量的比值；0.855为二磷酸腺苷钠与三磷酸腺苷二钠分子量的比值。

三磷酸腺苷二钠含量按下式计算：

$$三磷酸腺苷二钠含量（\%）= 总核苷酸 \times 三磷酸腺苷二钠的重量比 \times 100\%$$

（二）辅酶A

辅酶A是酰基转移酶的辅酶，在生物体内以还原型（活化型）与氧化型（非活化型）并存，并可在生理条件下相互转化。本品对人体的糖、脂肪及蛋白质的代谢起重要作用。本品于1945年被Lipmann等首先发现，并报道了1mgCoA相当于413单位，我国于1966年首先从酵母细胞中提取制得。

1. 结构与性质

辅酶A由泛酰巯基乙胺、腺苷和磷酸组成。在体外微碱性条件下，还原型在空气中迅速被氧化而成氧化型，而氧化型又可被巯基化合物等还原物质还原成还原型。高纯度辅酶A应为白色粉末。因分子结构中具巯基，故有类似蒜的臭气。经试验，稳定性随着制品的纯度增加而降低，纯的CoA—SH在干燥和冷藏条件下，每月活力下降1%～2%。其水溶液在热压（1.034×10^5Pa）30min失活23%（pH值为7.0），在弱酸性溶液中较稳定，但在碱性时则易破坏失活，在pH值为8.0溶液中经40h、24h可失活42%。与其他硫醇一样，易为空气（特别在痕量金属存在时）、过氧化氢、碘或高锰酸盐等氧化成无活性的二硫化物，故制剂中宜加稳定剂（如半胱氨酸等）并充氮。

2. 效价测定

辅酶A效价测定方法有一羟基酰基CoA脱氢酶法、硫激酶法、柠檬酸裂解酶法、α-氧代戊二酸氧化酶法、磺胺乙酰化酶法、磷酸转乙酰化酶砷解法及磷酰转乙酰化酶紫外分光法等，由于效价测定方法不同，其效价表示法也不一样，常用的为表示辅酶A（CoA）的总含量或总单位（氧化型与还原型）及还原型辅酶A（CoA—SH）的含量或单位，卫生部药品标准的效价以CoA—SH单位表示。

辅酶A的效价测定方法目前国际上广泛采用磷酸转乙酰化酶（PTA）紫外分光光度法。其原理为：乙酰磷酸盐与还原型辅酶 A（CoA—SH）之间在 PTA 的催化下，乙酰基可逆地转移，形成乙酰辅酶 A 和磷酸。

在反应中乙酰磷酸盐是过量的，CoA—SH 量的多少决定了乙酰辅酶 A 的量；基于乙酰辅酶 A 在 233nm 处的吸光度比 CoA—SH 大得多，其微摩尔吸光系数之差 $\Delta E_{233nm} = 4，44cm/\mu mol$，可直接计算出效价。

$$CoA—SH + CH_3CO—OPO_3H_2 \overset{DTA}{\rightleftharpoons} CoA—S—COCH_3 + H_3PO_4$$

据报道，方法的精密度与 CoA—SH 的纯度有关。纯度越高，相对百分误差越小，当 CoA 纯度在 50% 左右时，其相对百分误差约为 4%。制剂中的赋形剂和稳定剂对测定基本无影响。

对于读取 E_1 的合适时间（即反应完全所需的时间），据报道，当 PTA 浓度大于 22.5U/mL，乙酰基转移迅速，读取 E_1 的时间可控制在 3～5min。国内有单位测定了其反应速率，根据酶反应曲线，证实反应在 3min 已达到高峰，见图 12-3。故标准中规定 3～5min 读取 E_1 是较合适的。

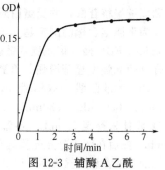

图 12-3　辅酶 A 乙酰化反应速率

测定所用的乙酰磷酸二锂盐的含量不得低于 60%，配制溶液后需置冰浴，以免分解。其含量测定法及 PTA 活力测定可参见有关文献。

本法不需对照品，能专一地测定还原型辅酶 A（CoA—SH）效价，采用此法后，工艺中应采取还原措施，使产品为还原型。

按日本 Kyowa 厂资料检查产品的均一性，可采用纸色谱法，展开剂为异丁酸∶浓氨溶液∶水∶1,4-二硫代苏糖醇=66∶1∶33∶0.1（V/V/V/W），样品用 0.1%1,4-二硫代苏糖醇（1,4-dithio-rhreitol）溶液制成 0.2% 溶液，点样 10μL，展开约 16cm，置紫外光灯下检视，应为一个斑点（还原型）。R_f 值约 0.52，不得有氧化型斑点（R_f 值约 0.27）。

测定法取三羟甲基氨基甲烷盐酸缓冲液（pH 值为 7.6）3.0mL，置 1cm 石英池中，加乙酰磷酸二锂盐液（0.1mol/L）0.1mL，再精密加入供试品溶液 0.12mL，混匀，在 233nm 的波长处测定吸光度为 E；用微量注射器精密加入磷酸转乙酰化酶溶液 0.01mL，混匀，在 3～5min 内测定最高的吸光度为 A_1，再加入磷酸转乙酰化酶溶液 0.01mL，混匀，测定吸光度为 A_2。另取三羟甲基氨基甲烷盐酸缓冲液（pH 值为 7.6）3.0mL、乙酰磷酸二锂盐液（0.1mol/L）0.1mL 及供试品溶液 0.1mL，置 1cm 石英池中，混匀后，作为空白。

按下式计算

$$每毫升（毫克）含辅酶A—SH的单位数 = \Delta A \times 5.55 \times 413$$
$$\Delta A = 2A_1 - A_0 - A_2$$

（三）聚肌胞

聚肌胞是由单链聚肌苷酸和聚胞苷酸聚合而成的双链多聚核苷酸。是一种免疫增强剂，具有抗病毒的功能。聚肌胞含量测定常采用定磷法和地依酚法。

1. 定磷法

（1）原理　在酸性环境中，定磷试剂中的钼酸铵以钼酸形式与样品中的磷酸反应生成磷钼酸，当有还原剂存在时，磷钼酸立即转变为蓝色的还原产物——钼蓝。钼蓝在 660nm 的波长处有最大吸收。测定供试品中的总磷量，需用硫酸或过氯酸消化成无机磷后再行测定。供试品中总磷量减去无机磷量，即得聚肌胞的含磷量，由此计算聚肌胞含量。

（2）对照品溶液的制备　精密称取 105℃ 干燥至恒重的磷酸二氢钾 21.95g，置 500mL 量瓶中，加水使溶解并稀释至刻度，摇匀（每 1mL 中含磷 10μg）。

（3）供试品溶液的制备　精密称取本品适量，加水溶解并稀释制成 10mg/mL 的溶液。

（4）总磷量的测定　精密量取供试品溶液 1mL，置凯氏烧瓶中，加 5mol/L 硫酸溶液 3.0mL，于 140～160℃ 消化 2～4h。待溶液呈黄褐色后，放冷，加 30% 过氧化氢 1～2 滴，继续消化，直至溶液透明。放冷后，加水 0.5mL，水浴加热 10min，放冷，转移至 50mL 量瓶中，加水至刻度。精密量取此溶液和对照品溶液 1mL，分别加水 2.0mL、定磷试剂（6mol/L 盐酸-水-2.5％钼酸铵-10％抗坏血酸 1：2：1：1）3mL，摇匀，45℃加热 25min，立即冷至室温。在 660nm 的波长处测定吸光度，计算。

（5）无机磷量的测定　精密量取供试品溶液 2mL，置离心管中，加沉淀剂（取钼酸铵 1g，加 70％过氯酸 14mL、水 386mL 使溶解）2.0mL，摇匀，以转速为 4000r/min 离心 15min，精密量取此溶液 1mL，置 25mL 量瓶中，加水至刻度，摇匀。精密量取此溶液 1mL，照总磷量测定项下的方法，自"分别加水 2.0mL"起，依法测定。

（6）结果计算　聚肌胞含磷量＝总磷量－无机磷量。每 1mg 的磷相当于 10.25mg 的聚肌胞。

2. 地依酚法

（1）原理　该法是根据样品中核糖含量来确定聚肌胞含量，其专属性较差，不能区分样品中单链和双链聚核苷酸，并受蛋白质、杂糖干扰，用荧光法测定聚肌胞含量，能专一地与双链聚肌胞结合，为聚肌胞含量的测定建立了快速、灵敏、专一性强的检测方法。荧光探针菲啶溴红（ethidium bromide；EB）插入聚肌胞双链碱基对之间形成一种镶嵌结构，使聚肌胞与 EB 专一性地结合，其络合物荧光强度显著增强。单链和三链聚合物则无荧光增强效应。

（2）标准曲线　取试管 12 支分成六组，每组分别加聚肌胞对照品溶液 0.00mL，0.20mL，0.40mL，0.60mL，0.80mL，1.00mL，再用 0.5mol/L NaCl-0.006mol/L 磷酸盐缓冲液（pH 值为 7.2）将体积补至 2.0mL。各管加入 2.0mL-EB（10μg/mL）溶液，摇匀，室温（20℃左右）放置 10min，然后在荧光分光光度计于 $\lambda_{ex}=526nm$，$\lambda_{em}=600nm$ 测其荧光吸收值 I（第一管为空白 I_0），以标准溶液含量为横坐标，以 ΔI（$I-I_0$）为纵坐标绘制标准曲线。

（3）样品测定　取试管 4 支分成两组，每组分别加样品 0.4mL、0.6mL，同上操作。在标准曲线上查出聚肌胞含量。

（四）肌苷

本品为微生物发酵法制得的辅酶类药物。能直接进入细胞，参与糖代谢，促进体内能量代谢和蛋白质合成，能提高辅酶 A 的活性和活化丙酮酸氧化酶，尤其能提高低氧病态细胞的 ATP 水平，使处于低能、缺氧状态的细胞顺利地进行代谢。国内于 1971 年起生产。

1. 结构与性质

化学名为 9-β-D-核糖次黄嘌呤，本品为白色结晶性粉末；无臭，味微苦。在水中略溶，在氯仿或乙醇中不溶，在稀盐酸或氢氧化钠溶液中易溶。结晶有 α-和 β-型两种端基异构体，国内产品均为两种异构体的混合物。曾对日本产品和国内产品进行了紫外和红外图谱的比较测定，结果完全一致。

本品 α-型结晶的熔点为 218～220℃，β-型结晶的熔点为 212～214℃，混合物的熔点难以测定，故药品标准未作熔点规定。

2. 含量测定

（1）色谱条件与系统适用性试验　用十八烷基硅烷键合硅胶为填充剂；以甲醇-水（10：90）为流动相；检测波长为 248nm。取肌苷对照品约 10mg，80℃水浴加热 10min，放冷，加水至 50mL，取 20mL 注入液相色谱仪，肌苷峰与相邻杂质峰的分离度应符合要求，理论板数按肌苷峰计算不小于 2000。

（2）测定法　取本品适量，精密称定，加水溶解并定量稀释制成每 1mL 中约含 20μg 的溶液，摇匀，精密量取 20μL 注入液相色谱仪，记录色谱图；另精密称取肌苷对照品适量，同法测定，按外标法以峰面积计算，即得。

（何华，戚雪勇）

第十三章
基因工程药物质量控制

第一节
基因工程药物概述

一、基因工程与制药

生命科学正成为 21 世纪自然科学的领头学科。20 世纪末期，生物技术（biotechnology）以前所未有的速度迅猛发展，成为 20 世纪人类科技史中最令人瞩目的高新技术，为人类解决疾病防治、人口膨胀、能源匮乏、环境污染等一系列问题带来了希望。生物技术是以现代生命科学理论为基础，利用生物体及其细胞、亚细胞和分子的组成部分，结合工程学、信息学等手段开展研究和制造产品，或改造动物、植物、微生物，使其具有所期望的品质、特性，从而为社会提供商品和服务的综合性技术体系。

现代生物技术研究内容非常广泛，主要包括：基因工程（gene engineering）、细胞工程（cell engineering）、蛋白质工程（protein engineering）、酶工程（enzyme engineering）和发酵工程（fermentation engineering）。基因工程，即 DNA 重组技术，是 20 世纪 70 年代以后兴起的一门新技术，是现代生物技术的核心，是指运用遗传学及分子生物学的理论和方法，按照人类的需要，用 DNA 重组技术对生物的遗传物质进行改造，从而改变生物的结构和功能，从而生产人类所需要的物质和产品。

DNA 重组技术，需要利用一系列的 DNA 限制性内切酶，连接酶等"分子手术工具"，在某种生物 DNA 链上切下某个目标基因或特殊的 DNA 片段，然后根据设计要求，将其接合到受体细胞的 DNA 链上，产生重组的 DNA 分子，从而使受体细胞表现出新的功能。1973 年，人类第一次将编码产生天然活性蛋白的基因，插入表达载体，构成重组质粒，并将重组质粒转入大肠杆菌并得到克隆和表达，成功建立了重组 DNA 技术。从此以后，基因工程一直受到人们的高度关注，技术不断完善，也显示出了日益增长的经济效益。由于这种分子水平的操作不受物种生殖隔离的限制，能按照人类的需要对具有有利性状的基因进行重新组合，因此具有潜在的巨大应用价值。基因工程是当前生物技术中影响最大、发展最为迅速、最具突破性的领域。

基因工程的基本过程主要包括以下几个步骤。

1. 获得目标基因

获得符合人类需要的目标基因是基因工程的前提和核心。目前人们已经能够通过多种途径和方法获得目标基因，例如从已经构建的基因组文库中调取、通过化学方法合成、通过反转录过程以 mRNA 为模板合成等。

2. 将目标基因与基因载体进行重组

通常获得的目标基因不能进行独立的复制和功能表达，而且一个单独的基因也很难转导进入受体细胞。因此，为了能使目标基因顺利进入受体细胞，并在受体细胞中复制和表达，必须将目标基因与一种特别的 DNA 分子——基因载体进行重组。随着基因工程的发展，商品化的基因载体不断增多。这些载体有的是从生物体内直接提取的，也有人工改造的。例如，质粒是一种较常用的基因载体，它是细菌体内能自主复制的环状 DNA 分子，独立于细菌的染色体之外而存在，目标基因连接在其上后可以顺利地转导入受体细胞，并在受体细胞中复制和表达。在重组过程中，限制性内切酶和连接酶将发挥重要的作用。

3. 重组 DNA 分子转导入受体细胞

将重组的外源 DNA 分子转入受体细胞中的过程称为基因导入，接收外源基因的细胞称为受体细胞。根据受体细胞生物学特征的不同以及基因工程的目的不同，导入的方法也不同，有的是直接导入，有的是用物理或化学的方法导入。例如，可以用氯化钙低渗溶液处理受体细胞，造成受体细胞吸水膨胀，从而使得重组的 DNA 分子易于穿透细胞膜，进入受体细胞内部。

4. 受体细胞的筛选

在对受体细胞进行了外源目标基因的导入处理后，有些细胞可能没有外源基因的进入，另有一些细胞可能在外源基因进入后不能使外源基因表达，因此，必须对受体细胞进行鉴别，以筛选出导入了外源目标基因的转基因细胞。

第一个 DNA 重组分子的成功证明，用基因工程可以打破不同物种间在亿万年中形成的天然屏障，任何不同种类生物的基因都有可能通过基因工程技术而组合到一起。自 20 世纪 80 年代以来，现代生物技术产业蓬勃发展，特别是应用在医药、农牧业、食品等方面，已经取得了巨大的经济效益和社会效益。

生物技术最为活跃的研究领域是医学领域，主要集中在利用基因工程技术开发活性蛋白质和多肽类药物、多肽、酶、激素、疫苗、细胞生长因子及单克隆抗体等，主要产品类型为疾病治疗剂、诊断试剂、预防药物与兽用治疗剂。随后，转基因动植物、基因扩增技术、蛋白质工程、抗体工程与基因治疗等新技术的发展，为医药生物技术开拓了一个新的领域。

应用现代生物技术，主要是开发那些可用于治疗癌症、心脑血管疾病、艾滋病、遗传病等重大疾病而用常规方法又难于获得的药物，称为生物技术药物（biotech drugs）或称生物药物。目前已广泛用于治疗癌症、艾滋病、冠心病、多发性硬化症、贫血、发育不良、糖尿病、心力衰竭、血友病、囊性纤维变性和一些罕见的遗传疾病。

由于生物技术药物针对的适应证很难用其他方法治疗，这类药物的销售额每年以 25% 的速度增长，而传统药物的增长率只有 5%～7%。与传统制药方法相比，运用现代生物技术不仅可以开发更加精确有效、副作用更小的新药和新型疫苗，而且可以预防和治疗更多的疾病，特别是一些应用传统治疗方法无法克服的疾病。此外，运用现代生物技术不仅能够生产用其他方法无法获得的大量蛋白质药物用于替代治疗，如治疗糖尿病的重组胰岛素，治疗癌症的重组促红细胞生成素，而且可以避免采用人和动物器官作原材料来提取药物，从而消除了病原菌的污染，如治疗血友病的重组第Ⅷ因子，治疗儿童侏儒症的重组生长激素。

自 1982 年美国 FDA 批准第一个基因工程药物重组人胰岛素正式生产以来，美国现在已经有近百种基因工程重组生物技术药物获 FDA 批准上市。还有 700 种生物技术药物在早期研究阶段（研究与临床前），有 200 种以上产品已到最后批准阶段（Ⅲ期临床与 FDA 评估）。根据统计，美国生物技术药物的销售规模将从 1996 年的 100 亿美元扩大到 2006 年的 320 亿美元。

已经上市和正在开发的生物技术药物中，通过基因工程方法生产的蛋白质药物占绝大多数。基因组学、蛋白质组学及相关技术，尤其是组合化学和高通量筛选技术的迅速发展，为新型蛋白质药物的鉴定和开发提供了强大的动力。此外，除了加速开发新型蛋白质药物之外，制药公司还致力于增加已有的蛋白质药物的适应证。例如，干扰素 α-2A 在 1986 年首先被批准用于治疗白血病；其后在 1988 年用于治疗与艾滋病相关的卡波西肉瘤；1991 年用于治疗非甲非乙/丙型肝炎；1992 年用于治疗慢性乙肝；1993 年与其他药物共同使用治疗尖锐湿疣；1995 年用于治疗周身复发的黑素瘤。其他的蛋白质药物如干扰素 IL-2A、TPA、EPO、GM-CSF、G-CSF、hGH 和单克隆抗体 OKT3 等，都具有两种或两种以上的适应证。为了改良蛋白质药物的药理学和药代动力学性质，研究人员应用基因工程方法改变蛋白质药物的氨基酸组成来开发第二代产品，以提高蛋白质药物的半寿期和生物活性。例如 TPA 有三种形式的第二代产品已进入后期开发阶段。反义核酸药物是药理学的一次崭新的革命。1998 年，第一个反义核酸药物 Vitravene 上市，用于治疗艾滋病（AIDS）并发的视网膜炎，标志着反义核酸药物已从实验室研究进入市场。

二、主要的基因工程药物

目前以 DNA 重组技术为基础的药物主要包括：基因工程重组蛋白质或多肽类药物、基因工程抗体、基因工程疫苗和反义核酸药物四大类。

（一）基因工程蛋白质类药物

人体内含有很多具有重要功能的细胞因子、激素、酶类，这些物质在体内含量极低，难以大量提取出来作为医疗用途，只有通过基因工程技术才能获得足够量的商品化药物。基因工程制药技术，就是将外源目的基因经 DNA 重组技术导入微生物或者动植物细胞，通过发酵和细胞繁殖来生产大量多肽或蛋白质药物。基因工程制药利用现代生物技术来生产医药产品和保健产品，基因工程与制药工业的紧密结合，成为医药工业发展的必然趋势。21 世纪将掀起基因工程制药的热潮，成为高技术产业发展最快的产业之一。

目前已开发和正在开发的基因工程蛋白质类药物主要有以下几类。

1. 细胞因子（cytokine，CK）

生物体的各种细胞均能合成和分泌小分子的多肽类因子，它们参与各种细胞的增殖、分化、凋亡和行使功能，统称为细胞因子。细胞因子具有调节细胞生理功能、介导炎症反应、参与免疫应答和组织修复等多种生物学效应。多种免疫细胞间的相互作用是通过细胞因子介导的，因此，细胞因子是除免疫球蛋白和补体之外的一类重要的分泌型免疫分子，在非特异性免疫应答和特异性免疫应答中都有重要作用。

由于细胞因子的含量非常低，纯化很困难，因而限制了对其结构和功能的研究，分子生物学技术的发展，为细胞因子的研究提供了新的契机，目前已经有数百种细胞因子的结构和功能被阐明，有数十种重组细胞因子在进行临床研究，用于治疗肿瘤、感染、造血功能障碍等疾病。其中十多种细胞因子已经被批准作为药物正式上市，成为临床上某些疑难杂症的首选药物。近年来，一些细胞因子基因治疗的研究也已进入临床。细胞因子药物的研究与开发是医药生物技术领域最为重要的领域。

根据细胞因子的功能，可将细胞因子分为以下种类。

（1）干扰素（interferon，IFN）系列　干扰素是最早发现的细胞因子，具有广谱的抗病毒、控制细胞增殖，免疫调节等多种生物学活性。根据干扰素的来源和理化特性的不同可分为 IFN-α、IFN-β、IFN-γ 三种类型。IFN-α、IFN-β 主要由白细胞、成纤维细胞和病毒感染细胞产生，以抗病毒、抗肿瘤作用为主，也称 Ⅰ 型干扰素。IFN-γ 主要由活化 T 淋巴细胞和 NK 细胞产生，以免疫调节作用为主，也称为 Ⅱ 型干扰素。干扰素是一类重要的抗病毒、抗肿瘤治疗药物。

（2）白细胞介素（interleukin，IL）　最初是指由白细胞产生又在白细胞间发挥作用的细胞因子，后来发现其他细胞也可以分泌白细胞介素，并且也可作用于其他细胞。目前报道的白细胞介素已有 21 种，分别以 IL-1～IL-21 命名，预计还将有新的 IL 不断被发现。其主要作用是调节细胞生长分化、参与免疫应答和介导炎症反应。

（3）集落刺激因子（colony stimulating factor，CSF）　是指可刺激多能造血干细胞和不同发育分化阶段的造血干细胞增殖分化，并在半固体培养基中形成相应细胞集落的细胞因子。不同集落刺激因子作用的范围不同，主要包括粒细胞集落刺激因子（G-CSF）、巨噬细胞集落刺激因子（M-CSF）、粒细胞-巨噬细胞集落刺激因子（GM-CSF）、红细胞生成素（EPO）、干细胞生成因子（SCF）、多能集落刺激因子（multi-CSF）等。不同的 CSF 对不同发育阶段的造血干细胞和始祖细胞起促增殖分化的作用，是血细胞发生必不可少的刺激因子。同时，CSF 也可作用于多种成熟的细胞，促进其功能。

（4）生长因子（growth factor，GF）　对机体不同细胞具有促生长分化作用的细胞因子，称为生长因子，主要包括胰岛素样生长因子（IGF-1）、表皮生长因子（EGF）、血管内皮细胞生长因子（VEGF）、成纤维细胞生长因子（FGF）、神经生长因子（NGF）、血小板衍生的生长因子（PDGF）等。

（5）肿瘤坏死因子（tumor necrosis factor，TNF）　一类能直接造成肿瘤细胞死亡的细胞因子，可直接诱导肿瘤细胞的凋亡，根据其来源和结构分为两种，TNF-α 和 TNF-β，分别由单核巨噬细胞和活化的 T 细胞产生。最近又发现了一些新的 TNF 家族成员。TNF 除了具有杀肿瘤的作用外，还可以引起发热和炎症反应，因此大剂量的 TNF-α 可引起恶液质，呈进行性消瘦，因此 TNF-α 又称恶液质素。

（6）趋化因子（chemokine）　一组具有趋化作用，能吸引免疫细胞到达免疫应答局部，参与免疫调节和免疫病理反应的细胞因子，包括 IL-8、IP-10、MGSA、MIP-1α，MIP-1β、lymphotatctin、fratalkine 等，根据它们的结构差异分为 4 个趋化因子亚家族。

（7）转化生长因子 β（transforming growth factor，TGF-β）　一组富含半胱氨酸的同源二聚体蛋白质，包括 TGF-β 1，2，3、抑制素（inhibin）、骨形成蛋白 2-15，其中 TGF-β 具有免疫抑制效应和对某些细胞的促增殖分化的效应，BMP 促进骨骼的形成。

目前，利用基因工程技术产生的重组细胞因子作为生物应答调节剂治疗肿瘤、造血障碍、感染等疑难杂症已经收到了良好的治疗效果，成为新一代的药物。重组细胞因子作为药物有很多优越的地方，例如细胞因子为人体自身成分，可调节机体的生理过程和提高免疫功能，在很低剂量即可发挥作用，因而疗效显著，副作用小，是一种全新的生物疗法，已经成为某些疑难杂症不可缺少的治疗手段。目前已经批准生产的细胞因子药物见表 13-1。还有一大批细胞因子在进行临床试验，其主要适应证包括肿瘤、各种感染、造血功能障碍、创伤、炎症等，见表 13-2。

表 13-1　已批准上市的细胞因子基因工程药物

名　称	适　应　证
IFN-α	白血病、Kaposi 肉瘤、肝炎、癌症、AIDS
IFN-γ	慢性肉芽肿、生殖器疣、过敏性皮炎、感染性疾病、类风湿关节炎
G-CSF	自身骨髓移植、化疗导致的粒细胞减少证、AIDS、白血病、再生障碍性贫血
GM-CSF	自身骨髓移植、化疗导致的血细胞减少证、AIDS、再生障碍性贫血
EPO	慢性肾衰导致的贫血、癌症或癌症化疗导致的贫血、失血后的贫血
IL-2	癌症、免疫缺陷、疫苗佐剂
IFN-β	多发性硬化症
IL-11	放化疗所致血小板减少证
SCF	与 G-CSF 联合应用于外周血干细胞移植
EGF	外用药治疗烧伤、溃疡
bFGF	外用药治疗烧伤、外周神经炎

表 13-2　正进行临床试验的部分细胞因子基因工程药物

细胞因子名称	适　应　证
IL-10	炎症，银屑病，Crohn's 病
IL-12	肿瘤，HIV 感染，Ⅰ型变态反应
血小板生成素（TPO）	血小板减少证
Flt3/Flk3 配体（FL）	前列腺癌，黑色素瘤，非何淋巴瘤，干细胞动员剂
髓样造血祖细胞抑制因子-1（MPIF-1）	肿瘤大剂量化疗
转化生长因子 β（TGF-β）	慢性皮肤溃疡，多发性硬化症
角质细胞生长因子 2（KGF-2）	促进烧伤、慢性溃疡的伤口愈合，抗癌药物引起的黏膜损伤，炎症性肠道疾病
巨噬细胞炎症蛋白-1α（MIP-1α）变异体	肿瘤化疗的骨髓保护作用
OPG（osteoprotegerin）	骨质疏松
Mulitkine（白细胞产生的细胞因子混合制剂）	转移性肿瘤
B 细胞刺激因子（BlyS）	免疫缺陷

另外，在炎症、自身免疫病、变态反应、休克等疾病时，某些细胞因子的表达量可以成百上千倍的增加，而一些细胞因子可以促进炎症过程，使病情加重，应用细胞因子的抑制剂有可能治疗这类炎症性细胞因子水平升高的疾病。目前已经有一批细胞因子的抑制剂进入临床或者被批准上市，见表13-3。

表 13-3　进入临床试验的细胞因子抑制剂

名　称	适　应　证
IL-1 受体拮抗剂	败血性休克(试验中止),类风湿关节炎
可溶性 IL-4 受体	哮喘
抗 IL-4 人源化抗体	哮喘
抗 IL-5 人源化抗体	哮喘
可溶性 TNF 受体	类风湿关节炎
TNF 受体融合蛋白	休克,类风湿关节炎,多发性硬化症
抗 TNFα 单抗	Crohn's 病
人源化抗 HER2(EGFR2)单抗	乳腺癌转移
DAB$_{389}$-IL-2(IL-2 免疫毒素)	T 细胞淋巴瘤
DAB$_{389}$-EGF	Ⅰ型糖尿病,严重类风湿关节炎,牛皮癣,HIV 感染
人源化抗 VEGF 单抗	肿瘤
人源化抗 IL-8	晚期肺癌
抗体(ABX-IL8)	重症牛皮癣
IL-13-PE38QQR(IL-13 免疫毒素)	肾癌

2. 激素

激素是指由活细胞分泌的对某些靶细胞有特殊激动作用的一群微量有机物质。

激素直接由腺体细胞释放进入血液或淋巴液，然后再转运到全身。作用于远离分泌腺体的靶器官，调节特定生理过程的速率，但是并不向组织提供能量或代谢物质。只要有微量的激素就可以发生作用，而且激素信号有逐级放大效应。

人体激素按照其化学性质可以划分为三大类：蛋白质、多肽和氨基酸衍生物，甾醇类激素和脂肪酸类激素。由于天然激素含量极少，来源困难，种间具有特异性，病原体污染等因素，利用基因工程的手段生产重组激素成为一种既安全又经济的策略。另外，利用基因工程手段不仅可以得到天然的激素蛋白，还可以通过定点突变的方法有目的地改造蛋白的结构，获得性能更为优越的甚至是全新的激素药物。

基因工程类激素主要是指用基因工程的方法生产的蛋白质和多肽类激素。目前，已经批准上市的基因工程激素类药物有重组人生长激素（rhGH）、胰岛素（insulin）、人促卵泡激素（rhFSH）等。

1978 年，加州大学 San Francisco 分校的 Herbert Boyer 实验室人工合成了人类胰岛素基因并成功将其引入 E. coli 细菌中。由于这项成果，Boyer 成立了第一家基因工程公司 Genentech。Genentech 开发的第一个生物技术产品——重组人胰岛素也于 1982 年 10 月上市，这是第一个问世的重组人体蛋白类药物。

自从 1956 年首次发现人生长激素以来，生长激素主要用于治疗垂体性侏儒症，它的来源十分有限，只能从尸体的垂体分离纯化而来，但是到 1985 年，发现由垂体来源的生长激素污染有朊病毒（prion），因此 1985 年，垂体来源的人生长激素被美国 FDA 禁止使用。同年，重组人生长激素经 FDA 批准上市。

目前十分看好的重组激素药物还有：胰岛素样生长因子-1（IGF-1）和生长激素受体拮抗剂。IGF-1 在大多数的组织中表达，它的生物学功能可分为急性代谢胰岛素样效应和长期效应。IGF-1 有经典的胰岛素样作用，如促进氨基酸转运、促进 DNA、RNA 及蛋白质的合成，促进糖的氧化和糖原合成，促进脂肪合成、抑制脂类分解等。其长期效应如促进 DNA、RNA 及蛋白质的合成，刺激软骨组织蛋白多糖的硫酸化作用等是发生在非典型的胰岛素靶细胞中。IGF-1 可以代替生长激素治疗垂体功能减退，如侏儒症。另外 IGF-1 的促进生长和低血糖等效应还可望用于治疗骨质疏松症、皮肤烧伤和糖尿病等。数十年来大量基础研究及临床试验结果表明人生长激素受体拮抗剂可用于治疗巨人症、Ⅰ型糖尿病肾脏并发症及视网膜病变。

3. 酶

基因工程生产的酶类主要是以各种重组溶栓药物为主。溶栓药物是指作用于血栓形成的某些环节，使得血栓溶解打开血管的药物。常见的血栓性疾病有急性心肌梗死、脑梗死、肺静脉栓塞等，其致残率和致死率均较高，严重危害人类健康。1959 年，Fletcher 等首次静脉应用链激酶治疗急性心肌梗死获得成功，溶栓药物成为治疗血栓性疾病的里程碑。第一代溶栓药物有链激酶和尿激酶，其来源是溶血性链球菌、健康人尿或肾细胞培养提取的活性成分。但其缺点是产生全身纤溶亢进，对局部纤维蛋白亲和力低，缺乏特异性。目前临床上的溶栓药物主要是基因工程生产的重组溶栓药物，包括以下几种：

(1) 链激酶　传统的链激酶是从致病性溶血性链球菌中提取。国外从 20 世纪 70 年代开始，应用重组 DNA 技术研制和生产 SK，即 r-SK。我国率先研制成功完成了 r-SK 的生产，并于近年实现了产业化，r-SK 的研制成功，不仅标志着我国的基因工程制药已迈入国际先进行列，而且使我国成为第一个拥有自主知识产权生物技术制药的国家。目前 r-SK 主要用于治疗 AMI 脑梗死、急性肺栓塞、急性下肢动静脉血栓形成、门静脉和肝静脉血栓形成、脑出血等疾病，其优点是具有高效安全的溶栓效果，价格低廉，至今为常用的溶栓药物之一。

(2) 人组织纤溶酶原激活剂　从 20 世纪 80 年代起用于治疗急性心肌梗塞（AMI）等血栓性疾病后，获得了很大的成功。组织中 t-PA 含量甚微，当前临床使用的是基因工程产品。但是其治疗中脑出血和脑梗死的发生率甚至明显高于 SK，而且由于生产工艺的问题，至今未形成产品，因此在美国，rt-PA 大有被新一代 t-PA 突变体取代之势。1996 年初，美国 FDA 批准 rt-PA 可用于治疗 3h 以内的急性脑梗死。

(3) 单链尿激酶型纤溶酶原激活剂（scu-PA，pro-u-PA）　scu-PA 具有纤维蛋白选择性溶栓作用，其选择性的机制尚未完全阐明。天然原料中 scu-PA 含量少，美国 Abbott 公司利用人胚肾细胞培养株生产 scu-PA，价格十分昂贵。德国 Grunenthal 公司用大肠杆菌表达的 scu-PA 比活性高于哺乳动物细胞表达的糖基化的 scu-PA，其临床试用表明治疗 AMI 安全有效，但是由于大肠杆菌表达产物以包涵体形式存在，其复性过程复杂，为纯化带来困难，因此目前在国外 scu-PA 尚未形成商品。

(4) 重组葡激酶　葡激酶是金黄色葡萄球菌溶原性噬菌体所分泌的一种蛋白质。20 世纪 80 年代初，SAK 实现了在大肠杆菌和枯草杆菌中的表达。SAK 不仅对富含血小板血栓的溶解作用较强，而且可以制成口服制剂，用于血栓病的预防。SAK 已经试用于 AMI 的治疗，国内外处于Ⅱ期临床试验阶段，是目前分子量最小的溶栓药物，溶栓作用具有很高的特异性，是一种很有希望的高效、特异、快速、安全的溶栓药。

(5) 蝙蝠唾液纤溶酶原激活剂（bat-PA，DSPAα1）　科学家在吸血蝙蝠的唾液中发现了一组纤溶酶原激活剂，将其中的 DSPAα1 进行克隆，并实现了在哺乳动物细胞中的高效表达，其产物和天然的 DSPAα1 具有相同的结构和活性。DSPAα1 对血栓中纤维蛋白的选择性很强，溶栓速率比 rt-PA 更快，持续时间更长。

(6) 重组 t-PA 突变体　随着分子生物学技术和结构生物学的发展，t-PA 各个特定结构与 t-PA 各种生物学活性的关系，都基本阐明。因此人们利用重组 DNA 技术构建了很多 scu-PA 的突变体，如 R-PA、TNK-PA、n-PA 等，以提高其对纤维蛋白的亲和力，延长半衰期，提高纤溶效率。目前，多数新型 t-PA 突变体尚处于临床试验阶段，其中 R-PA 已经获准上市。

溶栓性药物除了在开发新的溶栓性蛋白的同时，人们还在努力探寻新的发展方向，例如，导向型溶栓药物，即将溶栓剂的组分和抗纤维蛋白或血小板的单克隆抗体的组分的编码顺序，构成融合基因，在哺乳类动物中表达，其表达的融合蛋白为导向溶栓药物，能将溶栓药物快速导向血栓，增加药物的选择性和提高溶栓效果。另外，近年来溶栓性辅助药物的研究也很热门，例如水蛭素，具有特异的抑制凝血酶的功能，并不受活化的血小板的影响，天然水蛭素是从药用水蛭中提取的，目前通过基因工程手段发展了许多水蛭素的衍生物。水蛭素与 rt-PA 合用能提高冠状动脉再通率，减少再梗死。

4. 重组融合蛋白

应用基因工程技术，将两种蛋白质分子组成一种融合蛋白分子，这种新型的融合蛋白分子可以发挥超越其单分子的生物学活性等特性。它的研究范畴大致包括以下几个方面。

① 细胞因子间融合蛋白，这种具有双功能的融合蛋白分子，可发挥其双因子抗癌和/或增强免疫的综合效应，如 IFN-γ/IL-2、IFN-γ/TNF-β、IL-2/IL-6、GM-CSF/IL-3。

② 细胞因子/抗原（/抗体）融合蛋白，如 Id/GM-CSF、Id/IL-2、Id/IL-4；研究表明此种融合蛋白中的细胞因子部分可极大地提高 Id 部分的抗原性。此类产品还有 GD2（抗神经节苷脂抗体）/IL-2；Ch225（EGF 受体重组鼠人嵌合抗体）/IL-2 等。

③ 细胞因子/毒素（/抑制因子）融合蛋白；如白喉毒素/IL-2、GM-CSF/LIF。

我国生物技术制药的研究和开发起步于 20 世纪 70 年代，到 90 年代已有许多产品步入产业化并陆续上市。据不完全统计，我国现有约 20 种产品投入市场，有 20 多种基因工程药物处于开发阶段。1997 年年底上市的基因工程药物有 12 种，年产值达 30 亿元，到 2000 年，年产值已达 72 亿元。有关专家预测，未来的若干年内，生物制药产业年平均增长率将不低于 12%，发展前景十分广阔。

当前我国市场上的生物药品主要有：促红细胞生成素、干扰素、人胰岛素集落刺激因子、人生长激素和基因工程乙肝疫苗。

（二）基因工程抗体

自从 1975 年单克隆抗体杂交瘤问世以来，单克隆抗体在医学中被广泛地应用在疾病的治疗和诊断中。但目前，绝大多数单克隆抗体是鼠源的，临床重复给药时体内会产生抗体，临床疗效会逐渐减弱或消失，因此临床最理想的单克隆抗体是人源的。但人-人杂交瘤技术目前尚未突破，还存在很多问题，因此目前，应用基因工程抗体代替鼠源的单克隆抗体应用于临床是最好的解决办法。基因工程抗体的特点是低或者无免疫原性、组织穿透力强、分子量小、成本低、可规模化生产等。

基因工程抗体兴起于 20 世纪 80 年代，基于对抗体基因结构和功能的研究，结合 DNA 重组技术，在基因水平上对抗体分子进行切割、拼接或者修饰，甚至人工合成后导入受体细胞表达，产生新型抗体，被称为第三代抗体（第一代抗体：多克隆抗体，第二代抗体：单克隆抗体）。第三代抗体包括：人源化鼠单克隆抗体、小分子抗体、特殊类型的基因工程抗体（双特异性抗体、免疫粘连素和催化抗体）和人源化抗体四大类。

1. 人源化鼠单克隆抗体

鼠单克隆抗体的人源化，就是为了克服鼠源 McAb 的免疫原性而将其进行改造，使之和人体内的抗体分子具有极其相似的轮廓，从而逃避人免疫系统的识别，避免诱导人抗鼠免疫反应。在消除抗体的免疫原性的同时，要注意保持或者提高抗体的亲和力和特异性。1984 年第一个基因工程抗体人鼠嵌合抗体研制成功。目前人源化鼠单克隆抗体已经用于临床上抗肿瘤、抗病毒以及免疫抑制等的治疗，取得了良好的效果。

2. 小分子抗体

完整的抗体分子，相对分子量较大，难以穿过血管壁，影响了靶部位对其的摄取，特别是肿瘤细胞。因此对抗体分子进行改造，使之成为小分子抗体，是近几年来研究的热点。根据构建方法的不同，小分子抗体可分为 Fab 抗体、单链抗体、单域抗体、超变区多肽等四种。

3. 特殊类型的基因工程抗体

根据构建的方式不同，主要分为以下几种。

（1）双特异性抗体　天然的抗体分子为双价单特异性，如果对天然的抗体分子进行改造，把其他的效应物质如毒素、酶、细胞因子、受体分子通过一定方法与抗体 Fab 片段连接起来，使其既可以与靶细胞结合，又可介导其他一些效应功能，从而最大限度地杀伤靶细胞。双特异性抗体是基因工程抗体研究的重点，目前已经构建了大量的 BsAb，在基础研究、临床诊断、治疗等方面发挥了重要的作用。BsAb 已经进行了一些Ⅰ期临床试验并获得鼓舞人心的结果。在抗肿瘤、抗感染、抗血栓形成等方面具有良好的应用前景。

(2) 免疫粘连素　人细胞受体或黏附分子等基因通过一定的方式与抗体的恒定区（主要是 Fc 段）N 端连接起来，在真核细胞中表达出正确折叠的融合抗体样蛋白质分子，这种分子可同时发挥抗体的效应功能及其他效应功能。与双特异性抗体不同的是，免疫粘连素由于不含有抗体的 Fab 片段，但可以发挥抗体的特异性效应功能，如 ADCC、CDC 作用等，由于还含有细胞受体的结合位点，可特异性与受体阳性细胞高亲和结合，发挥新的效应功能。目前已经构建了 CD4、CD54、TNFR1、IL-1R、INF-γR 等免疫粘连素。

(3) 催化抗体　人工设计一类新型蛋白质，使之同时具有抗体的抗原结合能力，同时具有酶的催化活性。目前利用基因工程技术，已经成功制备了这类催化抗体或抗体酶。抗体酶的高效催化特性及位点特异性蛋白裂解酶活性为临床疾病治疗提供了新的途径，并非常有可能成为肿瘤导向治疗的新方法。目前，尚无商品化的抗体酶，但是其已经在化学、生物、医学等领域中得到应用。

4. 人源化抗体

由于鼠源性抗体治疗应用中存在着程度不同的 HAMA 反应，所以寻找制备人源化抗体一直是人们努力的方向。近几年，随着分子生物学及基因操作技术的进步，人们创建了噬菌体抗体库技术和基因敲除、置换技术，并利用这两种技术成功制备了完全人源化的抗体片段及全抗。利用基因工程的方法可将全套人抗体重链和轻链 V 区基因克隆出来，在噬菌体表面表达、分泌，经筛选后得到特异性抗体，这种技术称为噬菌体抗体库技术。所构建的抗体库称为全套抗体库。噬菌体抗体库避免了鼠源性抗体诱发的 HAMA 等不良反应，由于不需要经过细胞的杂交，解决了人体杂交瘤低效率的不足，而且能高效筛选出稀有抗体及催化抗体，无论在理论研究还是临床应用中都有重要的应用。

基因工程抗体的发展非常迅速，其应用十分广泛，目前该技术可以应用于感染性疾病、肿瘤、器官移植、血液性疾病、中毒性疾病、变态反应性疾病、自身免疫疾病、戒毒等方面的治疗，而且在蛋白质纯化工程中也有广泛的应用前景。例如，基因工程抗体小分子抗体 ScFv 等具有分子量小、渗透力强、易于被体内清除等特点。人们可以在这些抗体分子连接细胞毒素、破坏细胞结构的酶、药物或放射性同位素等，从而形成对肿瘤具有杀伤力的复合物，这些复合物统称为免疫毒素或生物导弹。对早期肿瘤的诊断、手术及化疗后晚期癌症的辅助治疗具有广泛的应用价值。

(三) 疫苗

目前应用于人类疾病预防的疫苗有 20 多种，其中一半以上是病毒疫苗。20 世纪以来，病毒疫苗得到了迅速发展，随着分子生物学、分子免疫学、蛋白质化学等的发展，疫苗学进入了利用现代生物技术研究的新型疫苗阶段。新型疫苗主要包括：基因工程疫苗、遗传重组疫苗、合成肽疫苗、抗独特型抗体疫苗以及微胶囊可控缓释疫苗等。

新型疫苗相是以基因工程疫苗为主体，是指用重组 DNA 技术克隆并表达抗原基因，利用表达的抗原产物，或重组体本身制成的疫苗。主要包括以下 5 种。

1. 基因工程亚单位疫苗

指将基因工程表达的蛋白原纯化后的制成的疫苗。这种方法表达的抗原产量大、纯度高、免疫原性好，可以替代常规方法生产的亚单位疫苗，还可以用于那些病原体难于培养或有潜在致癌性，或有免疫病理作用的疫苗生产。例如，乙型表面抗原（HbsAg）在酵母和哺乳动物细胞中都能获得具有较好免疫原性的表达，而在细菌中则不能。使用基因工程技术在酵母、哺乳动物细胞及疫苗病毒中表达的乙型表面抗原纯化后制成了基因工程乙肝疫苗，该疫苗高效、廉价，已经基本取代传统的血源疫苗，是基因工程亚单位疫苗的成功典范。目前正在研究的基因工程亚单位疫苗主要有甲肝、丙肝、戊肝、EBV、出血热、血吸虫及艾滋病等疫苗。

2. 基因工程载体疫苗

指利用微生物做载体，将保护性抗原基因重组到微生物体中，用能表达保护性抗原基因的重组微生物制成的疫苗。这种疫苗多为活疫苗，重组体用量少，抗原不需要纯化，载体本身可发挥佐剂效应增强免疫效果。例如，目前使用禽类疫苗病毒制备的狂犬病疫苗和麻疹疫苗进行了初步的临床实验，取得了良好的结果。目前，研究的重点在于增加载体的安全性。

3. 核酸疫苗

或称为基因疫苗，指使用能够表达抗原基因本身即核酸制成的疫苗。核酸疫苗也要使用基因工程技术进行表达结构的构建，但其显著的特点是疫苗制剂的主要成分不是基因表达产物或重组微生物，而是基因本身，即核酸。核酸疫苗的概念起始于 1990 年，近十年来，核酸疫苗的研究进展迅速。例如，使用编码流感病毒共同的核蛋白抗原的 cDNA 作为疫苗，可以诱生细胞毒 T 淋巴细胞（CTL）反应，从而保护不同流感病毒变种的攻击。核酸疫苗的特点是易于制备，便于保存，可多次免疫，并且容易制成多联多价疫苗，但也存在很多问题，如外源核酸是否会整合到宿主染色体中，免疫耐受，如何进一步提高核酸疫苗的免疫效果等。

4. 基因缺失活疫苗

活疫苗中最有效的一种。指通过分子生物学技术去除与毒力相关的基因而获得的缺失突变毒株制成的疫苗。与自然突变毒株相比，基因缺失突变株具有突变形状明确、稳定、不易反祖的优点，是研究安全有效的新型疫苗的重要途径。例如已经获准生产的霍乱活菌苗就是缺失了毒素 A 亚单位和其他毒力相关基因的菌株。对于一些复杂的微生物，使用基因打靶技术，可以有目的地去除与毒力相关的基因，获得新的重组体用于疫苗研究。

5. 蛋白质工程疫苗

将抗原基因加以改造，使之发生点突变、插入、缺失、构型改变，甚至进行不同基因和部分结构域的人工组合，以达到增强其产物的免疫原性、扩大反应谱、去除有害作用或者副反应的一类疫苗。为了确保此项技术的安全性，目前这方面的研究主要在实验动物中进行。例如，将恶性疟原虫的环子孢子蛋白的重复序列四联体连接到呼吸道细胞病毒的糖蛋白穿膜部分上，使本来在细胞内表达的疟原虫蛋白表达于细胞膜表面，以增加其免疫原性。

（四）反义核酸药物

反义技术是利用人工合成或生物体合成的特定 DNA 或 RNA 片段抑制或封闭基因表达的技术，是一种新的药物开发方法。利用反义技术研制的药物称为反义核酸药物，包括反义 DNA、反义 RNA 和核糖酶，通常指反义脱氧寡核苷酸（antisense oligodeoxynucleotide，ASODN）。传统药物主要是直接作用于致病蛋白本身，反义核酸药物则作用于与疾病发生直接相关的基因。基于碱基互补配对原则的反义技术，在治疗上具有专一性、高效性和低毒性的特点，可广泛用于肿瘤、心血管系统疾病、感染、病毒性或其他传染病的治疗。

1998 年 8 月 26 日，Vitravene 经 FDA 批准进入市场，是世界上第一个也是目前唯一上市的反义核酸药物，主要用于局部治疗 AIDS 患者的视网膜炎。尽管适用于这种药物治疗的患者非常稀少，但 Vitravene 获得批准是反义核酸药物领域的一个里程碑。目前有 20 多个针对卵巢癌、乳腺癌、前列腺癌、结肠癌、实体瘤等肿瘤相关基因的反义核酸药物进入 Ⅰ～Ⅲ 期临床研究。例如：c-myc 基因反义核酸治疗心血管疾病，进入临床 Ⅱ 期（AVI 公司）；Bcl-2 基因反义核酸治疗非何杰金氏淋巴瘤，进入临床 Ⅲ 期（Genta，ISIS 公司）；核苷酸还原酶基因反义核酸治疗实体瘤，进入临床 Ⅲ 期（Lorus 公司）；Has-ras 基因反义核酸治疗实体瘤，进入临床 Ⅰ 期（ISIS 公司）；PKA 基因反义核酸治疗癌症，进入临床 Ⅰ 期（Hybridon 公司）；VEGF 基因反义核酸治疗视网膜炎，进入临床 Ⅰ 期（Hybridon 公司）。

三、基因工程药物的特点

基因工程技术的迅猛发展使得人们已经能够十分有效地生产许多以往难以大量获得的生物活性物质，利用 DNA 技术生产蛋白质药物产品由于其技术的特殊性，使得基因工程药物与传统意义上的一般药物有许多不同之处。基因工程药物是利用活细胞作为表达系统来制备产品，所获得的蛋白质是生物大分子，往往分子量较大，结构复杂。是通过 20 种 α-氨基酸通过肽键连接而成的长链分子，有些还含有非肽链的结构，如糖蛋白等。蛋白质具有一级结构和高级结构。蛋白质的高级结构由其一级结构决定，因此其一级结构是基础，对于基因工程产物来说，一级结构的质量控制极其重要，包括含量、纯度、等电点、分子量、肽谱、氨基酸序列和 N 端序列等。高级结构的质量控制难度较大，还在不断探索和研究中，目前基因工程的药物质量控制主要通过一级结构的质控来实现。另外，基因工程药物来源于活的生物体，如细菌和细胞，它的生产过程涉及到生物材料和生物学过程，如发酵、细胞培养、分离纯化目的产物等，这些过程中容易造成蛋白质产品的变性，因此必须对原材料、培养过程、纯化工艺过程、最终产品进行全面的质量控制。

第二节
基因工程药物质量控制

一、基因工程药物质量要求

基因工程的特点是利用细菌、酵母或哺乳动物细胞作为遗传物质的活宿主来生产用于治疗、诊断用途的蛋白质。影响外来基因在新宿主细胞中表达的因素是复杂的，不同的培养条件与不同的提纯方法等均会影响最终产品的质量。在这个过程中会产生许多杂质，如内毒素、宿主细胞蛋白、蛋白突变体、DNA、氨基酸替代物、单克隆抗体、内源性病毒、蛋白水解修饰物等杂质。因此生物技术产品可能含有用传统生产方法不可能存在的有害物质，所以这类产品的质量控制与传统方法生产的产品有本质的差别。鉴于这类产品生产工艺的特殊性，除需要鉴定最终产品外，还需从基因的来源及确证、菌种的鉴定、原始细胞库等方面提出质量控制的要求，对培养、纯化等每个生产环节严格控制，才能保证最终产品的有效性、安全性和均一性。为此早在 1983 年 11 月美国 FDA 制订了"重组 DNA 生产的药品、生物制品的生产和检定要点"，1987 年 6 月欧洲共同体制订了"基因重组技术医药产品的生产及质量控制"，1988 年补充了"生物技术医药产品临床前生物安全性试验要求"，1990 年增加了"生物技术生产细胞因子的质量控制"，同年我国卫生部颁发了"人用重组 DNA 制品质量控制要点"、"基因工程人 α 型干扰素制备及质量控制要点"。2000 年，经中国生物制品标准化委员会编修，国家药品监督管理局批准，10 月 1 日起颁布执行《中国生物制品规程》。1991 年世界卫生组织经生物检定专家委员会讨论后正式公布了"重组 DNA 生产的药品生物制品的生产和检定要点"。

二、重组 DNA 药物质量控制要点

基因工程药物的安全性、有效性是关键。基因工程药物不同于一般药品，它来源于活的生物体（细菌或细胞），具有复杂的分子结构。其生产过程涉及各种生物材料和生物加工程序，如发酵、细胞培养、分离纯化。目标产品有其固定的易变性，质量控制尚无非常成熟的经验和方法，因此在生产和质量控制方面生产企业必须严格遵守已批准的 GMP 标准，对生产全过程进行全程监控。要求人员素质高，有合理的厂房，先进的仪器设备和与之相适应的各项验证、管理制度；有完善的制造检定规程和与之相适应的各生产工序和检定方法的标准操作细则及其能切实反映生产检定全过程的批记录文本；有生产和质量管理文件；有卫生管理制度，产品销售制度和原材料、包装材料管理制度以及其他与药品质量相关的文件和管理制度。只有在这些软件和硬件管理制度得到认真执行的情况下，才能最大限度地保证制品的安全和有效。

基因工程药物的质量控制经常使用生物学技术和分析技术，与物理化学测定相比，前者的变异性较大。由于方法学和检测灵敏度的限制，某些杂质在成品检定时可能检查不出来，因此，生产过程中的有关质量控制方法学十分重要。

1. 原材料的质量控制

原材料的质量控制主要是对目的基因、表达载体以及宿主细胞（如细菌、酵母、哺乳细胞和昆虫细胞）的检查，以及使用它们时所制订的严格要求，否则就无从保证产品质量的安全性和一致性，并可能产生不希望产生的遗传诱导的变化。

（1）目的基因　对于目的基因，要先弄清楚其来源和克隆的过程。对于加工过的基因，应说明被修改过的密码子、被切除的肽段及拼接的方法；对使用 PCR 技术的，应说明扩增的模板、引物及酶反应条件等情况。并通过酶切图谱和 DNA 测序等分析手段证明基因结构的正确无误。

（2）表达载体　应提供有关表达载体的详细资料，包括载体的生物学性质和来源、构建表达载体（如启动子、起始子、增强子和终止子等）各组分的来源及性能、说明载体的结构、遗传特性和抗生素抗性标志物，包括构建过程中用于克隆的位点的酶切图谱。

（3）宿主细胞　应提供宿主细胞的资料，包括细胞株（系）名称、来源、传代历史、检定结果及基本生物学特征等，应详细说明载体引入宿主细胞的方法及载体在宿主细胞内的状态，是否整合到染色体内及拷贝数。应提供宿主和载体结合后的遗传稳定性资料。应提供插入基因和表达载体两侧控制区的核苷酸序列，所有与表达有关的序列均应详细叙述。同时要详细叙述在生产过程中，启动该克隆基因在宿主细胞中的表达所采用的方法和表达水平。质量控制往往采用细胞学方法、表型鉴定、抗生素抗性检测、限制性内切酶图谱测定、序列分析与稳定性监控等方法。为了辨明细胞籍别，还需要增加对特殊同工酶和免疫标记试验。为防止潜在性致癌基因的存在，还必须在特殊动物体内进行致癌连续性细胞学试验。为了确保无潜在内源性反转录病毒，还必须检测细胞系的反转录病毒。

2. 培养过程的质量控制

基因工程无论是用大肠杆菌或酵母发酵、还是用哺乳动物细胞进行生产，其最关键的质量控制在于保证基因的稳定性、一致性和不被污染。

（1）生产用细胞库　基因工程产品的生产采用种子批系统。从已建立的原始细胞库中进一步建立生产用细胞库。含表达载体的宿主细胞应经过克隆而建立原始细胞库。在此过程中，在同一实验室工作区内，不得同时操作两种不同的细胞或菌种，一个工作人员亦不得同时操作两种不同的细胞或菌种。

在建立原始种子批时，一般应确证克隆基因的 DNA 序列，详细记录种子批的来源、方式、保存及预期使用期，提供在保存和复苏条件下宿主载体表达系统的稳定性。克隆基因的 DNA 序列一般应在基础种子阶段予以证实，但是在某些情况下，例如，将基因的各个拷贝转入传代细胞系基因组，在基础种子阶段可能不适于进行克隆基因序列分析。在这种情况下，用 PCR 和印迹技术分析总细胞 DNA 或分析相关 mRNA 序列，应特别注意对最终产品的特征鉴定。采用新的种子批时，应重新做全面检定。种子批不应含有可能的致癌因子、污染细菌、病毒、霉菌及支原体等外来因子。应特别注意某些细胞株或载体部分中污染此类特定内源因子时，则应能证明在生产时的纯化过程可使之灭活或清除。高等真核细胞用于生产时，细胞的鉴别标志，如特异性同工酶或免疫学或遗传学特性，对鉴别所建立的种子是有用的，有关所用传代细胞的致癌性应有详细报告。如采用微生物培养为种子，应叙述其特异表型特征。

（2）有限代次的生产　应对用于培养和诱导基因产物的材料和方法进行详细记录。对培养过程及收获时，应有灵敏的检测措施控制微生物污染。要提供培养生长浓度和产量恒定性方面的数据。根据宿主细胞/载体系统的稳定性资料确定最高细胞倍增或传代代次。在生产周期结束时，应监测宿主细胞/载体系统的特性，如质粒拷贝数，宿主细胞中表达载体存留程度，含插入基因载体的酶切图谱。一般来说，用来自于一个原始细胞库的全量培养物，必要时应做一次基因表达产物的核苷酸序列分析。

（3）连续培养过程　基本要求同有限代次的生产。要求测定被表达的基因的完整性及宿主细胞长期培养后的表型和基因型特性。每次培养的产量变化应在规定范围内。无论是有限代次生产或连续培养，对用于培养和诱导基因产物的材料和方法应有详细资料。培养过程及收获时，应有灵敏的检测措施控制微生物污染。应提供培养生长浓度和产量恒定性方面的数据，并应确定废弃一批培养物的指标。根据宿主细胞/载体系统的稳定性资料，确定在生产过程中容许的最高细胞倍增数或传代代次，并应提供最适培养条件的详细资料，规定连续培养的时间。如果属于长时间培养，应根据宿主/载体稳定性及产物特性的资料，在不同时间间隔做全面检定。

3. 纯化工艺过程的质量控制

分离纯化过程也称为生物工程下游技术，常用分级沉淀、超滤、电泳、色谱等技术，其质量控制要求能保证去除微量 DNA、糖类、残余宿主蛋白质、纯化过程带入的有害化学物质、致热原或者将这类杂质减少至允许量。

基因纯化方法的设计应考虑到尽量除去污染的病毒、核酸、宿主细胞杂蛋白、糖及其他杂质。如用柱层析技术提供所用填料的质量认证证明（ISO 9001），并证明从柱上不会掉下有害物质。上样前应清洗除去热原质等，若用亲和层析技术，例如单克隆抗体，应有检测可能污染此类外源物质的方法，不应含有可测出的异种免疫球蛋白。柱层析配制溶液用水一律用超纯水等。

关于纯度的要求可视产品的来源、用途、用法而确定，例如真核细胞表达的制品反复多次使用，要求纯度达 98％以上；原核细胞表达制品多次使用纯度达 95％以上即可；外用制品的纯度可降低要求。用于健康人群或用于重症患者，对纯度有不同要求。

纯化工艺的每一步应测定纯度、计算提纯倍数、收获率等。纯化工艺过程中应尽量不加入对人体有害的物质，若不得不加入时，应设法除净，并在最终产品中检测残留量，应远远低于有害剂量，还要考虑到多次使用的积蓄作用。

4. 最终产品的质量控制

最终产品的质量控制主要表现在以下几个方面。

（1）生物学效价测定 多肽或蛋白质药物的生物学活性是蛋白质药物的重要质量控制指标。效价测定必须采用国际上通用的办法，测定结果必须用国际或国家标准品进行校正，以国际单位（U）表示或折算成国际标准单位。生物学效价的测定往往需要进行动物体内实验或通过细胞培养进行体外效价测定。这些方法的变异性较大，有时甚至高达 50％，因此实验中需要采用标准品或对照品进行校正，这样才能保证检测结果的可靠性和可比性。

（2）蛋白质纯度检查 是重组蛋白质药物的重要指标之一。测定目的蛋白质纯度的方案应根据蛋白质本身所具有的理化性质和生物学特性来设计。可选用的方法有 SDS-PAGE、等电聚焦、各种 HPLC 和毛细管电泳等。按世界卫生组织规定必须用 HPLC 和非还原 SDS-PAGE 两种方法测定，其纯度都应达到 95％以上，才能合格。某些重组药物的纯度要求高，要达到 99％以上。

（3）蛋白质药物的比活性 比活性是每毫克蛋白质的生物学活性，是重组蛋白质药物的一项重要的指标，它不仅是含量指标，也是纯度指标，比活力不符合规定的原料不允许生产制剂。由于蛋白质的空间结构不能常规测定，而蛋白质空间结构的改变特别是二硫键的错配对可影响蛋白质的生物学活性，从而影响蛋白质药物的药效。比活性可以间接地部分反应这一情况。

（4）蛋白质性质的鉴定

① 非特异性鉴别 根据还原型电泳的迁移率和高效液相层析的保留时间和峰型来进行分析。

② 特异性鉴别 免疫印迹试验（Western blot），确定蛋白质的抗原性。

③ 分子量 采用还原型 SDS-PAGE 法测定，其结果应与理论值基本一致，但也允许有一定的误差范围，一般为 10％左右。

④ 等电点 样品用等电聚焦电泳法测定等电点。重组蛋白质药物的等电点往往是不均一的，这可能和蛋白质的构型改变有关，例如 N 端甲硫氨酸的有无，或 C 端有无降解。但是，重要的是在生产过程中，批与批之间的电泳结果应该一致，以说明生产工艺的稳定性。

⑤ 肽图 肽图分析可以作为与天然产品或参考产品做精密比较的手段。与氨基酸成分和序列分析合并研究，可作为蛋白质的精确鉴别。蛋白质一般经蛋白酶或 CNBr 及其他试剂裂解后用 HPLC 或 SDS-PAGE 法测定。同种产品不同批次的肽图的一致性是工艺稳定性的验证指标，因此，肽图分析在基因工程药物的质量控制中尤其重要。

⑥ 吸收光谱 对某一重组蛋白质来说，其最大吸收波长是固定的，在生产过程中每批的紫外

吸收光谱应当是一致的。

⑦ 氨基酸组成分析　采用微量氨基酸自动分析仪测定重组蛋白质的氨基酸组分，结果应与理论值一致。这在试生产的头三批或工艺改变时应该测定。

⑧ 氨基酸测序　作为重组蛋白质的重要鉴别指标，一般要求至少测定 N 端 15 个氨基酸，在中试前三批产品应该测定，C 端应根据情况测定 1～3 个氨基酸。

⑨ 免疫原性检查　这只能在人体内进行观察，大肠杆菌生产的多肽药物，即使其氨基酸序列与天然蛋白质一致，其免疫原性可因空间结构不同而高于自然提取的多肽药物。个别氨基酸的改变也可增加其抗原性，采用大肠杆菌表达体系时，大肠杆菌的氨肽酶常常不能有效的去除其产物 N 端的甲硫氨酸，因而增加其免疫原性。所以在进行表达设计时要设法去除其 N 端的甲硫氨酸。低免疫原性是重组多肽药物质量高低的一个重要指标。

（5）杂质检测

① 蛋白类杂质　基因工程表达的蛋白约为菌体总蛋白的 10％～70％，因此去除杂蛋白极其重要。精制后宿主细胞的残余蛋白应小于 1/1000。其测定主要采用免疫分析的方法，其灵敏度很高，由于存在漏检的可能，因此还需要辅助以电泳等其他检测手段对其加以补充和验证。除了宿主细胞蛋白质以外，目的蛋白质也可能发生某些变化，形成在理化性质上与原来的蛋白质及其相似的蛋白杂质，例如由于污染的蛋白酶所造成的产物降解、冷冻过程中过分处理所引发的蛋白聚合等。这些由于降解、聚合或者错误折叠而造成的目的蛋白变构体在体内往往会导致抗体的产生，因此这类杂质在质量控制中也要得到严格限定。

② 非蛋白类杂质　具有生物学作用的非蛋白类杂质主要有细菌、病毒、热原质和 DNA 这几种类型。由于它们往往在极低水平时就可以产生严重的危害作用，因此必须加以特别控制。

由于病毒和细菌等微生物比蛋白质产物要大得多，因此可以方便地采用各种级别的过滤方法加以去除。无菌性是对基因工程药物的最基本的要求之一。各种热原质和内毒素虽然在大小和化学组成上差异较大，但绝大多数都是带大量电荷的分子，所以在基因工程产品的纯化过程中都至少有一个离子交换层析的步骤，以去除热原质和核酸等带高电荷的杂质。除了用传统的家兔法对热原物质进行检测外，鲎试剂法测定内毒素也正越来越广泛地被引入到基因工程药物产品的质控中。成品中必须检查是否含有病毒，病毒最大的来源是宿主细胞的带入，因此对细胞库需要经常进行病毒检查，经过层析方法一般可以去除病毒，必要时也可以用 UV 照射或者过滤使病毒失活或者去除。

注射药必须无热原质，热原质主要是肠杆菌科所产生的细菌内毒素。它们是革兰阴性细菌细胞壁的组分——脂多糖，在细菌生长和细胞溶解时会释放出来，其性质相当稳定，即时高压灭菌也不失活。内毒素到处存在，从蛋白质溶液中去除内毒素是比较困难的，最好的方法是防止产生热原质，整个生产过程在无菌条件下进行，所以层析用介质在使用前需要去除热原质，操作在 2～8℃进行。洗脱液先经无菌处理，流出的蛋白质溶液也要经过无菌处理。可以用离子交换层析、疏水层析或者亲和层析去除脂多糖。

由于基因工程药物的生产过程中所使用的各种表达系统中都含有大量的 DNA，尤其是哺乳动物的 DNA 带有癌基因（oncogene），当它进入人体时，理论上存在发生重组进而导致肿瘤的可能性。因此世界各国的药品管理机构都对基因工程药物中所允许的 DNA 残余量严加限定。经深入考察，WTO 和 FDA 将每一剂量中来自宿主细胞的残余 DNA 含量限定在小于 100pg。从理论上计算，即使宿主细胞 DNA 有致癌性，DNA 含量在 100pg 以下是安全的。DNA 残余量的检测目前多采用核酸杂交，或是利用高亲和力的 DNA 结合蛋白进行测定。但是两者的效果不同。前者是针对有特异性序列的 DNA，而后者对所有序列的 DNA 都可以检出，可在建立产品纯化工艺过程中使用。而在最终产品的质控中，仍然较多的采用核酸杂交的方法，同时 PCR 的方法也被应用在质控中，用于特殊 DNA 序列的扩增，以检测是否存在某种特定的 DNA 杂质，如 HBV、HIV。近年来，越来越多的研究结果表明，基因工程药物终产品中残余的微量 DNA 引发肿瘤的可能性是极其微弱的，而且目前，低于 100pg/剂量的范围内，现有的检测手段的可靠性还有待于进一步提高，存在相当显著的误差。由此可见，在低于 100pg/剂量的水平上对 DNA 残余量进行检测并不是十分有意义。

当前，究竟将基因工程药物中 DNA 残余量限定在何种水平上更为合适，还需要有更充分的研究资料才可以确定，这也正是目前世界各国药品研究部门和管理机构积极探讨的热点之一。

（6）安全性试验　在 1995 年版的基础上，国家药品监督管理局于 2000 年版的《中国生物制品规程》于 2000 年 9 月 24 日发布，10 月 1 日起实施，为促进我国新生物制品的开发，提高我国生物制品质量，缩小与国外同类产品的差别，最终达到世界先进水平起到积极的推动作用。新版规程全面规范了各类制品规程框架、使用说明格式、专业术语等，并根据世界卫生组织规程要求，规范了原液、半成品及成品的制造和检定要求。新规程强调了菌、毒种及细胞库的三级管理，增加了生产设施、生产用水、原辅材料和试验动物等的基本要求。在新版规程中，基因重组乙肝疫苗、基因重组干扰素、基因重组红细胞生成素、胰岛素和乙肝、丙肝、艾滋病等现代生物技术制品、诊断试剂等的标准均达到国际水准。新版规程还要求实验和生产用动物由普通动物改为清洁级等。

基因工程产品的无菌试验、热原试验、安全性和毒性试验按《中国生物制品规程》进行。

① 无菌试验。生物制品不得含有杂菌。在制造过程中应由制造部门按各制品制造及检定规程规定进行无菌试验，分装后的制品需经质量检定部门做最后检定。各种生物制品的无菌试验除有专门规定者外，均应按照规程的规定进行。

② 热原试验。将一定剂量的待试样品静脉注入家兔，在规定期间内观察家兔体温升高情况，以判定供试品中所含热原质的限度是否符合规定的一种方法。见附录生物制品热原试验规程。

③ 安全性和毒性试验。参考附录生物制品检验规程。

三、基因工程药物的开发研制

绝大多数生物技术医药产品是人体内天然存在的，如促人红细胞生成素、白介素、干扰素等。一般采用活细胞（大肠杆菌、酵母菌、哺乳动物细胞）生产，大肠杆菌发酵和哺乳动物培养时，可生产多种蛋白质，同时也产生各种代谢产物。以重组 DNA 技术生产的生物技术医药产品，大多从发酵开始，经多步分离纯化最后获得细胞表达的某一种目的蛋白。有的活细胞 DNA 带有污染，甚至癌基因，它们对人会产生不良作用。因此，要求生物技术医药产品纯度达到 95％ 以上，杂蛋白含量不得超过 1％。每剂量生物技术药物中被污染的 DNA 含量不得大于 10pg（FDA 要求）或100pg（WHO 与中国要求）。据此，有必要对生产用的菌株、细胞株等作综合分析评价。另外，生物技术医药产品系一些参与人体生理功能精密调节所必需的蛋白质分子，用量极微，一旦含量出现分子水平改变或数量不准确，均会招致不良后果。

鉴于以上特点，一个生物技术医药产品的研究开发，从工程细胞的构建，经过一系列严格的试验，复杂的报批手续，到最终获得试生产文号，合格产品上市销售，至少得花 2～3 年时间。我们可以将基因工程药物的开发和研制分为 4 个阶段。

1. 工程细胞的构建与实验室小量研究试验阶段（称为上游技术）

包括基因的来源、克隆和鉴定；表达载体的来源和功能；宿主细胞的来源、名称、传代历史、外源性污染物检定结果等。由于大肠杆菌的遗传特性了解的比较清楚，限制性内切酶已经商品化供应，而且其生长迅速，因此是宿主细胞的首选。第一代基因重组药物，如人胰岛素、人生长激素和 α-干扰素都是以大肠杆菌作为宿主，但是其作为真核蛋白质的宿主，存在一些问题，如大肠杆菌表达的蛋白质是胞内产物，不是分泌型，所以为后面的分离纯化造成困难；没有翻译后修饰的作用，一些表达的糖蛋白常失去糖基，引起免疫反应；大肠杆菌会产生内毒素，很难去除等。基于上述理由，新一代的基因工程药物，如 TPA、EPO 等都选择动物细胞作为宿主，但是动物细胞作为宿主也有缺点，如动物细胞生长缓慢，培养条件苛刻，费用高，培养液浓度较稀等，因此正确的宿主系统要全面考虑优点缺点。

将基因转入宿主细胞，构建稳定高效表达的细胞株后，将进行实验室小量试验。选择纯化方法应根据目标蛋白质和杂蛋白在物理、化学和生物学性质方面的差异，尤其是表面性质的差异，如表面电荷密度、对一些配基的生物特异性、表面疏水性、表面金属离子、糖含量、自由巯基数目、分子大小和形状、pI 值等。选用的方法应能充分利用目标蛋白质和杂蛋白之间性能的差异，当几种方法联用时，最好以不同的分离机制为基础，而且经前一种方法处理后的液体能适合于作为后一种方法的料液，不必经过脱盐、浓缩等处理。选择一条步骤简单、收获率高、易于大批量生产的切实可行的纯化工艺路线，以便应用于大规模的工业化生产。

2. 中试与质量检定阶段（通常称为下游技术）

中试是把已有的实验室研究成果转化为实用生产力的关键阶段。小试后，进入大规模细胞培养（或工程菌发酵培养），其中分离纯化是极其重要的一个环节，它包括细胞破碎、固液分离、超滤浓缩、层析纯化直到得到纯品。这一过程工艺复杂、需要较高的技术和先进的设备条件，无固定的模式可以借鉴。中试表达量要明显高于小试，中试必须达到一定的规模，即连续三批的产量要够做临床研究、质量检定和Ⅰ～Ⅱ期临床试验用。不同的基因工程产品需要的使用量和临床疗程差异很大。

中试工艺技术研究中，流程一旦研究确定，其后不得随意改动，应制订详细操作规程顺序和包括产品效价、纯度、理化特性等质量标准指标，其中三项基本检定标准如下。①菌株或细胞株鉴定。要求酶切图谱、核苷酸序列、重组质粒及其表达的稳定性。②物理化学鉴定。实施对氨基酸组成成分、N端上氨基酸序列、肽图、聚丙烯酰胺凝胶电泳和等电聚焦、HPLC 分析，进行残余细胞DNA 和其他外源性物质的测定。③生物学测定。主要项目有鉴别试验、效价测定、特异比活性测定、热原试验、病毒污染检查、无菌试验、热原性物质检查和毒性试验。以上各项质检合格后，连续生产出三批产品，从中随意抽样送新药审批主管部门卫生部指定的检定所接受检定。

中试阶段要对产品做临床前药效、药理、毒理试验。这类试验重点是实验动物主要药效、一般药理、动物急性毒性、动物长期（慢性）毒性和动物药动学等 5 项试验。此阶段系评价生物技术医药产品安全性与有效性的最佳时期。根据不同类型的基因工程药物，临床安全性研究的项目和要求不同。国外没有批准上市的基因工程药物在我国属一类新药，对一类新药要求做临床前研究。国外已经批准上市的属二类药，有些试验在我国提供国外资料即可，如药代动力学等。这些临床前研究均要按照"临床前研究指导原则"（药学、药理学、毒理学等）进行试验和总结材料。

3. 临床研究

临床研究是评价基因工程药物安全性和有效性的最好手段。只有经过卫生部新药审评中心批准后才能实施，拿到"新药申请临床技术审评报告"有临床研究编号后进行临床试验才是合法的，并在卫生部指定的临床基地进行。临床研究包括Ⅰ期和Ⅱ期临床研究，在完成Ⅱ期临床试验后，要对新药疗效作出初步的评价，确定Ⅲ期临床的使用剂量和选择新的适应证，为新药鉴定和申请试生产提供最后的临床研究依据。

Ⅰ期临床试验研究应在卫生部指定的临床基地或经其批准的自选临床医院进行。一般只在 10～20 名健康志愿者身上进行。经应用药物安全，才开始Ⅰ期临床试验研究，建立新药不良反应报告制度，研制单位应指派专人定期收集有关资料，分析评价，以求在新药安全性、有效性和用药剂量反应方面获得客观、可信的统计数据。

Ⅱ期临床试验研究以确定药物有效性和适宜治疗剂量为主要目的，并了解药物毒副反应与禁忌证。为此，必须选择典型病例，采用双盲法或设阳性药物对照组。每组不得少于 30 例，总观察研究数一般在 300 例以上，掌握病人对药物剂量的反应。特殊稀有病治疗药物，经批准同意后，也可适当减少病例数。Ⅱ期临床试验研究期间，要做药动力学研究，阐明血药浓度与剂量、毒性、疗效的关系。临床结束后，要对新药疗效做出初步评价，以确定后期临床试验研究中使用的具体剂量与选择新的适应证，为新药鉴定与申请试生产，提供最后临床研究依据。

Ⅰ、Ⅱ期临床试验研究，重点是考察健康受试者和治疗病人对药物的耐受程度。据此，提出安全而有效的用药剂量和给药方案。试验期间，考察和评价新药适应证、疗效及不良反应。进行社会性考察和评价。

4. 试生产与正式生产阶段

中试研制顺利，申报卫生部批准如期完成Ⅰ、Ⅱ期临床试验研究，结果满意。申请经卫生部批准，领到"新药证书"，如研究单位有 GMP 车间和生产许可证，可获得新药产品试生产文号，便可按制造与检定暂行规程，投入为期 2 年的试生产，产品可上市销售。在此期间应进行Ⅲ期临床试验研究，目的是对新药进行社会性考察与评价，重点了解新药广泛长期使用后出现的不良反应，以及继续考察新药的疗效和扩大新的适应证。试生产期满后，总结Ⅲ期临床资料报新药审评中心和卫生部药政局，申请转为正式生产。

四、基因工程药物的制造和检定规程

以基因工程药物基因工程 α1b 干扰素为例，介绍基因工程药物的制造和检定规程。主要包括以下步骤。

1. 选取生产菌种

投产的工程菌需要经过卫生部批准，经过 DNA 重组技术，将携带有目的基因的重组质粒转化入工程菌中。工程菌需要从原始菌种库中传出，经扩大培养后冻干保存，或者由上一代制造用菌种库传出，扩大后冻干保存作为制造用菌种库，但每次只限传 3 代。每批的制造用菌种库需要进行一系列的检验，包括菌落形态、品种、抗生素抗性、生物学性状、微生物污染、质粒酶切图谱等。经过鉴定后的菌种，被称为生产菌种。生产菌种需要进行 LB 平板划线培养，对选取的单菌落分别进行干扰素表达量测定，选取其中干扰素表达量高的一份，供生产制备种子液用。

2. 发酵培养

每次发酵前需要进行一次空罐灭菌。根据生产菌种的特性设计发酵的条件，包括发酵温度、发酵时间、培养基成分，并变换各项培养参数（包括根据菌种的抗生素抗性加入抗生素）。发酵结束后，发酵罐需要再次进行灭菌和清洗。

3. 收集菌体

用离心的方法收集菌体。高压匀浆裂解菌体，经离心后得到粗制品。

4. 浓缩和分离纯化

根据基因工程产品的生物学性质设计分离纯化的方案。根据不同的原料进行了多步的初级分离纯化，得到的干扰素外观无色透明、无絮状物、比活力在 105U/mg 以上，体积浓缩到原来的 5%～10%。初步纯化后，进行高度纯化，去除绝大部分非干扰素蛋白，使其达到规程的要求。同时，在高度纯化的时候进一步浓缩，体积为初步纯化的 10%～20%。应转换缓冲液体系，使之更适合于人体注射用。在浓缩纯化时，结合层析方法注意除去热原质。

5. 除菌

在半成品中加入蛋白质保护剂，常用的是人白蛋白。加入蛋白质保护剂以后，配制成适合的浓度（2%），除菌处理，例如用 0.22μm 过滤除菌。除菌后进行样品效价、热原质和无菌试验，合格后分装冻干。

6. 最终产品的质量控制

包括产品理化性质和生物学性质的鉴定，以基因工程 α1b 为例，其检定包括以下几个方面。

(1) 半成品检定 半成品抽样进行如下检定：效价检定、蛋白质含量、比活性、纯度、分子量、残余外源性 DNA 含量、残余鼠 IgG 含量、残余基因工程蛋白含量、残余抗生素含量、肽图鉴定、等电聚焦、紫外光谱扫描。

(2) 除菌半成品检定 除菌半成品检定包括：效价测定、无菌试验、热原质试验。

(3) 成品检定 成品检定包括：外观、pH 值、效价测定、水分含量、鉴别试验、HbsAg 检测、无菌试验、热原质试验、安全性试验。

第三节
基因工程药物的检验

在体生物测定（in vivo bioassay）自 1894 年建立以来，一直在药品质量控制中发挥重要的作用。随着越来越多的基因工程药物被生产出来，其成分清楚、结构明确、稳定性高、组分单一，对

其活性的检测越来越趋向于理化性质的测定代替生物测定。重组药物的制造、提纯工艺的提高及检测技术的突飞猛进，高效液相色谱（HPLC）、高效毛细管电泳（HPCE）等先进生物学技术的广泛应用，使产品结构明确、质量可控，往往可以检测出质量中的微小变异，能有效地分离并定量测定活性成分和非活性成分，为生化药物及基因工程药物的检测开辟了崭新的领域。基因工程药物的质量控制需要采用理化、免疫学及生物学的方法共同实现。目前在基因工程产品的质量控制中理化测定代替生物测定成为趋势，生物测定已经退居为产品批准上市前做基础研究的生物活性验证手段。依据上面提到的"要点"及新药申报的规定，下面重点介绍基因工程药物产品成品理化性质的常用检定方法。

一、蛋白质含量

对蛋白质定量是研究蛋白质的第一步。蛋白质含量通常是测定溶液中蛋白质的浓度，最经典的方法是凯氏定氮法，由于每一种蛋白质都含有恒定量的氮元素（约 14%～16%），因此可以通过测定样品蛋白质中的氮含量来对蛋白质定量。目前常用的蛋白质定量方法如下。

（1）光吸收法　由于蛋白质中含有芳香族氨基酸（如色氨酸和酪氨酸），因此蛋白质在 280nm 处有特征吸收高峰，故测定 280nm 的光吸收值可以来对溶液中的蛋白质定量。最简单的是采用 280nm 光吸收为 1 时等于 1mg/mL 来计算，但是由于每种蛋白质中的芳香族氨基酸的含量不同，而且有较大的差异，因此这样的处理方法不够准确，但其测定快速、用量极少、不消耗样品，因此也被广泛的采用。

如果蛋白质样品中含有少量的核酸类杂质，因此需要应用校正公式来计算蛋白质的浓度

$$蛋白质浓度(mg/mL) = 1.45A_{280} - 0.74A_{260}$$

最准确的方法是用蛋白质的摩尔吸光系数来计算。将纯化后的蛋白质脱盐后，冻干后准确称重，溶解为 1mg/mL 的溶液，测定 280nm 的光吸收，从而得出该蛋白质的摩尔吸光系数，这种方法最方便、准确而且很微量，不浪费样品。

（2）双缩脲法　原理是基于蛋白质的肽键具有双缩脲反应，在碱性溶液中与 Cu^{2+} 络合显蓝色。此方法不受蛋白质特异性的影响，适用于毫克级蛋白质的测定，并不十分精确，多用于蛋白质纯化的头几个步骤的测定。

（3）福林-酚法　基于蛋白质在碱性溶液中与铜形成复合物，此复合物可以将磷钼酸-磷钨酸试剂产生蓝色。灵敏度和准确度高，但是操作烦琐，而且易于受到干扰因素的影响。

（4）考马斯亮蓝 G-250 法　近年来常用的方法，考马斯亮蓝 G-250 可以与蛋白质的疏水微区结合，产生特殊的蓝色。适用于 10～100μg，操作简单，灵敏度高，重复性好，应用广泛。

二、蛋白质的纯度

基因工程产物的纯度是质量控制的一个重要的指标，但是同时也是一个相对的指标，其纯度要求根据 95%、99% 或 99.9%，是根据实际需要来制定的。蛋白质的纯度一般指是否含有其他杂蛋白，而不包括盐、缓冲液离子、十二烷基硫酸钠（SDS）等小分子在内，而对于基因工程产品中，根据中国生物制品检定规程，要求需要考虑上述小分子的存在与否。

目前常用的鉴定蛋白质纯度的方法如下。

1. 聚丙烯酰胺凝胶电泳（PAGE）

聚丙烯酰胺凝胶电泳（PAGE）具有较高的分辨率和灵活性，广泛地应用在蛋白质的分离和分析中。聚丙烯酰胺凝胶是由丙烯酰胺（Acr）和亚甲基丙烯酰胺（Bis）经过四甲基乙二胺（TEMED）和过硫酸铵催化共聚而成。根据不同的需要，凝胶的孔径可以在一个较宽的范围内变化。改变凝胶和缓冲液的某些成分，就可以按照不同的分离机制进行。PAGE 应该包括还原和非还原条件下的试验，同时要用标准分子量的蛋白质做对照。电泳结束后应采用灵敏的染色方法，例如银染法，可检测出微量的蛋白质并测定出分子量。同时可以检测出其他杂质非蛋白物质，如糖、核酸及酯类等。

在聚丙烯酰胺凝胶电泳中最常用的是 SDS-PAGE，它被广泛应用于蛋白质纯度鉴定和分子量测定中，详细见蛋白质分子量的测定。

2. 等电聚焦（IEF）

等电聚焦（IEF）技术是一项应用广泛的蛋白质分析和制备技术。与常规电泳不同在于蛋白质是在含有载体两性电解质形成的一个连续而稳定的线性 pH 值梯度中进行电泳。通常采用的载体两性电解质是脂肪族多氨基多羧酸（或磺酸型、羧酸和磺酸混合型），其在电泳中形成的 pH 值范围有 3～10，4～6，5～7，6～8，7～9 和 8～10 等，适用于大多数蛋白质等电点的测定。

IEF 电泳时，形成正极为酸性、负极为碱性的 pH 梯度。当某种蛋白质样品置于负极端时，因为 pH＞pI，蛋白质带负电，电泳时向正极方向移动；随着移动的继续，由于 pH 逐渐下降，蛋白质分子所带的负电荷逐渐减少，蛋白质分子移动速度也随之变慢；当移动到 pH＝pI 时，蛋白质所带的净电荷为零，蛋白质即停止移动。当蛋白质样品置于阳极端时，会得到同样的结果。因此在进行 IEF 时，可以将样品置于任何位置，得到的结果相同，蛋白质会聚集于相应的等电点的位置，形成一个很窄的区带。因此 IEF 不仅可以获得不同种类蛋白质的分离纯化效果，而且同时可以得到蛋白质的浓缩效果。在 IEF 中蛋白质区带的位置，是由电泳 pH 梯度的分布和蛋白质的 pI 决定的，而与蛋白质分子的大小和形状无关。一般蛋白质的等电点分辨率可达 0.01pH 单位。

3. 色谱技术

近年来色谱分析技术在解决基因工程药物研究、开发和生产过程中的质量问题中，发挥了重要作用。色谱技术是利用不同物质在固定相和流动相中分配系数的差别，各种物质在两相间进行反复多次的分配，从而达到分离的效果。色谱法所需样品量少，分离效率高，分析速度快，灵敏度高，易于自动化。在蛋白质纯化分析系统中，色谱法具有更为重要和广泛的应用。常用的有凝胶过滤、离子交换色谱、吸附色谱、亲和色谱和聚焦色谱。

凝胶过滤又称分子筛色谱或排阻色谱，凝胶具有网状结构，小分子物质可以进入其内部，而大分子物质因被排阻在外部，从而更快的流出凝胶柱。因此根据蛋白质的大小和分子形状，进行分离和纯化。离子交换色谱是以阳离子或阴离子交换剂作为固定相，借助离子交换剂上电荷基团对溶液中带不同电性和电荷物质的静电吸附作用进行分离。吸附色谱是利用固定相对不同物质吸附能力的差异，实现对混合物的分离。亲和色谱是利用固定相与待分离生物大分子之间特异性的结合能力（例如抗原-抗体，酶-底物），从而达到分离和去除杂质的目的。亲和色谱是分离生物大分子最有效的色谱技术，其分辨率很高。聚焦色谱是利用蛋白质蛋白质不同的等电点，在与固定相（多缓冲交换剂）结合的能力不同，从而将目标蛋白质分离。

近年来，色谱分析技术有了突飞猛进的发展。其主要的新进展如下。

（1）高效液相色谱（HPLC）　用来鉴别蛋白质和肽的纯度，高效、快速，详细内容见第七章。

（2）毛细管电泳（HPCE）

毛细管电泳由于其相当高的分辨率，为基因工程多肽类药物、尤其是糖蛋白药物的结构分析和质量控制开辟了一条广阔的道路。毛细管电泳是基于电泳的高分辨率机制和色谱的仪器自动化概念而诞生的，具有两者的优越性，具有分辨率高、分析速度快、消耗样品少、灵敏度高、操作简单、分离模式多样、不使用毒性强的有机溶剂等优点。应用于蛋白质和多肽方面，以后逐渐应用到核酸、糖、维生素、药品检验等各种领域中，和 HPLC 成为分析方法中互补的技术。

毛细管电泳是在内径为 $25～100\mu m$ 的石英毛细管中进行电泳，毛细管中填充了缓冲液和凝胶。由于毛细管内径细，因此相对于平板电泳表面积与体积比大，电泳过程中产生的热量易于扩散，另外电泳的电阻相对大，即使选用较高的电压（可高达 30kV）仍可维持较小的电流。毛细管电泳通常在高电压下进行，可以缩短分析时间，提高分辨率。

毛细管电泳根据不同的分离机制，有很多种类。在基因工程药物中应用较广的有以下几种。

① 毛细管区带电泳（CZE）　也称为自由溶液毛细管电泳（FSCE）。毛细管中充满了电泳缓冲液后，由于电渗的作用，分析物中带正、负电荷及中性的分子都能向一个方向移动，但是不同的中

性分子没有自身的泳动力，都和电渗共迁移，它们之间无法分开。由于 FSCE 具有与反相 HPLC 不同的分离原理，而且理论塔板数不亚于后者，因此可以作为后者的一项补充技术，尤其对于分离亲水性多肽具有一定的优越性。而且 FSCE 改变电泳缓冲液的条件，如 pH 值、离子强度等，可以分辨出多肽的细微结构的差异，如 C 端的酰胺化与去酰胺化、单个氨基酸残基的替换、氨基酸组成相同而序列不同的多肽、表面电荷不同而一级结构相同的多肽，甚至能确定多肽内是否存在二硫键，在对基因工程产物的鉴定上具有重要的应用。

② 微团电动毛细管色谱（MECC） MECC 在缓冲液中添加一定浓度的表面活性剂，在一定条件下，表面活性剂分子会发生聚焦，形成疏水部分在内部、亲水部分在表面的微团，被称为假固相。在毛细管内，样品中的各种物质除了电泳以外，还与这些微团存在不同程度的吸附，根据在假固相和溶液相中的分配不同各种分子得到分离。FSCE 中不能分开的中性分子可以用 MECC 分离。最常用的表面活性剂是 SDS。

MECC 可以同时分离带电荷与不带电荷的分子，目前较多地应用于氨基酸衍生物、肽谱分析以及合成多肽纯度鉴定等。

③ 毛细管筛分电泳（CSE） 以多聚物作为分离介质填充毛细管，多聚物对分子的泳动起着阻碍作用。分离介质可以如平板电泳一样呈凝胶状，也可以是甲基纤维素溶液。溶液中的甲基纤维素分子在电子显微镜中呈现缠绕状，起作用机理类似于凝胶的筛网作用，大分子泳动速度慢，小分子泳动速度快。CSE 适合于 FSCE 无法分离的荷质比差异很小而大小不同分子的分离，如 DNA 分子、SDS-饱和的蛋白质分子。

CSE 在蛋白质研究中可以代替传统的平板 SDS-PAGE 电泳。其优点有：第一，分析时间短，普通的 SDS-PAGE 电泳需要至少 45min 的电泳时间，而 CSE 只需要 15min 的电泳时间即可达到同样的分离效果；第二，毛细管电泳可以在线检测，并进行更精确的定量；第三，毛细管电泳仪自动化程度高，可以省去普通的 SDS-PAGE 电泳的复杂操作过程。CSE 的缺点是每次电泳只能分析一个样品，而普通的 SDS-PAGE 电泳可以同时进行多个样品的点样。

④ 毛细管等电聚焦（CIEF） 与普通的等电聚焦一样，毛细管内的 pH 梯度也是由两性电解质形成的。毛细管两端分别插入阳极和阴极缓冲液中，其中毛细管中可溶性的甲基纤维素作为支持介质。可以采用真空抽吸、压力推动或者在电解液中加入盐，以改变已经形成的 pH 梯度等方式驱使蛋白质条带移动并逐一经过检测窗口。

CIEF 可取代常规的凝胶等电聚焦，由于是在线检测，CIEF 可以分析多肽的等电点，而在传统凝胶等电聚焦中的固定、染色、脱色等步骤中小分子多肽容易失去；CIEF 可以检测到用凝胶 IEF 较难检测的接近 pH 梯度极端值的等电点，如 pI9.0 以上或者 pI3.0 以下的蛋白质；CIEF 具有较高的分辨率，可分辨至 pI 相差 0.5 个单位的蛋白质，因此可以用于分离差异较小的异构体；CIEF 还具备其他毛细管电泳没有的优点，就是对于较稀的蛋白质溶液，如低于 $0.001\mu g/\mu L$，可以将其与两性电解质混合后，一起注入毛细管中进行分析。

例如，经化学修饰后的长效干扰素，延长了干扰素在体内的作用时间，临床用药的间隔由原来的隔日一次延长至一周一次，并能保持其在体内有效浓度。普通干扰素 α2a 等电点应在 5.5～6.8 之间，用毛细管电泳法测定修饰过的干扰素的等电点在 5.57～5.61 的范围内，见图 13-1，与干扰素 α2a 的等电点无差别，表明化学修饰对干扰素分子的等电点未产生明显的影响。

（3）色谱-质谱联用技术 色谱-质谱联用技术结合了色谱、质谱的优点，已成为当前药物分析中最有前途的分析手段之一。目前应用较多的是气相色谱质谱联用技术（GC-MS）和液相色谱质谱联用技术（LC-MS）。此外，还包括如固相微萃取-GC-MS，吹扫捕集-GC-MS，热裂解-GC-MS 和液相微萃取-HPLC 等，这些技术可使样品制备与分析一体化。而高效液相色谱-二极管阵列检测法（HPLC-DAD）、液相色谱-核磁共振法（LC-NMR）、多柱色谱和二维色谱（二维气相色谱、二维液相色谱及二维电泳）等大大提高了对样本的分离、分析与鉴定能力，促进了药物分析的自动化、智能化和微量化。目前，二维色谱尤其是二维电泳在蛋白组学研究中极为活跃，可鉴定具有差异化的目标蛋白，成为蛋白组学及大分子化合物分析的有力手段之一（见本节八、双相电泳技术）。

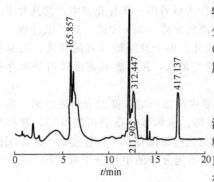

图 13-1 毛细管电泳法测定修饰后的
干扰素分子等电点的电泳图谱

近年来色谱-质谱联用技术已经应用于鉴定基因工程药物的结构、纯度、分子量、糖基化形式及氨基酸序列分析等，包括重组人及动物胰岛素、重组人炎症因子（例如 IL-2、TNF-α、GM-CSF、IFN-α）、单链纤溶酶原激活因子、人表皮生长因子等。

4. 质谱技术（MS）

质谱技术广泛应用于蛋白质的纯度鉴定、分子量测定、序列测定、肽谱分析、二硫键测定、乙酰化、糖基化等研究中，具有广阔的发展前景。MS 联用是将 HPLC、HPCE 等分离技术与 MS 检测技术结合起来进行检测的现代分析方法。如用 HPLC 或者 HPCE 对经 PAGE 纯化的电泳纯糖蛋白进行高分辨率的分离，再联合使用 MS 或 NMR 检测，可以分析糖肽的结构和糖肽的微观不均一性。下面简单介绍几种质谱技术。

（1）快原子轰击质谱技术（fast atom bombardment，FAB）　20 世纪 80 年代发明，并成功测定了一个 26 肽的结构，才使得质谱技术真正应用于蛋白质领域。它是用一种快速原子轰击被分散在高沸点溶剂（如甘油）中的待测化合物，快原子的产生是通过电离惰性气体（如 Ar、Xe 或 He）产生较大的动能，大量的动能以各种形式消散，其中的一些能量导致样品的挥发和离解，从而产生分子离子。FAB 质谱法要求简单，灵敏度高，产生的分子离子非常稳定，不易裂解，是准确测定多肽分子量的有效方法。可以应用于一些较复杂的混合物，测定其中各个组分分子量。但是，由于 FAB 质谱无法获得碎片峰，因此无法测定多肽序列。为此，应用了另外一种串联质谱技术（tandem mass spectrometry，MS/MS）技术。MS/MS 是把从 FAB 出来的分子离子和惰性原子再次轰击，从而得到一张碎片图谱。这样，对于一些蛋白质裂解的多肽碎片，可从 MS/MS 上的得到分子量和序列信息。可以将 FAB 和 MS/MS 联合使用，分析一些较复杂的多肽混合物。

（2）电喷雾质谱技术（electrosprary ionization，ESI）　靠强的电场使分子电离。样品溶液以很低的流速（1~20μL/min）从毛细管流出，在毛细管两端加一个高压（1~5kV），是毛细管柱头的液体雾化成很细的带电液滴，这种带电液滴在逆向的干燥气流（一般为氮气）中开始挥发，产生爆裂现象，形成一些更小的子液滴，这些小液滴又开始挥发，再次发生爆裂，这个过程一直进行下去，直到液滴变得很小，此时液滴表面形成非常强的电场，足以从液滴中解析出分子离子并使其进入周围气体中。这种分子离子的特点是往往带多个电荷。对于生物大分子，在 ESI 谱上出来的往往是一组带不同电荷的分子离子峰，根据每个峰的质荷比以及电荷数就可以算出分子量。

（3）基质辅助激光解吸质谱（matrix assisted laser desorption ionization，MALDI）　利用激光脉冲辐射分散在底物中的样品使其解析成离子，根据不同质荷比离子到达检测器时间的不同形成一张完整的质谱图。这项技术的关键是找到合适的基质，要求与分析样品不起化学反应、在真空中要低的蒸气压、能促进离子化等，常用的基质是尼古丁酸或其同系物，如肉桂酸衍生物、苯甲酸衍生物和芥子酸等。

ESI 和 MALDI 质谱都可以产生稳定的分子离子峰，因此是测定生物大分子分子量的有效方法。例如，长效干扰素的相对分子质量测定中，首先用 SDS-PAGE 法测定样品的相对分子质量，由于干扰素分子结合了非蛋白类的化学物质，使之在电场中的特性发生了改变，因而未能测出。为此，采用 MALDI 质谱来测定修饰的干扰素分子的大小，测得相对分子质量为 63057.6，见图 13-2。揭示干扰蛋白质分子与大分子化合物结合后，使原相对分子质量增加了约 2 倍。测定结果未见明显的杂质峰，说明该制品的纯化工艺合理，可以将未修饰的干扰素分子和未结合的修饰分子除掉。

质谱可以测定一个未知蛋白质或者不纯蛋白质各个组分的分子量（分子量可以高达几十万甚至几百万），同时可以定出较复杂的蛋白质裂解的每个肽片段的分子量及其序列，成为蛋白质一级结构测定中重要手段之一。其分析快速、灵敏、微量。另外，质谱技术可以解决一些用经典的蛋白质

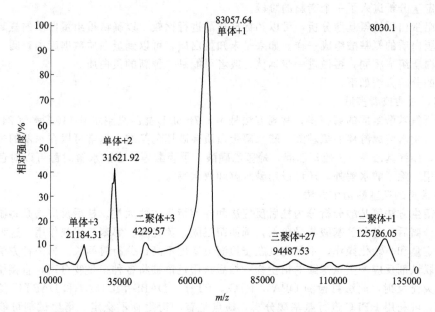

图 13-2　基质辅助激光解吸附飞行时间质谱法测定长效干扰素的相对分子质量谱图

结构测定方法难以解决的问题，如对于 N 端封闭的肽和环肽样品；一些难以提纯的肽或蛋白质样品，质谱都可以测定其结构。

除了上述的鉴别蛋白质纯度的方法以外，还有末端分析法等都可以对基因工程产物进行纯度的鉴定，详细内容见后述。

三、蛋白质的分子量测定

① 实验室常用的蛋白质分子量的测定方法是 SDS-PAGE，它是在 SDS 存在下，蛋白质表面带有大量负电荷呈杆状分子，在这种情况下，不是根据蛋白质的电荷而是根据蛋白质的分子形状和大小来进行分离，用量约 $0.1 \sim 1 \mu g$，这种方法误差为 5％～10％，操作简便。由于 SDS 同时是一种蛋白质变性剂，因此测定出的是蛋白质亚基的分子量。

② 凝胶过滤是测定完整蛋白质的分子量，因此同时 SDS-PAGE 和凝胶过滤测定同一种蛋白质的分子量，可以方便地判断样品蛋白质是否是寡聚蛋白质。

③ 毛细管电泳法。用于精确测定蛋白质的分子量，仅需要 ng 量。分辨率和准确性比 SDS-PAGE 方法好。

④ 质谱法。20 世纪 80 年代初，质谱应用于测定分子量，近年来，高分辨率的磁质谱可精确测定相对分子质量 2000 以下的多肽。电喷雾质谱可以用于测定相对分子质量为 1 万～20 万的蛋白质，而且只需要 pmol 量的蛋白质。

四、蛋白质等电点的测定

蛋白质的等电点可以用等电聚焦法来测定，同时又可以检验蛋白质的纯度。在不同研究小组测定蛋白质等电点的时候，发现一种蛋白质的等电点有所差异，理论上说，一种蛋白质只有一个等电点，这可能是由于蛋白质空间构象不同引起的。

五、氨基酸组成分析

氨基酸分析在基因工程药物分析中是一个重要的辅助指标。氨基酸分析技术的发展起始于 1820 年，但是直到 20 世纪初，用化学方法或微生物方法测定氨基酸，仍然是一件繁琐的工作，色谱技术的引入为氨基酸分析打开了一扇新的大门，1958 年，自动化的氨基酸分析仪研制成功，从此氨基酸的定量分析进入了一个崭新的阶段。

进行重组蛋白质的氨基酸分析，可以和标准样品进行比较，以确认重组蛋白质的氨基酸组成是否和天然的蛋白质的氨基酸组成一样。如果是未知蛋白质，可以到蛋白质数据库中查阅，看看和哪一种已知蛋白质组成相同，再做进一步确认，或者可能是一种新的蛋白质。

氨基酸的分析方法如下。

1. 水解蛋白质或者多肽

这是分析氨基酸组成的第一步，常规方法是用 5.7mol/L 盐酸真空水解 110℃水解 24h，将肽键破坏，将蛋白质水解成游离的氨基酸。酸水解蛋白质会破坏色氨酸，通常可以在水解的过程中加入一些保护剂，如巯基乙酸、β-巯基乙醇、巯基乙磺酸、甲磺酸等，在酸水解时都可以对色氨酸有一定的保护作用。除了酸水解外，还可以用碱水解和酶水解法。

2. 几种常见的氨基酸衍生方法

氨基酸衍生方法氨基酸分析分为柱后反应法和柱前衍生法两大类。柱后反应法是将游离氨基酸经过色谱柱分离后，各种氨基酸与显色剂，例如茚三酮、荧光胺、邻苯二甲醛作用，这种方法比较稳定，容易定量和自动化操作，不足之处在于检测灵敏度不高，分析时间长。另一种方法是将氨基酸和化学偶联试剂反应产生氨基酸的衍生物，然后再用色谱柱将各种衍生物分离，直接检测衍生物的光吸收或荧光反射，此法可检测 OPA-，PTC-，PTH-，DABS-，Dansyl-和 DABTH-氨基酸，分析灵敏度高，可利用 HPLC 进行氨基酸分析，缺点是有的衍生物不稳定，衍生试剂可能干扰氨基酸的检测。

（1）茚三酮法　茚三酮在弱酸溶液中与 α-氨基酸反应，生成蓝紫色的物质，最大光吸收在 570nm，茚三酮和脯氨酸和羟脯氨酸形成黄色产物，在 440nm 检出。灵敏度可达 100pmol，但茚三酮试剂容易氧化，必须隔绝空气避光保存，试剂本身黏性大，需要有个柱后混合器才能与氨基酸反应，对仪器要求高。

（2）荧光胺法　柱后反应，荧光胺能在室温下迅速和一级胺发生反应，产物的荧光激发波长是 390nm，发射波长是 475nm。

（3）邻苯二甲醛法　柱前反应，OPA 在还原剂巯基乙醇存在下，和氨基酸反应产生很强荧光的异吲哚衍生物，反应迅速，1min 可完成。反应产物的激发波长在 340～360nm，发射波长 455nm。灵敏度高于茚三酮法，缺点是不能检测次级氨基酸。

（4）PTC-AA 分析法　属柱前衍生法，原理是基于 Edman 降解法测定蛋白质的一级结构。异硫氰酸苯酯（PITC）可以在碱性条件下和氨基酸反应，产生 PTH-AA，在酸中极其稳定，在 254nm 检出，灵敏度和荧光胺法、邻苯二甲醛的荧光法相同，缺点是操作麻烦，水和盐的副反应敏感，要求较高的操作技术。

（5）Dansyl-Cl 法　Dansyl-Cl 是一种荧光试剂，能与所有的氨基酸柱前反应形成高稳定性的荧光产物。

（6）Dabsyl-Cl 法　灵敏度比 Dansyl-Cl 法低 5 倍，但由于反应产生有色衍生物，能方便地在 254nm 和 425nm 处用紫外检测，有报道用 DABITC 代替 Dabsyl-Cl，反应产生 DABITH-AA，在酸性环境中显红色，易在 254nm、269nm 和 436nm 处检测。

目前，国外各大仪器公司都有各自的自动氨基酸分析仪出售。在进行基因工程重组蛋白质的氨基酸分析时，必须和标准样品比较，以确认重组蛋白质的氨基酸组成是否和天然蛋白质的一样。在上海生物制品研究所的 γ-干扰素分析中，用 CNBr 裂解后找不到 C 端肽。氨基酸分析结果显示精氨酸明显减少，提示 C 端可能不完整，最后通过氨基酸分析证明 C 端缺失了 13 个氨基酸，但是其生物活性没有影响。

氨基酸分析可以作为肽谱和点突变分析的重要辅助手段，因为肽谱和点突变分析中的肽通常是含 5～20 个氨基酸残基的肽，又经常是以特定的某一个酸性或碱性氨基酸为 C 端。从氨基酸定量分析而言，分析 20～30 个氨基酸残基肽的精确性要比含有 100～200 个氨基酸残基的蛋白质的精确性大得多。在新型 IL-2 的鉴定工作中（Cys-125 被 Ser 或 Ala 取代），利用二阶微分光谱法可以方便地判别点突变，然后用氨基酸分析或者质谱，或测序来进一步确认突变的准确性。

六、部分氨基酸序列分析

目前，进行蛋白质序列测定有两个关键步骤，即首先将氨基酸一个一个依次从蛋白质或者多肽的末端（N端或者C端）切割下来。切割的方法有化学方法和酶法，化学的方法比酶法具有裂解效率高、易于自动化、成本低等优点，因此被广泛采用。然后是在氨基酸残基上衍生一个生色集团，通过高效液相色谱进行分离测定。

序列分析包括N端氨基酸分析和C端氨基酸分析。

1. N端氨基酸分析

目前N端测序在自动氨基酸测序仪上进行，其基本原理就是Edman法。异硫氰酸苯酯（PITC）可以在碱性条件下和氨基酸反应，产生PTH-AA。蛋白质或者多肽和PITC反应，只有N端氨基酸的PTH衍生物释放出来，而原来的多肽少了N端的一个氨基酸，可以进行下一轮的与PITC的反应，如此循环进行该反应，就可以从肽链的N端开始逐步测定出氨基酸的序列。前面结合HPLC的自动氨基酸测序仪已经得到广泛的应用。通常采用C_{18}的反相柱进行分离。

测定基因工程产物N端15个氨基酸序列，可以很大程度上排除蛋白质混淆的可能，因为两种不同蛋白质N端15个氨基酸序列完全一致的可能性是很小的。

2. C端氨基酸分析

虽然建立在Edman化学法的自动N端测序技术日趋成熟，但是仍然有不少问题需要借助C端测序分析来解决。C端测序尤其适用于基因重组蛋白质是否正确表达的检定和大规模生产时的质量控制、N端封闭蛋白质的分析以及DNA探针的设计。

经典的C端测序是用羧肽酶的方法，但是不同的羧肽酶对个别氨基酸残基有选择性，使用时仍有一定困难。目前C端测序的方法有了新的进展，除了用原子快速轰击与质谱和核磁共振联用外，主要开展了类似N端测序的化学方法，并实现了自动化。采用化学试剂与蛋白质或者多肽的α-羧基反应，反应后的C末端衍生物被切割下来，通过HPLC分离鉴定。开始时先对C端进行活化，并修饰Asp和Glu侧链的羧基，以及Thr和Ser侧链的羟基。然后进行循环的烷基化和裂解步骤，逐一将C末端的氨基酸测定出来。目前，C端测序技术已经初步成熟，并开始发挥作用，但其反应效率与N端Edman降解测序法仍然有一定差距，还需要解决一些问题，包括如何提供反应的产率、如何改善苏氨酸（T）、丝氨酸（S）、天（门）冬氨酸（D）、谷氨酸（E）几种氨基酸的测定，以及如何解决脯氨酸（P）终止测序的问题。

C端测序技术对确认表达蛋白质的C端是否正确，以及判断在表达、纯化过程中是否发生了必不可少的加工有很大的帮助，因此基因工程产物在测定N端序列的同时，测定C端蛋白质的几个氨基酸序列，从蛋白质的两端来验证产物的正确性。近年来，此法可以连续分析约5个循环，其灵敏度在nmol水平。一般基因工程药物的C端测序可以根据情况测定1~3个氨基酸。

七、肽图分析

目前，除了一些小片段的多肽进行氨基酸序列分析外，大多数基因工程产品都将肽图分析作为控制其一致性的重要常规指标之一。采用的方法中，又以HPLC肽图分析最为多见，尤其将两种原理不同的HPLC/HPCE联用时，该方法就更成熟。肽图分析最早称之为肽的指纹图谱分析（fingerprinting），用在正常血红蛋白（HbA）和镰刀状红细胞贫血症血红蛋白（HbS）的分子病研究中。其基本方法就是将两种蛋白质分别用蛋白酶酶解，然后将降解产物分别进行纸电泳，再转90°进行纸层析。根据实验结果分析，观察到HbA和HbS之间有一个肽斑点的差别，将这个有差异的肽斑点继续进行测序，发现只有1个氨基酸的差异导致了HbA到HbS的结构和功能的改变。

肽图技术发展到现在，已经用HPLC和CE来做早期的基因工程药物的肽图分析采用SDS-PAGE的方法，但是如果降解后的小分子量的肽片段，则用此方法会无法辨认或者在染色脱色过程中丢失。因此，这种情况下采用HPLC进行肽图分析。HPLC主要是RP-HPLC是根据肽的长短和疏水性质来分离。分辨效率高，可以将不同大小和性质的肽片段分离开。利用 HPLC 进行肽图分析并收集各个肽峰，对每一个峰进行氨基酸组成和质谱分析，结果在肽图中得到验证。另外，在新型 IL-2 的分析工作中，利用二阶微分光谱法方便地证实了点突变的存在，进一步结合氨基酸分析、质谱或者测序的方法确认了突变点（Cys-125 被 Ser 或 Ala 所取代）。

例如，图 13-3 是前面所述修饰干扰素制品胰酶裂解后的肽图。在该反应条件下，胰蛋白酶可以将干扰素分子裂解成多个小片段，经 C_{18} 柱分离后可以得到约 30 个左右的流洗峰，有近 20 个主峰。通过与修饰的干扰素标准品比较，胰蛋白酶裂解后的色谱图一致。通过反复测定同一批样品的流洗图谱保持一致，主峰的位置和保留时间相同。

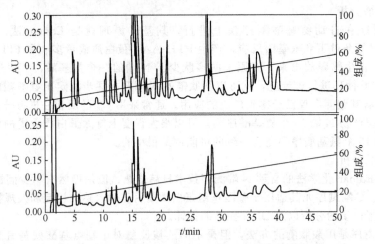

图 13-3　化学修饰后的干扰素分子的胰蛋白酶裂肽图

肽图是控制基因工程药物一致性的一个重要手段。肽图分析是根据蛋白质分子量大小以及氨基酸组成特点，使用专一性较强的蛋白水解酶作用于特殊的肽链位点，将蛋白质裂解成较小的片段。通过一定的分离检测手段形成特征性的指纹图谱。肽图分析对于蛋白质结构研究和特性鉴别具有重要意义，已经成为许多基因工程药物产品质量控制的重要方法。随着生物检测技术的不断发展，尤其是高效液相色谱法（HPLC）、毛细管电泳（HPCE）以及质谱（MS）联用技术在药物分析中的广泛应用，可以对基因工程药物进行更准确的鉴定。例如，利用特异的酶专一性裂解 Glu 的羧基的肽键，通过 HPLC 法采用 C_8 柱，对胰岛素进行肽图分析，成功地将来自不同种属、结构仅差异一个氨基酸的胰岛素与重组人胰岛素进行了鉴别。

高效毛细管电泳的兴起是对传统电泳的一场革命，在用 HPLC 进行肽图分析的过程中，因为亲水性多肽在反相柱上不保留，某些结构相差一个氨基酸的多肽片段难以分离，而采用 HPCE 进行肽图分析时，因为结构大小相同或氨基酸组成相同而顺序不同的肽所带的电荷不同，所以可通过调节电解质的 pH 值使迁移时间改变而达到分离。目前上市的基因工程药物中，促红细胞生成素（rHu-EPO），干扰素（rh-IFN），r 白细胞介素-2（rh-IL-2），组织血纤维蛋白溶酶原激活剂（rt-PA），人工型肝炎疫苗（r-HB）等都带有糖链。由于糖肽图较肽图更加复杂，HPCE 比 HPLC 对糖肽的分析效果更佳，可以一目了然地发现糖基化变化所致的糖蛋白微观的不均一性。

过去质谱法仅适用于挥发性化合物，近年来，质谱法、HPLC 和 HPCE 等许多高灵敏度、高分辨率的分离检测方法的联用，使得质谱法已经成为蛋白和多肽结构分析的重要手段。MS 肽图可以直接读出肽段的大小，确定蛋白质分子中二硫键的位置，比 HPLC 和 HPCE 肽图更直观。糖链在糖肽中引起的微观不均一性显得较为突出，ESI/MS 糖肽片段，对重组红细胞生长素的糖链结构进行了异质性鉴定，结合 NMR 技术证实了其异质性与 N-乙酰甘露糖胺丙酮酸残基有关。

八、双相电泳技术

双相凝胶电泳即等电聚焦/SDS 聚丙烯酰胺电泳（IEF/SDS-PAGE）。双相凝胶电泳的分离系统应用了蛋白质分子的两个特性对其进行分离，第一相是根据不同蛋白质分子所带电荷量的差异，用等电聚焦技术分离蛋白质；第二相是根据不同蛋白质分子量大小的不同，与 SDS 结合后在聚丙烯酰胺凝胶中迁移的速度不同达到分离蛋白质的目的。

第一相，等电聚焦聚丙烯酰胺凝胶电泳（IEF/PAGE），含有高浓度的脲和非离子型去垢剂 NP-40，而且溶解蛋白质样品的溶液中还含有二硫苏糖醇，其作用使蛋白质分子内部的二硫键破坏，充分变性，而且这些试剂不带电荷，不会影响蛋白质的原有电荷量和等电点，有利于第二相中蛋白质和 SDS 的结合。此相一般采用盘状电泳等电聚焦；第一相结束后，将凝胶从玻璃管中脱出，经过第二相 SDS 电泳分离系统的溶液平衡，所用平衡液为含有 β-巯基乙醇和 SDS 的第二相浓缩胶缓冲液，β-巯基乙醇能使蛋白质分子中的二硫键保持还原状态，有利于 SDS 与蛋白质的充分结合使等电聚焦中的两性电解质和高浓度的脲扩散出胶，使等电聚焦为第二相浓缩胶缓冲液所平衡。

IEF/SDS-PAGE 是当前分子生物学研究领域中常用的技术，它对生物大分子蛋白质的分离和分析非常有效。随着技术的不断改进，结合同位素标记技术灵敏度逐渐提高，其应用范围更加广泛。

九、核磁共振技术

第一个生物分子的核磁共振谱 NMR 于 1957 年发表，提供的是多肽和蛋白质的氨基酸组成。近年来，核磁共振技术无论在仪器还是实验技术方面都有了巨大的进步，灵敏度和分辨率都有了很大的提高，出现了二维、三维乃至四维 NMR 技术。提供了生物大分子的三维结构信息、局部结构以及构象动力学方面的信息、在结构生物学方面有着重要的贡献。此外，NMR 技术还可以应用到鉴定蛋白质分子中某些原子与配体中某些原子间的相互接触，研究大分子之间以及它们与小分子之间相互作用和分子识别。应用 NMR 技术鉴定蛋白质结构是一个十分漫长而复杂的过程，大致分为5 个步骤：研究样品的选择和制备、NMR 数据的采集与数据处理、质子自旋系统的识别与信号归属、决定结构约束因子和分析规则二级结构和计算出符合约束因子的三维结构和进行结构精修。详细原理和过程略。

十、蛋白质的二硫键分析

基因工程产品的二硫键是否正确配对，对其生物活性至关重要，例如 IL-2，如果二硫键不能正确配对，其生物活性只保留了原来的 1/400，而且在以后的医用中会有不必要的麻烦。不同的蛋白质分子鉴定二硫键位置的方法各异，可以根据其不同的蛋白质分子的结构已经性质设计鉴定方法。天然 IL-2 的结构中有 3 个 Cys，Cys-58 与 Cys-105 形成二硫键，而 Cys-125 以游离的巯基形式存在。为了阐明重组 IL-2 的二硫键是否以正常的形式配对，利用放射性同位素标记的方法证明了 rIL-2 的二硫键结构与天然 IL-2 是一致的。

第四节
基因工程药物的临床前安全性评价

自从 1982 年第一个基因工程药物人胰岛素上市以来，基因工程药物已发展成为一大类重要的药物。基因工程药物多为蛋白质、多肽和核酸，结构不稳定易失活，在体内活性有种属差异性和多效性特点。上述特点决定了对这类药物进行临床前评价有其特殊性。

每一种生物技术药品是独特的，因此应根据药品的具体情况制定不同的安全性评价方案。生物技术药品的不良反应常是其药理作用的放大，应选择最为相关的动物对其进行临床前安全性评价，再结合其生物学活性、药效和药代的资料，就能得到有用的药品安全性信息。

一、临床前安全性试验的一般指导原则

由于基因工程药物发展较快，性质多样且独特，为使其临床前安全性评价更科学和合理，欧共体、日本和美国的专家以国际协调会议（ICH）的形式通过相互交流和讨论，制定了基因工程药物临床前安全性评价的指导原则。设计基因工程药物的临床前安全性评价方案时应采用灵活、个案化和基于科学的方法。指导原则适用于利用细菌、酵母、昆虫、植物和哺乳动物细胞等表达系统从特征性细胞中得到的药物，但不包括常规细胞细菌和病毒疫苗或细胞和基因治疗。

在设计方案时应考虑：①相关动物种属的选择；②动物的数量；③给药方案；④免疫原性；⑤在使用过程中受试物的稳定性和量的恒定。

1. 选择相关动物种属

很多基因工程药物由于其生物活性以及种属和/或组织特异性，安全性评价方面往往不能使用一种常用种属（如大鼠和狗）的标准毒性试验设计，因此安全性评价应包括使用相关种属。相关动物指在这种种属中由于受体或表位表达，受试物表现出药理学活性。安全评价方案常包括两种相关动物种属，但在证明合理的情况下，一种相关动物已足够。当不存在相关种属时，使用表达人受体的转基因动物和使用同源蛋白质应予以考虑。某些情况下在提供科学的证据后可以用疾病的动物模型替代正常动物进行毒性试验。如果不可能用转基因动物模型或同系蛋白时，用单一种属在有限的毒性评价中评估潜在毒性的某些方面应谨慎。近年来，在开发与人类疾病类似的动物模型方面进步很快，这些动物模型包括诱导和自然的疾病模型、基因敲除和转基因动物。

2. 动物的数量

每一剂量组的动物数对试验中发现毒性的水平有直接影响，但在非人灵长类研究中常会受到样本量大小的限制，这可通过增加指标观察的频率和持续时间来部分弥补这一不足。选择的剂量应能提供剂量效应关系的信息，包括毒性反应剂量和无不良反应剂量。为证明高剂量选择的合理性，对受试物的药理、生理效应、可供应量和设想的临床使用应予以考虑。如果受试物对来自选择种属细胞的亲和力或效价低于来自人的细胞，较高剂量的试验可能是重要的。

3. 给药方案

给药途径和频率应与临床拟用的尽可能接近，应考虑药物在所用动物种属的药代动力学和生物利用度，如生物利用度低，则给药途径可与临床不一致。例如，实验动物与建议人临床试验方案相比，由于补偿清除较快或活性成分的溶解度低，可能增加给药次数，在这些情况下，应规定实验运行暴露量与临床暴露量的相对水平，也应考虑容量、浓度、制剂和对给药部位的影响，使用与临床用药不同的途径。剂量水平应包括一个中毒剂量和一个未观察到的不良反应水平。对某些毒性很小或无毒类别产品，不可能规定一个特定的最大剂量，在这些情况下，应提供剂量选择合理性的科学证明以及所计划的人暴露量的倍数，证明高剂量的正当选择应考虑预期的药理/生理作用是否能得到合适的试验物质以及临床使用的打算。

4. 免疫原性

很多拟用于人的基因工程药物对动物有免疫原性，因此进行重复给药的毒性试验时应测量与药品相关的抗体，这有助于对研究结果作出解释。抗体反应需加以描述，如滴度、出现反应的动物数、中和和非中和抗体等。抗体形成应与任何药理和/或毒理学变化相联系，如抗体形成对药代/药效动力学参数、不良反应的发生率和/或严重程度、补体激活或新的毒性反应出现的影响。对与免疫复合物形成和沉积相关的可能病理变化也应引起注意。

除非免疫反应中和了大部分动物的药理和（或）毒理学效应，否则抗体检测不应成为早期终止临床前安全性评价和修改试验持续时间的惟一标准。在大多数情况下，生物药物的免疫反应是常变的。动物诱导抗体形成不能预报在人体可能形成抗体，人体可能产生对人类化蛋白的血清抗体，往往抗体存在时仍存在治疗作用，重组蛋白发生人体严重过敏反应的情况很少见。例如，在重组人碱性成纤维细胞生长因子（rhbFGF）在猕猴和大鼠的长期毒性试验中发现，抗体的产生似与受试物在人和试验动物之间种属差异程度有关。rhbFGF在大鼠产生明显的抗

体，而在猕猴不产生抗体。通过检索发现，bFGF 在人与猕猴的氨基酸残基同源性高达 90%，而在人与大鼠之间的同源性仅为 80%。给猕猴重复皮下注射重组人血小板生成素（rhTPO）后出现抗体。在抗体出现的时间内 rhTPO 的血药浓度降低，同时表达 TPO 受体的血小板和骨髓巨核系造血细胞增多，结果难以说明抗体产生与血药浓度有直接关联。产生的抗体与受试物结合后，可以通过沉积在组织或影响受试品在血液中的清除速度使药物曲线下面积（AUC）降低或增加，从而影响药效或毒性反应。

二、安全性试验的要求

新药临床前安全性评价包括以下内容。

1. 安全药理学

在单独的研究或结合在毒性研究的设计中进行，目的是观察主要生理系统的功能效应，测量潜在毒性的功能指数。安全性药理试验的目的应显示对主要生理系统的任何功能的影响，如心血管、呼吸、肾脏和中枢神经系统。

2. 暴露水平评价（药代和毒代动力学）

在相关动物种属中的单剂量和多剂量药代、毒代和组织分布的研究是有意义的。免疫介导的清除机制造成药代特性的变化可能会影响动力学性质和毒性资料的解释。当用放射性同位素标记的蛋白时，应保持放射性标记受试物的活性和生物学性质与非标记物相同，注意由于体内代谢较快、标记连接的不稳定或存在氨基酸再循环进入非药物相关的蛋白质和多肽对研究结果的影响。

3. 单次给药毒性研究和重复给药毒性评价

两类 3~4 种哺乳动物，每个单剂量组 6 只大鼠或小鼠，2 只犬或猴。给药途径与剂量选择视临床治疗用药而定。给药后，详记毒性可信性数据，对药物毒性现象及其与剂量、时间关系，作定性、定量研究。单剂量试验可得到和全身剂量和/或局部毒性之间关系的有用数据，这些数据可用于选择重复给药毒性试验的剂量。重复给药毒性研究选对试验药品免疫反应性较低的实验动物大鼠，犬或猴。给药途径与临床相同。给药周期可参照动物对该药免疫反应性加以调整。观察一般血液学、血清免疫化学、病理学指标。了解重复给药定性、定量毒性现象。通过进行一项单剂量毒性试验，作为药理或动物模型药效试验的一部分，可收集到剂量-反应关系的信息，应考虑将安全药理学参数结合在这些试验中。对大多数基因工程药物，动物给药时间常为 1~3 个月。短期使用（≤7d）和用于威胁生命急性疾病治疗的药物，在申报临床试验前宜进行长达 2 周给药时间的毒性试验。虽然某些情况下持续时间可较短或较长以支持上市，对拟用于慢性适应证的药品，6 个月的毒性试验适当。

4. 免疫毒性研究

免疫毒性试验评价的一个方面包括评价受试物潜在的免疫原性。很多基因工程药物能调节体液和细胞免疫，不仅影响体液免疫，而且也影响细胞免疫过程。注射部位的炎症反应可能是一种刺激反应的指标，但是简单的注射创伤和（或）配方中载体引起的特殊毒性效应可能也会导致注射部位的毒性变化。此外，靶细胞上表面抗原的表达可能会改变，有潜在自身免疫并发症。因此，免疫毒性试验需要进行筛选试验，随后进行机制试验以阐明这类问题。

5. 生殖和发育毒性研究

可参照化学药生殖毒性实验施行，旨在测定胚胎毒性、胎儿出生前后毒性与繁殖能力，以及一般生殖毒性。选用大鼠、家兔或猴为实验动物。是否进行生殖和发育毒性试验依赖于受试物、临床适应证和拟用的疾病人群。根据种属特异性、免疫原性、生物活性和/或消除相半衰期的长短等，设计特定的实验方案。

6. 遗传毒性研究

常规的药品遗传毒性研究范围和类型不适用于基因工程药物。利用标准的遗传毒性研究来评价工艺中污染物潜在遗传毒性也被认为是不合适的，但在有理由可能影响药物的安全性（如在连接蛋白产物中存在有机连接分子）时，应在新发展和相关的体系中进行遗传毒性研究。

7. 致癌性研究

一般认为对基因工程药物不适合进行标准的致癌性生物检测。依据临床给药时间、疾病人群和/或药物的生物学活性（如生长因子和免疫抑制剂等），仍需要进行药物特异性的致癌性评价。可采用各种方法进行危险度评价。

8. 局部耐受性研究

用拟用于上市的配方进行局部耐受性研究。在某些情况下，潜在不良反应可以在单次或重复给药毒性研究中进行。

三、各类基因工程药物的安全性评价

1. 基因重组生长因子和细胞因子

生长因子和细胞因子所表现的不良反应常是其药理学作用的放大，因此选择相关动物进行安全性评价尤其重要。如 TGF、IL-8 和 G-CSF 等高度保守，在多个动物种属中有活性；其他细胞因子如 IL-2 和 IL-6 在人与小鼠的氨基酸序列上同源性较低，其重组蛋白在啮齿类动物中有活性，但活性降低；IFN，GM-CSF 和 IL-3 等细胞因子和生长因子的种属特异性较明显。人 IFN-γ 在非人灵长类动物细胞上活性较低，而在小鼠和大鼠等的哺乳动物细胞上无活性。因此在大鼠进行的安全性评价中，多个剂量的 rhIFN-γ 无毒性反应，但在食蟹猴中则表现出与人使用时一致的毒性，如发热、嗜睡、食欲减退和血液、血清化学、脏器的病理组织学等方面指标的变化。如前所述，IL-3 的种属特异性较明显。一项研究表明，rhIL-3 在小鼠模型上无明显的生物学活性，但在猕猴上有明显活性，表现为促进造血细胞增殖、外周血中嗜酸和嗜碱粒细胞增多和血清组胺水平升高等。由于生长因子和细胞因子的受体在体内分布较广，而所希望的治疗效果常靶向一种细胞或局部组织，因此全身给药可能会导致不良反应。动物的给药方案与临床应用尽可能一致。依据 TGF-β 的生物学活性，有人对 rhTGF-β 作为促进伤口愈合药物进行了评价，毒理试验方案为给大鼠每日静脉注射，高剂量为 1000μg/kg。结果发现，给药 5d 后高剂量组有动物死亡，在肝脏、骨骼、肾脏、心脏、胸腺、胰腺和小肠等出现病理变化。由于病理变化较严重，因而 rhTGF-β 不适合全身给药。药效学试验结果提示，rhTGF-β 伤口局部给药能促进伤口愈合，拟用的临床使用方案为低剂量伤口局部使用。随后进行的 rhTGF-β 在大鼠和兔子的伤口局部使用的安全性评价结果表明，由于体内吸收微量，动物对 rhTGF-β 耐受性较好，无动物整体的毒性反应。

2. 单克隆抗体

针对单克隆抗体，美国 FDA 的生物制品评价和研究中心制定了《生产和测试人用单克隆抗体的考虑要点》。在这一文件中对人用单克隆抗体的临床前药理毒理学试验提出了要求，内容包括抗体的免疫原性、稳定性、组织交叉反应性和功效。如果受试物不是偶联抗体，又无合适的疾病动物模型或带有相关抗原的动物且用人体组织进行的交叉反应显著阴性，则不必进行毒性试验。如有相关动物模型，则拟进行药效的剂量效应关系研究，设计较宽的剂量范围以更好地预测治疗指数。在人与动物之间，生物分布、功能和结构等的相关抗原性质应有可比性，确定在抗原数量、单抗对抗原的亲和性或单抗结合后细胞反应等方面的差异。这些有助于更精确地推断人用的初始安全剂量和估计安全剂量范围。一般不进行常规的致突变性评价。如育龄妇女拟重复或长期使用受试品，则应进行包括致畸胎在内的生殖和发育方面的研究。人源化单克隆抗体毒性小，半衰期延长，免疫原降低，具有高度的种属特异性。例如，重组人源化抗血管内皮细胞生长因子抗体（rhuMAbVEGF）在食蟹猴中有生物学活性，但不与大鼠和小鼠的血管内皮细胞生长因子结合，因此毒性试验在食蟹猴中进行。结果显示，rhuMAbVEGF 除能抑制骨骼和黄体部位生理性血管形成外，高达 50mg/kg 的剂量条件下无明显治疗相关的毒性反应。

3. 疫苗

分子生物学和生物技术的发展促进了新疫苗的开发和对现有疫苗的改进。近几年 DNA 疫苗发展较快，为预防疾病提供了一种新的方法。DNA 疫苗是一种诱发细胞和体液免疫简单和有效的方法，可同时预防几种疾病，费用低和性质稳定。用 HIV-1 的 DNA 疫苗免疫黑猩猩，结果发现这些疫苗安全并能诱发体液和细胞免疫。美国 FDA 的生物制品评价和研究中心制定的《以传染性疾病为适应证的质粒 DNA 疫苗的考虑要点》要求在进行临床前安全性评价时，注射局部反应原性和全身毒性反应的评价应结合进行，应观察潜在靶器官（包括血液和免疫系统）的毒性反应、疫苗表达的组织分布或对特定组织的倾向性、表达的持续时间。免疫毒性包括疫苗编码的抗原引起的免疫耐受性或自身免疫性、疫苗中污染的细菌蛋白是否引起抗体反应。质粒 DNA 可整合入基因组内，可能会引起插入突变，激活原癌基因或使肿瘤抑制基因失活，或引起染色体的不稳定。因此需要用灵敏的方法评估整合的影响，如用 PCR 方法检测质粒 DNA 在靶组织和非靶组织的分布。依据疫苗拟用人群的年龄和健康状况等，进行疫苗对生殖、妊娠和胎儿发育等正常生理过程影响的生殖毒性试验。如疫苗 DNA 整合入基因组表现明显的整合活性、疫苗 DNA 分布范围较宽、疫苗长期应用于不威胁人生命的临床适应证或疫苗 DNA 序列与人基因组有较高同源性时，应考虑进行疫苗 DNA 的致癌性试验。联合疫苗是将两种或两种以上活微生物、灭活微生物或纯化抗原混合制成或仅在用前混合的疫苗，用于预防多种疾病或预防由不同种或同种不同血清型的微生物引起的一种疾病。美国 FDA 的生物制品评价和研究中心对上述定义规定的联合疫苗的评价制定了指导原则。这一指导原则规定，如果联合疫苗使用了新免疫佐剂，且无新免疫佐剂的毒理学资料，则应单独对免疫佐剂进行安全性评价，同时观察新佐剂对疫苗的免疫反应的影响。

4. 反义核酸药物

已有相关试验表明，ASODN 的主要副作用为：凝血时间延长、免疫刺激、继发致死性血液动力学改变、肝肾毒性等。ASODN 的体内毒性具有种属依赖性。对啮齿类动物，多途径给予多种 PS-ASODN，常见的剂量限制性毒性作用是免疫刺激，表现为淋巴组织增生、脾肿大、多器官单核细胞浸润。这些毒副作用呈剂量依赖性，但所有作用都是可逆的。高剂量给药时，可见肝酶水平轻微升高及轻度血小板减少。近期文献也有报道，relAmRNA（NF-κB）的反义核酸药物腹腔注射小鼠，引发急性肾衰、肝功能受损并致死。此外，一些实验显示某些反义核酸药物的毒性作用与寡核苷酸序列有关，如针对 NF-KBp65 起始密码区的正义序列引起小鼠脾增大，而相同碱基构成的反义序列则无此作用。ASODN 在人体试验中的副作用似乎没有在动物体内的明显，未见明显或任何副作用。

基因工程药物多为蛋白质、多肽和核酸，结构不稳定易失活，在体内活性有种属差异性和多效性特点。上述特点决定了对这类药物进行临床前评价有其特殊性。每一种生物技术药品是独特的，因此应根据药品的具体情况制定不同的安全性评价方案。生物技术药品的不良反应常是其药理作用的放大，应选择最为相关的动物对其进行临床前安全性评价，再结合其生物学活性、药效和药代的资料，就能得到有用的药品安全性信息。

（张冬梅）

第十四章
生物药物研发与药物分析

第一节
药物分析与新药创制

在科学史上，可以举出许多实例说明在一种新的分析方法建立之后，会促进其他化学学科、生物医药以及其他多种学科的大发展。如著名的人类基因组计划，就是由于 DNA 高速测序方法的发展，才能在短期内顺利完成。

当前我国的药物研究和开发工作，已由仿制药物转向创制新的药物，这也为药物分析提出了新的任务和发展方向。药物分析的发展总的来说，各种分析方法和分析仪器始终都是向着灵敏、专一、准确、简便、快速、微量的方向发展的，随之而来的是方法和仪器的自动化、智能化和微型化，并尽量做到实用价廉。在此基础上，为了生化医药等方面的研究，还不断发展了原位、活体内、在线、实时分析等手段，从而使药物分析工作者可以利用这些方式来解决各种问题，并进一步根据自己的需要，改进与完善已有的方法和仪器。同时，随着分析对象的不断变化，即新药物品种的不断出现，如生物工程产品今后会日益增多，分析方法也要随之不断创新。

新药的研究与开发是一个多学科的合作工作。原料药经过药理筛选，认为有效，药物分析工作即可开始介入。按照新药评审的要求，提供有关此化合物的各种与分析有关的数据。对于创新药物，应包括对性状的描述，根据药物的理化性质及其特有的化学反应，定出鉴别方法。并要根据其生产过程，考虑成品中可能含有的对人体有害的杂质，定出其检查方法，同时研究制定药物含量的测定方法，也要提供药物原料及其制剂的稳定性与质量控制的全部数据。这些材料，连同其他化学、药理的材料，经审查合格后，才能进行临床试验。由此可见，在药物研究的初始阶段，就要制定出药物的质量标准，就需要药物分析工作者根据药物的性质，研究建立可行的定性和定量分析方法。

随着我国创新药物的研究进展，对药物分析方法和内容将会提出更多更高的要求，也会引入更多的新的分析方法和其他生物技术及生化方法，分析仪器也必将加快更新换代的步伐。

在药物创新过程中，知识创新和技术创新是新药发现的原动力。药学领域在其他学科的支撑下，新理论、新技术的不断建立为新药的发现提供了可靠保证。新理论包括生物大分子-配体小分子相互作用的热力学和动力学性质理论、蛋白-蛋白界面作用理论、药物分子理论、结构生物学、生物信息学、化学生物学、化学信息学、化学遗传学、分子识别模式等。新技术包括基因工程、基因大规模序列分析、DNA 及多肽自动合成、手性合成、基因芯片与蛋白质芯片、组合技术、转基因动物、色谱-光谱联

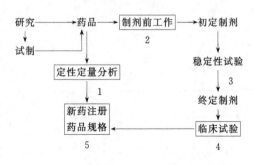

图 14-1 新药研制中有分析要求的过程

用、多维色谱及光谱、高通量筛选、反义技术、纳米技术、超临界技术等。这些技术的综合与集成对提高新药发现的命中率，加速新药的研究与开发正在发挥越来越大的作用。在药物研究开发中，药物分析贯穿在全过程之中。研究开发的每个环节都要求有严密、严格的分析数据，如图14-1所示。

第二节
国内外生物药物的发展现状

一、我国生物药物的发展状况

生物技术是全球发展最快的高新技术之一，目前生物技术最活跃的应用领域是生物医药行业，生物技术制药业是利用现代生物技术生产生物药物的产业，具有高投入、高效益、周期长、高风险等特点。我国生化药物的研究和开发起步于20世纪70年代初期，先是进行固定化酶的研究，以后固定化酶和固定化细胞的研究与应用得到发展。70年代后期，开始跟踪国外基因工程技术的某些基础性工作。80年代初期，开始乙型肝炎基因工程疫苗、基因工程干扰素的研究，生物技术方面的项目得到了国家的支持。"十五"期间，中国政府加大了对生物技术及其产业发展的支持力度，国家863计划、973计划、自然科学基金等重大研究发展规划对生物技术的总投资接近60亿元，医药生物技术及其产业初具规模。1989年，我国第一个生物工程药物α-1b干扰素上市，为促进生物制药的发展，从1999年起，国家安排资金近20亿元，吸引社会投资140亿元，支持了140多项生物技术产业化项目。到2005年，我国已有重组人干扰素、促红细胞生成素、白细胞介素-2、人生长素、葡激酶、重组改构人肿瘤坏死因子、神经生长因子、人胰岛素等21种基因工程药品投入市场，其中近1/5为国家创新药物。

我国生物制药相关企业有几百家，2007年，我国生物生化药品实现销售产值约571.1亿元，同比增长41.3%，2008年虽然受金融危机的不利影响，但由于医药产品的消费刚性、生物制药产业对国际市场的较低依存度，生物制药产业仍然实现了30.65%的增长速度，高出医药行业平均水平5.13个百分点。在市场需求旺盛和政策大力扶持等利好因素的推动下，2011年生物制药行业产销规模保持较快增长。根据国家发展和改革委员会数据显示，2011年1~12月，我国生物药品制造工业总产值达1592.1亿元，同比增长23.5%；2011年全年，生物药品制造业实现工业销售产值1529.69亿元，同比增长25.53%。然而，2011年以来，生物药品制造业利润增速一直处于历史较低水平。根据2012年1月工业与信息化部发布的《医药工业"十二五"规划》，未来将加大提升生物医药产业水平，加快推进创新药物开发和产业化，着力提高创新药物的科技内涵和质量水平，支持企业在国外开展创新药物临床研究和注册。《规划》还提出将积极开展核酸药物、基因治疗药物、干细胞等细胞治疗产品的研究，突破生物技术药物产业化的技术瓶颈，开发自主知识产权产品，抢占世界生物技术药物制高点，生物制药行业发展前景广阔。预计到2015年，我国生物仿制药品的年销售额将达到4478亿元，年均复合增长率约在15%左右，并将始终占全国生物医药销售总额的60%左右。在2012—2016年期间，专利药销售额预计将以超过25%的增长率继续增长。随着一些重磅生物药物专利即将到期，2010—2017年，价值1500亿美元的药物失去专利保护，必将推动仿制药市场迅猛增长。有关专家预测，到2020年，利用生物技术研制的新药可能将达到3000种左右。

二、我国生物制药产业的发展趋势

在未来的二三十年里，生命科学与生物技术的发展将会给农业、医疗、保健带来根本性的变化，为生物制药提供坚实的基础和充分的发展余地。并引起投资者和全球业界的广泛关注。展望未来，我国的生物制药产业呈以下发展趋势。

1. 生产方式优化

我国有丰富的药材资源，其种类和质量在国际上一直享有很高的声誉。面对世界生物制药新的发展趋势，我国的生物制药产业必须充分发挥自身优势，优化生产方式。如天然植物药资源，中草药及其有效生物活性成分的发酵生产。中草药经发酵、酶化后，其有效成分被充分提取，使其更具生物活性。因此，应用现代生物技术大规模工业化提取有效生物活性成分，发挥具有中国特色的生物技术制药工业的前景十分广阔。如我国的甘肃省利用得天独厚的药材资源，积极发展生物制药和中藏药产业。

2. 向产业化迈进

随着生物制药的发展，世界各国掀起了一场新药研究的热潮。我国的高等院校不断培养新药研究开发的拔尖人才，逐渐形成了比较稳定的研究和工作基地。加快体制改革的步伐，促使科研机构与企业相联合不断开发出新药，然后企业通过委托外包政策，建立技术同盟，形成优势互补，使得自身能够专注于自身专长方面，从而能够降低生产成本、提高竞争优势。将技术较强的研发内容分包给具有实力的小型公司来完成，大大提高新药开发效率，使新药研发周期缩短，从而将技术转变为生产力加快向产业化迈进的步伐。再加上我国政府不失时机的给予支持，我国的生物制药产业势必朝着这一方面快速发展。

3. 依赖相关领域的发展

生物制药是多学科高度综合互相渗透的高科技产业。因此生物制药产业不仅依赖于自身的发展，而且依赖于很多相关领域（例如：微机电系统、图像处理、信息技术及材料科学等）的技术走向。计算机模拟和分子图像技术相结合可以继续提高设计具有特定功能特性的分子的能力，成为药物研究和药物设计的得力工具。美国 FDA 在药物审批过程中利用了以 Dennis Noble 心脏模拟系统进行临床实验观测和研究心脏药物机理的方法，该法将会成为心脏等系统临床药物的主流。另外，新技术的出现可以加快新药物的开发过程。如，把计算机模拟技术和图像技术互相结合能极大地提高具有特定功能属性分子的设计能力，提高药物开发和药物设计的效率。利用模拟系统处理药物与用药后的系统相结合，可以更好地研究药效，大大降低试验成本，提高了药物针对性、有效性和安全性。生物科学与信息科学相结合，将带动生物制药产业的迅猛发展。

4. 改变研发模式

随着生命科学及生物技术的迅猛发展，国际创新药物研发逐渐从"泛泛合成，普遍筛选"的简单模式，发展为"分子机理研究→靶点确认→分子设计→先导化合物合成→药理研究→早期评估"相结合的围绕先导化合物的筛选、优化、评估的崭新研究途径。尽管过去 10 年间药物研发模式有了巨大革新，但最终成功上市的新药品种依然很少，而研发成本较以往又更高了。而且，药企自身目前还存在着诸多局限：如缺少与病患的相互沟通；药物发现与开发部门间存在的理念分歧；开发早期的风险投资的进入，迫使新药在作用机制及最佳应用剂量未充分了解情况下便进入Ⅲ期临床试验；新药发现部门科研人员和药品发展阶段临床医生知识储备的专业单向化。可见传统药物发现模式已经不再适用于当今社会的要求，必须寻找新的研发模式。因此，转化医学应运而生。

转化医学又称转化研究、转化科学，此词最早见于 1996 年的 Lancet 杂志，其目的是为了打破基础医学与药物研发、临床医学之间的屏障，以患者为中心，临床需求为导向，把基础医学研究成果快速有效地转化为疾病预防、诊断治疗及预后评估的技术、方法和药物，同时将临床归纳出的结论或疑问等再反馈到基础研究，即"从实验台到病床，再从病床到实验台"（简称 B2B）的一种连续过程。在转化医学指导下的药物研究模式是从功能基因研究中发现靶标，然后根据靶标发现先导化合物，经优化后进入临床前研究。这样就可以根据特定病人的疾病相关基因表达或相关通路激活状态，制定最适合的治疗方案。

转化医学研究成果是包括生物技术药物在内药物研发的引擎，同时药物研发和产业化过程也是转化医学的重要组成部分。只有工艺稳定、质量可控的医药产品才能为转化医学提供客观可靠的可评价依据。因此质量控制和相关标准化研究作为承载生物技术药物研发上、下游的技术桥梁，对于生物药物领域规范研究程序、提高我国生物药物创新性和整体质量、加速研发进程、推动生物技术药物成果的快速转化具有重要的保障和促进作用。

5.重视研发热点

未来十年世界范围内的生化与生物技术药物的开发热点主要集中在单克隆抗体、反义药物、基因治疗药物、可溶性蛋白质类药物和疫苗等5大领域。我国生物制药产业可以深入挖掘,重视和加强这5大类热点药物的研制。我们可以借助蛋白质工程研制新药,发展反义寡核苷酸药物,"搭车"基因组成果研发新药,寻找新生化药物资源,开发多糖与寡糖类药物。

近年来,国家和地方政府的大力扶持加快了我国生物制药产业的发展步伐。生物制药产业已经取得了卓有成效的进展。特别是在生物新药创制方面,科研实力和创新能力大大提升,加上市场需求的增长,生物制药产业面临着良好的发展机遇。但是,与欧美相比差距依然很大,仍然存在着技术、生产、资金、市场及发展不平衡等方面的问题。

三、国外生物技术药物研究开发现状与趋势

生物医药领域涵盖了化学制药、生物工程制药、生物技术制药、生物医药工程、医疗仪器等方面。近年来,美国、英国、法国、日本等国的一些生物技术公司和制药公司在基因工程、重组疫苗、单克隆抗体、诊断试剂、生物芯片、人造器官、新型给药系统、新型医疗器械等领域进行了大量的积极的研究,已取得显著进展。天然植物药的研究越来越受到重视,新的用药选择极大地推动着植物药的发展。

新药品的开发方向以用于癌症、艾滋病/免疫缺陷病毒、心脏病、神经病和其他的用常见药物不能适当治疗的主要病症的安全和有效的药品为主,新产品的上市将导致重组DNA、单克隆技术和基因治疗的持续增长。

1.基因工程药物发展最快

生物医药领域中迄今发展最快的是基因工程药物。这类药物的治疗领域主要针对抗病毒、抗恶性肿瘤、冠心病治疗、多发性硬化症、囊性纤维变性、血友病、自身免疫性疾病、代谢类疾病、器官移植以及罕见的遗传疾病等。已开发上市的基因工程药物主要有干扰素、白细胞介素-2、人生长激素、人胰岛素、凝血因子、人促红细胞生长素、重组DNA酶、巨细胞粒细胞集落刺激因子、乙型肝炎疫苗等。

2.重组疫苗正向新一代抗癌药发展

以往疫苗的研究一般针对病毒感染性疾病,重组疫苗除了可提供更有效、更安全的新型抗感染抗病毒免疫制品外,新的研究还显示出它将成为新一代的抗癌药。

受到关注的有用于绿脓杆菌感染和慢性支气管炎治疗的口服疫苗(Pseudostat)、用于流感病毒感染有效的Flustat疫苗、更有效的第三代乙肝疫苗(Hepagen)和更安全有效的口服轮状病毒疫苗(Rofashield)等。其中,口服疫苗Pseudostat对治疗囊性纤维变性的试验也已开始。

葛兰素史克(GSK)公司是世界上最大的艾滋病药物制造商,希望开发出治疗已经感染HIV病毒的患者的治疗性疫苗。世界上其他研究艾滋病疫苗的公司包括VasGen公司、默克公司、Co-Incc和Aventis SA。

美国临床肿瘤学协会(ASCO)认为,癌症的治疗性疫苗,在评价下一代癌症治疗目标中,将是最先进的疗法。Inclone Systems公司研制的用于治疗小细胞性肺癌(SCLC)的BEC-2,对治疗前列腺癌显示有强力的免疫反应。此外,巴西已研制成功利用患者自身癌细胞培育出抗癌疫苗,俄罗斯研制出基因变异癌疫苗。

3.单克隆抗体研究备受重视

单克隆抗体以其靶向性高、无毒副作用而备受关注。单抗制品主要有两类:单抗偶合类药物和单抗诊断试剂与试剂盒。单抗在肿瘤诊断和治疗方面的应用最受重视,用于治疗淋巴肿瘤的单抗和首个预防肾移植后急性排斥反应的单抗赛尼哌由罗氏药业公司推上市场;由Novartis公司研制的抗肾移植急性排斥反应单抗basiliximab在瑞士获得许可;H-LR公司的单抗获欧盟许可用于治疗复发

的或难治性滤胞 B 细胞非霍奇紧淋巴瘤,是世界上用于这一适应证的第一个单抗产品。一种能成功控制肝素酶(一种能导致肿瘤细胞转移与扩散的酶)生成的单抗由以色列人研制成功,它有助于诊治恶性肿瘤及另外一些与这种酶有关的疾病。

4. 诊断试剂以免疫诊断为主流

随着生物技术的快速发展,诊断试剂总体向着拓宽种类、方便使用、结果明了的方向发展。诊断试剂主要有免疫学、临床化学、血糖监测、血液学、微生物学、核酸探针及其他包括凝结剂等种类,其中免疫诊断试剂是所有诊断试剂中发展最快的,逐渐取代临床化学诊断试剂而成为诊断试剂发展的主流。用于血糖检测、核酸探针检测(例如艾滋病抗药性突变基因的检测、癌症突变基因的检测)的诊断试剂有着极大的市场需求。

5. 人造器官研究充分展现组织工程前景

随着现代医学、化学、遗传学和材料学等领域的快速发展,克隆技术、干细胞技术、组织培养技术为人造器官的发展带来了全新的领域,组织工程以其可提供更具生物相容性的移植用生物混合器官的特性已露出曙光。组织工程在人造皮肤、软骨、骨、韧带和肌腱等方面的研究已有收获,在美国的医院中,创造组织用于治疗已成为事实。在皮肤方面的研究进展相对最快,已有产品被FDA 批准上市。

6. 新型给药系统成为竞争热点之一

开发疗效高、生物利用度高、毒副作用低、病人顺应性高的新型给药系统是各大医药公司竞争的又一热点。新的给药系统主要解决的靶向性问题,主要通过脂质体包埋来实现,而开发避免免疫应答的修饰性脂质体是解决这一问题的关键,修饰脂质体有阳离子脂质体、高相转移脂质体、聚乙二醇聚合物包裹脂质体等,Sequus Pharmaceuticals 公司的第一个改进的脂质体产品 Doxic 已在美国和欧洲上市,用于治疗卡波济肉瘤。有许多公司开展了阳离子脂质体转移系统的研究,用于转基因治疗中 DNA 的导入,新系统安全性和靶向性显著提高,具有较大潜力,另外多价表面修饰的阳离子脂质体可能是保证脂质体包埋复合物在血清中稳定的极有潜力的技术。

在给药系统开发研究中,具有广泛应用前景的技术是纳米技术。美国伊诺利亚大学的科学家制成了带状纳米级细管,可用来向人体内定点释放药物。其他还有超声技术,利用超声技术开发的有透皮和口服释药系统,通过改变颗粒度大小和给药速度,实现药物释放的靶向定位,这种系统有广泛的治疗潜力,可用于释放治疗传染性疾病的基因疫苗,如 HCV 治疗疫苗,类似癌症疫苗和癌症抗原疫苗还在开发中。

7. 天然植物药新品种和新技术不断得到拓展

随着生物技术的发展,通过细胞工程、基因工程、生物转化及发酵工程的应用,新型植物药的开发及现代化生产已日趋成熟。国际市场上的植物药多为有效植物活性提取物,它们被加工成胶剂、片剂、茶剂、酊剂、霜剂、软胶囊、注射液、口服液和喷雾剂等不同新型制剂。一些具有重要药用价值的植物药已被开发出,如抗癌药物紫杉醇、长春花碱,抗疟药物青蒿素等,并呈现供不应求之势。此外人参、紫草、红豆杉、长春花等细胞培养和毛状根培养在国际上已接近或达到工业化生产规模;通过基因工程技术克隆某些关键基因,经高效表达,以达到增加提取物有效成分含量目的的尝试,在国际上也取得了一定的成果,例如应用基因工程技术使得莨菪烷类生物碱的产量有了大量增加。

第三节
生物制药创新研究和开发

一、生物药物研发的主要过程

我国急需有自主产权的新药,要在生物技术创新上下工夫,目前生物制药领域具有自主知识产权的技术大都被发达国家所垄断，相比之下我国医药生物技术投入少，研发创新能力和产业化水平低，药物研制主要靠模仿和跟踪，缺少独立的知识产权。改变这种现状就要加强自主创新和前瞻性基础研究，打造生物医药研发国产化基地，主要从事医药生物产业的产品开发，包括凝聚、筛选、培育项目和创业投资等，力争在某些局部领域率先取得突破性进展，跻身国际前沿。

　　总的来说新药的研发分为两个阶段：研究和开发。这两个阶段是相继发生有互相联系的。区分两个阶段的标志是候选药物的确定，即在确定候选药物之前为研究阶段，确定之后的工作为开发阶段。所谓候选药物是指拟进行系统的临床前试验并进入临床研究的活性化合物。

　　生物药物研发和注册流程如图 14-2 所示。

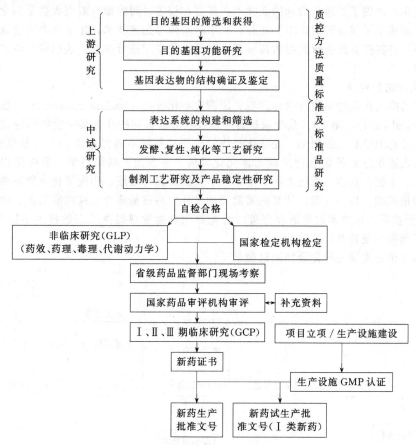

图 14-2　生物药物研发和注册流程

（一）生物药物研究阶段

包括 4 个重要环节，即靶标的确定、模型的建立、先导化合物的发现、先导化合物的优化。

1. 靶标的确定

确定治疗的疾病目标和作用的环节和靶标，是创制新药的出发点，也是以后施行的各种操作的依据。药物的靶标包括酶、受体、离子通道等。作用于不同的靶标的药物在全部药物中所占的比重是不同的。目前，较为新兴的确认靶标的技术主要有两个。

（1）利用基因重组技术建立转基因动物模型或进行基因敲除以验证与特定代谢途径相关或表型的靶标。这种技术的缺陷在于，不能完全消除由敲除所带来的其他效应（例如因代偿机制的启动而导致的表型的改变等）。

（2）利用反义寡核苷酸技术通过抑制特定的信使 RNA 对蛋白质的翻译来确认新的靶标。例如嵌入小核核糖核酸（snRNA）控制基因的表达，对确证靶标有重要作用。

2. 模型的确立

靶标选定以后，要建立生物学模型，以筛选和评价化合物的活性。通常要制定出筛选标准，如果化合物符合这些标准，则研究项目继续进行；若未能满足标准，则应尽早结束研究。一般试验模型标准大致上有：化合物体外实验的活性强度；动物模型是否能反映人体相应的疾病状态；药物的剂量（浓度）-效应关系，等等。可定量重复的体外模型是评价化合物活性的前提。近几年来，为了规避药物开发的后期风险，一般同时进行药物的药代动力模型评价（ADME评价）、药物稳定性试验等。

建立药物筛选新模型是新药研究的关键所在。近20年来，许多药物作用的受体已被分离、纯化。一些基因的功能及相关调控物质被相继阐明，这就使得药物筛选模型从传统的整体动物、器官和组织水平发展到细胞和分子水平。随着分子水平的药物筛选模型的出现，筛选方法和技术都产生了根本性的变化，出现了高通量筛选的新技术，使之在较短时间内即可对庞大数量的化合物活性进行筛选。大大加速了寻找新药的速率。此外，利用转基因等先进技术，建立基因缺乏或基因转入的动物或细胞系，将其作为药物研究的病理模型。对药物的作用进行试验，这也将对新药的研究产生重大推动作用。

3. 先导化合物的发现

新药研制的第三步是先导化合物的发现。所谓先导化合物（leading compound），也称新化学实体（new chemical entity，NCE），是指通过各种途径和方法得到的具有某种生物活性或药理活性的化合物。随着后基因组时代的到来，先导化合物发现研究领域不断涌现出一系列新思路、新技术、新方法，从而迅速推进先导化合物发现的多元化发展。一方面，基因组学、蛋白质组学、转录组学、代谢组学、生物信息学、系统生物学等新兴学科的崛起与发展，为先导化合物发现提供更为广泛而深刻的理论基础；另一方面，计算机辅助药物设计、高通量筛选、高内涵筛选、生物芯片、转基因和RNA干扰等高新技术的发展和完善，为先导化合物发现提供了新的技术手段和有力工具，极大地拓宽了药物发现的途径。

如从基因组研究发现先导化合物的途径如下：

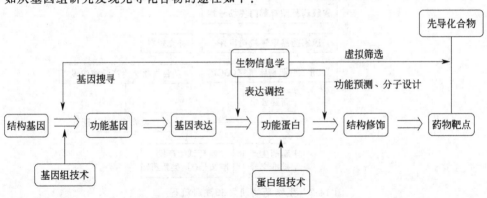

一般来说，生物药物先导化合物有如下几个来源。

（1）从自然界、人或动物或植物中分离提取具有药物作用的生物活性蛋白。

（2）从基因工程构建的基因组DNA文库中，筛选表达某生物功能的活性蛋白的克隆，制备该活性蛋白。

（3）应用蛋白质组学技术研究生理状态与病理状态下的蛋白质组差异分析，鉴定标志性功能蛋白及分子结构候选蛋白，再进行克隆表达。

（4）应用PCR技术、噬菌体展示技术构建噬菌体展示文库、细菌表面表达文库，从这些随机肽库中或融合随机多肽库中，以单克隆抗体或纯化蛋白或受体或完整的细胞作为配体，筛选出与之结合的多肽和蛋白分子及其相对应的DNA片段，从中筛选先导化合物。

（5）应用蛋白质工程技术和计算机建模技术，对活性蛋白进行突变、剪切、修饰改造的或设计全新的分子，筛选出有效的新的活性多肽和蛋白药物。

（6）应用 DNA 合成技术，合成阻断有害基因的复制、表达的寡核苷酸（反义核酸、核酶和干涉 RNA）通过分子设计合成随机寡核苷酸库，筛选与蛋白多肽或有机分子等配体的结合与作用来筛选寡核苷酸药物。

（7）应用酵母双杂交系统，通过在其体内检测蛋白质与蛋白质的相互作用，寻找与某已知蛋白质相互作用的未知蛋白质，直接克隆未知蛋白的基因，筛选某些修饰的调控蛋白，通过药理作用的验证，发现先导化合物。

（8）人类基因组计划的实现，新的靶基因或靶蛋白将成为开发生物新药的源泉。约 30 亿对核苷酸和 3 万个基因序列的确定，以生物信息学分析、分离功能基因和致病基因，通过基因表达、功能分析发现先导化合物。

（9）通过蛋白质与肽的结合模式来鉴定获知与特定的蛋白质特异结合的肽，发现先导化合物。

（10）通过基因工程技术，对一些小分子药物如抗生素等的生物合成途径中的多酶体系基因簇进行缺失、替换等突变，重建整个合成途径，建立组合生物合成文库，从中筛选发现具有新特性的小分子先导化合物。

4. 先导化合物的优化

由于发现的先导化合物可能具有作用强度或特异性不高、药代动力性质不适宜、毒副作用较强或是化学或代谢上不稳定等缺陷，先导化合物一般不能直接成为药物。因此有必要对先导化合物进行优化以确定候选药物（drug candidate）。简要地说，先导化合物的优化就是基于相似性原理或对先导化合物进行修饰制备一系列化合物，评价其全面的构效关系，对其物理化学及生物化学性质进行优化。优化后再进行体内外活性评价，循环反馈，最终获得优良的化合物——候选药物。为了提高工作效率，应建立生物活性评价的高通量筛选模型，采用高通量药物筛选方法，对快速分离得到的各种样品进行活性评价，获得各种样品的活性信息，并在此基础上建立样品制备及样品信息库。

上述过程中，生物学研究中蛋白质高级结构研究的成果可以为靶分子提供三维立体结构，为构效关系研究和设计新化合物提供基础。生物学研究中的动态结合、生物大分子与其他分子作用时的构象变化以及一整套的研究方法可以为药物与靶分子的相互作用提供理论和方法。此外，自然界中生物的多样性也为候选药物提供了丰富的药物资源。

5. 药理筛选

许多药理研究与疾病的发病机制有着密切的关系，而对于人体生理过程的深入探索也为人们了解药物的药理、毒理研究带来了新的理念。通过基因结构功能研究和蛋白质结构功能研究。科学地评价药物的疗效和毒性，研究药物的代谢和信号转导途径，可以为药理、毒理研究创建新的模型和新的方法。然而，利用生物技术开发的蛋白质类、核酸类药物不同于一般的合成化合物，故对其药理、毒理、药代等研究必须提出新的要求，要有新的药理、毒理研究方法与之相适应。

6. 理化试验和活性成分的分析。

7. 临床前 I 期（Preclinical I）

进一步药理研究包括毒性（2 种动物）及活性成分的稳定性。

8. 临床前 II 期（Preclinical II）

进一步药理研究包括亚急性毒性（2 种动物）、畸胎学研究、药物动力学、动物体内的吸收和排泄、剂型的研究与开发、包装与保存期的研究。

（二）生物药物开发阶段

新药开发阶段包括：

（1）临床前试验 由制药公司进行的实验室和动物研究，以观察化合物针对目标疾病的生物活性，同时对化合物进行安全性评估。临床前安全性评价的目的是提供新药对人类健康危害程度的科学依据，预测上市新药对人类健康的危害程度。代谢组学作为一种独立的技术已经被广泛地应用于候选药物的毒性评价，已被几家制药公司纳入其药物研发方案中。许多生物化学、毒理学和临床化学的问题都可以用基于高分辨 ^{1}H NMR 的代谢组学来加以阐述。从生物体液的 ^{1}H NMR 谱图可以得到大量的代谢物数据，并由此确定毒性的靶器官，推导出毒性的生化机理，发现损伤的发生、发展和消失过程中的生物标记物。

常规药物和生物技术药物在在安全性评价的区别如下：

常规药物	生物技术药物	常规药物	生物技术药物
特异机理	Preotrophie 机理	短期	长期
慢性每天给药	间断给药	直接作用	复杂作用
复杂结构	简单结构(fomulation)	口服	注射
有先例	仅现有	有历史文献	现在的管理
毒性	超活性	种属无关	种属依赖
代谢	降解		

(2) 研发中新药申请（investigational new application，IND）　在临床前试验完成后，公司要向 FDA 提请一份 IND，之后才能开始进行药物的人体试验。提出的 IND 需包括以下内容：先期的试验结果，后续研究的方式、地点以及研究对象；化学药物的结构；在体内的作用机制；动物研究中发现的任何毒副作用以及化合物的生产工艺。另外，IND 必须得到制度审核部门的审核和批准。

(3) 临床试验，Ⅰ期　此阶段大概需要 1 年时间，由 20～80 例正常健康志愿者参加。这些试验研究了药物的安全性，包括安全剂量范围。此阶段的研究同时确定了药物在体内的吸收、分布、代谢和排泄以及药物的作用持续时间等项目。

(4) 临床试验，Ⅱ期　此阶段需要约 100～300 名志愿患者参与进行一些控制研究，以评价药物的疗效。这个阶段大约需要 2 年时间。

(5) 临床研究，Ⅲ期　此阶段持续约 3 年时间，通常需要诊所和医院的 100～300 名患者参与。医师通过对病患的监测以确定疗效和不良反应。

(6) 新药申请（new drug application，NDA）　通过三个阶段的临床试验，公司将分析所有的试验数据。如果数据能够成功证明药物的安全性和有效性，公司将提出新药申请。新药申请必须包括公司所掌握的一切相关科学信息。

(7) 批准　一旦审核部门批准了一份新药申请，此种新药就可以被医师用于处方。公司必须继续向审核部门提交阶段性报告，包括所有的不良反应报告和一些质量控制记录。审核部门还可能对一些药物要求做进一步的研究（Ⅳ期），以评价药物的长期疗效。发明和研究安全有效的新药是一个长期、艰难和昂贵的进程。

二、生物制药研发的热点

化学物理理论、结构生物学以及计算机和信息科学等学科与药物研究的交叉渗透日益加强，使得新药研究的面貌发生了重大变化。新兴学科越来越多地渗入到新药的发现和前期研究中，包括出现一些新的研究领域和具有重大潜力的新技术，这些研究的进展和综合集成，对创新药物的研究与开发产生长远的、决定性的影响。世界范围内的生物药物研究空前繁荣，运用新的生物技术，寻找新的药物作用靶点，开展新的生物技术药物的研制和开发，包括基因工程药物，多肽药物，核酸药物，以及制备生物技术药物的新技术、新方法研究仍然是药物研制的主题，结合人类基因组与功能基因组研究进展，开展药物相关基因药理学研究，揭示药物在基因和蛋白质水平的作用机制研究将继续深入。最受关注的生物技术如针对传染病的分子诊断技术，病原体基因组测序技术，可降低激素、干扰素等治疗性蛋白质成本的转基因技术，可有效促进新药研制开发的组合化学技术等有所突破；对疾病分子机制认识的加深，酶和受体与疾病的关系不断阐明，使新的药物筛选模型不断建立；深化生物大分子药物的代谢与动力学研究，多糖类、蛋白多肽类、寡核苷酸类等大分子药物的研究与开发都是备受国内外关注的热点课题。

1. 融合蛋白

融合蛋白是通过基因重组技术将两种或多种蛋白或蛋白结构域的编码区依该码首尾连结在一起，表达产生的一种新的蛋白质。它在结构和功能上被赋予了与人源化重组蛋白完全不同但又有一定关连的特性，因此融合蛋白在新生物技术药物的开发上占有重要的地位。

融合蛋白的分子设计，指导思想主要有以下几个方面：

(1) 两种或两种以上功能蛋白结构域融合　其生物学作用互补或增强，如胸腺素 α1 复合 IFN（胸腺素 α1 复合干扰素）、TPO SCF（血小板生成素干细胞因子）等。

(2) 靶向性　靶向性的蛋白主要有毒素（白喉毒素、霍乱毒素 B、金黄色葡萄球菌肠毒素、绿脓杆菌外毒素 PE38、蓖麻毒素）、抗体等与功能性蛋白融合形成具有靶向性的融合蛋白，如 IL10 绿脓杆菌外毒素 40、重组 IITNF 受体抗体融合蛋白等。

(3) 延长体内半衰期　主要是人白蛋白与功能性蛋白形成的融合蛋白。如人白蛋白粒细胞巨噬细胞集落刺激因子、人白蛋白人 C 型利钠肽等。

(4) 具有抗菌作用的融合蛋白　主要是抗菌肽与功能性蛋白形成的融合蛋白，融合蛋白在发挥疗效的同时对抗药性细菌有效的抗菌肽也发挥作用，这是临床医学所普遍需要的。如抗菌肽 Cecropin B 肿瘤血管生长抑制因子 Kringle 5 融合蛋白、抗菌肽 haFGF 等。

融合蛋白在溶栓药物的研究方面有着良好的范例，水蛭素人白蛋白融合蛋白其半衰期可以从原来水蛭素的 0.7h 延长到（2.6±0.16）d。目前常用的溶栓药物有 UK、SK、SAK、t-PA 等，尚不能有效防止再栓塞的发生，为解决药物的溶栓和抗栓（抗凝）双重作用，吴梧桐等将水蛭素 12 肽通过柔性肽（Gly）3 与 rPA 连结，经克隆、表达，融合蛋白的溶纤比活达到 840015IU/mg，抗凝比活达到 93012ATU/mg，具有较高的溶栓抗凝双功能特性。靶向性水蛭素是将水蛭素与纤维蛋白抗体融合，使水蛭素的溶栓作用选择性地作用于血栓部位。将抗血小板、抗凝血酶成分和 SAK 连结成 PLAT SAK，PLAT SAK 可明显抑制凝血酶活性，并激活纤溶酶原以及使血小板沉积。

2. 治疗性抗体

人类战胜病魔主要依靠自身免疫系统产生的特异性抗体，在人体免疫功能不足的情况下，补充给予与人体产生的相似或相同的单克隆抗体可以治疗一些疾病，这是被确认的治疗性抗体；在临床实践中对一些难治性疾病如癌症、自身性免疫性疾病（风湿性关节炎、银屑病）等有很好的疗效，如利妥昔单抗治疗细胞非霍奇金淋巴瘤已达 30 多万例病人，单药治疗总有效率 50%，其疗效与化学药物相同，但更安全，几乎无副作用，抗体联合化疗有效率高达 80% 以上。其他在心血管疾病、抗病毒感染及器官移植等方面也有好的表现。治疗性抗体是世界销售额最高的一类生物药物。

当今世界，抗体药物是生物医药的研发热点，单克隆抗体药物引发了生物技术药物开发革新浪潮，在全球生物技术药品市场份额中稳居第二，并有超过重组蛋白药物的趋势。抗体药物的研究与开发的技术流程包括：靶分子的挑选、抗体人源化、人抗体制备、抗体基因克隆、抗体库构建、抗体筛选、抗体表位预测、建模分析、动物模型、人体试验、细胞培养等。

我国有多种治疗性基因工程抗体产品在开发研制之中。克服单克隆抗体人源化后效价下降的问题，解决大规模生产的瓶颈，是实现治疗性抗体能在临床上获得广泛应用的必要条件。

3. 疫苗

疫苗可分为传统疫苗（traditional vaccine）和新型疫苗（new generation vaccine）或高技术疫苗（high-tech vaccine）两类，传统疫苗主要包括减毒活疫苗、灭活疫苗和亚单位疫苗，新型疫苗主要是基因工程疫苗。疫苗的作用也从单纯的预防传染病发展到预防或治疗疾病（包括传染病）以及防、治兼具。疫苗作为一线药物对于危及全球人类的生存可能突发的疫情起到重要的作用，是各国政府及世界卫生组织重点采购和调控的产品，最近 10 年，AIDS、SARS、禽流感、疯牛病、甲型 H1N1、H7N9 流感的猖獗使人谈虎色变，政府和公众对多种疫苗的研发和生产有着急迫的要求。

采用基因工程技术，克隆和表达保护性抗原基因，利用表达的抗原产物或重组体自身制成的疫苗称为重组疫苗，是新一代疫苗的研制方向。我国研究成功的有重组乙肝疫苗、福氏-宋内痢疾双价疫苗、霍乱疫苗、轮状病毒疫苗等。疫苗是预防传染病最有效的手段，而目前传染病仍严重威胁人类健康和生命，如艾滋病、病毒性肝炎等，有的目前尚无疫苗或现有疫苗效果及使用上存在诸多问题。今后主要目标是研究、开发新疫苗和改进现有疫苗。疫苗产业难度在于某些疾病免疫机制尚不明确等，因而使疫苗开发风险很大。预计在本世纪，联合疫苗、可控缓释疫苗、载体疫苗（多价）、偶联疫苗、DNA 疫苗、T 细胞疫苗和治疗性疫苗制造技术将会有较大进展。这些新技术将在我国应用于发展肝炎疫苗、腹泻疫苗、新一代细菌性疫苗和病毒性疫苗以预防肝炎、腹泻、脑膜炎、结核病、幽门螺杆菌感染、钩端螺旋体病、艾滋病等疾病。近年来，国外大量关于治疗肿瘤的疫苗进入临床研究，为肿瘤的生物治疗提供了一个新的途径。肿瘤疫苗包括肿瘤细胞和基因改变的肿瘤或其他细胞、细胞裂解成分、多抗原组分、纯化蛋白质、合成蛋白多肽、神经节苷脂等物质、含有肿瘤抗原基因的病毒和质粒载体等。以肿瘤特征性受体的部分特异性氨基酸序列为抗原的疫苗开发研究正进入申报临床试验阶段。在我国，肿瘤、糖尿病、心血管疾病与传染病仍是危害我国人民健康的重要疾病。发展治疗性疫苗将对治疗持续性感染和肿瘤、糖尿病、心血管疾病等做出有益的贡献。另外，开发治疗性疫苗所需经费相对比较低廉，便于推广和应用。当前在国际上治疗性疫苗也仅开始起步。

4. 抗菌肽

抗菌肽（AMPs）是生物体防御外界环境病原体侵袭时产生的一类小分子多肽，广泛存在于动物、植物、微生物中。抗菌肽除了具有抗菌作用以外，有的还有抗病毒、抗真菌、抗寄生虫及抗肿瘤等生物学活性。抗菌肽构成了机体的非特异性第二防御体系，具有分子质量低、水溶性好、热稳定、强碱性和广谱抗菌等特点。抗菌肽不同于微生物产生的多肽抗生素，前者不仅有广谱抗菌活性，而且对耐药性细菌也有杀灭作用；两者机体合成方式不同，前者是通过核糖体合成，后者是肽合成酶的作用下通过非核糖体合成；此外作用方式不同，抗菌肽作用靶点是细胞膜，是在细胞膜上形成孔道，造成细胞内物质泄漏导致电化学势的丧失从而使靶细胞死亡，因此不易产生细菌耐药性，而抗生素主要是阻断细菌的生物合成抑制式杀死细菌，有可能诱发细菌耐药性产生，因此抗菌肽被认为是新一代抗生素的理想替代者。

5. RNA 干扰

一些基因的过度表达或致病基因是疾病发生的分子生物学的基础，RNA 干扰（RNAi）就是在基因水平上使致病基因表达沉默。一些进入临床研究阶段的小干扰核酸药物，主要用于治疗老年性黄斑症、糖尿病性黄斑水肿、呼吸道合胞体病毒感染、乙肝、艾滋病、实体瘤等。

6. 细胞治疗

细胞治疗是以组织细胞、成体干细胞/前体细胞、胚胎干细胞移植为手段的一种新的生物治疗方法。干细胞治疗是全新的医疗技术，是以活细胞形式作为生物药物。我国的干细胞研究经过 20 多年的发展已有了一定的基础，其中研究和应用最多的是造血干细胞。20 世纪 90 年代以来，除骨髓移植外，外周血和脐血干细胞移植也逐步普及应用于治疗血液病和肿瘤，据不完全统计，到目前为止，我国各地共进行了 2000 多例造血干细胞移植，许多白血病和其他疾病患者接受治疗后已完全治愈。除造血干细胞外，胚胎干细胞、治疗性克隆的研究以及组织干细胞的研究和应用已在我国多家研究机构中进行，如中国科学院动物所、中国科学院遗传所、西北农业大学、中山大学中山医学院等。另外，军事医学科学院、北京大学和中国医学科学院等在组织干细胞分离、体外培养、跨系和跨胚层分化、分化调控、定向诱导等方面做得较好。我国目前已掌握了脐血干细胞分离、纯化、冷冻保存以及复苏的整套技术，并在北京、天津济南、广州、上海、成都等地建立了多个脐血库，预计保存规模可达 5 万份以上脐血样本，以缓解脐血干细胞数量不足缺陷。北京大学人民医院等单位也已进行了数十例的库存脐血干细胞移植，用于治疗再生障碍性贫血等疾病；北京大学干细胞中心在人类角膜干细胞研究方面，已成功建立了非病毒转化的角膜干细胞体外培养体系，并已进入临床研究申请阶段。

7. 基因治疗

基因治疗就是将人正常基因或有治疗作用的基因通过一定的途径导入机体靶细胞以纠正基因缺陷或发挥治疗作用；就是在分子水平上，对疾病产生的基因变化采取针对性的治疗，具有高度的专一性和定位的准确性。由于基因功能学、基因组学、蛋白质组学研究之后还刚刚起步，许多疾病在基因谱上的变化尚没有弄清楚。

8. 生物药物新剂型

生物药物多数易受消化道酸碱环境的作用与各种消化酶的降解而失活，其体内半衰期也普遍较短，需频繁注射给药，造成患者心理与身体的痛苦，即使皮下或肌肉注射，其生物利用度也较低，另外多数多肽与蛋白质类药物不易被亲脂性膜所摄取，很难通过生物屏障，因此生物技术药物的新剂型发展十分迅速。如对药物进行化学修饰、制成前体药物、应用吸收促进剂、添加酶抑制剂、增加药物透皮吸收及设计各种给药系统等。研究的主攻方向是开发方便、安全、合理的给药途径和新剂型。主要有两个方向：埋植剂与缓释注射剂。非注射剂型，如呼吸道吸入、直肠给药、鼻腔、口服和透皮给药等。如 LHRH 缓释注射剂作用可达 1～3 个月。尤其是纳米粒给药系统，常见的有纳米球和纳米囊，如环孢素 A 纳米球、胰岛素纳米粒、降钙素纳米粒，结果表明多肽和蛋白质类纳米粒制剂具有更高的生物利用度和有效的缓释作用。美国首先批准了 PEG-IFNa2a 上市。继辉瑞的首个吸入型胰岛素被 FDA 批准上市之后，又有 6 种吸入型胰岛素在做后期临床，效果大多与传统注射胰岛素一致，而且病人血糖控制更稳定。纳米微球，缓释微球等技术用于药物的二次开发，以人白蛋白制成的纳米颗粒制剂的传统植化药也获 FDA 批准。新的修饰和制剂技术可以令不少传统药物开拓出新市场，还可有效提高如寡核苷酸药物、合成肽、小分子抗体等的临床效果，使之成为新一代药物。

三、创新生物药物的立题

近些年，在建设创新型国家的大环境下，我国生物创新药比例大幅度增加。国务院组织实施了国家"重大新药创制"重大专项，旨在推动我国医药产业由仿制为主向自主创新为主的战略性转变。其目标之一是研制一批具有自主知识产权和市场竞争力的新药，建立一批具有先进科技水平的技术研究与评价平台，形成支撑我国药业自主发展的创新能力与技术体系，为人民群众提供更多安全、有效、质量可靠的药品。由于生物技术制药是当今最活跃、发展最迅速和最令人关注的领域，因此，国家相关政策对此予以倾斜，并提供了大量的资金支持，国内很多生物制药企业和相关科研单位也表现出了极大的热情，希望在国产生物药创制方面有所突破并取得实质成果。

与国外先进国家相比，国内的研究水平和创新能力还有相当大的差距。这种差距既有能力上的，也有认识水平上的。基于目前国内大多生物创新药研发尚处于起步阶段，因此关于如何确立研究工作的出发点和发展方向，如何进行正确的选题和立项，就显得尤为重要。

对于国内外均未上市的创新性品种，在立题时首先对研究项目相关背景情况进行全面了解和分析，其目的主要在于论证品种立题的合理性。主要从三方面考虑：

（1）相关基础理论支持，即国内外的相关基础研究结果是否支持其立题，产品的结构、功能和作用机制等方面的研究是否支持其选择的临床治疗方向，从理论上分析有无重大安全性担忧等。

（2）同类品种研发现状，尤其是国外同类品种近期临床研究进展。如确认国外同类品种由于安全有效的问题而使研发受阻或遭放弃，即使国内研究者有强烈的开发愿望并可以完成注册法规中所要求的申报资料，也应非常慎重，并应经充分反复的论证。此外，要考虑药物经济性。

（3）临床需求及定位，即找到适宜的临床切入点，以满足临床治疗需求为目的的进行合理选题。创新的药物在安全有效性方面或在给药方便性方面有较明显的改善，或者能弥补现有治疗手段的空白和不足。

【示例】 改构重组产品的立题

对于天然蛋白结构进行定点改造以实现蛋白特性的转变，是重组技术的一大优势。近年来随着生物技术的发展，国外已有很多改构成功的先例。如甘精胰岛素、赖脯胰岛素和门冬胰岛素系通过对胰岛素中个别位点的突变，达到长效或速效的目的，从而可满足糖尿病患者的不同需求；替奈普酶系通过对人组织型纤溶酶原激活剂的多位点突变，达到降低在体内的清除速率和增加对纤维蛋白作用特异性的目的，实现了单次静脉推注的给药方式，作为抢救用药方便了临床使用；达依泊汀系通过氨基酸位点突变增加了红细胞生成素的糖基化位点，从而改变了红细胞生成素的药代特征，延长了药物的半衰期等。这些改构设计无疑都是以满足临床需求作为出发点，产品上市后的确也使很多患者受益。

近年来，国内也有一些研制单位申报了改构的重组制品。其中有些属于"创新性"改构产品，即自行设计突变位点、结构全新的改构产品。对于全新结构的产品，除参照一类新生物制品要求外，在技术审评中尚有一些特殊的考虑。对于与天然人体蛋白序列不同的制品，在评价中首先会考虑其改构的合理性，即改构的依据是否充分。国内有些自主创新的改构产品，以方便生产为目的，或仅以创新为出发点（只要不同于已上市产品结构即可），其改构设计缺乏针对性和目的性，立题缺乏合理性，研究结果亦不支持对其利益/风险的评估，难以获准进入临床研究。

(1) 改构目的与立题　对于天然人体成分或已上市产品进行改构，其立题依据应源于临床需求，如根据治疗上的需要对原结构进行有针对性的改造，以达到提高疗效、降低毒性或延长作用时间等目的。

(2) 改构设计及安全性问题　天然人体蛋白与人体有自然的相容性，与非天然结构蛋白相比，其安全系数相对较高。反之，对于改构蛋白制品，则会产生较多的安全性担忧，尤其在免疫毒性方面，因为结构改变往往会改变蛋白的免疫原性。而由于动物的种属差异，免疫毒性方面的问题往往难以在临床前研究清楚。因此，除非改构后产品在临床治疗方面存在较明显的优势，否则原则上不提倡对天然蛋白进行随意的改造。

(3) 改构前后比较研究　如拟进行创新性改构产品的研发，除了在结构设计方面增强目的性和针对性外，尚应与原结构产品进行较全面的比较研究，包括比活性、药效、毒理及药代等方面的比较，尤其应针对改构目的进行比较研究。比较研究的结果应能支持其改构的立题，如提高药效、降低毒性或延长半衰期等。另外，不能为了达到一种目的而过于损失另外一种效能，如以明显降低疗效或增加毒性来达到长效的目的等。改构会给蛋白类制品带来很多不确定性，包括增加了安全性方面尤其是免疫原性的隐忧和可能发生的药代动力学特征的改变等。因此，应就上述问题进行有针对性的研究和分析，这种研究包括临床前研究和临床试验。

(4) 综合评估　对于改构的合理性分析，应结合各方面情况综合评估。如已上市的天然结构产品，且其安全有效性均较可靠，则对其进行改构应尤为慎重，如无明显优势则建议不进行改构产品的开发；如果天然结构产品已上市但存在明显缺欠，则可以考虑进行有针对性的改构，并与改构前产品进行比较性研究；如果由于天然结构制品存在严重问题（如毒副作用明显或半衰期过短）而难以形成成熟产品，且拟研究的适应证目前缺乏有效的治疗手段，则有目的地进行改构产品的开发，往往被认为其立题有据，且不一定需要与原结构进行全面比较。

总之，对于改构的重组产品，在立项时即应进行充分论证和慎重考虑，切忌为了不同而"创新"，为了方便生产而"创新"；只求"结构创新"，不求"临床效益"或"患者利益"。

对于其他创新性生物药物的立题也有同样的考虑。例如，将两种活性蛋白设计成融合蛋白进行重组表达也是目前国内生物药的创新点之一，对于这种结构设计从立题方面需要考虑的问题有：将两种具有不同药理作用的活性成分以类似捆绑方式给药（相同摩尔数同时给药）是否合理，结合后两种蛋白或肽是否可发挥预期的功能而不产生其他隐患，如产生新的生物活性或免疫原性增强等，融合蛋白设计与两种活性药物联合使用相比是否增加了安全性的风险和用药的不合理性等。至今，国际上极少见这种融合蛋白产品上市，即使有一些融合蛋白产品上市或在研，也大多是其中一种蛋白发挥导向、载体或佐剂等辅助性作用，另一种蛋白发挥主要药效作用，而非将两种具有独立药效作用的蛋白进行融合。因此，对于此种以融合蛋白作为创新点的设计，在立题时也要非常慎重。

四、我国生物药物研发存在的不足

(1) 研发基础方面　我国在植物功能基因组研究、微生物功能基因组研究、诊断芯片和诊断技术方面基础较好。生物信息开发利用、高通量筛选、生物安全性检测以及组织与器官工程等方面的研究基础相对较弱。

(2) 在技术方面　根据技术特点、研发基础和重要性综合，我国应该自主研发的技术有：重大及感染性疾病快速检测与诊断试剂，血液代用品及新型血液制品，生物芯片技术及产品，生物安全与生物检测等。应该联合开发的有：动物传染病、寄生虫病快速诊断、检疫新技术，新型生物工程产品的过程工程技术，植物功能基因组研究技术，传染病突发规律、预防、治疗及分子机理研究，重要病源微生物功能基因组研究技术，生物信息的开发、加工和利用技术等。应该在引进消化吸收的基础上再创新的技术是：生物药物安全及药效评价技术，辅料制备与生产工艺，高通量筛选技术，生物信息并行处理技术，生物信息数据库的构建，人类功能基因组研究技术，干细胞体外培养诱导分化和治疗应用技术，蛋白组学研究技术。

五、生物医药行业特征

（1）高技术　主要表现在其高知识层次的人才和高新的技术手段。生物制药是一种知识密集、技术含量高、多学科高度综合互相渗透的新兴产业。以基因工程药物为例，上游技术（即工程菌的构建）涉及到目的基因的合成、纯化、测序；基因的克隆、导入；工程菌的培养及筛选；下游技术涉及到目标蛋白的纯化及工艺放大，产品质量的检测及保证。生物医药的应用扩大了疑难病症的研究领域，使原先威胁人类生命健康的重大疾病得以有效控制。

（2）高投入　生物制药是一个投入相当大的产业，主要用于新产品的研究开发及医药厂房的建造和设备仪器的配置方面。目前国外研究开发一个新的生物药物的平均费用在 $1 \sim 3$ 亿美元左右，并随新药开发难度的增加而增加（目前有的已接近 10 亿美元）。一些大型生物制药公司的研究开发费用占销售额的比率超过了 40%。显然，雄厚的资金是生物药品开发成功的必要保障。

（3）长周期　生物药品从开始研制到最终转化为产品要经过很多环节：试验室研究阶段、中试生产阶段、临床试验阶段（Ⅰ、Ⅱ、Ⅲ期）、规模化生产阶段、市场商品化阶段以及监督每个环节的严格复杂的药政审批程序，而且产品培养和市场开发较难；所以开发一种新药周期较长，一般需要 $8 \sim 10$ 年、甚至 10 年以上的时间。

（4）高风险　生物药物的开发孕育着较大的不确定风险。新药的投资从生物筛选、药理、毒理等临床前实验、制剂处方及稳定性实验、生物利用度测试直到用于人体的临床实验以及注册上市和售后监督一系列步骤，可谓是耗资巨大的系统工程。任何一个环节失败将前功尽弃，并且某些药物具有"两重性"，可能会在使用过程中出现不良反应而需要重新评价。一般来讲，一个生物工程药品的成功率仅有 $5\% \sim 10\%$。时间却需要 $8 \sim 10$ 年，投资 1 亿～3 亿美元。另外，市场竞争的风险也日益加剧，"抢注新药证书、抢占市场占有率"是开发技术转化为产品时的关键，也是不同开发商激烈竞争的目标，若被别人优先拿到药证或抢占市场，也会前功尽弃。

（5）高收益　生物工程药物的利润回报率很高。一种新生物药品一般上市后 $2 \sim 3$ 年即可收回所有投资，尤其是拥有新产品、专利产品的企业，一旦开发成功便会形成技术垄断优势，利润回报能高达 10 倍以上。美国 Amgen 公司 1989 年推出的促红细胞生成素（EPO）和 1991 年推出的粒细胞集落刺激因子（G-CSF）在 1997 年的销售额已分别超过和接近 20 亿美元。可以说，生物药品一旦开发成功投放市场，将获暴利。

六、我国生物技术药物研发的重点

由于生物药物具有高技术、高难度、高风险等特点，开发新药耗用的时间要长于一般的化学药物。所需费用也要高于一般的化学药品，故国际上投入市场的生物药物种类并不多。但随着生物药物开发的加快和各种疑难杂症的出现。近年来，全球生物药物市场快速增长，远高于全医药行业的增速。其中前景看好的生物药物如单克隆抗体、基因治疗药物、可溶性蛋白质类药物和疫苗等。根据国内外医药市场现状和医疗实际需要，我国重点研究和发展的生物药物为传统预防类生物技术产品、重组疫苗、重组活疫苗、载体疫苗、合成肽疫苗等新生物技术产品；治疗艾滋病、肝炎和肿瘤遗传性疾病、动脉粥样硬化、老年性痴呆等疾病的生物技术产品和基因治疗与细胞治疗产品；传染性疾病、各种肿瘤疾病、遗传性疾病以及其他常见疾病诊断试剂和生物芯片等。此外，还应发展与生物药物相关的支撑系统。使生物技术药物研究和生产所必须的生物反应器和层析介质等国产化。

七、我国生物制药产业发展面临的关键问题

（1）专利问题　发达国家政府对生物制药各个环节的知识产权保护极为重视，目前绝大多数核心专利都由发达国家和国外大公司所掌握。虽然我国已经逐渐加强了知识产权保护力度，但我国专利申请量仍较少。在生物制药领域，我国最大的差距就是原创性药物太少，97％都是仿制药。造成这种局势不单单是因为研发水平不高，更重要的是仿生药物可以在短期内获得很大收益。如：PCR诊断试剂就可以获得10倍于成本的利润。因此，许多企业纷纷仿制，造成了同一产品被多家企业生产的重复现象。这种恶性竞争也直接或间接影响了产品的销售。

（2）技术转化问题　我国生物药物技术转移和转化面临困难。一是由于科技成果市场应用比较难，难以吸引投资者；二是企业对未来缺乏战略性考虑，对不能立竿见影获得收益的科技成果缺乏耐心。

（3）投资比例较小　生物新药的研发需要大量资金和长时间的投入。发达国家仍需10～15年，成功率仅为万分之一，所以，为加强医药的研究开发，需要国家加大投入力度。据了解，发达国家生物制药研发投入占产值的比重都在10％以上，而我国生物制药行业研发支出只有美国一家公司（如辉瑞）的十分之一。这种低投入的生产模式，使我国在新产品的研究上极其缺乏竞争力。甚至会因经费原因导致国外竞争对手抢先申报药品专利权，这使得国内的前期开发投资落空。因此，我国生物技术企业中，总销售额过亿的寥寥无几，全国基因工程药物总销量不及美国一家中等规模公司的年产值。

（4）生产技术产研脱节　生物药物的研发，需要上、下游技术的配套。以基因工程药物为例，上游技术即为基因工程菌的构建，涉及到目的基因的合成、纯化和测序；基因的克隆、导入以及工程菌的培养和筛选；下游技术涉及到目标蛋白的纯化及工艺放大，产品质量的检测和保证。我国在某些研发领域中的上游技术与国际水平相比仅落后3～5年，但下游技术却与国际水平相差15年以上。由于下游技术落后，不能满足生物技术产品生产的需要，使我国生物技术产业的发展受到了限制。

（5）结构性问题突出　我国生物制药产业在国民经济中所占份额仍然比较低，区域结构特征比较明显、发展不平衡。只是在一些发达地区建立了国家级生物制药产业基地。

（6）市场占有率不高　随着我国对外开放的不断深入，国外的生物制品以各种形式进入我国市场，外来药品以其独特的优势占据了我国生物药品的大部分空间，势必会冲击我国的生物制药产业。

生物制药涉及生物技术领域多项前沿技术和平台技术，包括生物药物的制备、药物筛选、药物分子设计、制药技术、药物新剂型、给药系统、药物安全及药效评价体系等，也包括利用生物技术手段对疾病进行治疗的方法。其中，有些技术是瓶颈，必须及早研发，有些是共性技术，应及时部署。同时，资金问题是生物药物产业发展的重大瓶颈。这些问题的存在，使我国的生物技术产业处于落后。也正是这些问题使我们找到了如何促进生物制药产业发展的方向。

八、我国生物药物产业发展方向

（1）促进疫苗升级换代，重点推动新型疫苗（包括治疗性疫苗）研发和产业化；

（2）加速治疗性抗体等蛋白质和多肽药物的研制和产业化，促进核酸类药物发展；

（3）加快长效注射剂、非注射给药系统等新型制剂技术及产品的开发；

（4）促进血液制品综合利用水平的升级，支持重组血液制品的研制和产业化；

（5）发展细胞治疗、基因治疗等新技术与装备；

（6）支持抗体规模生产、新型生物反应器和佐剂等关键技术的推广应用，加快生物技术药物高品质规模化发展；

（7）建设生物技术药物发现、评价、检测、安全监测等公共技术平台，完善生物技术药物产业体系；

（8）推动我国生物技术药物的质量标准达到国际先进水平，推动生物技术药物企业和产品通过相关国家或国际组织的认证。

九、值得关注的十大新一代生物技术平台

第一代生物技术花费了相当长的时间才实现其商业潜力，一路遭受了诸多挫折。信念经受住考验的生物技术公司，如基因泰克（Genentech）和百健艾迪（Biogen Idec）等，获得了重磅产品的回报，为患者带来了改变游戏规则的药物，使这些曾经的小公司成为了生物技术巨头。不过，还有多如牛毛的公司半途而废。正如第一代单克隆抗体，现在，第二代平台将会对患者的护理做出同样巨大的影响。在某些情况下，开发这些平台的公司也正冒着风险：所开发的新产品会优于其自身的第一代产品。这些公司相信，他们的平台可以更有效地针对疾病的靶标——包括同时靶向一种疾病多种不同方面靶标的能力、或拥有其他积极的属性，包括更优化、更廉价的生产过程，或更少的副作用。大型制药公司如安进（Amgen）、诺华（Novartis）、辉瑞（Pfizer）、罗氏（Roche）等正在开展一些高风险高回报的交易来获取这些技术，希望能抵消一系列传统药品专利悬崖的损失，同时缓解生物仿制药来临的阵痛。FierceBiotech聚焦了10大新一代生物技术平台，可能演化出数种严重疾病的治疗药物，包括癌症、自身免疫性疾病、炎症性疾病、遗传性疾病等。

（1）Ablynx公司（网址：www.ablynx.com）位于比利时根特市，开发的纳米抗体用于广泛的适应症。2011年，Ablynx实现了临床上的概念验证。纳米抗体是最有效的新一代抗体平台代表之一。Ablynx公司的单域、重链Nanobody技术，结合了传统的单克隆抗体和小分子药物的性质。该公司的技术源于首次在骆驼血清中发现的抗体片段。与传统的抗体疗法相比，纳米抗体对温度和pH值不太敏感。这些抗体的最终形式相对简单，同时由于稳定的物理性质，能够简单、快速、有效的纯化。该公司也在研究调节纳米抗体的半衰期，使这些抗体可被用于急性和慢性疾病。治疗领域包括类风湿性关节炎及其他炎症性疾病、心血管疾病、骨相关疾病如骨质疏松症及骨转移；病毒感染；神经学；肿瘤学。

（2）Aileron公司（网址：www.aileronrx.com）的装订肽技术由Dana-Farber癌症研究所的1位哈佛化学家和2位生物学家开发。Aileron公司获得了这一技术的独家权利，并花了5年的时间将学术研究扩大至潜在的疗法。多肽的缺点是无法有效穿透细胞膜，来递送达到治疗的载量，同时多肽不稳定，半衰期短。Aileron公司的装订肽有望克服这些问题，通过折叠并装订（"stapled"）成具有生物活性的螺旋形状，模仿了在天然蛋白-蛋白相互作用中发现的结构。与小分子药物一样，这些装订肽能够穿透细胞膜，而不仅仅是黏附至表面靶标，同时并不局限于所能结合的各种靶标。此外，这些装订肽还能够保持其特异性，保留治疗性蛋白的天然特性，在解决胞外和胞内的靶标时很少有限制。治疗领域包括：肿瘤学、感染性疾病、代谢性疾病、免疫/炎症性疾病。

（3）Bluebird bio公司（网址：www.bluebirdbio.com）位于美国马萨诸塞州剑桥市，致力于很少有临床选择的单基因突变疾病，包括儿童脑肾上腺脑白质营养不良（CCALD）和β-地中海贫血/镰状细胞贫血的治疗。Bluebird公司从患者的骨髓中获取干细胞，通过一种慢病毒载体导入一种健康版本的基因，在体外培养增殖后，再将校正后的干细胞回输至患者体内。该过程能够满足临床需求，同时也能消除与供体细胞移植相关的潜在风险（如移植物植入失败及移植物抗宿主疾病的风险）。治疗领域：单基因疾病。

（4）Dicerna公司（网址：www.dicerna.com）位于马萨诸塞州水城，该公司拥有Dicer酶底物技术平台及其Dicer酶底物短干扰RNA分子（DsiRNA）。Dicerna公司的DsiRNA分子是长度25bp或更多碱基数的RNA分子，比其他公司的短干扰RNA（siRNA）稍长，由Dicer酶加工处理。这种差异提供了一种较早进入基因沉默路径的入口，增强了沉默级联（cascade）反应的效力和持久时间。DsiRNAs可以被锚定在抗体、多肽、脂质颗粒上，增强其运载潜力。治疗领域包括：肿瘤学、内分泌学、免疫学、炎症。

（5）Galena Biopharma公司（网址：www.galenabiopharma.com）最近公布的一个治疗性疫苗是针对HER2-阳性乳腺癌。2012年1月，Galena公司宣布，将启动NeuVax的关键性临床试验，

该疫苗结合了 E75 肽、HER2/neu 蛋白以及一种免疫系统刺激剂——粒细胞巨噬细胞集落刺激因子（GM-CSF）。该疫苗由军方开发，旨在促进机体对 HER2-阳性肿瘤的免疫攻击。早期临床试验数据显示，这种疫苗使癌症的复发率减少了一半。Galena 将继续推进该疫苗的开发。Galena Biopharma 公司的治疗性疫苗平台，治疗领域主要是肿瘤。

（6）MacroGenic 公司（网址：www.macrogenics.com）位于美国马里兰州罗克韦尔市，该公司的双亲和重新定位（DART）技术可利用一种抗体，靶向于多种导致疾病的细胞，或靶向于导致疾病的多种不同通路，是新一代双特异性抗体的一部分。DART 具有一种专有的最小尺度的链接子及一种能减少潜在免疫反应的组分。该公司已生产了多种不同的 DART 分子，并完成了体外和体内的概念验证研究。MacroGenic 公司的目标是，最早在明年年底，推动其首个 DART 药物进入人体临床开发。除了 DART，MacroGenic 公司还开发了另一个平台，该平台利用了抗体的 Fc 结构域，Fc 域可以结合至免疫效应细胞上不同的激活性或抑制性受体。该技术旨在提供更强劲的免疫调节，提高诸如细胞毒性效力的效应子功能。治疗领域包括：肿瘤学、免疫学、传染性疾病。

（7）Mersana Therapeutics 公司（网址：www.mersana.com）位于马萨诸塞州剑桥市，拥有一种独特的新技术，在一个单一封装（single package）中连接小分子抗癌药物和肿瘤靶向性抗体，产生抗体偶联药物（ADCs）。与过去的抗肿瘤药物相比，ADCs 能够有效抗击肿瘤，同时对健康组织具有很低的毒性，已吸引了制药巨头和投资者的浓厚兴趣。早期的 ADC 技术在市场中的成功十分有限，部分原因是由于链接子的化学性质。Mersana 提供了一种新的方法来重建这种化合物，以聚合物链（polymer chains）作为骨架，使靶向性抗体或其他制剂与多种类型的抗癌药物能够紧密的连接起来，而不是将抗体直接连接至抗癌药物。Mersana 公司的 ADCs 有效地避免了溶解度障碍。

（8）Micromet 公司（网址：www.micromet-inc.com）开发的双特异性 T 细胞单链抗体（BiTEs）平台，旨在引导人体自身的细胞破坏性 T 细胞攻击肿瘤细胞，来源于慕尼黑大学所开展的研究，已被证明能够利用 T 细胞摧毁肿瘤细胞，并能够在低浓度下起作用。治疗领域：肿瘤。

（9）Santaris 公司（网址：www.santaris.com）创建于 2003 年，总部位于德国和丹麦，主要工作在美国开展，是一家私人控股的生物制药公司，致力于发现和开发以 RNA 为靶标的新型治疗药物。所开发的 RNA 靶向疗法都是基于一种独特的锁核酸（即封闭型核酸，locked nucleic acids，LNA）技术平台，基于该技术的 LNA 药物不易被降解，保证了皮下注射的可行性。该公司的发展模式和方向对于我国科技型企业具有重大的借鉴价值。

在过去的 20 年中，尽管 RNA 药物研发已投入了巨额的资本及大量的努力，将极具吸引力的 RNA 靶向性疗法转化成临床益处的进展却十分有限。通常，RNA 靶向疗法分为 2 类：（i）单链 RNA 疗法，即"反义"RNA；（ii）双链 RNA 疗法，即"小干扰"RNA（siRNA）。反义 RNA 疗法，主要限制是对靶标 RNA 的亲和性较低，导致在动物和人类中治疗效力不足且治疗指数狭窄。而 siRNA 的主要问题在于，分子尺寸相对较大，导致细胞摄取差，需要复杂的、往往有毒性的运载工具。

Santaris 公司的锁核酸（LNA）药物平台利用了专有的 LNA 化学，能够克服早期反义 RNA 技术及 siRNA 技术的局限性，为 RNA 靶向疗法前景的实现提供了关键技术。最重要的是，LNA 化学极大地增强了寡核苷酸的亲和力，这意味着以 LNA 为基础的药物，可以做得比基于其他化学的典型反义 RNA 药物短得多，同时呈现出对 RNA 靶标前所未有的亲和力。反过来，小尺寸与高度亲和力的独特组合，允许这一类新的反义药物能强有力地、特异性地抑制多个不同组织中的 RNA 靶标，而无需复杂的运载工具，这些特性只有基于 LNA 的药物才能实现。这意味着更强劲的药效、更好的耐受性及潜在的口服给药。

（10）Xencor 公司（网址：www.xencor.com）利用 XmAb 技术精心设计 Fc-Fv 结构域套件（suite），来增强抗体的免疫功能、效价、亲和力及产品的易用性。XmAb 技术是一套专有的 Fc 结构域、Fv 结构域抗体工程化工具，能够创造出功效、半衰期、亲和性显着增强、同时易用生产、或可提供全新模式免疫调节作用机制的人源化治疗性候选抗体。Fc 结构域是 Xencor 公司开发的一套模块化及可重复利用的抗体组件，该组件通过针对所选择的氨基酸变化，鉴别出并工程化抗体Fc区域而获得。Fc结构域能够结合免疫效应细胞上不同的激活性或抑制性受体。前者帮助建立针对目标疾病的免疫反应，后者帮助避免免疫反应过度活跃。"Human restringing"是Xercor公司Fv结构域（即可变区）技术的关键组成部分，该流程能筛选出最佳的人类序列元件，对一种抗体的Fv结构进行完美匹配。通过增强抗体对免疫系统攻击目标癌细胞的引导能力，Xencor公司的XmAb工程也创造了更强大的肿瘤杀伤力。治疗领域包括肿瘤、自身免疫性疾病、炎症性疾病。

第四节
生物仿制药研究

一、生物仿制药的定义

通常我们所说的仿制药在不特指的情况下都指化学仿制药，在药品的化合物专利到期后，其他厂家所生产的和专利药化合物一模一样的药物。在美国只有专利药有商品名，仿制药没有商品名，因此仿制药又称为通用名药（Generics/Generic drugs）。针对仿制药通常有简略申请步骤（AN-DA），证明仿制药和专利药化合物一模一样，具有相同的生物等效应和有效性等，通常不需要进行临床试验，申请的时间，费用都会比专利药少。

20世纪90年代生物药快速发展，随着近年来分生物药专利药开始到期，逐步出现了生物仿制药。由于生物药通常分子量大且结构复杂，难以完全复制，不同于化合物药。生物仿制药的有效成分往往不是一种单一的分子，而是一类大分子蛋白异构体的集合，所以，生物制药的两种药物其有效成分基本不可能做到完全一致，目前也没有相应的分析技术能够验证其生物等效性。因此生物仿制药是指与专利药分子相似，生物等效性和有效性相似的药物，通常称为Biosimilars/Follow-on biologics。它们并非是原研药的复制品而是类似物。正因为如此，所以针对生物仿制药的简略申请的审批程序与化学仿制药大不同。通常都需要做部分临床试验（一期和三期），申请的时间和费用比专利药少，但比化学仿制药要多。这给生物仿制药带来了更高的进入壁垒和附加价值，使生物仿制药有很强的吸引力。

二、生物仿制药的特点

生物仿制药两大特点：降价比化学仿制药少、放量比专利药快。

（1）生物仿制药比化学仿制药降价少、利润率高　生物仿制药研发壁垒高、进入者少，因此价格下降少，利润率高。生物仿制药通常研发需要8～10年，比化学仿制药3～5年要长得多，堪比原研药。研发费用通常需要1亿～2亿美元，远高于化学仿制药的100万～500万美元，因此进入者少通常只有2～3个，而化学仿制药通常会大于10个，上市后，生物仿制药价格下降在10%～30%，远低于化学药的25%～80%的下降。

山德士依诺肝素生物仿制药上市1年，价格只下降到原研药的70%；占领约50%的市场EPO、GCSF等生物仿制药在欧洲3年平均价格下降到70%。而氨氯地平化学仿制药上市后12个月，价格下降到原研药40%，取得不到40%的市场；35个月，价格下降到约10%，取得不到60%的市场。

（2）生物仿制药比专利药放量速度快　生物仿制药有原研药的市场教育在先，放量一般比专利药快很多。山德士生依诺肝素生物仿制药上市后半年销售额超过5亿美元，第一个完整年度2011年超过10亿美元，通常重磅炸弹专利药放量到10亿美元也需要几年的时间。生物仿制药的放量速度是一般专利药所不能比拟的。

（3）生物仿制药形成两大特点的内在原因　比化学药结构复杂，审批严格，见表14-1。化学仿制药是原研药的复制物：分子量小，两者一模一样。生物仿制药只是原研药的类似物，无法一样：

生物药通常都是多肽、蛋白类等，分子量大、结构复杂，无法一模一样，只能是相似产物，所以叫biosimilars。生物仿制药审批更加严格，除生物等效性试验外，如表14-2所示，生物仿制药通常还需要经过临床Ⅰ期和Ⅲ期试验，所需花费时间和费用都更多，欧盟于2006年陆续出台生物仿制药简略申请法案及详细的指导原则；美国《生物制品价格竞争和创新法案（BPCIA）》法规尚在国会讨论；其他市场如日本、加拿大、韩国等在2009年后参考欧盟法案制定相应法案。我国目前还没有简略申请的步骤，生物药均按照新药申报。

表14-1　生物仿制药和化学仿制药政策的差别

	生物仿制药政策	化学仿制药政策
临床试验要求	临床试验要求更高，通常需要做临床Ⅰ期和Ⅲ期试验，生物仿制药除了临床Ⅰ期的药效和药代动力学试验来证明生物等效性外，还需要相当数量的受试者进行临床Ⅲ期试验，以证明生物仿制药物广泛使用后的疗效、不良反应、药物间的相互作用等。Ⅲ期临床是大范围试验，通常需要在不少于1～5个单位进行，受试者通常不少于300人	生物等效性试验，主要是Ⅰ期临床，（通常仅涉及临床试验Ⅰ期中的药效和药代动力学试验），证明药物的安全性和等效性。Ⅰ期临床是小范围试验，通常10～30例病人，范围较小，主要是证明新药在一定剂量范围内的药物代谢动力学（吸收、分布、代谢和排泄）和生物利用度数据
监管法规	欧盟法规最成熟，日本、加拿大、韩国等仿照欧盟制定法规；美国的法规正在建立，欧盟2005年出台《生物仿制药指导原则》，随后针对每一种生物仿制药出台了非临床和临床研究指导原则；美国尚没有确定的法案，《生物制品价格竞争和创新法案（BPCIA）》尚在审议中	法规成熟，在美国和欧洲都有完整成熟的简略申请程序（ANDA）

表14-2　欧盟、美国、中国仿制药政策汇总和评价

国家或地区		针对生物仿制药的法律法规和政策
欧盟	政策	2005年出台《生物仿制药指导原则》。2006—2010年先后出台了针对粒细胞集落刺激因子、胰岛素、促红细胞生成素、人生长激素、小分子肝素、重组人干扰素α、促卵泡素、重组人干扰素β、单克隆抗体共9种非临床和临床研究指导原则。欧盟各国家制定相应的守则；部分国家对仿制药替换原研药做了限制
	评价	欧盟是全球生物仿制药简略申请法案最健全的地方，生物仿制药的发展速度也最快，目前已有16个产品获批准。欧盟法律成为其他国家的借鉴。限制仿制药对原研药的替换限制了欧洲获批的生物仿制药的市场占领速度，部分国家这一法规正在讨论修改中
美国	政策	1. 2007年参众两议院通过《生物制品价格竞争和创新法案（BPCIA）》，提交国会，尚待批准。法案中生物仿制药可以自由替换原研药 2. 奥巴马签署的医疗改革法案2010年3月颁布，法案中涉及生物仿制药途径。①定义生物仿制药是和新药高度相似的生物制品，组分可有微小差别，安全性、纯度和效力在临床上无有意义的差异；②新药市场独占期至少12年。生物仿制药申请人在新药获准销售4年内不得向FDA提交生物仿制药简化申请，FDA不可在创新药获准销售12年内批准生物仿制药简化申请。目前FDA根据每个生物仿制药申请制定特殊的审批要求
	评价	BPCIA有望在2011年底至2012年通过，届时美国生物仿制药的简略申请将有法可依；生物仿制药市场有望快速发展
中国	政策	现行2007版《药品注册管理办法》中，所有生物制品需按照新药来申报
	评价	中国尚没有针对生物仿制药的简略申请法案，未来也可能向欧盟方向逐步发展。2000～2004年间，审批制度较松，我国批准了很多生物药，行业发展相对混乱。2006年后，审批谨慎，生物药获批数量大幅减少。由于生物仿制药审批变难，预计未来药物质量变高，企业变少，竞争变少，行业发展有望加快

三、生物仿制药的发展历程、研究状况和前景

生物仿制药的发展走在生物药发展的初期阶段，促红细胞生成素、粒细胞集落刺激因子、生长激素这些早期的重组蛋白药物还是欧洲生物仿制药的主角，美国2010年获批了一个伊诺肝素新加入到生物仿制药的领域。生物仿制药还走在生物药发展的初期阶段。迈过专利和审批的门槛，生物

仿制药有望直接步入前沿领域——单抗，Capgemini Consulting 预测，2015 年生物仿制药市场格局和市场渗透率的，单抗和 TNF-α 受体抑制剂无论在占比还是市场渗透率上都在首位。

生物仿制药目前还很少，随政策的明朗，各国批准数量将增多。节约卫生费用的需求使得政府将大力支持生物仿制药的使用，美国、欧盟、日本等发达国家和地区医疗卫生费用高昂，生物药物治疗费用通常更高，因此生物仿制药的发展将有助于缩减费用开支，同时医疗效果不减。各国政府均有动力像推动化学仿制药的使用一样推行生物仿制药。生物仿制药价格通常比原研药低 20%～30%，但用药总金额大，因此节约费用不少，通常生物仿制药价格下降比传统化学仿制药要少下降 20%～30%，而化学仿制药价格可以下降到 25%～80%，30% 的价格下降比 80% 的价格下降少很多，看似没有吸引力。然而生物药物很多用于癌症治疗，年用药金额甚至可达数十万美元，30% 的价格下降仍然可以节约不少费用，比年用药金额 1000 元，价格下降即使达 80% 也来得多。不论在发达国家美国、德国，还是在发展中国家中国，医疗卫生费用对政府来说都是一笔不小的负担。因此各国政府均有动力加快仿制药物的发展，在同样医疗效果下，降低卫生费用支出。

欧美规范市场，生物仿制药发展潜力显现。美国两大生物制药公司安进和基因泰克的增长神话让我们看到了重组蛋白药物和单抗两大领域的发展潜力。擅长重组蛋白药物的安进公司，从 1985 年上市至 2011 年 8 月，累计涨幅 230 倍，最高涨幅则达到 356 倍；开发过胰岛素、生长激素、基因工程凝血因子Ⅷ、α干扰素等众多基因工程药物，2000 年后以拥有最多单克隆抗体药物而闻名的基因泰克重新上市则较晚，1999 年才重新挂牌的基因泰克当时已经拥有了成熟产品，仍然创造了 10 年 5 倍涨幅的好成绩。山德士依诺肝素生物仿制药的上市，让我们看到生物仿制药增长惊人。重组蛋白和单抗两大领域未来将会造就更多生物仿制药的传奇故事。

跨国药企通过成立"仿制药事业部"和"并购"大力涉足生物仿制药领域，随着寻找新靶点难度加大，现有靶点开发新药难度也加大，现有专利药纷纷面临专利到期问题，而仿制药却显示出良好增长态势，大型跨国药企对仿制药尤其是生物仿制药显示出极大的开发热情。最著名的案例即为 2003 年诺华整合其所有的仿制药进入山德士，山德士成为了仿制药的龙头，后又逐步成为了生物仿制药的龙头企业，如表 14-3 所示。

表 14-3　部分跨国大药企对进入生物仿制药领域的计划

企业	进入生物仿制药领域的计划
默克	2006 年成立 Bioventures 分支机构,进军生物仿制药领域。2009 年 1.3 亿美金并购研发型企业 Insmed,拥有在研产品 G-CSF、PEG-GCSF、干扰素 β 计划到 2012 年,将有 5 种生物仿制药进入研发的后期,2012-2017 年有 6 个产品上市
礼来	2008 年 10 月礼来收购 Imclone 大举扩张生物制药产品线,2008 年 12 月宣布要进军生物仿制药
辉瑞/惠氏	2009 年 12 月,宣布要进军生物仿制药领域。可能在 2014 年销售 EPO 生物仿制药,计划开发 10～15 种生物仿制药。和印度 Biocon 公司达成协议,将其开发的生物仿制药胰岛素推向市场
葛兰素史克	和 Dr Reddy's 合作在新兴市场研发和销售生物仿制药
拜耳/先灵葆雅	和波兰 Bioton 合作,获得其胰岛素在中国的权利
赛诺菲-安万特	计划利用生物仿制药进入新兴市场
Astra Zeneca	2008 年 12 月宣布要进军生物仿制药领域,计划和 Medimmune 合作

相对于化学仿制药来说，生物仿制药的市场准入规则更为复杂。相同程序生产的生物制药产品，甚至不同生产商生产的同一种蛋白产品都或多或少的存在产品的异质性。此外，对于生物仿制药，必须要通过临床试验才能确定其等疗效性。生物仿制药的安全性保证也很重要，由于其可能引起免疫反应，在这方面的评价系统要比传统仿制药更复杂。欧洲药品审查厅（EMEA）最近公布了生物仿制药的市场准入要求具有重要的参考价值。此外，EMEA 还提供了生物制药产品的公共评价报告，主要包括了产品特性和临床数据的科学评估。截至 2008 年 1 月，EMEA 批准了生长激素，促红细胞生成素和粒细胞集落刺激因子的生物仿制药的入市。而美国也批准了 somatropin 的生物仿制药入市，但更多的生物仿制药的入市有赖于美国建立正规的管理法案。

在我国目前还没有生物仿制药清晰的概念，大多数国外生物药品种在我国都是以新药来申报，但绝大多数国内的生物药都是生物仿制药。20 世纪 90 年代，审批制度的不完善导致传统生物药在中国生存环境恶劣。中国生物制药的起步并不晚，国际上的大品种如 EPO、GCSF、干扰素在国内 20 世纪 90 年代均开始获批。促红细胞生成素、粒细胞集落刺激因子、干扰素、白介素等在我国获批的均比较早，20 世纪 90 年代即上市，落后欧美市场很小。然而由于 20 世纪 90 年代末，我国批准了大量的生物药，一个药品批准的生产厂家多达十几个甚至几十个，导致市场竞争恶化，没能产生出重磅炸弹品种的药物。最终影响了行业的健康发展。目前胜出的企业继续生存，只能获得稳定利润率。获批较早的传统生物药，因为竞争激烈而没有产生重磅炸弹 EPO、干扰素、G-CSF 等，全球药物的重磅炸弹品种在中国却没有发展起来。这其中可能有很多的原因，厂家多、竞争激烈应该是一个不可回避的原因。厂家多也带来了营销方式上并非有利的学术营销，而更加多的打价格战。有"小安进"之称的沈阳三生是较早的生物制药企业代表，却没有成就安进的传奇，以 EPO 为例，作为安进的看家产品，1998 年沈阳三生也获得了生产批件，在当时被称之为"小安进"。然而当时很快获得生产批件的还有上海克隆生物、成都地奥、阿华生物制药、北京四环生物、华北制药和深圳斯贝克等 16 家企业。同时上市这么多家公司的产品，质量也必然有所不同。2000 年 2000 单位/支的 EPO 价格下降 60%，从 250 元降到了 100 元，美国当时 18 美元。同样竞争激烈的干扰素价格当年也下降 60% 到 66 元。上市后几年时间即如此大幅降价是在专利药中比较少见的。三生制药赴美纳斯达克上市后获得了国际投资者非常多的关注，然而"小安进"在二级市场上还是没有表现出安进的传奇。

总体上看，目前我国的生物技术药物的研发尚处于跟踪仿制阶段，预计在今后相当长的时期里，我国市场上占主导地位的可能还是仿制性生物技术药物。

生物仿制药的发展有 3 大方向，其中单抗潜力最大。

(1) 单抗药物生物仿制药酝酿巨大的市场潜力，单抗药物主要治疗领域为肿瘤和自身免疫系统疾病（类风湿性关节炎、强直性脊柱炎等），这两大领域发病率高，费用高，治愈率低，患者生活质量差。单抗以靶向性，提高存活率、提高患者生活质量为主要优点，市场表现突出。单抗全球市场规模增长迅速。

单抗药物重磅品种多，2010 年全球前 20 大药物中有 8 个为生物药，生物药中 5 个为单抗药物，1 个 TNF-α 受体抑制剂。单抗药物空间大，给予生物仿制药发展的空间也很大。抓住单抗药物专利 2011 年后逐步到期提供了机遇。无论是大型跨国药企、综合型仿制药企业、还是小型研发型生物企业都瞄准了单抗药物的研发，在印度等非规范市场甚至已经有单抗药物的生物仿制药上市。山德士的生物仿制药——利妥昔单抗有望成为规范市场第一个上市的单抗生物仿制药

(2) 升级替代品种——长效重组蛋白药物显示良好的替代性，生物药由于其生物特性，最大的问题有两个，一是大多为注射剂型，使用不方便，二是代谢速度快，由于人体内存在多种酶类，生物药具有很好的生物特性，在人体中很容易被水解代谢。目前剂型的改进尚没有大的突破，但是缓释技术逐步进步。最常见的方法就是 PEG 化（聚乙醇化），来减慢代谢速度。安进的长效粒细胞集落刺激因子则显示出了非常好的增长性和对替代性。

因此，预测长效重组蛋白药物作为一种升级替代品种，在生物仿制药的发展中，也将会呈现较快的趋势。

(3) 普通重组蛋白药物，如干扰素、胰岛素等。普通重组蛋白药物目前已有厂家不少，技术门槛相对低，申请仿制药者也会更多。未来随着该类药物生物仿制药的出现，市场规模将出现大幅增长，但由于竞争相对激烈，单个企业想通过该类药物实现爆发性增长，有一定难度。第一代的生物制药产品主要是人源性蛋白，如促红细胞生长素、胰岛素、生长激素和细胞因子等，主要由通过 DNA 重组技术和杂交瘤技术生产。这些药物能够有效的治疗许多疾病如贫血、糖尿病、癌症、肝炎和多发性硬化。这些生物制药产品的专利已经或者马上即将过期，为相应的生物仿制药生产提供了很大的机会。欧盟已经立法规范生物仿制药的市场准入，而美国也正在筹建相关的法律法规。

四、生物仿制药药学研究

与小分子的化学药品不同，生物技术产品的分子量较大且结构复杂，产品质量尤其是生物学活性易受各种因素影响且不太稳定，再加之目前可行的分析方法有限，因此难以通过有限的比较研究来完全确认不同企业产品之间的一致性。在进行此类生物制品的研发时需进行非常广泛的比较性研究，包括质量、非临床以及临床试验等，以充分确认其安全性和有效性。

药学研究（包括生产和质量研究等）是药物研发的基础性工作。对于生物仿制药来讲，药学研究不但是为了达到产品质量可控的目的，而且通过对生物仿制药与已上市药物质量的比较，可以对仿制品的安全有效性进行初步的判断，并据此确定后续研发阶段的研究内容，可以说药学研究结果在相当大的程度上决定了对于后续非临床和临床试验研究的技术要求。因此，任何企业如果进行生物仿制药的研发并期望减少耗资巨大的非临床和临床试验，则应高度重视药学研究工作，并以之作为整体研发工作的重要基础。

1. 国内外生物仿制药药学申报资料要求

就药学方面的技术资料要求来讲，生物仿制药的研究内容与其他生物产品包括创新性产品并无很大不同，只是更加强调与已上市产品的比较性研究。在这一点上国内外的相关法规和技术指南是基本一致的。

国内现行《药品注册管理办法》附件三中对于各类生物制品的申报资料项目和内容有明确的要求。根据该要求，对于各类仿制性生物药物均需提供全面的药学研究资料，包括药学研究综述、生产用原材料研究资料、原液或原料生产工艺的研究资料、制剂处方及工艺的研究资料、质量研究资料、试制品的制造和检定记录、制造和检定规程及起草说明、稳定性研究资料等。在质量研究方面，尚需提供与国内外已上市销售的同类产品比较的资料。

欧盟于2006年发布了关于生物仿制药质量研究的技术指南。该指南主要涉及生物仿制药物的生产过程和质量比较研究中的问题，具体包括参比品（reference product）的选择、分析方法、理化特性、生物活性、纯度和质量标准等内容，其主要技术观点和原则要求如下。

（1）生物仿制药需与参比品（已上市同产品）进行广泛的比较性研究，以证实二者在质量及安全有效性方面的相似性。

（2）通常认为进行生物仿制药开发的生产商不可能获得所有关于参比品的必要技术信息，因此不可能与参比品进行完全彻底的比较。但是，所进行的比较研究工作一定要能支持其所做出的结论。根据分析方法的敏感性和质量比较的全面性，可以考虑适当减少对于非临床和临床试验数据的要求，从而不必按照新药的要求进行所需的全部试验。

（3）对于生物仿制药，注册申请人需要提供符合现行法规要求的全部的质量研究资料，另外尚需单独提供一份与被仿制品的比较研究资料。

（4）生物仿制药物的质量在一定程度上取决于企业自己特定的生产工艺，因此企业需不断优化自身的生产工艺，并保持工艺的稳定性。同样，成品的制剂研究也很重要，即使采用了与被仿制药相同的处方，也需进行产品稳定性、与辅料和包装材料的相容性以及活性物质的完整性等研究。

（5）虽然质量研究属于基础性工作，但在开展此方面研究时需联系到产品的安全有效性问题进行考虑。仿制品可能与被仿制品不完全相同，如存在翻译后修饰的不同、产品杂质成分不完全相同等，但应鉴定其差异，并结合非临床和临床试验结果对产品的安全有效性进行综合评价。

在参比品的选择方面，需选用已在欧盟上市的产品，并需在质量研究、非临床和临床试验中使用同样的参比品。原则上仿制品与被仿制品的剂型、规格和给药途径需一致。除了进行成品的质量比较外，一般还需同时进行活性物质的质量比较，为此申请人可能需要先采用适当的方法将参比品中的活性物质分离出来。公用的标准物质如欧盟药典标准、WHO标准品等，然在产品研发过程中有着非常重要的作用，但不适合作为比较性研究的参比品，因为这些标准物质的安全有效性并未得到确认。

在质量相似性研究方面，需首先考虑分析方法的适用性。应选用灵敏的方法以检测出质量方面的微小差异，并需对方法进行验证。质量比较性研究一般包括理化性质、生物活性、纯度及杂质分析等。指南中强调，需采用现行的多种技术方法进行产品纯度和产品相关杂质的比较分析，包括通过加速稳定性试验比较其降解产物的相似性等。而对于工艺相关杂质，因为不同工艺过程残留的杂质种类很可能不同，因此不一定进行此项比较，但应进行充分的研究并通过临床试验等确认这些杂质对于安全有效性的影响。

（6）生物仿制药的质量标准需依据企业自己的研究结果制定。标准中各相关指标的检测限度需依据非临床和临床试验用样品的检测结果、多批试制品的检测数据、稳定性试验结果以及比较性研究数据等制定。

2. 生物仿制药质量标准的建立

目前国内大多数的生物仿制药均是以药典标准作为药学研究的基础和依据，认为只要符合药典的一般要求即已基本达标，较少进行更广泛、更深入的产品质量分析。比如，在产品纯度方面，目前国外非常强调尽可能采用多种方法全面分析产品的纯度，对产品相关物质、产品相关杂质和工艺相关杂质等进行分析。不同厂家生产出的产品中的杂质很可能不同，而这些杂质又是与产品的安全有效性密切相关的。如重组人生长激素和胰岛素的免疫原性被认为与产品中的杂质水平相关；重组人干扰素在某些条件下容易聚合，而这些聚合体可诱发较强的免疫反应；重组人红细胞生成素的糖基化修饰受生产过程影响，而不同的糖基化水平可影响其在体内的半衰期和生物学作用等。这些都说明了活性产物异质性分析和相关杂质分析的重要性。另外，目前国内生物技术药物的成品标准相对简单，与国际上的通行标准和国外企业标准相比，缺少了含量和纯度方面的指标，这也非常不利于对产品质量的综合控制。

因此，在进行全面质量分析的基础上，进一步提高生物仿制药的质量标准，尤其是提高产品纯度和成品质量控制水平，是非常必要和十分迫切的。

3. 参比品

目前欧盟的技术指南非常强调生物仿制药与参比品进行比较的重要性，并对参比品的选择提出了明确的要求。如参比品必须在所在地区上市，并具有完整的符合现行法规技术要求的试验资料，其安全有效性已经过确认；比较性研究内容需全面、分析方法需灵敏，以充分反映仿制品与被仿制品的微小差异等。这样的技术要求对于欧盟属地的企业无疑具有其科学上的合理性和现实中的可操作性，但是对于我国来讲，上述原则却不一定完全适用，主要是在参比品的来源方面存在一定问题。

其一，我国的原创生物药物极少，目前已上市的生物药物大多是仿制国外上市产品。而由于各种原因，国内早期上市的很多生物仿制药物如 IFNα、IL22、G2CSF、GM2CSF、EPO 等，产品质量参差不齐，与国外原研产品未经过全面比较且有些产品的给药剂量已发生改变，临床安全有效性未经充分研究和确认，因此这些已上市品很多并不具备可以作为参比的基础。

其二，很多国外已上市产品并未在中国上市，因此这些原研产品的可获得性较差，即使已有国外产品进口，由于目前我国的技术水平有限，也难以通过有效的分离方法从参比品中获取足量的活性物质进行比较。因此如何选用参比品，在何种程度上进行比较，是我国生物仿制药研发中面临的首要问题。

（1）比较性研究对于生物仿制药的研制非常重要，其比较结果的意义和价值在很大程度上取决于参比品的合理选用。应尽可能选用经过充分安全有效性确认的已上市产品，如国外原研产品或国内经过充分的质量研究和临床试验的已上市产品。

（2）如果缺乏可供选用的适宜参比品，与文献数据或一些公认数据库的数据进行比较仍具有一定的参考价值。比如，所仿制的生物药物系人体内源性物质，则与已公布的天然物质的相关数据进行比较，其结果也应具有一定的提示意义。

（3）在缺乏适宜参比品或比较性研究数据有限的情况下，可考虑进行更充分的非临床和临床试验，以证实生物仿制药的安全有效性。

（4）此方面的技术要求宜适时推进，既不能忽视其重要意义，也不能因为一时找不到合适的参比品而完全否定某些已上市药物可作为生物仿制药研制的基础，相关的技术要求可考虑分类制定。

4. 生物仿制药的关键性问题

（1）生物仿制药物临床前研究　生物技术药物相对分子质量大、结构复杂，采用目前的分析测试手段无法对其质量进行全面的控制，产品的批间一致性不稳定。自20世纪90年代末以来，欧美国家对于仿制生物技术药物的临床前研究就一直存在争论。一些专家认为，由于生产过程控制等原因，生物技术药物不可能被完全仿制，所以生物仿制药应该像新产品一样进行全面的临床前研究；也有一些专家认为，由于重组人蛋白在动物体内具有免疫原性，会对试验结果产生干扰，生物仿制药根本就没有必要进行临床前试验。

目前，大多数专家已达成共识：由于生物技术药物的复杂性，化学仿制药的研发思路不适用于生物仿制药。然而对于应如何进行生物仿制药的临床前研究，业界仍存在争论。

2006年以来，EMEA已相继正式发布了7项生物仿制药研究指导原则，包括3项通则和4个附件。3项通则分别是总则、质量研究部分、非临床及临床研究部分，4个附件分别是重组人胰岛素、重组人生长激素、重组人促红细胞生成素、重组人粒细胞-巨噬细胞集落刺激因子的非临床及临床研究指导原则。

EMEA相关指导原则着重指出，生物仿制药临床前研究应在充分理解产品特点的基础上进行。这些研究的本质是对比研究，其目的是寻找仿制品和参考品之间的作用差异，而不是探索仿制品本身的作用。具体而言，体外试验一般采用受体结合试验或细胞学试验（这些试验常用于类似于质量研究中的生物活性测定）进行仿制品和参考品一致性比较。体内试验应采用相关动物和已有的方法，尽可能地反映仿制品与参考品的信息。包括：①与临床应用相关的药理作用/机制。②至少1项包括毒代动力学研究的重复给药的毒性试验，毒代动力学研究应测定抗体的滴度、交叉反应性和中和能力。给药周期应足以反映出仿制品与参考品在毒性及免疫反应方面的差别。③如果产品本身涉及特殊的安全性要求（如局部耐受性），在上述重复给药试验中应观察相关指标。一般来说，生物仿制药不需要进行安全药理、生殖毒性、致突变和致癌性试验。4项附件指导原则的主要内容见表14-4。④是否存在与作用机制相关的、经验证的药效学试验方法。⑤药动学的比较研究结果。⑥免疫原性的比较研究结果。⑦可获得的临床数据。⑧原研药物的临床使用经验。总体上，与EMEA相比，FDA目前对于生物仿制药的技术要求更为宏观和原则，缺少细化的技术要求。

表14-4　EMEA相关指导原则对仿制重组人胰岛素、生长激素、粒细胞集落刺激因子和促红细胞生成素的主要临床前要求

产品	体外药效学	体内药效学	毒理学
胰岛素	亲和力、内在活性、胰岛素和IGF-1受体结合试验	通常不需要	采用相关动物（如大鼠）进行至少4周的重复给药毒性试验,并伴随进行毒代动力学试验;局部刺激性试验
生长激素	对比试验（如受体结合试验、细胞增殖试验）	适宜的啮齿类动物试验（如体重增重试验和/或胫骨增生试验）	采用相关动物（如大鼠）进行至少4周的重复给药毒性试验,并伴随进行毒代动力学试验;局部刺激性试验
粒细胞集落刺激因子	细胞试验或受体结合试验	中性粒细胞减少和非中性粒细胞减少的啮齿类模型	采用相关动物进行至少28d的重复给药毒性试验,并伴随进行药效学和毒代动力学检测;局部刺激性试验
促红细胞生成素	对比试验（如受体结合试验、细胞增殖试验）	定量对比的动物试验	采用相关动物（如大鼠）进行至少4周的重复给药毒性试验,并伴随进行毒代动力学试验;局部刺激性试验

我国已上市的生物技术药物绝大部分是仿制产品（包括对国内外上市的产品的仿制）。在过去的20年间，我国的仿制生物技术药物在诸多治疗领域为维护公众健康发挥了巨大的作用，而且在将来很长一段时间内其作用仍不可替代。然而，由于技术、历史等多方面的原因，和其他发展中国家一样，我国已上市的生物技术药物也存在着质量参差不齐的现象。Schellekens的研究从一个侧面反映了这一问题，他对来自包括中国在内的8个发展中国家生产厂的重组人促红细胞生成素进行

了比较研究，结果显示，无论是来自不同厂家的仿制品之间或是来自同一仿制厂生产的不同批次的产品之间均存在较大差异。与欧美国家相比，已上市产品质量的不均一性使我国生物仿制药的注册评价变得更为复杂，生物仿制药临床前评价的注册技术要求仍存在诸多待完善之处。

（2）产品的生产　生物制药产品的生产工艺和程序比传统的小分子药物生产复杂。传统的药物通常是一类相对分子质量在 100～1000 的化合物分子，而生物制药产品通常是一类较大的，结构复杂的异源性蛋白，相对分子质量在 18000～145000。与传统小分子药物的生产相比，生产生物制药的厂家需要大量的批次记录（>250vs. <10），产品质量检测（>2000vs. <100），更严格的程序步骤（>5000vs. <100）以及更多的程序数据入口（>60000vs. <4000）。生物制药分子的特点是相对分子质量大，结构复杂，其来源多为活体细胞，这些特点决定了其对生产环境的敏感性。细胞培养的条件（温度、营养）、产品的加工、纯化、储存和包装都会影响产品的生产，整个过程中的微小差别会对最终产品的质量、纯度、生物特性以及临床效果产生巨大的影响。对于生物仿制药，即使其表达载体和原创性药物一样，采用的技术、剂型和生产流程也相同，仍然无法保证产品的类似性。因为蛋白的聚合程度、一级序列的修饰、糖基化和局部的二级结构都会影响最终蛋白产物的结构。

为了提高生物制药产品批次间的相似性，所有的生产厂家都必须尽可能地保证生产程序的一致性，进行严格的纯度和活性分析。目前，还没有有效方法检测蛋白产物构象的微小改变，对于生物制药产品的质量检测也不如小分子药物来的敏感和精确。此外，根据目前的检测方法，只有同一实验室的检测数据具有可比性。因此需要将检测手段标准化，以便于比较来自不同实验室的检测数据。正是由于上述原因，目前还很难检测生物仿制药和相应原创药的生物药等效性。即使产品的生物利用度和分子特性类似，也不能因此确定其具有相似的临床效果。要保证生物制药产品的安全性和有效性，需要我们进行充分的临床前和临床研究，定制并执行相应的药物不良反应监测评价系统。这方面可以参考 EMEA 关于生物仿制药的准入标准。

（3）产品的多样性　虽然欧美生物仿制药的市场准入才刚刚开始，在南美和亚太地区已经有一些生物原创药物的仿制药在生产了。相关的研究显示了不同的生产程序生产的重组人源促红细胞生成素（rHuEPO），产物结构、稳定性、组分、浓度以及活性上均有差异。促红细胞生成素（erythropoietin, EPO）是一个 165 个氨基酸的糖蛋白，能够促进血红细胞的生成。重组的人源 EPO 用来治疗肿瘤相关贫血症和肾性贫血已经有 17 年的历史了。目前，欧美的 EPO 药物有许多种，Amgen 公司的 Epogen 和 Procrit 以及 Ortho Biologics 公司的 Eprex 有效成分是阿法依伯汀，Roche 公司的 NeoRecormon 有效成分是贝塔依伯汀，此外 Amgen 公司 Aranesp 以及 Roche 公司的 MIRCERA 有效成分也都是依伯汀的修饰产物。在韩国有 3 种有效成分为阿法依伯汀的非原创性药（Eporon，Espogen，Epokine），但这 3 种药物和 Amgen 公司的第一代阿法依伯汀药物在活性、浓度和异构体方面有显著的差别。利用等电聚焦检测发现，这 3 种药物都含有额外的蛋白异构体，对于这些异构体目前还没有生物等效性分析数据。体外生物检测发现 Eporon 和 Espogen 的生物活性要高于其标注值，此外还发现其阿法依伯汀的浓度也超过其标注含量，表明其产品批次间的稳定性也存在问题。另外一个研究发现，Amgen 和 Roche 公司生产的静脉注射用阿法依伯汀（Epogen 和 Eprex）在蛋白结构和稳定性上也存在差异，其水动力结构和阿尔法螺旋性均不同。

对于欧美市场以外的依伯汀类的非原创性药，研究分析表明，其和第一代原创性药物之间存在一些差别。非原创性药的成分往往和其公布的标准不一致，而且在批次之间存在不稳定性。在 11 种被检测的依伯汀类生物仿制药中，有 3 种药物被发现含有额外的化合物成分，9 种药物存在依伯汀的异构体。不仅如此，在体动物实验发现，4 种药物的生物活性高于标准范围，2 种药物生物活性低于标准范围。对于这些药物的安全性和有效性检测的研究数据还不够充分。不同生产厂家的生物制药产品之间的差异性，对蛋白类生物制药的统一标准执行提出了挑战。目前，越来越多的生物仿制药等待或已经批准入市，如何保证这些生物制药产品的质量和安全性，也是相关行业管理者所面临的难题。

（4）患者的安全性保障　目前，全球和生物制药厂家和药物监管机构都非常关注生物仿制药和原创性药物的不同。生物制药产品的内在结构和物理化学性质的差异，以及复杂的生产程序都对其安全性和有效性具有潜在的影响。对于生物仿制药，最需要引起关注的安全性问题是其免疫原性。利用生物技术生产的外源性蛋白来补充体内不足的同种内源性蛋白，可能会引起机体的免疫系统激活，产生针对外源性蛋白的抗体，而这种抗体极有可能和自身的内源性蛋白产生交叉反应，从而引起症状的进一步恶化。虽然这些蛋白是针对人源蛋白模拟设计生产的，但是这些蛋白还是有可能引起人体的免疫反应，尤其在长时间反复使用的情况下。相似的生物制药产品的免疫原性会有很大的不同，目前人们利用计算机模拟设计来减少蛋白产品的免疫原性，但是还没有一种单一的技术可以准确地预测一种蛋白产品的免疫原性。在某些情况下，由生物制药产品引起的免疫反应产生的抗体，并不影响生物药物和内源性蛋白活性。但有时外源性蛋白引起的抗体会降低其有效性，同时可能导致人体产生炎性反应、过敏和血清病。如果人体中承担重要生物功能的内源性蛋白的活性也被该抗体中和，将会产生更严重的临床症状。例如，人体内源性的 EPO 被抗体中和而去活性，会导致单纯红细胞再生障碍性贫血（pure red cell aplasia，PRCA）。1998 年到 2003 年，许多使用 Eprex 的肾性贫血患者，就因为产品的免疫原性而出现了抗体导致的 PRCA。这些 PRCA 患者降低了对重组人源促红细胞生成素的免疫耐受，产生了同时针对重组和内源性 EPO 的中和抗体。

在此之前，由使用药物刺激人体免疫系统，产生 EPO 的中和抗体，进而导致的 PCRA 的案例非常罕见。而 Eprex 免疫原性的提高，可能由于其剂型微小的改变——公司在 1998 年用甘氨酸和聚山梨醇酯 80 代替人血清白蛋白作为稳定剂。之后对皮下注射该药物的禁忌，使 PRCA 的发病率逐渐下降。Eprex 事件提醒了业界对生物制药产品免疫原性的不可预测性和严重性的关注，也包括了其广泛使用后带来的潜在临床后果。仅仅在生产过程中的一小点改变，就造成了产品特性的巨大差异，并造成了严重的临床后果。许多因素都能影响蛋白药物免疫原性的产生，主要包括蛋白产物的氨基酸序列改变，糖基化位点变化，由于保存过程中氧化导致的蛋白变性和聚集，制备过程中的污染或者产品不纯，剂量，给药途径，治疗时程的长度，患者的遗传背景等。

目前 Eprex 造成患者发生 PCRA 的具体机制仍未阐明，原因可能有以下几种：①聚山梨醇酯 80 和阿尔法依伯汀形成聚合物；②药用胶塞沥出物具有免疫佐剂的作用，使得机体免疫反应过于敏感。目前认为，聚集体的形成是蛋白药物产生免疫原性的最常见的原因。生产的 Eprex 在储存过程中，聚集体的出现逐渐增加，虽然未有报道超过相关标准。但是，该标准的制定当时并没有依据产品的生物学作用进行，因此，聚集体的产生和患者 PRCA 的出现仍就有可能相关。

尽管由抗体引发 PRCA 的病例很少见（0.2～1.8/100000 例），但是一旦发生，在临床上就是非常严重的并发症，需要靠多次输血来对应治疗。Eprex 例子说明生产流程中一个小的改变对于蛋白药物来说，会造成完全预想不到的结果。而这仅仅是生产大分子蛋白药物需要考虑的一个方面。随着生物仿制药的进程发展，研究阐明 Eprex 造成患者发生 PCRA 的具体机制对保障患者安全是十分重要的。

（5）生物仿制药的监管批准　对于传统的小分子仿制药来说，获得上市许可需要的资料相对较少。对于这些药物，只需要小规模的临床试验数据，就能比较其和原创药物之间的药物等效性和生物等效性。然而，对于大多数生物制药产品及其仿制药这套方法并不适用，因为大分子蛋白的特性远比小分子化合物复杂，现有的检测手段没有办法对其进行全面系统的分析。对于生物仿制药市场准入的数据要求将会介于传统仿制药和生物制药新产品之间。

① EMEA 指导原则　EMEA 医药产品部最近公布了一系列关于生物仿制药市场准入指导原则。对于专利数据保护过期的生物制药产品，企业可以生产相应的生物仿制药。而美国食品药品监督局（FDA）目前对大多数的蛋白制药产品还没有市场准入的立法授权，也没有相应的管理细则出台。EMEA 的指导原则建议生物仿制药在批准进入市场前，进行临床前和临床试验，来验证其安全性和有效性，之后还要建立相应的药物监测系统来控制其潜在的免疫原性。

EMEA 公布的指导原则覆盖了生物制药的生产，相似性检测，物理化学和生物特性分析，临床试验等方面的要求。除了传统仿制药入市所需要的制药、化学和生物学数据，对于生物仿制药的入市，还需要提供毒理学、临床前和临床数据，用来保证生物仿制药的质量、安全性和有效性。基于该类产品的复杂性和多样性，对于每一个生物仿制药都要逐一进行处理。相关指导原则的更新会及时公布在 EMEA 的官方网站上。此外，EMEA 还针对部分生物仿制药公布了 4 条具体的指导意见：a. 关于仿制的生物制药产品的指导意见，在 2005 年 10 月生效，介绍了生物仿制药的基本概念，列出了行业的基本准则，为申请者申请提供了必要的指导信息。b. 关于以生物制蛋白为活性成分的生物仿制药质量问题指导意见，在 2006 年 6 月生效，主要是关于生物仿制药具体的质量要求。着重提出了产品的生产过程、分析方法、物化特性和生物特性方面的要求。c. 关于以生物制蛋白为活性成分的生物仿制药临床前和临床研究指导意见，在 2006 年 6 月生效，主要提出了生物仿制药具体的临床前和临床试验的要求。临床前研究主要包括药物毒理学的评价。临床研究主要包括药代动力学和药效动力学，药物疗效和安全性研究，重点是药物的免疫原性评价。d. 关于蛋白类生物药物免疫原性评价的指导意见，在 2008 年 4 月生效，主要关于生产过程发生改变后的生物制药产品在申请市场准入时，生产企业必须注意的药物免疫原性问题。该文件主要探讨了：影响蛋白药物免疫原性的因素以及药物免疫反应产生后的临床后果；针对免疫原性和药物等效性比较，进行的临床前和临床试验的设计和数据分析；相关应急预案的制定和执行。文件提及的部分概念需要根据个案进一步调整。以上 4 条指导意见主要是针对重组 EPO、生长激素、人源胰岛素、人源粒细胞集落刺激因子的生物仿制药。具体列出了市场准入所需的临床前和临床研究数据，规定了临床研究的规模，以及具体药物生物等效性的反应指标。

关于生物仿制药重组 EPO 的临床前和临床研究指导意见 2006 年 7 月生效，具体规定了含有 EPO 成分的生物仿制药的临床前和临床研究要求。这份文件显示，可能是鉴于 EPO 分子结构的复杂性以及其临床使用的不良历史（导致 PRCA），对 EPO 的管理要比其他重组蛋白类药物更为严格。要验证仿制药与参照品之间的治疗等效性，最少需要两组随机并且平行的临床试验，最好是双盲试验。文件提出肾性贫血患者是最好的试验人群，药物疗效至少需要 12 周来进行比较，之后继续进行至少 3 个月的持续研究。药物的治疗等效性研究必须覆盖透析前和透析后的患者，并且采用静脉注射和皮下注射两种给药方法。整个临床试验最少需要 300 名患者，至少提供后续 12 个月的药物免疫原性数据。

在生物仿制药的评审过程中，EMEA 采取了公正严格的审评程序，管理机构不仅要满足医疗市场的要求，还要保证入市药物的安全性和有效性。对于这些生物仿制药的批准入市，并不证明它们和参照药之间的可替换性。EMEA 对生物仿制药的申请也没有大开绿灯，Alpheon，一种成分为干扰素的生物仿制药，就被 EMEA 拒之门外。Alpheon 的生产商提供了一些非临床研究数据，并且对 455 例肝炎患者进行临床研究，来证明其与参照药品之间具有类似的安全性和有效性。EMEA 拒绝 Alpheon 的理由是其和参照药的质量和临床试验结果存在差异，活性成分的稳定性数据不够，生产工艺程序的验证不足以及药品免疫原性测试数据不充分。

② 生物仿制药的上市后监管　蛋白药物免疫原性的发生及其概率是不可预知的，因此，药物上市后的安全性监控对于控制药物免疫原性的发生很重要。EMEA 公布的指导原则里说明，在药物申请市场准入时提供的数据包内，必须包含针对药物免疫原性和潜在不良反应制定的药物警戒性应急预案。

药物警戒性应急预案就是发现、评估、理解和防止药物进入市场后可能造成的不良影响。鉴于 Eprex 药物导致 PRCA 的影响，所以需要对生物仿制药进行管理。

五、生物仿制药与生物药物的表征

单克隆抗体之类的生物制品与小分子药物相比要复杂得多，这给研发和监管评估生物仿制药及一旦原研生物制品的专利保护期届满后仿制药的临床应用带来了挑战性的难题。随着近期复杂生物制品的仿制药审批途径的引入，比较生物仿制药和相应的对照品所用的分析技术越来越受到重视。

单克隆抗体和重组内源性蛋白之类的生物制品在临床和商业上的成功正在改变医药行业。随着这些药物逐渐失去专利保护，其他公司就得到了大量的机会来仿制或生产这些药物。一些简单的生物制品，例如重组胰岛素和重组人生长激素之类的小肽可以通过已有的分析方法得到很好的表征，部分基于原研药的数据，部分基于分析数据，一些情况下只需有限的临床数据就可以获得审批通过。然而，很多的生物制品如单克隆抗体和其他的重组治疗蛋白结构更大更复杂，对它们进行表征很困难。因此，开发和监管生物仿制药的一个关键问题是需要多少以及何种数据来说明仿制药和原研药之间在临床上无显著性差异。

生物仿制药开发中，表征蛋白质生物药物三大特征：转录后修饰、高级结构和蛋白质聚集，对理解蛋白质药物的行为是极其重要的。

1. 转录后修饰

蛋白质有多种转录后修饰。常见的转录后修饰有糖基化（包括半乳糖苷化、岩藻糖基化、高甘露糖衍生物和唾液酸糖苷化）、氧化、磷酸化、硫酸化、脂质化、二硫键形成和脱酰氨基化。这些化学变化大多数发生在体内，但有些化学变化在体外也能发生，例如，在生产过程中的纯化和贮存阶段。

转录后修饰带来的变化对蛋白质活性有影响，所以在生产生物制品时有必要进行表征。另外，转录后修饰可能会影响生物制品的免疫原性。对几种转录后修饰例如脱酰胺基化、氧化和差异性糖基化而言，临床上并没有显示出生物制品的转录后修饰和免疫原性间有直接的关系。尽管如此，我们知道转录后修饰可以改变蛋白质结构和导致聚集，并且这些改变可以引起免疫原性的问题。因此，注意到转录后修饰和理解他们对每种生物制品的作用是至关重要的。另外，要证明一种生物制品的生产是可重复的，生产者需要在生产过程中监测很多步骤中的转录后修饰，监测过程需要识别转录后修饰、控制其水平和评估他们对蛋白质的影响。在大多数情况下，不同的转录后修饰对变异在数量上、水平上和形式上的影响或临床结果还不清楚。

转录后修饰的表征是蛋白质组学研究中一项非常艰巨的任务。对生物制品，蛋白质的序列和一致性已知，各种各样的修饰形式通常可以分离得到，有时候数量巨大。所以，生物制品转录后修饰的表征比在全面的蛋白质研究中更直接。仪器商设计了软件用于识别修饰是否存在、修饰的数量以及修饰发生的部位。

质谱分析通过检测质量的改变对研究蛋白质的修饰是一种极为有用的工具。通过分析肽段和它们质量的改变用于确定修饰发生在蛋白质上的哪个部位；通过比较不同种类的样本、贮存条件和配方等用于阐明什么导致了修饰。考虑到各种各样的细胞系、表达宿主和实验方法都能导致不同的糖基化形式，通过质谱分析测定和了解糖基化是至关重要的。另外，要了解批次和批次间的差异和比较原研药与生物仿制药蛋白，就需要确定糖基化发生的部位（如肽图分析相对比较直观）和单糖的结构和含量。例如，一种原研的组织纤溶酶原激活物及其生物仿制药的糖基化形式的比较研究证实，在原研药中一个 N 联糖基化位点上糖基化的数目是生物仿制药中的 2.5 倍。一种原研单克隆抗体曲妥珠（赫赛汀；基因泰克/罗氏）和一种生物仿制药之间的区别通过液相色谱-质谱分析很容易就能检测到，包括重链上糖基化的改变和氨基酸的突变。酶消化后用 LC-MS 分析重组及人源凝血因子 IX 表明人源蛋白和重组版本的岩藻糖基化位点是不同的。这些差异的临床后果还不清楚。

在少数案例中，涉及一个或两个单糖和/或它们连接特异性之间的差异和免疫反应联系了起来。半乳糖-α-1,3-半乳糖连接或末端-α-1,3-半乳糖与西妥昔单抗（爱必妥；百时美施贵宝/礼来/默克雪兰诺）的过敏反应和对牛凝血酶的免疫反应有关。已知唾液酸 N-羟乙酰神经氨酸（Neu5Gc；又名 NGNA）与免疫原性组织相关，所以非常期望能减少或消除重组蛋白中的这类糖。对西妥昔单抗和帕尼单抗（维克替比；安进）中 Neu5Gc 的比较显示 Neu5Gc 存于西妥昔单抗而非帕尼单抗。说明了质谱检测糖类的改变的能力对生物制品的研发是极为有用的。

应用质谱研究转录后修饰时，发现修饰本身可以被该分析方法所改变。近年来，为了矫正这一缺陷，寻找可替代经典的碰撞诱导解离的质谱裂解的方法越来越重要。自下而上的方法能够处理原始的生物样品，即将蛋白质分解成肽段然后确定所有肽段质量的方法已得到肯定，而用自上而下的方式来分析也是有用的。在自上而下的分析中即蛋白水解后，在质谱仪内进行全蛋白的表征（而不是裂解片段的集合），其中如电子转移裂解（ETD）和电子捕获裂解（ECD）之类的裂解方法被用于将蛋白质裂解为更小的片段进行更详细的分析。ETD 和 ECD 不仅能够保存不稳定的转录后修饰，而且能够保存常见的蛋白质不稳定结构，如二硫键的结构可能会在其他裂解方法中被弄混乱。

氨基酸的异构化是转录后修饰的另一种重要的形式，其检测正受益于不断发展的技术。天冬氨酸很容易异构化形成异天冬氨酸（isoAsp），导致某些不受欢迎的免疫原性后果。异天冬氨酸形成可能是通过天冬氨酸直接异构化或者是通过天冬酰胺的脱酰胺作用，它从一种常见的琥珀酸盐中间体转化而来。这些微妙的异构差异（质量差异为零）很明显给检测和分析带来了重大的挑战，这个问题在大的蛋白质中更为复杂。质谱可以用于检测和表征异天冬氨酸，尤其是配以 ETD 或 ECD。一个涉及 β-淀粉样蛋白的案例，利用胞内蛋白酶 AspN，在天冬氨酸残基位点进行酶切，使用 ETD-MS 可以在低至 0.5% 的水平定量异天冬氨酸/天冬氨酸的比例。

酶解后用质谱定位、检测和表征蛋白质上的 N 联糖基化是一种好办法。然而，在 O 联糖基化的情况下必须非常小心，因为化学裂解和释放通常可能会引起糖链本身的断裂，所以可能需要考虑替代策略。虽然 O 联糖基化位点可以通过新的更软的电离质谱技术在完整的蛋白质上被检测到，但是连接位点共价结构的信息通常很难通过质谱分析得到。一种非常适合 O 联糖基化分析的方法是核磁共振光谱分析法，这就是肝素污染案中使用的突破性技术，在此案中，污染物过硫酸化硫酸软骨素被 600MHz 的核磁共振光谱探测到，还显示了 O 联糖链的位置、一致性和转向。

传统 NMR 分析蛋白质的一个普遍的限制因素是需要大的样本数量（高达约 20mg）以收集有意义的数据。然而，NMR 技术最近的发展包括流式 NMR 和最新的微型线圈 NMR 已有改进，检测限低于 100pmol 时仍可能获得高质量的光谱。在分析蓝藻细胞提取物的例子中，检测液相色谱分离后只占混合物 1% 的代谢成分已成为可能（总注射量为 30μg）。偶联 MS 与 NMR 后分析能力更为强大。LC-MS-NMR 技术能够很好地平衡 MS 和 NMR 方法在要求上的巨大差异（如样本质量和分析时间），并利用 NMR 弥补 MS 分析无法确定某些生物药物结构的缺点。最新的进展是首先用高效液相色谱和超高效液相色谱分离用于蛋白质组学研究的混合物，然后将流出物分成两份，一份用于质谱，一份用于串联质谱，再用微型线圈 NMR 分析所选特征。LC-MS-NMR 技术将来的发展有望被应用于表征转录后修饰。

2. 高级结构

分析初级结构工具的开发取得了进展，但无法考察转录后修饰对生物药物产品三维结构的影响。确定蛋白质三维形状和最终影响蛋白质功能的是蛋白质的高级结构，即二级、三级和四级结构。因此，监测完整蛋白质的高级结构的能力对表征生物制品有着显著的重要性。高级结构的差异不仅为任何蛋白质及其变体形式（即带有转录后修饰的蛋白质）之间观测到的生物学和/或免疫学差异提供可能的线索，而且还可以作为评估生产过程改变前后的原研药产品以及评估原研药和生物仿制药之间缺乏相似性的一种方法。

表征生物药物蛋白的高级结构是一项重大的挑战。蛋白质的高级结构是各种力相互作用的结果，单独考虑很多力时都很微弱，但结合后就变得很强。对所有蛋白质而言，这些弱的相互作用在整体构象和构象动力学中起重要的作用。在生物药物蛋白的生产过程如细胞培养、过表达、纯化、转移、储存和处理中，有些因素可能会影响蛋白质中弱相互作用力，导致在不改变蛋白质一级结构的情况下改变其三维结构。此类改变很形象地被称为沉默改变，因为它们没有化学共价特征，化学共价特征可以作为改变的探测依据。由于没有可以探测和表征这些构想变化的分析工具，其对结构-功能相互关系的影响尚不清楚。

溶液中的蛋白质动力学，包括蛋白质结构呼吸，多肽链弯曲，不规则的局部结构和局部蛋白质结构去折叠等，是蛋白质行为的另一项重要属性，由于缺乏适宜的实用分析工具，所以在生物药物分析中对其几乎一无所知。

蛋白质结构测定的两种主要技术是 X 射线晶体衍射和 NMR。然而这些技术用于高级结构可比性研究时出现了较大的问题。X 射线晶体衍射对常规测试不适用的原因是样本必须首先被晶体化。由于蛋白质中转录后修饰和/或无序区域的存在等结构的原因，能否结晶不能确定。而且借助 X 射线晶体衍射的结构分析常太费时，对于常规生物药物分析太复杂。由于蛋白质生物药物大的结构及其结构原件复杂的排列、对 NMR 信号的敏感度相对低和生物药物中活性核低的天然丰度，不适于对常规高级结构可比性的研究。然而，在特定的情况下，小的蛋白质生物药物正在被开发，用简单的一维 ^1H NMR 产生 NMR 指纹可能提供了一种非常有用且实际的可比性评估方法。

使用二维 NMR 检测生物药物已有报道。然而，这些应用只是用于小的蛋白质生物药物，并且一个样本就需要花费很长的时间采集数据。而常规应用需要比较很多样本，因此，该方法不适于常规应用。应用 NMR 于常规的蛋白质生物药物可比性分析较少，但用于多糖类生物药物是可行的。

其他仪器分析技术如圆二色谱、（内源）荧光（光谱）、差示扫描量热法、等温量热法、分析型超高速离心（AUC）、体积排阻色谱（SEC）和各种各样的染料结合分析法可被用于表征蛋白质结构。这些方法的主要局限在于他们提供的信息普遍来源于被检测蛋白很多不同部位输入信号的总和。这类检测所得到的信息对应的是生物药物整个结构的全体平均值。例如，圆二色谱检测表明的只是蛋白质中存在的每种主要的基本二级结构元件如 α-螺旋、β-折叠、无规卷曲的平均百分比。如果所分析的蛋白质含有几种 α-螺旋并且被比较的两个样品中的一个样品上只有一种 α-螺旋的一部分被修饰了，生物药物学家面临的是试图从两个巨大的信号中区分出一小部分不同信号的艰难任务。另外，检测这种差异的能力也会随着内在噪声水平的变化而变化，而内在噪声水平在很多情况下与实际差异相比显得比较大。可见某些仪器分析技术并不是很适合检测小而细微的蛋白质构象上的差异，或者即便生物药物产品发生了较大的改变，但是这些改变了的分子只代表溶液中所有分子中的一小部分。即使观察到了改变，这些技术只能提供很少甚至无法提供改变发生在分子中的哪个部位的信息。因此，很需要其他能够以一种实用且常规的方式提供更多信息的方法。

蛋白质标记方法如氢氘交换质谱（HDX-MS）和共价标记策略的使用对检测生物药物高级结构中微小的变化来讲是有价值的。重要的是，当探测到改变时，这些技术可以提供关于生物药物分子中改变发生部位的信息。在 HDX-MS 中，蛋白质暴露于重水中，可交换的氢原子被标记上了氘，因此每个氨基酸上增加了一个额外的可测的单位质量。这种交换是由蛋白质结构和动力学所决定的。通过在生理条件下进行交换和实时分析，可得到蛋白质动力学方面的信息和蛋白质高级结构间可比性的信息。HDX-MS 提供含有丰富信息的数据，完全表征只需 1～2nmol 样品，灵敏度高，可以自动进行，并可以定位生物药物特定区域上变化或差异发生的部位，且能分辨单个氨基酸水平。

HDX-MS 可用于研究一种重组免疫球蛋白 G1 单克隆抗体的构象和构象动力学，并被用于监测移去其糖链、改变其寡糖结构和受体相互作用后其高级结构的改变。获取这些数据有助于构建生物药物结构方面的完整图像，结构方面的完整图像对于了解其功能、最大化其稳定性、了解如糖链类的转录后修饰如何影响局部以及整体特征和性质起到至关重要的作用。由于 HDX-MS 可以显示蛋白质高级结构中的细节以及蛋白质动力学，该方法有可能成为评估原研药及其生物仿制药之间相似性实验的一种重要工具。值得注意的是，由于 HDX-MS 可以用于监测生物药物与靶蛋白之间的相互作用的效果，所以这项技术在生物药物研发阶段也有重要作用。

由于高级结构的很多方面可通过正确地形成二硫键驱动，所以在蛋白质的生产和处理过程中，知道它们的位置并确证其结构是非常重要的。如通过 LC-MS 在血液凝固调控因子 tPA 和治疗用单克隆抗体上对二硫键的分布进行了全面的表征。分析这些生物药物的关键是使用小心控制的酶解、软电离（电喷雾电离）和电子转移裂解（ETD）。另一种可以提供高级结构信息的方法是离子迁移/淌度光谱技术（IMS）。在 IMS 中，关于蛋白质构象的信息通过探测气相中分子的碰撞截面产生。然而，该信息的使用，依赖于离子化和转变为气态时对蛋白质天然型结构的天然状态或重要属性的保留。IMS 可以被用于表征聚乙二醇化修饰蛋白药物的效果，潜在的先导抗体产品和抗体其他方面的参数，以及诊断聚集物的存在等。

当前的分析方法在评估生物仿制药高级结构时无法做到的一个方面是发觉小部分构象改变的活性药物的存在，它们在给定的样品中大约只占正常分子总数的 10%（或者少于 10%）。这些生物药物的少数构象形式是在动态平衡状态下一系列复杂的紧密相关结构混合物中的一部分，因此，对它们进行表征非常困难。

当前解决上述问题的手段是基于将分离方法如色谱或电泳（在维持生物药物的天然构象和构象总体分布的前提下）与在线结构分析方法或其他正交分离方法结合起来的分析技术，如离子交换色谱（IEC）分离与 MS 联用。电荷态分布可被用于提取各种分离的药物变体上的信息以评估它们的构象和聚集状态。如果质谱拥有了 IMS 或 HDX-MS 的能力，串联方法如 IEC-IMS-MS 或 IEC-IMS 加气相 HDX-MS 可以被用于分离复杂的混合物。这些分离分析系统有望使痕量生物药物变体成分（来源于共价和非共价转录后修饰）定量成为可能。

3. 蛋白质聚集

除了标准不一致，检测蛋白质聚集的分析方法又是一个争议不断的难点。对于蛋白质治疗药物来说，防腐剂常常会引起蛋白质制剂聚集，与单体形式的药物相比许多聚合物没什么活性或者已大大降低了药物活性。这些不受欢迎的单体形式的连接状态可以是可逆的也可以是不可逆的，在大小上可以从一个二聚体到可能包含万亿个单体以至于可以被肉眼观察到的粒子。总体而言，聚集可能是任何蛋白质生物药物都要面对的问题。除了降低药物的实际剂量浓度这一显著有害影响外，到目前为止对聚集物的存在最大的问题是无法预计它们产生有害的毒理学作用和免疫应答的能力，在极端情况下，这种能力会导致危及生命的严重反应。过去几年积累的一些证据指出这些聚集物如数量、大小和天然样重复排列结构等因素是这些有害作用的关键。因此，生物制药产业就其定量和表征而言，对如何检测和评估蛋白质生物药物聚集十分重视。目前有好几种方法可以被用来检测这种聚集现象，但每种方法都有其优缺点。

如体积排阻色谱法（SEC），即根据物质颗粒的流体学体积对它们进行分离。SEC 具有简单、廉价、所需样本量少、易于使用、高速和高通量的特点，是目前表征蛋白质聚集物的常用做法。但是，该方法有一定的缺陷，比如色谱柱上的稀释物可能会导致离解作用。以十二烷基硫酸钠（SDS）为基础的分析技术，如毛细管电泳（CE）或聚丙烯酰胺凝胶电泳（PAGE）也可被用来检测蛋白质聚集现象。其他还有分析型超速离心法（AUC）、场流分级法（FFF）、光散射技术等检测方法。

检测方法的五花八门使得蛋白质药物各项指数的界定缺乏统一的说法，进而影响到对防腐剂使用标准至今难以达到共识。因此，在药品研发及流通规模扩大的趋势要求下，蛋白质药物防腐剂的使用走向规范统一的呼声已经越来越高。

可以预见，如果一种药物的生物化学、生物物理和生物学数据（结构和功能分析）可以证明原研药及其仿制药是相同的或足够相似，并且剂型、容器密闭系统以及处理和管理的差异不带来任何改变，也就是说等效临床表现（药物动力学/药效动力学）可以得到保证，那么要批准生物仿制药，少量临床试验，甚至无临床试验，也就足够了。低于肝素，抗血栓作用强于肝素，成为新近发展起来的一类抗血栓药物。又如酶是具有生物催化作用的活性蛋白，当其空间构象发生改变，即失去活性。但它的氨基酸组成一级结构仍然保持不变，故对生化药品的结构和组分的鉴定，还要用生化分析方法加以确证。此外，凡由动物、植物和微生物提取的人体内存在的生化药品，按新药申报要求可不报送致突变试验资料、生殖毒性试验资料和致癌试验资料。

第五节
一般生化药物结构和组分的确证

一、多肽及蛋白质类

1. 氨基酸的组分

一般用氨基酸分析仪或 HPLC 法测定蛋白或多肽水解液中氨基酸的种类及各种氨基酸的组成比。纯蛋白或多肽制剂应不含核酸（核苷酸）和糖等其他组分。若为含糖基的蛋白质，在做含糖蛋白的测定时，需测定糖与蛋白的组成比。经水解后，再分别对肽链及糖链进行分析。

2. 分子量测定

用 SDS-PAGE 法与已知分子量的标准蛋白比较，确定待测的分子量。若出现一条以上的蛋白区带，应分别测定各区带的活力，以确定主要活性区带的分子量。同时要求用参照品或进口制剂做对比试验加以确证。PAGE 法是评价蛋白质纯度与均一性常用而有效的方法之一，当制品出现变性、聚合、脱酰胺等变化，可用 PAGE 法检出。

3. 等电点测定

一般采用等电聚焦法测定主带及各蛋白区带的等电点，该法的优点是，有很高的分辨率，可将等电点相差 0.01～0.02pH 单位的蛋白质分开，应同时用参照品作对比分析。

4. 蛋白质的含量测定

最常用的方法有以下几种。

（1）凯氏定氮法　该法适用于所有含氮化合物，包括蛋白质多肽中氮含量的测定。由测得的含氮量，计算蛋白量，不需要参照品。为节省样品，可采用半微量定氮法。需要注意的是，制剂中含有无机氮时，会使结果明显偏高。

（2）Folin-酚法　该法专属性高，能测出活性组分的蛋白含量，同时也能测出其他非活性组分的含量，可真实地反映制品中蛋白质的含量。

5. 活性测定

在制备多肽或蛋白质类制品时，有时因工艺条件的变化，导致蛋白质失活。因此除上述理化检验外，尚需用体内或体外试验方法，证实其活性作用。

多肽、蛋白质类生化药物，除胰岛素、合成催产素等制品的纯度较高外，有相当部分的产品为非单一组分的混合物。例如脑活素注射液是脑经酶水解后得到的制品，内含 85% 游离的必需氨基酸和 15% 小分子肽。像这类制品，要求每批制品中各组分应保持恒定的比值、在申报资料中至少应列出 10 批以上的测定数据，保证制剂的均一性。

二、酶类

酶是活体细胞产生的一类特殊蛋白质，是专一性很强的生物催化剂，可分为单纯酶和结合酶。在申报酶类新药时，除按上述一般蛋白质要求进行分子量、等电点等测定外，要根据酶的催化特性，测定酶促反应动力学的有关数据，如最适反应温度、最适 pH 值、底物浓度和酶浓度对反应速度的影响、测定酶对催化底物的专一性或切割点。在测定酶活力时，应尽量采用国际标准品作对照，以国际单位表示酶活力，其纯度以比活表示。若为结合酶，应对其辅基部分用理化分析方法加以确证。若为混合酶应尽可能分别测定两种酶的理化常数及各自的酶活力及酶促反应动力学数据。

三、多糖

多糖可由同一种单糖组成。如香菇多糖、猪苓多糖均为以葡萄糖为基本单位组成的多糖。亦可由不同的单糖单位组成。如肝素、透明质酸。通常多糖类化学结构的确证需要做以下工作。

1. 单糖的组成

多糖经水解后，可用纸色谱法鉴定组成的单糖。也可做成单糖衍生物，测定衍生物的熔点或制成硅烷化衍生物，用气相色谱法对组成的单糖进行鉴定，并测出各单糖的组成比。

2. 元素分析

3. 比旋度的测定

4. 平均分子量的测定

可用凝胶过滤法、光散射法、黏度测定法、HPLC 法等方法测定。

5. 高碘酸氧化与 smith 降解反应。

高碘酸氧化反应是一种选择性的氧化降解反应，通过降解底物的测定，可确定多糖中各单糖的连接方式。smtih 降解反应是将过碘酸氧化产物进行还原，再水解得到各种糖苷，从而判断糖苷键的位置及连接顺序。

6. 红外光谱

根据不同波长的特征吸收。可鉴别吡喃糖的糖苷链，如 α 型在 $840cm^{-1}$ 有特征吸收，β 型在

$890cm^{-1}$ 有特征吸收。

7. ^{13}C 核磁共振

可测定多糖端基碳的糖苷键的构型；也可测定具有（1→4）键的多糖是直链结构还是环状结构；也可从 ^{13}C-NMR 的相对峰面积测定不同糖苷键的糖基组成比。

8. 氨基葡萄糖或糖醛酸组成的多糖还应分别测定含氮量及含硫量。

四、核苷酸及核酸类

核苷酸及其衍生物均属结构明确的小分子化合物，可按西药新药的要求申报。

多聚核苷酸及核酸系大分子化合物，一般需做以下工作。

1. 元素分析

含有 C、H、O、N 和 P5 种元素：RNA 含 N 15%～16%，P 8.5%～9.0%；DNA 含 N 15.2%，P 9.2%。

2. 分子量测定

可用琼脂糖凝胶或 PAGE 法测定。

3. 核苷酸组成

经水解后，用电泳法或色谱法分离、鉴定各种单核苷酸。

4. RNA 和 DNA

通过核糖和脱氧核糖的测定，即可区分 RNA 和 DNA。

5. 分子中双链结构的测定

可用荧光探针菲啶溴红鉴定。菲啶溴红可插入核酸双链碱基对之间，形成镶嵌结构使荧光强度明显增强。

6. 含量测定

组成核酸的单核苷酸由碱基、核糖（或脱氧核糖）、磷酸组成。因此可通过测定碱基含量，核糖（或脱氧核糖）含量或含磷量来测定核酸含量。

五、不饱和脂肪酸

1. 元素分析

2. 物理常数的测定

如碘值、皂化值、酸值、相对密度、折射率等，这些指标不仅对药品具有鉴别意义，也反映了药品的纯度。

3. 用气相色谱法分离和鉴定脂肪酸

若为多组分的混合脂肪酸，应对主要组分的脂肪酸进行鉴定，必要时应通过活性测定确证活性组分，作为含量测定的依据，如由海洋生物色肝油中提取的鱼油多烯康。其有效成分为二十碳五烯酸（EPA）和二十二碳六烯酸（DHA），在测定含量时，以 EPA 和 DHA 两者的总量合并计算。

第六节
生物药物产品的质量控制

一、生物药物产品的质量研究

由于生物药物产品的复杂性及易变性，技术部门仅通过对终产品的质量检定难以实现对产品的全面质量控制，所以要保证产品的安全有效和质量可控，研制单位必须从原材料（包括菌、毒种或细胞库）、生产工艺、原液、半成品、成品到贮存条件等进行全程的质量控制。如何建立一套完善的质量控制体系，对于生物制药来说是一项复杂的系统工程，需要在实践中不断地探索。

二、生物药物制剂研究与稳定产品质量的关系

药物必须制成适宜的剂型才能用于临床，因此制剂的研究工作在新药研发中占有重要的地位，对保证产品质量稳定也有更重要的意义。由于生物药物产品性质一般不稳定，易受各种环境因素的影响，制剂研究有一定的难度，是我国生物药物研发中的一个薄弱环节。有些研究者在得到纯化的表达产物后便认为万事大吉，随意加入一种或多种常用的蛋白稳定剂（如人血白蛋白），即认为已完成了生物药物的研制工作。实际上，不同的蛋白药物可能需要不同的制剂处方，不尽合理的处方组成不但影响制品的稳定性，而且可能会影响到成品的质控。比如，蛋白药物中加入人血白蛋白作为保护剂后，便很难再进行含量或纯度方面的分析，而且由于人血白蛋白属于血源性制剂，也给最终产品带来了不安全的隐患。

以往国外生物制品的处方组成也较单一，但近年来一些国外企业对于这方面的研究工作越来越重视，如氨基酸、维生素、表面活性剂等安全性和稳定效果俱佳的辅料逐渐被采用，使生物技术药物的处方组成也越来越复杂，越来越多样。

三、稳定性研究有待改进

由于生物制品一般稳定性较差，结构和性质又比较复杂，因此其产品内在质量的变化不易检测到，稳定性研究存在一定的难度。ICH已制定了生物技术产品稳定性研究的技术要求，其中对于批数和样品的选择、考察指标、考察条件、测试次数等均有明确的规定。对比该技术要求，我国有些生物药物产品稳定性研究中的问题较多，如考察批数少、考察条件单一（仅设温度条件，而不考虑光照、反复冻融、冻干制品溶解后的稳定情况等）、考察指标少（缺少含量、纯度和降解产物等方面的分析）、对不同规格不同内包装的样品不分别考虑等。由于上述问题的存在，作为制定效期依据的稳定性研究数据通常不是很充分，对于贮存条件的规定不是很全面，有时根据有限的结果甚至难以确定产品的有效期。由于稳定性研究的欠缺很难在后续工作中弥补，研究者在开展稳定性研究前应加强咨询和论证，提出一个科学可行的试验方案，并应严格执行，以确保只要在效期内和规定的条件下使用，产品的安全性及有效性都是有保障的。

四、完善质量标准

生物药物需进行全过程的质量控制，质量标准的建立和完善是这一过程中最重要的环节。与化学药物相比，生物药物特别是生物制品的检定项目繁多且检定方法复杂，按照我国现行的技术标准，对于重组产品来讲，常规的检定项目就有20多项。近年来，随着国家生物制品规程的补充修订及GMP的实施，我国生物药物的质量标准更加规范，执行也更加到位，但对比国内外同类产品质量标准的差异，国内标准还有一些待改进的地方。生物药物质量标准的研究一般涉及以下几项。①理化性质：外观（形状、颜色、气味）、pH。②均一性：纯度、浓度。③鉴别。④结构确证。⑤效价：生物学活性、免疫学活性。⑥残余杂质：产品、工艺、环境相关的杂质。⑦起草、制定《制造与检定规程》。⑧研究建立国家标准品或参考品等。

1. 成品检定方面

我国有些生物药物的成品标准相对简单，与国际上的通行标准（如ICH）和国外企业的标准相比，缺少含量和纯度方面的指标，这既不利于常规质控，又影响到成品的稳定性研究，甚至对上市后药品的质量监督产生影响。现在随着人们法制意识的加强，对药品质量问题的追溯逐渐成为制药企业和药品监管部门需要面对的一个问题，而成品质量标准的不完善很可能成为其中的一个隐患。过去由于技术和其他方面的考虑，大部分质控项目均在原液检定阶段完成。基于目前国内的技术水平，应该说是有可能进行改进的，如在成品检定中增加含量和纯度等方面的指标。

2. 纯度及杂质分析

生物药物产品的纯度测定通常与检定方法直接相关，因此产品纯度应采用多种方法综合评估。

目前国际上经常采用的纯度分析方法包括了 SDS-PAGE、等电聚焦、分子筛 HPLC、反相 HPLC、离子交换 HPLC 等，而且为了将预期产品与杂质更好地分离，往往需要对样品进行预处理。以往国内生物药物一般仅采用 SDS-PAGE 和分子筛 HPLC 方法，测定结果只能说明样品在分子量方面是大致均一的，但难以全面反映产品的纯度。近来在大部分重组产品的检定中增加了反相 HPLC 分析，这是一个很有意义的改进。新的《药品注册管理办法》已将杂质分析纳入申报资料要求，研制单位今后应在纯度和杂质研究方面多做工作，特别重视产品相关杂质（指目标蛋白的分子变异体）的分析。

3. 内控参比品的建立

ICH 指导原则要求生产商在申报时应建立经标化的内部参比品，供生物学和物理化学检测用。国外企业标准中的理化分析结果判断大多也是要求与参比品一致。鉴于蛋白药物的特殊性质，采用某种特定方法测得的表观值与理论值相比通常有偏差，所以采用与内控参比品比较的方法更合理，也更能保证批间的一致性。一般情况下，国内的研究单位往往更重视活性测定用标准品（或参比品）的建立，而忽视了理化分析用参比品的建立，使某些理化检定标准难以制定或制定的标准范围过宽。

4. 判定标准的制定

标准的含义就是一个严格的衡量度，不但是厂家对自己产品的放行标准，同时也是政府和社会监督其产品质量是否合格的惟一尺度。由于生物制品的易变性，某些检测指标在贮存过程中难免发生变化，有时会给标准的制定带来困难。如在贮存过程中某种蛋白药物的氧化形式由 5％增加到 10％，而研究结果表明含 10％氧化形式的药物仍是安全有效的，如果将合格标准拟定为小于 5％，则投放市场后的产品检定结果可能不合格；如拟定为小于 10％，则在贮存期内难以保证产品的安全有效。为了解决这种问题，国外有些企业采用两种标准，即出厂标准（release specification）和货架期标准（end of shelf life specification），其中出厂标准高于有效期内标准，由此既可以保证产品在有效期内的检定结果都合格，又可以保证临床使用中的安全有效性。

五、细胞库的建立和生产稳定的关系

建立细胞库的目的是为了保证生产的持续稳定。国外企业对于细胞库的管理有非常严格的要求，如对于哺乳动物而言，主细胞库（MCB）和生产细胞库（WCB）均需进行细胞表型、基因型、安全性等方面的检定。其中细胞表型检定项目包括细胞生长动力学、细胞形态、表达特性、同功酶分析、核型分析等；基因型分析包括限制酶谱分析、基因拷贝数、载体状态、核酸序列、mRNA 水平检测等；安全性（外源污染）检查包括细菌及真菌、支原体检查和体内体外法检测各种病毒等。在成功建立两级种子库以后，研制单位还要定期进行常规检查，每次从 WCB 中取出细胞用于生产前，要进行细胞生长及表达特性方面的确认；同样，在建立新的 WCB 时研制单位对于 MCB 也要进行重新检定（如因意外事故造成 MCB 的全部损失，则需按严格的程序重建 MCB）。采用新的 MCB 后，研制单位不但需进行药学方面的比较，必要时还需进行动物试验或临床试验，以确定重建 MCB 前后产品质量的一致性。为保证工程细胞在培养过程中具有稳定的遗传特性，对于发酵中或发酵结束后的收获液，需要进行细胞特性和基因序列的确认。

我国传统的生物制品生产企业对于种子库的管理是比较重视的，基本都建立了一套严格、规范的管理体系。但部分新建的生物制药企业对此并未给予充分的重视，主要问题表现在缺少规范的管理体系、种子库的检测项目不全面及检定方法不合理等。有些企业上游研究工作也往往在种子库的建立和检定方面存在问题，特别是关于真核表达体系，因其管理体系及技术方法较复杂，所以出现的问题也特别多，部分申报品种需进行此方面的补充研究。问题主要表现为：只建立一级种子库，检定项目不全面，不按《中国生物制品规程》的要求进行支原体和病毒的检查等。因此，在种子库检定中，需要考虑增加目的基因序列测定项目，并规定对保存在种子库中的细胞进行定期的重复检定，每批从 WCB 中取出细胞投产前应进行必要的检定，对于至少一批培养终止的收获液应进行细胞鉴定和基因序列确认等。

六、生产工艺的验证

合理的生产工艺应能最大可能地提高目的产物的得率及保证终产品的纯度及活性，并可有效去除各种有害杂质。有些生物技术药物申报资料中的常见问题是工艺研究资料过于简单，即使提供了较详细的资料，也主要是对工艺流程摸索及工艺参数筛选的描述，缺乏关于工艺验证研究方面的资料。一般情况下，申报单位只提供不同工艺或参数比较的资料或文献资料，而对于工艺的提取及纯化效果却缺乏有效的验证，其实对于保证产品质量而言，后者的工作更为重要。国外一些生物制药企业的做法值得我们借鉴，如在工艺研究阶段，对每一步工艺去除外源杂质（如宿主 DNA 或有机溶剂等）的效果进行验证；在常规生产阶段，对某些重要的处理步骤（如除菌工艺）进行定期验证等。工艺验证的结果也将直接影响质控项目的设定，如 FDA 建议，经过工艺验证后，研制单位如能证实某些特定的步骤可有效地去除 DNA，则在重组产品的质量标准中可取消残余宿主 DNA 检测项目。

第七节
质量控制体系建立过程中的问题

近年来，我国生物药物研发工作已取得长足的进步，但是在质量控制体系方面还有许多薄弱环节，尤其体现在质控标准的方法验证工作上。大部分研制单位在建立标准时，不进行或很少进行方法学的研究和验证工作。对于理化分析项目，基本上都是套用国家规程中已收载品种的检定方法和判定标准；对于生物活性测定项目，即使无标准方法，也大多是参照文献上报道的方法，简单地重复一下，只要能完成实验过程，得到实验结果，便根据很有限的实验数据确定一个标准，对其合理性和科学性往往难以判断。

不经验证的检定方法用于产品质控会存在很大的问题。比如，对于活性测定而言，如果不经方法验证，不了解测定方法的精密度，则对于批间产品检定结果的差异便难以分析，不知是由于方法的变异引起的，还是批间产品的质量差异引起的，对于其拟定标准的合理性更无从判断。

以往由于各方面条件的限制，研发单位对于质控方法验证工作不够重视。然而现阶段，非已有国家标准的品种在申报的生物制品中的比例不断增加，已有的质控方法不一定适用于每一种生物药物，在新生物制品研究过程中必须研究摸索出适合申报品种的检定方法，并对拟定的方法进行验证；而且从严格意义上讲，对于已有国家标准的质控方法也应进行适当的验证，以证明在实际的使用条件下该方法也是适用的。因此综合考虑，随着国内生物技术研究水平的提高以及生物药物研发工作的进一步开展，质控分析方法的验证工作已日益凸现其重要性和必要性。

生物制品质控中采用的方法包括理化分析方法和生物学测定方法。其中，理化分析方法的验证原则与化学药品基本相同，所以可参照《化学药品质控方法验证的指导原则》进行，当然在进行具体验证时，还需要结合生物制品的特点考虑。就我国目前生物制品质控的实际状况而言，新引入的理化分析方法并不太多，对于常规理化分析方法，可能尚不需要对所有的项目均进行全面验证。有些项目需进行一些必要的测试，如 HPLC 的系统适应性测试；有些项目，如成品主药含量测定等仍需要进行较全面的验证。生物制品主要在生物学测定验证工作方面具有一定特殊性，尤其是在生物活性测定方面，此类方法是最具有生物制品特色、最重要、完成难度最大和目前存在问题最多的检定项目。

质控分析方法的验证就是根据方法的需要测定该方法的专属性、准确性、精密度、线性、范围、检测限度、定量限度、耐用性等几个指标中的一个或几个。

1. 精密度
由于各种生物活性测定方法的变异均较大，所以精密度往往不太理想。对于一些新建立的活性测定方法而言，测定结果不稳定、难以进行定量及无法准确标示等问题已成为质控中的主要问题。因此，作为测定有效成分含量水平的生物活性指标，需采用定量的测定方法，并尽可能减少方法的变异。参照国外的有关标准，对各种测定方法，提出一般的可接受标准。

精密度可以从三个层面考虑，即重复性、中间精密度、重现性。重复性是在同一个试验内同一个供试品在测量范围内的不同浓度时测定的精密度。一般配制测量范围内的高、中、低浓度 3 个稀释度的供试品，每个稀释度重复测定 10 次，计算每一浓度测定结果的均值和 SD 及每一浓度的 CV 值；中间精密度是在不同试验间对测量范围内同一个供试品在不同浓度时测定的精密性。通常配制测量范围内的高、中、低浓度 3 个稀释度的供试品，在 3 个试验中对每一个稀释度重复测定 3 次，测定不同工作日间的变化、不同批号的试验材料间的变化和不同实验员间的变化等，计算每一试验中每一浓度测定结果的均值和 SD 及试验间每一浓度的 CV 值。

对于不同测定方法，其精密度可有较大不同，一般情况下：酶，小于 20%；结合试验，小于 20%；细胞试验，小于 30%；动物试验，小于 50%。对于一些尚不成熟的试验方法或某些特殊方法（如噬斑试验），方法变异可能会更大些。对于方法精密度的可接受标准还应从多方面进行考虑。比如有些药物的临床效应（包括疗效及不良反应）对给药剂量的变化常敏感，这时需对生物活性测定方法的精密度提出更高的要求。

2. 线性和范围

线性关系一般是指检测结果与样品含量的直线相关性，而且一般情况下线性关系是定量测定的基础，所以应尽可能摸索出存在较好线性关系的测定方法并进行线性验证。但对于某些生物活性测定方法而言，其线性范围较小（如细胞测定中呈 S 曲线），这时采用曲线拟合的方法应更合理，通过测定全范围曲线，在标准品或参考品的矫正下，依 ED50 或 IC50 值计算活性单位。一般在测量范围内配制 6～8 个稀释度，每一稀释度测定 3 次，每次重复测定 3 份，进行回归分析并计算试验的相关系数 r。验证时所设定的范围应至少包括了检定标准中规定的范围，如标准中规定成品生物活性应为标示量的 80%～120%，则验证的范围可设定为标示量的 70%～130%。确定范围的方法为：供试品浓度（含量）在范围末端和范围内时，均能获得满意的线性、精密度和准确性。

3. 专属性和准确性

专属性和准确性不是每个生物学测定方法都需要测定的参数，但同样重要，只是对于不同品种的不同方法应有不同的考虑。

(1) 专属性　生物学测定方法的专属性与测定方法及产品组成密切相关，所以应首先从测试原理、测试用材料和供试品组成等方面分析方法的专属性，进而再进行必要的验证。

由于生物制品的性质和组成多样，检定方法各不相同，难以提出统一的专属性验证要求。以生物药物常用的几种检定方法为例，进行具体分析及说明。

① 采用免疫印迹试验进行生物制品的鉴别，首先对所使用抗体的特异性进行分析；若供试品中还存在其他组分，则应进一步验证被检测物中其他物质能否引起非特异性免疫反应。

② 采用细胞测定方法检测生物活性，首先说明被测物质与特定的细胞应答之间的相关性，如二者的相关性较好，则一般认为该方法的特异性较好。为表明细胞测定方法的特异性，可进行相关试验进行验证，如加入抗体或特异抑制剂的封闭实验等。如果成品中加入了可能影响活性测定的辅料，应进行相关验证以排除此种影响。

③ 采用 ELISA 法检测重组产品的残余宿主蛋白含量，可采用与表达体系相同的宿主细胞的蛋白作为免疫原制备抗体，若采用与产品相似工艺进行处理后再免疫动物，则所获得抗体的特异性更好。另外，产品中存在的大量目的蛋白可能影响残余宿主蛋白的测定，应进行相关验证以排除此种影响。

(2) 准确性　对于化学药品一般可采用填加和回收实验来测定，即对已知量的供试品进行测定，比较测定值和真实值之间的差异。但对于生物制品而言，由于没有纯的标准物质，往往难以获得确切的准确性数据，所以一般不需要准确地测出该参数。

然而，仍有一些问题与生物活性测定方法的准确性密切相关，值得研究者注意。

生物制品的生物学活性为相对活性，一般与同时进行测定的标准品/参考品进行比较而得，所以应对单位有一个适当的定义或以适用的标准品/参考品作为对照经计算而得。为得到准确的测定结果，应注意以下几点：

① 必须同时测定供试品和标准品/参考品的剂量反应曲线，而且两条曲线必须具有平行性，即供试品和标准品/参考品的活性成分仅是量的不同而没有质的区别。如果两条曲线不具备平行性，则说明供试品和标准品/参考品中的活性成分可能不同或者该测试系统不具有适用性，这种情况下，将难以准确计算出相对活性的结果。

② 应尽可能使供试品随机分布及保证测试系统的平衡性。需对引起系统偏差的某些因素进行分析排除，如不同的试验平板、平板的不同位置（如边缘效应）、检测次序、动物实验中的笼子效应等。

4. 耐用性

由于生物学测定结果对分析条件往往比较敏感，所以方法的耐用性验证是非常重要的。为保证测定结果稳定，应对此项工作给予充分重视。

在研制阶段即应进行耐用性的评估，它应能表明在方法的参数有微小改变时该分析方法仍然是可靠的。

参数的改变可以是对温度、湿度、培养时间、试剂的 pH 等进行适当的调整，根据具体情况，可针对一个或几个关键的参数进行验证。在每种试验条件下，均需对准确性、精密度或其他参数进行测定。生物学测定结果对分析条件往往比较敏感，耐用性研究的结果将建立一系列系统适用性参数，以确保在每一次实际测定中该方法都是有效的。

5. 检测限度和定量限度

这两项是杂质检查中需测定的参数。根据目前国内的实际状况，部分生物制品尚未建立杂质检查项目，但是对于已建立的杂质检测方法，应进行验证。

(1) 检测限度 检测限度的测定可以通过直观法、信噪比法等测定。

直观法：对一系列已知浓度分析物的供试品进行分析，并以能测得被分析物的最小量来建立。

信噪比法：将已知低浓度试样测出的信号与空白样品测出的信号进行比较，算出能被可靠地检测出的最低量。一般可接受的信噪比为 3:1 或 2:1。

(2) 定量限度 定量限度的测定也可以通过直观法、信噪比法等测定。

直观法：对一系列已知浓度被分析物的供试品进行分析，在准确性和精密度都符合要求的情况下，来确定被分析物能被定量的最小量。

信噪比法：将已知低浓度试样测出的信号与空白样品测出的信号进行比较，算出能被可靠地检测出的最低量。一般可接受的信噪比为 10:1。

需要强调的是，分析方法的验证工作最终是为了保证产品的质量可控，以此为目的，各种质控分析方法之间存在着一定的内在联系，所以在评价验证工作时，需要根据方法的来源、测试原理、方法的技术特点以及具体的验证结果等，对于质控分析方法的准确性和可靠性进行综合分析，并评价由拟定的质控分析方法构成的制检规程能否基本控制产品质量。

（何华，戚雪勇）

第十五章

生化药物分析进展和动态

第一节
生物药物分析基础研究

随着分子生物学和现代分析技术的发展，人们对生命过程和疾病起因有了更深入的认识。但是，目前仍然有许多疾病严重地危害着人们的健康和生存，影响着人类的进步与发展。健康与疾病防治仍将是 21 世纪药学科学所面临的重大课题。进一步揭示生命现象、发展药学科学以及研究、开发防治重大疾病的有效药物，始终是包括生物药物分析学在内的药学学科的重要内容。

一、国外发展趋势

世界各国，特别是西方发达国家，认为药物分析的主要任务是在药物的开发、生产、经销和使用过程中采用准确的分析方法对药物原料及其制剂的质量进行有效控制，对其体内过程进行分析研究，以确保用药的安全性和有效性。众所周知，国际市场上用于防治疾病的药物，20 世纪 80 年代以前主要是化学药物，之后随着化学药物毒副作用的不断出现和耐药性的形成，人们更加注重对天然药物的研究；同时由于分子生物学的发展，生物技术发生了巨大的变化，从 1982 年 10 月第一个生物技术药物——人胰岛素上市后，生物技术来源的药物迅速扩大，使药物分析的研究对象趋于多样化。

目前国外对生物技术药物的分析，由于其来源的特殊性、复杂性以及异军突起的惊人发展速度，到目前为止，还没有形成一种较为理想的分析方法，基本上是"八仙过海，各显其能"的状况，但主要的分析方法有：酶分析法、电泳分析法、免疫分析法、色谱法、亲和法、质谱法、非酶转录后修饰法、核磁共振法、振动光谱法、圆二色谱法、荧光、紫外分光光度法、化学发光分析法和电化学分析法等。而体内药物分析研究，趋向于采用在线的联用微透析分析技术：如在线微透析-毛细管电泳系统（on-line MD-CE）、在线微透析-液相色谱系统（on-line MD-LC）、液相色谱-质谱（LC-MS）联用等。

二、国内发展现状

我国的生物药物分析研究随着现代分析技术的进步而发展，结合我国的用药实际而展开。在实现了"八五"和"九五"期间的基础研究发展战略目标后，生物药物分析学科整体水平较以往已有长足的进步，用于生物药物分析的现代技术和方法日益增多，所用仪器类型日趋先进。尤其是色谱及其各种联用分析技术的应用在生物药物分析中所占比例越来越大，使常规生物药物分析方法更加准确、简便和自动化；对生物药物的体内分析方法更加趋向于灵敏、微量、专属和快速；应用研究水平发展迅速。目前，高效液相色谱、毛细管电泳、免疫分析法等已成为体内药物分析的主要研究手段，与世界先进水平相近。基质辅助激光解吸电离飞行时间质谱（MALDI-TOF-MS）对大分子药物特别是当前基因工程药物的应用，迅速有效。

20 世纪 80 年代后期兴起的生物技术药物，异军突起、发展迅速。20 年来，我国虽然对其分析研究做了大量的基础性工作，但仍然有许多新问题、新情况需要认真对待，以适应时代变革的要求。我国生物药物分析的整体水平与发达国家相比，发展还极不平衡，更为先进的分析化学技术还不能及时地应用于生物药物的分析领域；对新兴生物技术药物的有效质量控制体系还未形成；相关的基础性研究还处于起步阶段，已滞后于生物技术药物本身的发展水平。如能够反映我国生物药物分析整体发展水平的《中国药典》，与《美国药典》相比还有差距。究其原因，除我国的经济基础和人员素质外，还与对生物药物分析的基础研究重视不够有关。

第二节
生物药物分析研究现状

生物药物毒性低、副作用小、容易为人体吸收，因此在药品中所占比例日趋增加。生化药物分子结构复杂，同时具有多方面的生物活性与功能，故对其检测分析方法的要求较高，生化药物分析方法已成为药物分析的一个新分支。

基因工程医药产品的出现和发展，给药物分析提出新的课题，鉴于其可能含有与非基因产品不同的有害物质，因此这类产品的质量控制与非基因产品有本质差别。在检测方法上，大都采用适合于肽、蛋白质、多糖等大分子化合物的现代色谱、光谱综合性方法。近年来 HPLC 较重要的发展方面是检测器的发展。如二极管阵列检测器已普遍应用；蒸发光散射检测器对无近紫外吸收的药物，提供了一种有效的高灵敏度的方法。液相色谱-质谱联用在体内药物代谢研究、临床药物检测和生物大分子测定中有着广泛的用途。多维色谱，如 LC-MS，LC-MS/MS 等用于药物、蛋白质、多肽结构测定，并使整个操作完全自动化，这是 21 世纪色谱分析的发展方向之一。微柱液相色谱的研究也十分活跃，由于分析所需的样品量及流动相的消耗大大下降，检测灵敏度又大大提高，为 21 世纪发展带来广阔的前景。毛细管电泳和免疫分析的研究也日趋增多。

中国药典 2010 年版收载的生化药物新增品种有乙酰谷酰胺（原料、注射液）、谷丙甘氨酸胶囊、胱氨酸片、甲硫氨酸片、生长抑素（原料和粉针剂）、鲑降钙素（原料）、醋酸奥曲肽（原料、注射液和粉针剂）、乌司他丁（原料、粉针剂、溶液）、胰激肽原酶原料、门冬酰胺酶（埃希）、环磷腺苷（原料、粉针剂）、硫酸软骨素钠（原料、片、胶囊）、多烯酸乙酯（原料、软胶囊）等。一般品种都增加了鉴别或检查项目，如氨基酸类药物增加了 TLC 法检查其他氨基酸，增加了方法学系统适用性；细胞内毒素检查中增加了限度要求、干扰试验等。这些分析方法紧跟国际水平，与国际 USP、BP 和 EP 同标准接轨，尽可能就高不就低。2010 版中国药典生化药物中氨基酸类、核酸类、多肽、蛋白、酶、辅酶和脂类品种的大部分或绝大部分产品已赶上国外标准，有的项目甚至已超过国外标准。生物药物质量标准的高低与其生产工艺水平有密切关系，有的生产厂家进行技术改造，生产出了高水平的药品。生化药品部分在增加优质高水平新品种的同时，删除了产品质量一直滞留不前的品种。

2010 年版药典生测药品部分收载 72 个品种，其中新增品种 12 个。编纂生测药品标准的重点放在采用现代化仪器分析方法、提高产品纯度及增加检查项目上，加强药品内在质量的控制。如对肝素钠的有关物质限度要求，采用离子色谱，使杂质硫酸皮肤软骨素＜5.0％，多硫酸软骨素不得检出。该法 USP、EP、BP、JP 均没收录。因该方法能十分清晰地分析肝素、硫酸皮肤素、多硫软骨素，可代替昂贵的核磁共振及毛细管电泳方法。2010 版中国药典该项目已达国际先进水平，有十分重要的意义。另外，硫酸软骨素的质量指标有显著提高，含量要求从原来 40％左右提至 90％（口服），与国际水平一致。除标准中来源猪、红外、吸收度、细菌内毒素、有机残留增修有提高外，主要含量测定中用专一性很强且灵敏的酶解法分离硫酸软骨素成 A、B、C，再用离子色谱柱法很好地分离硫酸软骨素成 B、C、A，使硫骨素含量为 90％（固）、95％（固）、97％（注、眼）。

灵敏度优于 USP 和 EP 的电泳法以及 EP 的滴定法。

中国药典 2010 年版收载的生物药物在 2005 年版的基础上，进一步改进和提高了标准的内在质量，形成了以国家标准为主体的标准体系，将我国安全有效、临床常用、标准完善且稳定生产的药物尽量收入，标准的主要方面达到发达国家水平，部分品种标准具有本国特色。对 2005 年版药典中的一些疗效不明确、临床少用或多年不生产的品种，进行调整和删除。结合地方标准品种再评价及升部标准工作，选出好的品种作为新增品种的来源之一。

下面对中国药典 2010 年版、美国药典 30 版和英国药典 2007 版中收载的几类具代表性的生化药物分析方法从鉴别、检查、含量测定等方面进行归纳比较，以了解生化药物分析方法的进展。

一、氨基酸类药物分析

药典中氨基酸含量测定大多应用化学滴定法，只有美国药典中乙酰半胱氨酸采用高效液相色谱法（见表 15-1）。但近年来 HPLC 已广泛应用于氨基酸分析，其中令人关注的是有关氨基酸的衍生化。因为只有极少数氨基酸具有紫外吸收，大多数氨基酸不能用紫外检测器检测。为了改善被测物的检测特性，提高检测灵敏度，必须采用化学衍生法。目前衍生方法大致有两种：柱前衍生和柱后衍生。柱前衍生法是将样品制成适当的衍生物再进行 HPLC 分离，衍生化的结果不仅仅改善了被测物的检测特性，有时对其色谱分离也有一定的帮助，常用衍生化试剂有邻苯二甲醛、羟基琥珀酸亚胺吲哚乙酸（SIIA）、苯氨基硫代甲酰酯（PTC）等。分别用亚硝酸和 N-苊基马来酰亚胺作为衍生化试剂，以紫外和荧光作检测的反相高效液相法（RP-HPLC）定量测定人体内乙酰半胱氨酸，可获得到满意结果。柱后衍生法是将样品先经色谱柱分离，柱后再进行衍生。Nozal 等将乙酰半胱氨酸经 RP-HPLC 分离后，用二硫硝基苯酸衍生处理再进行检测，同时加入溴化十六烷基三甲铵阳离子以增强灵敏度，检测限为 0.61μg。除了以上两种经典衍生方式外，最近有文献介绍了用于定量分析氨基酸的一种毛细管柱内衍生方法，可在缓冲液中加入衍生剂（on-line 法），也可在毛细管前端的衍生室进行反应（Sandwich 法），这种方法与柱前衍生法检测水平相当（微克级）。此外，还可用蒸发光散射检测器直接检测非衍生化的氨基酸，配合 HPLC 的分离定量，检测限达纳克级，回收率为 94%。

表 15-1 氨基酸类药物药典分析方法

药名	中国药典(2010 年版)			美国药典(30 版)			英国药典(2007 年版)		
	鉴别	检查	含量测定	鉴别	检查	含量测定	鉴别	检查	含量测定
门冬氨酸	IR	其他氨基酸：TLC	电位滴定	IR	其他氨基酸：TLC；有机挥发性杂质：GC	NaOH 滴定	IR；旋光；化学反应	茚三酮阳性物质：TLC	NaOH 滴定
甲硫氨酸	IR	其他氨基酸：TLC	电位滴定	IR	其他氨基酸：TLC；有机挥发性杂质：GC	电位滴定	IR；旋光；化学反应	茚三酮阳性物质：TLC	电位滴定
色氨酸	IR	其他氨基酸：TLC	电位滴定	IR	有机挥发性杂质：GC	电位滴定	IR；旋光；化学反应	茚三酮阳性物质：TLC；有关物质：HPLC	非水滴定
乙酰半胱氨酸	IR	热原检查法	碘量滴定	IR	有机挥发性杂质：GC	RP-HPLC	IR；旋光；化学反应；熔点	有关物质：HPLC；锌：AAS	碘量滴定

二、酶类药物分析

酶的种类极多，目前研究发现的酶已达 1300 多种，它们都是机体细胞中合成的蛋白质，具有高度的催化作用及选择性。虽为活体产生，但自活体提出后，仍不失其催化活性。因此，某些酶经提取后，可作为药用。现有药用酶制剂已达 100 种，其药典分析方法见表 15-2。酶类药物分析基本上还是应用生化反应方法，以生化物质为底物，辅以紫外分光光度法（UV），反映酶解反应的程度，测定酶效价。近年来，人们尝试用一些新的生化反应底物使反应更加灵敏和准确，Jones 应用硫代氨基甲酰酪蛋白荧光底物使胰蛋白酶、胃蛋白酶的检测灵敏度提高了几十倍；张东裔等以对甲苯磺酰基精氨酸甲酯（TAME）为底物，以苯酚红指示剂在特定波长下光吸收值的变化作为测定胰蛋白酶效价的指标，相对于药典中以消耗氢氧化钠体积为指标，这种方法更加简便灵敏；此外，通过选择不同的底物和指示剂，此法还可用于测定其他蛋白酶的活性，从而建立一系列以指示剂为基础的酶活性测定方法。

表 15-2　酶类药物药典分析方法

药名	中国药典（2010 年版）			美国药典（30 版）			英国药典（2007 年版）		
	鉴别	检查	含量测定	鉴别	检查	含量测定	鉴别	检查	含量测定
抑肽酶	生化反应	高分子蛋白质；分子排阻色谱	生化反应	TLC；UV	抑肽酶相关酶：毛细管区带电泳，阳离子交换色谱；高分子蛋白质；分子排阻色谱	生化反应	TLC；生化反应	高分子蛋白质；分子排阻色谱	生化反应
尿激酶	生化反应	凝血样活性物质：生化反应；分子组分比：电泳法	生化反应	—	—	—	生化反应；免疫扩散	乙型肝炎表面抗原；放射免疫测定法；凝血物质：生化反应；分子碎片；分子排阻色谱	生化反应
玻璃酸酶	生化反应；动物实验	酪氨酸；UV	生化反应；UV	—	酪氨酸；UV	生化反应；UV	加热物理实验	—	生化反应
胃蛋白酶	生化反应	—	生化反应；UV	—	—	—	生化反应	—	生化反应；UV
胰蛋白酶	生化反应	糜蛋白酶：生化反应（UV）	生化反应；UV	—	—	—	生化反应	糜蛋白酶：生化反应（测pH）	生化反应
糜蛋白酶	生化反应	胰蛋白酶：生化反应	生化反应；UV	—	胰蛋白酶：生化反应	生化反应（UV）	生化反应	胰蛋白酶：生化反应	生化反应

三、蛋白质多肽类药物分析

胰岛素是自猪、牛等食用动物胰脏中提取而得到的高纯度蛋白质，为重要的蛋白质类药品。生物检定法一直是其效价测定的重要方法，这种方法一般与药物的活性、药效密切相关，结果较为直观，但使用动物量较多，实验操作烦琐，影响因素多，实验条件难以控制，精密度差，现正逐步被理化方法所取代。到 20 世纪 80 年代 HPLC 技术已发展为检测蛋白质结构和纯度的重要分析工具，RP-HPLC 用于定量更灵敏、精确、快速。从表 15-3 可见，英国药典 2007 年版和美国药典 30 版对胰岛素的鉴别和效价测定及其相关蛋白的限量测定，均采用 HPLC 方法，中国药典 2010 年版中 HPLC 仅用于鉴别，该标准远远落后于国际水平。李湛君等对比了 RP-HPLC 和生物检定法（小鼠血糖法），实验证明，两种方法测定结果基本吻合，无显著差异。在高纯度、单组分、单峰胰岛素产品的质量控制中，理化方法可代替生物检定法。另外，Kunkel 等对毛细管电泳（CE）和 HPLC 定量分析胰岛素的方法进行了比较，两者精密度近似，RSD 分别为 0.5% 和 0.3%，但 CE 比 HPLC 更快速，消耗有机溶剂更少。

表 15-3　蛋白质多肽类药物药典分析方法

药品	中国药典(2010 年版)			美国药典(30 版)			英国药典(2007 年版)		
	鉴别	检查	含量测定	鉴别	检查	含量测定	鉴别	检查	含量测定
杆菌肽	TLC	—	微生物检定法	TLC	—	抗生素微生物检定法	TLC；生化反应	有关物质；HPLC	微生物检定法
绒促性素	—	雌激素类物质；动物实验	微生物检定法				动物实验		动物实验
胰岛素	RP-HPLC；动物实验	有关蛋白：聚丙烯酰凝胶电泳法；大分子蛋白质；分子排阻色谱法；锌；UV	生物检定法	HPLC	有关物质；RP-HPLC；大分子限量；HPLC；锌；双硫腙法	HPLC 法	HPLC；分子排阻色谱	大分子杂质：排阻色谱法；相关蛋白；HPLC；胰岛素原；放射免疫法；锌；AAS	HPLC
硫酸鱼精蛋白	化学反应	—	生物检定法			化学反应	比旋光度；化学反应		化学反应（可见分光光度法）

CE 作为近年来发展迅速的新方法，在生物大分子的分析方面具有许多优势，在药物分析特别是生化药物分析领域应用得越来越广泛。目前对胰岛素的含量测定以及检查都采用色谱技术，已与美国药典 30 版和英国药典 2007 年版水平一致。Tong 等成功地用带有激光诱导天然荧光检测器的 CE 定量分析了细胞中胰岛素。Friedstoem 等用苯基右旋糖酐修饰的四聚苯烯空心纤维作为毛细管电泳柱，克服了细胞色素 C 等蛋白质类物质在未修饰柱壁上的吸附，对溶菌酶和细胞色素 C 实现良好分离。Jin 等用毛细管区带电泳（CZE）分析细胞色素 C，当弹性石英毛细管被乙烯、乙二醇改性时，细胞色素 C 在毛细管柱壁上的吸附被克服，这个方法已被用来定量测定猪心脏中细胞色素 C 的浓度。另一方面，CE 较差的检测限也引起了人们的重视，堆积方法是克服这个问题的有效办法，样品经 66% 乙腈处理，堆积在毛细管柱的 1/3 处，使得检测信号大大增强。这个方法用于胰岛素分析，已获满意结果。胰岛素经 66% 乙腈处理，并未变性或沉淀。在限量检查方面，可以用葡聚糖凝胶 G50 作填料，用体积排阻色谱法分离细胞色素 C 中的致敏性杂质——大分子蛋白，此法快速简便，可代替豚鼠试验控制中间体纯度。也可用 CE 方法将胰岛素中常混有的中间产物及胰岛素原与胰岛素同时定量，以控制纯度。

四、嘌呤类药物分析

从表 15-4 中可看出，中国 2010 年版药典多采用化学反应、UV 和 IR 来鉴别，美国药典在巯嘌呤的鉴别中还有熔点反应，英国药典在甲氨蝶呤的鉴别中还有旋光度的鉴别，总的来说，鉴别项无显著差异。药典中甲氨蝶呤和叶酸采用 HPLC 定量分析，其他嘌呤类药物多用化学和紫外方法，有很大的改进空间。国内有人用 RP-HPLC 很好地分离了硫唑嘌呤及其中间体，并进行含量测定，此法简便准确。也可用二阶导数光谱法测定人血清中硫唑嘌呤，回收率为 99.3%。国外有报道用 HPLC 分析体内的硫唑嘌呤降解物，得到满意的结果。RP-HPLC 用于定量分析巯嘌呤及其代谢物，RSD 小于 7%。另外，HPLC 用于甲氨蝶呤和叶酸的分析也在药典的基础上有所改进，例如有人用带有荧光检测的 RP-HPLC 能够同时定量测定血浆中的甲氨蝶呤及其代谢物，检测限为纳克级，回收率达 90％左右。CE 也可用于定量分析血浆中甲氨蝶呤，分析时间少于 5min，回收率为 92.7％，精密度符合生化分析要求。

表 15-4　嘌呤类药物药典分析方法

药品	中国药典(2010 年版)			美国药典(30 版)			英国药典(2007 年版)		
	鉴别	检查	含量测定	鉴别	检查	含量测定	鉴别	检查	含量测定
甲氨蝶呤	UV/IR	—	HPLC	UV；IR	纯度；HPLC	HPLC	旋光度；UV；IR	有关物质；HPLC	HPLC
硫鸟嘌呤	化学反应/UV/IR	有关物质；TLC	UV	—	—	—	IR；UV化学反应	相关物质；TLC	电位滴定(非水)
硫唑嘌呤	化学反应/UV/IR	有关物质；HPLC	化学滴定	IR；HPLC	巯嘌呤；TLC；有机挥发性杂质；GC	化学滴定	UV；IR；化学反应	巯嘌呤；TLC；	电位滴定
巯嘌呤	化学反应/IR	6-羟基嘌呤；UV	UV	UV；熔点反应	有机挥发性杂质；GC	化学滴定	UV；化学反应	次黄嘌呤；TLC	电位滴定
叶酸	化学反应/UV/IR	水分，炽灼残渣	HPLC	UV；IR	有机挥发性杂质；GC	HPLC	旋光度；UV；TLC	氨基酸；UV	UV

五、糖类药物分析

山梨醇和甘露醇是常见的两种糖，对其含量测定，中国和英国药典均采用碘量法，而美国药典已采用 HPLC，处于领先水平（表 15-5）。HPLC 还可以用于定量测定体内的甘露醇，以水为流动相，蒸发光散射检测器测定，精密度为 2％左右，并且葡萄糖、果糖对测定无干扰。毛细管等速电泳用于分离定量甘露醇和山梨醇，可加入硼酸作为配位剂和终止离子，分析结果与碘量法一致。离子交换色谱也是糖类药物分析的重要手段，Corradini 成功地运用具脉冲电流滴定检测器的高效离子交换色谱分离和定量分析食品中的糖醇，灵敏度比 HPLC（折射率检测器）高 1000 倍，比气相色谱法（GC）（FID 检测器）高 30 倍。另外，廖桂秀等以盐酸吡哆醇为内标，通过无极性的 CBP1 毛细管柱 GC，将山梨醇和甘露醇制成乙酸酯衍生物后，分离并定量测定，此法稳定、灵敏度高、结果准确可靠。

表 15-5　糖类药物药典分析方法

药名	中国药典(2010 年版)			美国药典(30 版)			英国药典(2007 年版)		
	鉴别	检查	含量测定	鉴别	检查	含量测定	鉴别	检查	含量测定
山梨醇	化学反应/IR	酸度，氯化物，硫酸盐，还原糖，总糖，有关物质	硫代硫酸钠滴定	熔点/化学反应	还原糖；化学反应	HPLC	熔点/化学反应/TLC	还原糖；化学反应	碘量滴定
甘露醇	化学反应/IR	酸度，有关物质	硫代硫酸钠滴定	IR	还原糖；化学反应	HPLC	熔点/化学反应/TLC	还原糖；化学反应	碘量滴定
右旋糖酐	化学反应	干燥失重，炽灼残渣，氯	旋光度	—	—	—	旋光度/IR/分子量	残留溶剂；GC	—
肝素钠	HPLC/化学反应	总氮量，酸碱度，吸光度，有关物质	生物检定	化学反应	XA 因子；UV	生物检定	CZE/旋光度/生化反应	蛋白质和核酸；UV	生物检定法

六、结语

从中国、美国和英国药典的生化药物分析方法比较可以看出，美国药典对 HPLC 的应用最为普遍，且多为反相色谱，中国和英国药典中仪器分析水平略低。但是，近年来我国生化药物分析整体水平比起以往有了很大的进步，用于生物药物分析的现代技术和方法日益增多，所以仪器类型日趋进步，尤其是色谱及其各种联用分析技术的应用在生化药物分析中所占的比例越来越大，使常规生化药物分析方法更加准确、简便和自动化。在近几年的文献报道中，单克隆抗体免疫分析技术及基因分析技术等现代生物技术应用于生物药物的分析，大大提高了方法的检测限度和灵敏度。超高效液相色谱、高效毛细管电泳、生物传感器、二维核磁共振谱、基质辅助激光解吸离子化质谱、酶法新技术等也开始应用于生化药物的分析中，并表现出良好的应用前景。HPLC 已经成为大部分生化药物的常规分析方法，而 CE 因其本身具有不可比拟的优势，在生化药物分析方面的应用日益增多，是未来生化药物分析发展的新趋势。

第三节
生物药物分析进展和动态

当前，生化药物分析的发展趋势，主要是新方法和新技术的应用。在力求提高准确度的基础上向微量、快速的仪器分析和自动分析方向发展。经典生物制品的检测方法与检测标准，因其内在的复杂性关系，多限于生物活性和安全试验方面。因此，生物药物过去常用生物检定法分析。随着仪器分析和现代生物技术的发展，它们在生物药物分析中应用越来越多。近年来，医药科学研究和生物化学及生物药物的迅速发展，对生物分析提出了新的要求，随着边缘学科的相互渗透，分析任务的扩大和复杂化以及分析技术的不断发展，生物药物分析有了新的进展。开发生物技术制品的分析方法，以尖端方法作结构、纯度及效价测定更为普遍。常用的分析方法包括电泳、气相色谱法、高效液相色谱法、红外光谱法、紫外光谱法、核磁共振波谱法、质谱法、氨基酸自动分析、放射免疫和酶免疫技术、酶电极检测等针对生化药物的特点，这些新的分析技术主要致力于提高分析方法的精密度、灵敏度和专一性。

这些年来，提高生物药物体内、体外效价测定方法精密度的研究取得了可喜的成果。在生化物质的作用机制未能充分说明以前，常用动物检测并尽可能模拟其药理作用设计实验。如人生长激素最普遍采用的模型为大鼠生长测定，从分析上看，这种类型的测定变异大，通常为 $30\% \sim 100\%$，很不理想。如果在细胞培养系统中，这类生物分子能产生可以衡量的反应，则可采用细胞培养法，如干扰素采用细胞培养系统，比动物检测改善了变异性，约 $10\% \sim 30\%$。若药物的生化机制明确，则可采用玻管（体外）生物测定法；如组织纤维蛋白溶酶原激活素，采用血凝块溶解测定法，变异性约 5%。而现在药典普遍采用的 HPLC 法，将方法的变异性减少至 3% 以下。原来用于测定效价的动物试验，现在仅作生物鉴别试验用。目前这类制品质标的开发是尽量减少用动物模型进行活性测定，转而采用更精密的方法。

由于各类生物药物在生物体内均有大量相似物质的干扰，且该类药物用量小，增加了检测难度，所以目前生物药物在生物体内的检测方法还不够成熟，使其药代动力学的研究受到限制，并制约了该类产品的产业化过程。如蛋白质、多肽类药物的分解代谢反应，除了不同程度的肽键断裂，还包括二硫键的断裂及末端氨基酸的脱落，常用的分析方法有放射免疫和酶免疫法、生物检定法、放射性核素标记法和各类色谱法。放射免疫和酶免疫法快速、灵敏、终点较客观，适合自动化，可进行成批样品分析，但对小代谢产物具有交叉反应，专一性不符合要求，在同时分析母药及其代谢物时，这类方法并不可靠，与 HPLC、电泳等分离手段结合进行为宜。此外还受到许多因素的干扰，相对标准偏差有时可达 $15\% \sim 20\%$。生物检定中，由于小代谢产物常失去生物活性，生物检定法无法示踪它们的体内动态，并且动物种属的影响也限制了它们的应用。基于细胞培养的生物检定法，费用较低，但测定结果可能受环境因素和试剂来源的影响。一些新的旨在提高专一性的生物检定法如受体结合测定与 HPLC 联用生物检定和免疫测定法结合形成 Bio-ELISA 法正在发展中，值得重视。放射性核素标记法常采用 ^{3}H、^{14}C、^{32}P、^{35}S 及 ^{125}I 等核种，在应用于代谢实验前，标记蛋白质应认真鉴定，其理化与生物性质必须与非标记蛋白质相同，纯度要经凝胶过滤色谱、电泳或 HPLC 等检定，要证明确系 1∶1 标记。若标记部位不均匀，则示踪结果便失去意义。^{3}H 标记化合物的专一性与所用标记方法有关，如用不定位标记，³H 常在动物体内与内源性化合物上的 H 交换，如不用分离手段做预处理，结果很难说明问题。色谱法的灵敏度不及免疫测定，但定量精度及专一性好，并可同时分离和测定母药及多种代谢物，如与质谱联用，对药物鉴定非常有用。

药物研发领域的迅速发展也促进了对极低含量生物分子的在位、实时传感方法的发展，大部分则属于光谱分析和免疫分析/传感技术的结合，如酶联免疫吸附（enzyme-linked immunosorbent assay，ELISA）、化学发光免疫、荧光免疫方法等。量子点、金纳米粒、荧光共轭高聚物等在内的新型光学探针在免疫传感方面已逐渐展开应用，例如使用近红外区（650～900nm）发射荧光的量子点，可避免复杂基质的内源性荧光干扰。新型技术如免疫聚合酶链扩增（immunopolymerase chain reaction，IPCR）、免疫滚环扩增（immuno-rolling cycle amplification，IRCA）、基于纳米粒的生物条形码分析等均可有效提高方法的灵敏度，如对前列腺特异膜抗原（prostate specific membrane antigen，PSMA）的检测限可达到 amol 水平，较之 ELISA 的灵敏度提高 4 个数量级。新型"化学抗体"——核酸适配体（aptamer）识别传感元件，如荧光共振能量转移（fluorescence resonance energy transfer，FRET）适配体型探针或基于适配体的荧光定量 PCR 方法，适用于蛋白质如重组人促红细胞生长素、凝血酶的检测。

最近几年，单克隆抗体免疫分析技术及基因分析技术等现代生物技术应用于生化药物的分析，大大提高了方法的检测限和灵敏度。如用基因杂交技术，可以分析药品中 1pg 水平的外源 DNA，从而保证了用药的安全可靠。随着生化药物研究的不断深入，分析技术也在不断更新，高效毛细管电泳、二维核磁共振谱、生物传感器、基质辅助激光解吸离子化质谱等现代分析技术在生化药物分析中的应用越来越广泛。

一、高效毛细管电泳

（一）高效毛细管电泳方法新进展

毛细管电泳是近年发展最快的分离分析技术之一。它具有高灵敏度、高分辨率、高速度等优点、广泛应用于各个领域。随着毛细管电泳技术的不断发展，逐渐出现了非水毛细管电泳、毛细管阵列电泳、毛细管电泳免疫分析、毛细管电色谱手性拆分等分支。

毛细管电泳与传统的平板电泳方法相比，具有分离效率高、速度快和灵敏度高等特点，而且所需样品少、成本低，更为重要的是，它又是一种自动化的仪器分析方法。

1. 非水毛细管电泳（NACE）

CE 通常是在以水为溶剂的缓冲溶液中进行的，这限制了分析物的使用范围。而如果用纯有机溶剂替代水介质来完成特殊样品的电泳分离，则可以解决这个问题，且具有很多优点，此即非水毛细管电泳法（NACE）。NACE 由 WaLbrohel 等于 1984 年首次提出，旨在解决强疏水性样品在毛细管电泳中的分析分离问题。目前，NACE 应用的研究热点集中在有机溶剂、电解质、检测器的选择以及方法的优化等方面。

有机溶剂的选择要根据待测物的性质和分析的要求，需要考虑挥发性、介电常数、黏度、质子离解等多种因素的综合影响。甲酰胺及其衍生物是少有的几种介电常数较高、黏度较小的有机溶剂，但在使用时要注意其对人体的毒害作用，以及在紫外线区的背景吸收问题。另外，乙腈、醋酸、甲醇、二甲亚砜等都是常用到的非水溶剂。实际应用中，也常使用混合试剂，如甲醇-乙腈，能够改善溶解性，分析范围更广。

NACF 多采用紫外检测，但其选择性较差，灵敏度较低。NACE 与激光诱导荧光联用可以提高检测敏感性。另外，NACE 与质谱 MS 联用也得到了一定的发展。

2. 毛细管阵列电泳（CAE）

毛细管阵列电泳是在常规 CE 原理和技术的基础上，结合微型制造技术设计出来的一种检测技术。所使用的 CE 芯片属通道型微阵列芯片，即由微通道或反应池等构成通道型微阵列，通过加载生物样品，进行一种或连续多种反应，达到快速高效分析的目的，是一种新型的生物芯片。CAE 在高效快速的分离、高灵敏度的检测、灵活性的设计和多功能单元的集成方面的潜力已逐渐显示出来，如将 PCR 反应器集成在芯片上，可实现对 PCR 扩增的实时监测。

CE 技术发展起来后，MatNes 等首次用 CE 芯片检测 DNA 突变。如今，随着微制造技术和样品处理技术的进一步发展，CAE 的检测速度和信息通量在不断成倍增加，应用范围日益广泛。Sassi 等应用塑料微通道芯片对 d1S80 等位基因进行检测，证实了随着微通道电泳系统的提高，在大量廉价的一次性塑料装置中进行快速的并行基因型检测是可行的。CAE 无需准备凝胶，样品用量少，从而提高了效率，降低了测序成本，并实现了自动化，加快了速度，但仍有必要进行更高通量的检测和进一步降低费用。Smich 等使用一种 CAE 微型制造分离装置，由计算机控制的显微操作器使整个进样过程自动化，并在实验过程中，可对多个并行泳道重复进样多次。据估计，增加到 37 个泳道并优化操纵器条件，可在 1h 内对所选定的寡核苷酸进行 550 次分离。

目前采用 LIF 检测器较易对小体积样品进行检测并提高其灵敏度。而对于非荧光或不易衍生的物质，则多选择其他灵敏度较高的检测方法，如电化学、化学发光检测等。如果能将 CE 芯片与 MS 联用，将大大提高 CE 芯片的应用范围，因 MS 能对痕量物质进行有效的检测。

与传统的 CE 相比，CAE 具有许多其不可比拟的优点。如 CE 芯片上的管道能够更为有效地散热，能以较高的分离电压对样品进行快速的分离；在设计和应用上体现出很大的灵活性，可采用多种电泳模式。以适应于不同的分析要求；多通道设计在芯片上更容易实现，使得高通量的检测成为可能等。当然，作为一项新技术，它仍存在着很多问题。如优化设计缺乏理论指导；提高整个仪器集成度，处理通量尚待加大等，尚有待进一步解决。

3. 毛细管电泳免疫分析（CEIA）

毛细管电泳免疫分析这一新技术将抗原抗体的特异性识别反应、CE 的高效、快速分离能力，与 LIF 的高灵敏度检测结合在一起，利用抗原抗体复合物与游离的抗原、抗体在电泳行为上的差异，将 CE 作为分离与检测手段。这种联用技术的发展为 CE 开拓了一个新的应用领域，也为免疫分析注入了新的活力。

CEIA 中所使用的免疫分析试剂主要包括示踪物与特异性抗体。要进行高效的免疫分析，必须制备均一的示踪物和抗体。不均一的示踪物会在 CE 分离时出现多个峰，给定量带来困难。要制备均一的示踪物，应控制抗原或抗体物质上的荧光染料结合位点。

CEIA 的免疫分析方法主要有以下两种。①竞争性免疫分析：将标记的抗原、一定量的抗体和待测抗原（未标记）混合温育，标记的抗原与待测抗原竞争与抗体形成抗原抗体复合物，用 CE 分离后 LIF 检测可以得到两个峰，分别代表游离的标记抗原与标记的抗原抗体复合物的量。它主要用于小分子抗原、半抗原的免疫分析。②非竞争性免疫分析：将过量的标记抗体与被测抗原混合温育，抗原将与抗体结合，定量地转化为抗原抗体复合物。用 CE 分离后 LIF 检测可以得到两个峰，其中对应于抗原抗体复合物的峰可以用来定量测定样品中抗原的浓度。它主要用于大分子抗原的免疫分析。如果增加电压的变速时间还能将检测限提高 1 个数量级，达到 1.1nmol/L。Zhang 等将一种热可逆的水凝胶作为柱填充物质，证实了使用强亲和抗体为选择器在血清中做 CEIA 的潜力。将多克隆抗体连接到水凝胶上，用于检测被游离的异硫氰酸荧光素标记或结合的抗原。CEIA 具有样品用量少，测定速度快，易于自动化，可以进行多组分同时分析等优点。

4. 亲和毛细管电泳（ACE）

蛋白、核酸等生物大分子（以下简称受体）能够与配体通过静电、疏水、氢键等非键作用结合在一起，具有特异性高、可逆等特点。基于这种作用的亲和色谱、亲和凝胶电泳等技术，已被广泛用于生物样品的分离、纯化与鉴定。

近几年来，亲和技术在毛细管电泳中得到越来越多的应用，形成毛细管电泳的一个新分支——亲和毛细管电泳。亲和毛细管电泳是近几年发展起来的毛细管电泳的一个新的分支，在研究生物分子之间的特异性相互作用以及提高毛细管电泳分离的选择性等方面有着广泛的应用。目前，ACE 的研究主要集中在两个方面：一是研究受体与配体之间的特异性相互作用，获得热力学与动力学等参数；二是利用这种特异性相互作用提高毛细管电泳分离的选择性。

（1）测定结合常数　结合常数 K_b（或受体配体复合物的离解常数 K_d）是描述受体与配体之间

特异性相互作用最主要的参数，是 ACE 主要研究内容。ACE 测定结合常数基于游离的受体、配体与受体配体复合物的电泳淌度不同，一般采用毛细管区带电泳模式。

Gomez 等研究了碳酸肝酶 B 和带电的苯磺酰胺的作用表明，采用受体蛋白与中性标记物、非特异性作用蛋白同时电泳的方法，可以校正电渗流变化和非特异性相互作用对受体淌度的影响，在电渗流变化明显的情况下同样可以得到很好的测定结果。

Chu 等以万古霉素（vancomycin）和 N-acyl-D(L)-alayl-D(L)-alaine 的作用为例，描述了两种 ACE 实验的方法。一种称为"RL"法，是在缓冲溶液中加入配体（小肽），测定受体（万古霉素）迁移时间的变化，这种方法对受体的纯度要求低，只要待测受体能与其他物种分开即可；一种称为"L_R"法，是在缓冲溶液中加入受体，测定配体迁移时间的变化，这种方法可以同时测定多种配体对一种受体的结合常数。

Heegaard 等研究了结合动力学对抗磷酸酪氨酸单克隆抗体峰形的影响。对快平衡体系，抗体的峰形不变，只有迁移时间改变，这时可以采用上述方法测定抗原与抗体之间的结合常数；对慢平衡体系，抗体的峰形会展宽，甚至宽到根本检测不到。这时上述方法不再适用。于是，Heegaard 等与 Thomas 等发展了另外一种方法：将同一浓度的受体与不同浓度的配体混合温育，达到平衡后用毛细管电泳分离游离的受体、配体与受体配体复合物，测定游离配体的浓度，建立结合曲线，从而可以计算出结合常数。这种方法称为"配体分离法"（ligand separation method），它要求受体配体复合物在电泳分离中不会发生离解。

Kraak 等以牛血清白蛋白（BSA）与华法令（warfarin）的作用为对象，研究了 3 种在凝胶渗透色谱中用来测定结合常数的方法：Hummel-Dreyer 法、空位峰法（vacancy peak method）、前沿分析法（frontal analysis）在 ACE 中的应用，发现前沿分析法重现性及测定结果与文献值的一致性均优于其他两种方法。

罗国安等采用 ACE 方法，研究了醇脱氢酶与 NADH：NADPH，HIV-1gp41 与 HIV-1gp41 结合蛋白的相互作用。

（2）测定结合计量数　Thomas 等采用"配体分离法"研究了普鲁卡因酰胺的代谢物与血红蛋白之间的相互作用，采用 Hughes-Klotz 分析法，同时得到结合常数与结合计量数，与流动注射分析-电化学检测（FIA-EC）所得到的结果一致。Rose 采用毛细管凝胶电泳研究了一种新的反义试剂-肽核酸（PNA）与互补的寡聚核酸之间的结合计量关系及它们之间的结合动力学，观察到 PNA 与互补的寡聚脱氧核苷酸的计量比为 1：1，而与互补的寡聚核苷酸的计量比却比较复杂。

（3）研究结合动力学过程　Wu 等采用毛细管等电聚焦-浓度梯度成像检测器研究了牛转铁蛋白与铁离子的作用动力学过程。

简言之，NACE 主要用于疏水性物质的分析，CAE 在加大检测通量方面的优势明显，CEIA 具有高度的特异性，ACE 兼有亲和色谱与亲和凝胶电泳的优点。将 CE 中的各种新技术相互结合使用也成为 CE 技术发展的一个新现象，能发挥出更大的优势。例如，在手性拆分中，考虑引入非水电解质，即使用非水毛细管电色谱法来分离对映异构体。毛细管阵列电泳等方法的发展，使得 CEIA 同时分析多个样品成为可能。对 CE 技术进行更深入的研究，将有利于发挥其特点，拓展其应用。

（二）高效毛细管电泳在生化药物分析中的应用

众所周知，HPLC 是一种高效的分离分析方法，但毛细管电泳的理论塔板数比 HPLC 高 1～2 个数量级，分离效果高 2～3 倍。现已能将蛋白质结构上的微小种间差异或遗传工程点突变产物中的一二个净电荷的差异分辨开。CE 的灵敏度很高，所需样品量极少，一般为 5nL，浓度可小至 $10\mu g/mL$，分析时间短，只需少量缓冲液。在分离分析多肽时反相 HPLC 根据多肽的疏水性，而 CE 则根据其所带电荷及分子大小，因此，从分离机理上看，CE 和 RP-HPLC 是互补的两项技术。20 世纪 80 年代初，人们第一次展示了毛细管的区带电泳。使用 $75\mu m$ 内径的毛细管，在线荧光检测器，30kV 电压下做了突破性工作，分离了氨基酸多肽类，塔板数高达 40 万，80 年代后期，多种有机自由区带电泳技术和装置得到了进一步的发展。

夏其昌在肌红蛋白浓度 $1\mu g/\mu L$；进样 1s；电压 5kV；电流 $36\mu A$；电泳缓冲液 100mmol/L 磷

酸盐缓冲液（含 10mmol/L Nad）pH2.5；检测波长 214nm 的条件下，对 CE 对肌红蛋白胰蛋白酶酶解产物进行了分离，发现其 CE 肽谱有非常高的分辨力。特别是应用 MECC 技术分离 PTH-氨基酸时，不但把所有 PTH-氨基酸分开，而且分辨力达到 1fmol 左右。毛细管电泳如下：PTH-氨基酸浓度 20pmol/μL；进样 0.1s；25kV；电流 32μA 电泳缓冲液 15mmol/L NaH_2/Na_2HPO_4，70mmol/L SDS，pH7.0；温度 30℃；波长 270nm。

Tong Wei 等成功地用带有激光诱导荧光检测器的毛细管电泳定量分析细胞中胰岛素，检测限达 73fmol。Friedstoem A 等用苯基右旋糖酐修饰的四聚苯烯空心纤维作为毛细管电泳柱，克服了毛细管未修饰柱壁对细胞色素等蛋白质类物质的吸附，对细胞色素 C 和滴菌酶有良好的分离。用被乙烯、乙二醇改性的石英毛细管区带电泳测定细胞色素 C，检测限为 62fmol，这个方法已被用于定量测定猪心脏中细胞色素 C 的浓度。近 10 年来，有大量文献报道将 HPCE 用于各类生化物质的分离分析和结构研究，如氨基酸的分离、肽的分离和肽序列分析、蛋白质分离及其分子量测定、核酸的成分分析、片断和序列分析、DNA 变点的分析和糖的分离、酶和单克隆抗体分离分析等。

高效毛细管电泳法，用于蛋白质类生化药物的分离，应用 Accupare zi-Methyl（三甲胺基丙酸盐）两性离子改性剂，可降低蛋白同毛细管的作用，分离效果好且具有更高的自动化程度并使样品分析微量化。

Waters 公司推出的 Quanta 4000 毛细管电泳系统的全套分析仪器，包括：毛细管电泳主机、程序控制及数据处理机。Bio-Rad 公司也推出了 HPE-100 的毛细管电泳系统。应用这类仪器可进行蛋白质、多肽酶、酶类及细胞色素 C 等生化药物的自动分析。方法灵敏、快速且较为准确。

蛋白与配体的相互作用在很多情况下具有立体选择性，因此 ACE 也可以用于手性异构体的分离。Sun 等将葡聚糖加入缓冲溶液来降低 BSA 的迁移速度，延长手性配体与 BSA 的作用时间，提高了布洛芬、氟联苯丙酸和几种氨基酸手性异构体的分离效果。Yang 等研究了 ACE 方法的分离机理，以 HSA 作为手性选择剂，D,L-色氨酸与（R,S)-华法令的分离对应两种不同的机理：缓冲溶液中溶解的 HSA 决定了 D,L-色氨酸的分离，而吸附在毛细管壁上的 HSA 则决定了（R,S)-华法令的分离。

ACE 也可以使用固定的蛋白作为手性选择剂。Ljungberg 等将纤维素酶与 BSA 通过戊二醛共价交联，手性分离了几种 β-肾上腺素功能阻断剂的手性异构体。

将寡聚核苷酸序列特异性识别技术与毛细管凝胶电泳结合得到的毛细管亲和凝胶电泳技术，被用于 DNA 片段的特异性分离。Akashi 等采用聚 9-乙烯基腺嘌呤与聚丙烯酰胺偶联的凝胶分离含脱氧胸苷酸的寡聚脱氧核苷酸，结果表明脱氧胸苷酸的顺序对其保留时间有很大影响。相关的实验研究了聚 9-乙烯基腺嘌呤的分子量和浓度、毛细管温度、尿素浓度等因素对分离行为的影响，并对分离条件进行了优化。

Cai 等将亚氨基二乙酸键合在毛细管内壁上，螯合金属离子后，对金属结合蛋白进行预浓缩，用锌离子对碳酸苷酶预浓缩，可提高检测限 25 倍。Cole 等在 150μm 的石英毛细管中填充蛋白 G 与抗胰岛素抗体形成的免疫亲和固定相，用来对胰岛素样品进行预浓缩，可使样品中胰岛素的浓度提高 1000 倍。

ACE 作为一种获取生物作用体系信息的手段有着广泛的应用前景。Gao 等使用 ACE 研究了静电作用在碳酸酐酶与带电的芳基磺酰胺配体相互作用中的贡献。用毛细管电泳研究蛋白的折叠与去折叠过程（folding/unfolding）等也开始引起人们的注意。

ACE 可以作为药物研究过程中一种有效的分离分析手段。既可以用于手性体的分离，也可以用于药物筛选。Chu 等报道了一种基于竞争性结合分析的 ACE 方法，从一个含有 32 种小肽的肽库中筛选与万古霉素结合最紧密的肽。作为这一工作的继续，Chu 等报道了 ACE/MS 联用技术从肽库中筛选并鉴定与万古霉素有结合作用的肽，把肽库作为样品，在含有万古霉素的缓冲溶液中进行电泳，与对照实验比较，出峰延迟表明与万古霉素有相互作用，在线的质谱可以给出结构信息，进行定性。这一方法可以一步完成筛选与鉴定，大大提高了筛选效率。ACE 的研究还刚刚起步，随着有关技术的成熟，必将在生物分离分析领域得到更广泛应用。

二、生物传感器在生化药物分析中的应用

生物传感器（biosensors）又称生物电极（bioelectrodes），是近年来才发展起来的一类应用生物反应的新型传感器。现已开发出多种生物传感器如酶传感器、免疫传感器、微生物传感器、细胞器传感器、组织传感器、生物热敏电阻传感器等，利用发光反应的发光免疫传感器正在开发和试验中。目前，随着检测技术的发展，这类传感器及其分析技术已开始在生化药物分析中应用。

1. 应用特异性反应的测定

胰蛋白酶可与抑肽酶产生特异性反应，用抑肽酶电极于 pH6.0 缓冲液中，以校正曲线法可以进行测定。反应如下：

$$A + B \longrightarrow P$$

式中，A 为样品（胰蛋白酶）；B 为酶电极上的酶层（抑肽酶）；P 为特异性络合物。

测定时，电极电位向正方向变化。电位变化量与生成络合物成正比，从电位值的变化即可求出胰蛋白酶的活力或含量。应用同样的特异性反应原理，以胰蛋白酶电极即可测定抑肽酶的活力或含量。

2. 应用生物催化反应的测定

应用生物传感器上的生物催化层（含生物催化剂）的催化反应即可进行有关生化药物的测定。例如，用大肠杆菌复合电极测定辅酶Ⅰ（NAD）的含量。

又如，用猪肾组织膜为生物催化层的生物传感器-细胞色素 C 电极，测定细胞色素 C，由于组织膜中含有丰富的琥珀酸脱氢酶和细胞色素 C 氧化酶，测定时，以琥珀酸为底物，琥珀酸脱氢酶催化底物成丁烯二酸同时产生 H_2，氢还原细胞色素 C 中铁卟啉，然后组织膜中的细胞色素 C 氧化酶又氧化成细胞色素 C，氧化反应过程中消耗氧；耗氧量由氧电极测出。根据耗氧量即可求出细胞素 C 的活力。

表 15-6 所列的各种生物传感器已达到实用化阶段的有酶传感器和微生物传感器，其他传感器尚处于实验室研究开发阶段。

表 15-6　常见的生物传感器

测定对象		生物传感器	生物传感器组装	
			受体	换能器
清蛋白		免疫传感器 酶免疫传感器	抗清蛋白 抗清蛋白 （过氧化氢酶标记）	Ag/AgCl 电极 O_2 电极
胰岛素		生物亲和性传感器	抗胰岛素 （过氧化氢酶标记）	O_2 电极
hCG （人绒毛膜促性腺激素） HBs 抗原		免疫传感器 酶免疫传感器 酶免疫传感器	抗 hCG 抗 hCG （过氧化氢酶标记） 抗 HBs （BOD 标记）	TiO_2 电极 O_2 电极 I^- 电极
抗体	梅毒 血型 抗体	免疫传感器 免疫传感器 免疫传感器	心磷脂 血型物质 抗原结合的脂质体（TPA^+标志物）	Ag/AgCl 电极 Ag/AgCl 电极 TPA^+ 电极
糖类	葡萄糖	酶传感器 酶传感器 微生物传感器	GOD(葡萄糖氧化酶) GOD/过氧化氢酶 磷酸荧光素	O_2、H_2O_2 电极 热敏电阻 O_2 电极
脂类	胆固醇 磷脂酰胆碱	酶传感器 热敏电阻 酶传感器	胆固醇脂酶 胆固醇氧化酶 胆固醇氧化酶 磷脂酶 胆碱氧化酶	Pt 电极 H_2O_2 电极 热敏电阻 H_2O_2 电极

随着新的酶催化反应动力学法的不断涌现，多功能新一代的生物传感器的开发和应用，以及各类新的仪器分析的进一步发展，将使生化药物的分析提高到一个新的水平且将为解决生化药物新领域的分析研究问题，开辟新的途径。

三、二维核磁共振谱（2D-NMR）在生化药物中的应用

利用傅里叶变换核磁共振谱仪（FT-NMR），将矩形脉冲信号去激发在外磁场下的核自旋系统，得到在时间域上的自由感应衰减信号 $S(t)$，经傅里叶变换后可得频率域上的核磁共振谱 $S(w)$，即一维 NMR，横坐标既表示化学位移，又表示偶合常数，纵坐标表示信号强度，$S(t)$ 的相位及振幅与 $t=0$ 时刻前的核自旋系统的状态有关。若令 $t=t_2$，在此以前再加上适当值 t_1，则时间域上的自由感应衰减信号是 $S(t_1, t_2)$，经二次傅里叶变换：

$$S(t_1,t_2) \xrightarrow{FT} S(t_1,w_2) \xrightarrow{FT} S(w_1,w_2)$$，可得到频率域上的二维核磁共振谱 $S(w_1, w_2)$。实际上，是将自旋偶合旋转 $90°$，坐标 x、y、z 分别表示化学位移、偶合常数和信号强度，此即立体透视图，对于结构复杂的分子，该图难解析，通常从平行于 xy 平面的一定高度取截面，得到等高线图，解析较方便。二维谱是两个独立频率变量的函数。

利用 2D-NMR 技术，结合计算机模拟，可以测定生物大分子在溶液中的三维空间结构，研究蛋白质折叠机制及动力学过程、酶催化过程、蛋白质和核酸的相互作用、药物同受体的相互作用等。近年来，2D-NMR 还用于研究系列定位突变体的结构和功能变化等。

四、基质辅助激光解吸离子化质谱法在生化药物分析中的应用

20 世纪 80 年代末期，基质辅助激光解吸离子化（MALDI）作为一种新的质谱软电离技术，解决了非挥发性热不稳定的生物大分子的质谱离子化问题，使质谱法（MS）在测定生物大分子方面成为最有发展前途的工具之一。MALDI-MS 是将待测物与大量被称为基质的小分子化合物混合，用紫外或红外脉冲激光轰击其表面，基质强烈吸收激光能量并转化为晶格的激发能。MALDI 的流体力学模型认为，脉冲激光能量使样品表面升温至或接近基质发生相变或升华，基质夹带着存在于其晶格中的待测物分子因振动激发而诱发冲击波，形成激光烟云，脱离固态表面，迅速扩散，并在此过程中发生一系列分子、离子及光化学反应，形成质子化、碱金属加成的 $(M+H)^+$、$(M+Na)^+$、$(M+K)^+$ 或脱氢得到 $(M-H)^-$ 等系列准分子离子，形成的离子在质谱系统中分离和检测。

MALDI 技术不仅能在低于 $10 \sim 12mol$ 的样品量条件下和复杂混合物中，准确测定大分子化合物，而且与生物化学方法结合，通过对酶解或化学降解产物的质谱分析，提供结构信息，确证多肽与蛋白质等的一级结构；随着研究的不断深入，MALDI-MS 在多肽与蛋白质、低聚核苷酸、寡糖、糖结合物及合成高分子等方面获得了广泛应用，其灵敏度和测量准确度远高于常规的生化方法。

质谱、溶液核磁共振谱和 X 射线晶体衍射是研究蛋白质-药物分子相互作用的三大技术，它们各有优缺点。X 射线衍射技术尽管可以给出蛋白质-药物分子复合物的完整结构，从而给出结合部位、结构重组等详细的结构信息，但这些信息是复合物在晶体状态下获得的。然而，许多生物过程是在溶液状态发生的，而且很多蛋白质-药物分子复合物并不能结晶。核磁共振技术在接近生理条件的溶液中研究靶蛋白与药物分子的相互作用。除了能给出相互作用的结构特征如结合部位及结合引起的结构重组、结合的强度信息和相互作用机制，NMR 技术还可以给出完整的蛋白质-药物分子复合物空间结构和动力学信息，以及在结合部位发生的动力学过程，如苯环的转动、骨架和侧链的柔性和刚性的变化等。但相对于 X 射线衍射技术，NMR 技术只能研究中、小尺寸的蛋白质分子体系。质谱技术具有很高的检测灵敏度，可以准确地测定蛋白质-药物分子体系的分子量，确定与蛋白质分子结合的药物分子的数目；但它不能给出蛋白质-药物分子结合的结构信息和相互作用的分子机制。研究蛋白质-药物分子相互作用的第一步是判断所研究的相互作用体系究竟是处于快交换、中等交换或慢交换，因为交换反应类型决定了 NMR 谱线特征和外观以及具体用于研究分子间相互作用的 NMR 技术及所能获得的信息。要决定药物分子的交换速率，最好以药物分子加入蛋白质溶

液的滴定过程来分析 NMR 谱的改变，从而判定其交换反应类型。

五、酶法分析新技术的发展

从 1913 年 Michaelis 和 Menten 提出酶催化反应机理后，酶催化反应动力学法开始了发展，到 20 世纪 60 年代，酶法分析作为生化分析的一个学科，已在药物分析特别是生化药物分析中获得了广泛的应用。

1. 动力学法新技术

20 世纪 70 年代以来，在动力学法方面，除了已经应用的起始斜率法、固定时间法、固定浓度（变化时间）法及积分法外，主要的有差示动力学法和固定传感器信号法。

（1）差示动力学法　差示动力学法由 weisg 等发展起来的一种动力学分析技术，为测定酶类药物活力的有效方法。应用双检测系统和两个反应室，样品置入第二个反应室，差示信号-时间曲线包括起始斜率可用以测量反应速率。已知标准浓度即可求得样品中酶的浓度。

（2）固定传感器信号法　固定传感器信号法是近年来 Wisz 和 Pantel 及 Adams 等发展起来的一种新的分析技术。在固定信号系统用加入反应物或除去产物使浓度恒定而自动保持信号的恒定值。由于信号保持在一定水平，转换器不需要线性关系，所以电位或电流信号均可采用。以反应物或产物的量对时间作图，是反应时间的函数。因此即可求出酶的浓度。

2. 酶催化反应中反应物或反应产物浓度变化的自动分析

酶催化反应动力学法的进展已如上述。不论应用哪一种动力学法，为了跟踪酶反应的进程，都必须测定反应物或产物浓度的变化，通过测定其理化参数的变化值以测定其变化程度。一般采用化学测定法、紫外分光光度法或荧光法等。近年来，随着现代仪器分析的发展和电子计算机技术的应用，对催化反应物或产物的测定，也采用了新的分析技术和自动分析。主要的有化学发光自动分析、电化学自动分析等。

（1）化学发光自动分析　化合物的分子通过化学能的吸收而被激发至激发态，然后由激发态返回至基态而发出光，这种吸收化学能使分子激发而后发生的光称为化学发光。应用酶催化反应的化学发光反应可进行自动分析。

例如，生化药物三磷酸腺苷（ATP）的测定，在镁离子存在下，三磷酸腺苷经虫荧光素酶（luciferae，以 E 表示）催化反应可与虫荧光素（luciferin，以 LH_2 表示）生成 $E \cdot LH_2 \cdot AMP$，此反应产物随即氧化生成激发态的氧化虫荧光素（oxyluciforin），然后回至基态发出光，在 265nm 处有最大吸收，以进行自动分析。反应如下：

$$LH_2 + E + ATP + Mg^{2+} \longrightarrow E \cdot LH_2 \cdot AMP + Mg \cdot PP_1$$

$$E \cdot LH_2 \cdot AMP + O_2 \longrightarrow [oxyluciferin]^* + AMP + CO_2 + H_2O$$

$$[oxyluciferin]^* \longrightarrow oxyluciferin + h\nu(\lambda_{max} = 265nm)$$

虫荧光素(luciferin)　　　　　氧化虫荧光素(oxyluciferin)

张尔贤等应用黄嘌呤氧化酶（XOD）在氧存在下，催化黄嘌呤（X）进行氧化生成尿酸和超氧自由基（O_2^-），（O_2^-）可与鲁米诺（Luminol）反应使之激发，从激发态返回基态而发光，根据超氧化物歧化酶（SOD）与（O_2^-）的歧化反应以抑制化学发光，建立 XOD-X-Luminol 发光体系的自动分析法，以测定 SOD 的活性。用 0.05mol/L 的磷酸钾缓冲液（pH7.8，含 0.1mmol/L EDTA）溶解 SOD 成不同浓度，以此对 SOD 浓度存在时，测定发光强度下降。以空白对照（不含 SOD）的发光强度值为 100％，计算加入 SOD 后抑制发光的强度，以此对 SOD 浓度作图，求出抑制 50％发光时的 SOD 浓度，用 c_{50} 表示（ng/mL）。本方法灵敏度高，可检出 10^{-9} mol/L 的 SOD。用于生化制剂中 SOD 活性的测定及 SOD 样活性的测定，获得了满意的结果。

（2）离子选择性电极法自动分析　离子选择性电极法是近十几年来发展起来的一种电化学分析技术。应用对酶催化反应产物有响应的电极以直接电位法测定反应溶液的电位，从测得的电极电位即可求出产物的浓度。电极电位（E）与反应产物浓度（c）间的关系符合能斯特（Nernst）方程式：

$$E = E_0 \pm S\lg c$$

近年来，国内外均有自动离子计、智能离子机或自动离子分析仪等自动分析仪器问世。应用这类自动分析仪器，按其设定程序可自动完成方法选择、校准、清洗、进样、测定、计算、显示和打印检出等步骤，可进行自动分析，分析数据由微处理机运算并自动打印出分析结果。本方法可用于酶催化反应的基本产物如：NADH、ATP、O_2、H^+、NH_3、CO_2 等的自动分析。从基本产物的含量即可求出反应物（酶类药物）的活性。

（3）极谱氧电极法　用氧电极测定催化反应过程中催化还原电流的变化值可进行酶活力的测定。例如，超氧化物歧化酶（SOD）的活力测定：应用联苯三酚自氧化产生超氧自由基 O_2^-，在密闭反应室中光记录反应室内氧的消耗。当联苯三酚自氧化一段时间（约 30s）产生一定量的 O_2^- 后，加入一定量的 SOD，随即产生歧化反应生成过氧化氢和氧，记录反应室中氧量的增加，从氧量的增加即可求得 SOD 的活力。反应如下：

$$O_2^- + O_2^- + 2H^+ \xrightarrow{\text{SOD}} H_2O_2 + O_2$$

六、新色谱分析法及有关技术的应用

生化药物分析中的新色谱分析法及有关分析技术，主要的有超压薄层色谱法（OPLC）、胶束色谱法（MC 或 MLC）及微柱液相色谱等。

1. 超压薄层色谱法（OPLC）

是 20 世纪 80 年代发展起来的综合高效液相色谱法（HPLC）、薄层色谱法（TLC）及高效薄层色谱法（HPTLC）原理建立起来的一种新的色谱分析技术。在生物药物分析中可用于氨基酸类、苷类等的分析以及胆红素分析等。

2. 胶束色谱法

胶束色谱法（micellar chromatography，MC）又称胶束液相色谱法（micellar liguid chromatography，MLC）是近年来才发展起来的应用胶束效应的一种新的液相色谱法分析技术。

Barford 等应用胶束色谱法，用反相色谱柱聚氧乙烯醇（polyoxyethylene alcohol）胶束溶液为流动相进行了蛋白质和溶菌酶等生化药物的分离和测定。以梯度技术进行胶束色谱分析，用于蛋白质混合物中卵清蛋白、牛血清蛋白、甲状腺球蛋白、糜蛋白酶原及 p-乳球蛋白等的分离和测定可获较为满意的结果。本方法可用于溶菌酶、细胞色素 C 及核糖酸酶（Ribonuclease）等的分析测定。以 0.01% 聚氧乙烯醇的 0.05mol/L 磷酸盐缓冲液（pH7.0）为流动相进行胶束色谱分析可用于商品糜蛋白酶原 A 制剂的纯度测定，牛心肌红蛋白制剂中的肌红蛋白、脱辅基肌红蛋白及铁卟啉的分离测定。

3. 超高效液相色谱

超高效液相色谱是近年来发展迅速的基于小颗粒填料的液相色谱技术，既能缩短分析时间，又可减少溶剂消耗。与普通高效液相相比，其柱效及分离能力随着使用小颗粒度的色谱柱填料得到很大提高超高效液相色谱作为一种新型液相色谱技术，延伸了液相色谱的应用范围。超高效液相色谱以超强分离能力和速度、超高灵敏度、与 HPLC 简单方便的方法转换、良好的质谱入口且无需分流等特点为现代色谱分析开创了广阔的前景。

HPLC-MS 是进行药物痕量分析时的一种重要方法，该方法灵敏度高，选择性和特异性好，能够对低浓度的样品进行很好的确认，但由于 HPLC 分析时间相对较长，很难在短时间内同时分离多种化合物，使用 UPLC 可以提高色谱分辨率及分析通量。

液质联用技术已成为代谢组学、蛋白组学、痕量分析中极为重要的分析手段。目前越来越多的分析工作者采用 UPLC 与质谱联用技术分析样品。UPLC 的高分离度能额外得到更多的信息，提高质谱检测器灵敏度，对于信息量大的分析如指纹图谱、肽谱、有关物质检测等来说，UPLC 技术的应用将提高其分析效率。值得注意的是，消耗时间较长的样品前处理环节将成为制约整个分析周期的瓶颈。如何缩短样品前处理将是未来生物药物分析关注的方向。

4. 微柱液相色谱

由于生物技术和新药开发的深入发展，微柱液相色谱近年来备受重视，从发表文献的急剧增加可见一斑。

1967 年 Horvath 就提出微柱液相色谱，使用 0.5～1.0mm 的不锈钢毛细管柱填充薄壳型固定相分离核糖核苷酸。但是，当时色谱界正集中精力于内径为 4.6mm 液相色谱柱的研究，所以没有引起人们的注意。直到 20 世纪 70 年代中期，日本石井大道等人使用匀浆法填充聚四氟乙烯微柱，进行微柱液相色谱的开创性研究，为发展微柱液相色谱做出了突破性的贡献。70 年代末期，Scott 等进行了 1.0mm 内径色谱柱的微柱液相色谱研究，得到了高效高速的液相色谱分离。一般认为 Novotny、Yang 和 Scott 等人在推动微柱液相色谱方面发表了关键性的论文。经过多年的发展液相色谱柱已有多种类型，见表 15-7。

表 15-7　液相色谱的不同柱型

柱型	柱内径/mm	流动相流速/(μL/min)	容量	检测灵敏度提高倍数
常规柱	4.5	500～2000	200～1000mg	1
细柱	2.1	200～400	500～2000mg	5
微柱	0.8～1.0	25～60	50～500μg	20～25
毛细管柱	0.1～0.5	1～15	1～50μg	80～2000
纳米柱(nano)	<0.5	<1	<1μg	2000～10000

由于要对极少量生物样品分离和 HPLC 与 MS 联用的需求，近年来 1～2mm 直径的微柱和 0.05～0.53mm 内径的毛细管填充 HPLC 的应用迅速增长。使用微柱 HPLC 可以和价廉的台式质谱仪直接相联，并且可以使用各种电离方法，包括电喷雾接口。微柱 HPLC 成为和 MS 连接的最佳选择。

微柱液相色谱之所以能受到人们的重视，因为应用微柱分析或分离样品具有以下一些优点。①可分析极少量的样品。②流动相的用量少，消耗溶剂少。以流速 100μL/min，一个流程 1h 计算分析一次样品只需 6mL 洗脱液，有利于环境保护。③高灵敏度。由于流速一般为 100～200μL/min，出峰时间短，即峰型尖窄，从而大大提高了检测灵敏度。④细内径柱的柱效高，分析时间短。⑤可以和质谱计或其他电离质谱直接联用。⑥回收率高。样品在柱中填充料上的非专一性吸附比经典的色谱柱少。

有一些厂家供应液相色谱用各种规格的微柱，如德国的 Macherey-Nagel 公司，提供内径为 1.5mm，1.0mm，0.75mm，0.5mm，0.4mm，0.3mm，长度为 40～300mm 的微柱，还有特别用于 LC/MS 的低流失的 C$_{18}$ 柱。Waters 公司也提供微柱 HPLC 的色谱柱，如 320μm×15cm 的融熔石英毛细管柱色谱柱，也提供 1.0mm i.d. HPLC 微柱，300μm i.d. 毛细管柱，75μm i.d. Nano 毛细管柱和 μ-Guard^{TM} 柱。

Vissers 在 1997 年发表了有关微柱液相色谱仪的综述，全面阐述了有关微柱液相色谱仪的各个方面。微柱液相色谱最为突出的问题是柱外效应必须很小很小，所以微柱液相色谱仪也直接与这一问题有关。目前利用分流方法可以实现每分钟微升和纳升的流速，例如 Micro-Tech，Scientific 公司的微柱液相色谱仪可以提供 5μm/min 到几纳升/min 的流动相流速。纳升级的色谱柱只能使用分流方法，通过填充色谱柱的线流速决定于色谱柱的直径，所以分析时间也就决定于色谱柱的直径，但是只有微柱的填充密实性和常规色谱柱一样才行。Chervet 对微柱 HPLC 流量的稳定性进行了研究。

除去进样体积对微柱 HPLC 的柱效有很大的影响外，进样时间和定量管的内径也会引起色谱峰的扩展。

微柱 HPLC 由于不损失柱效必须减少进样量，但是进样量小，就给检测带来困难。为解决这一问题，提出了柱上浓缩大体积进样的课题。这一方法要求样品的溶剂很容易洗脱，当样品进入色谱柱之后被测组分富集到色谱柱的头部，形成一个短的样品塞，富集因子可达几百。这样一来，可以大大提高检测灵敏度。大体积进样多用于蛋白质消解后肽类的分离。

使用预柱进行样品浓缩也是提高微柱 HPLC 灵敏度的途径之一。有许多研究者致力于微柱 HPLC 的预柱浓缩，并把这一技术用于生化样品的检测和分析。Thordason 把微型载体膜装置用于毛细管柱 HPLC 的样品制备。

紫外和可见光吸收光谱检测器在微柱液相色谱仪中也和常规 HPLC 一样广泛使用。在常规 HPLC 中有很多其他类型的检测器研究报告，特别是荧光检测器、电化学检测器和气相色谱仪使用的检测器。但是当微柱 HPLC 出现后，涉及后面一些检测器的研究就很少了。这主要是由于连续流动-快速原子轰击质谱（FAB/MS）和电喷雾电离质谱（ESI/MS）成功地应用于微柱 HPLC。当然也还有一些荧光检测器、示差折光检测器和以火焰为基础的检测器。有关检测器的研究多见于早期的文献。20 世纪 90 年代初有一些研究微柱 HPLC 检测器的文献，近年仍有不少文献研究新的用于微柱 HPLC 的检测器。如用于微柱反相液相色谱的电导检测器，用于聚合酶链反应产物的分析，把蒸发可见光散射检测器用于细柱和毛细管柱液相色谱，并对三酰基甘油响应值和常规柱进行比较；在微柱液相色谱仪上使用填充流通池进行检测；使用灵敏的快速-散射衰减四波混频检测器和用于微柱液相色谱的荧光检测器等。电化学检测器是液相色谱仪的重要检测器品种，早期有许多研究报告，近年来有进一步的改进性研究。电化学检测器主要用于生物分析。

也有一些基于其他原理用于微柱液相色谱仪的检测器，如 FTIR 检测器、化学发光检测器，诱导偶合等离子原子发射光谱检测器。Lews 研究了电喷雾凝聚粒子检测（electospray particle countingdetection）的可能性，这一检测器在体积排阻色谱中取得很好的结果，但在用反相 HPLC 分离蛋白质时是非线性的。最近也有把火焰光度法用于微柱液相色谱仪上的研究报告。

微柱色谱很容易和其他仪器一起使用，比如多微色谱系统，微柱和常规 HPLC 联用、和另一微柱液相色谱柱联用、和气相色谱联用以及和超临界流体色谱联用。全二维色谱近年很受人们的重视。Hooker 等人提出一种透明通道接口，用于连接微柱 HPLC 和 CZE 的全二维系统。微柱 HPLC 和固相萃取的在线联用有较多的应用。

微柱液相色谱和各种模式质谱的联用是急剧发展的热点，特别是在开发新药和组合化学方面的应用受到人们的重视。

微柱液相色谱和核磁共振谱的联用是一个新的发展，NMR 与微柱液相色谱联用要优于和常规 HPLC 联用。因为它可以节省氘化溶剂，在结构解析进行全部化学位移检测时无需对溶剂作抑制。在进行理论和可行性研究时流通池体积降低到 1/400，信噪比只降低 1/2。这样可以使用 50nl 的检测流通池。NMR 在线流通池检测的缺点是灵敏度较低，因为对每个被检测的化合物来说停留时间很短。使用 NMR 的氢谱可以用流通池进行二维检测，二维 NMR 常用停流检测来进行分析。

微柱液相色谱在多方面得到应用，但是目前主要应用于生物分析、神经科学和肽及蛋白质的分析。生物样品和肽及蛋白质的分析大多把微柱液相色谱和质谱甚至与串联质谱一起使用。在神经科学方面的应用如 Hsieh 用微柱 HPLC 配合基体-辅助激光解析/电离飞行时间质谱对单一神经元进行分离和鉴定。Cheng 用微渗析和微柱 HPLC 法测定副神经节瘤细胞培养液中的儿茶酚胺。Ying 用微柱液相色谱和电化学检测器同时测定猫视觉皮层中的氨基酸神经传递素总量和细胞外的浓度以及其他神经化学上的应用。韩俊等采用电喷雾离子化为接口的液相色谱/质谱联用技术测定了重组人生长激素（rhGH）胰蛋白酶水解的肽图谱。根据肽图谱的分析结果，验证了 rhGH 的一级结构，并区分了 rhGH 及其甲硫氨酰化产物。

图 15-1 为 $2\mu g$ 羧肽酶 P 经 TPCK 胰蛋白酶酶解后在微柱上的分离谱图。

通常应用微柱时要用精确输液的泵，微量流动池和更细的管道。应用微柱（250mm×2.1mm）进行 PTH-氨基酸分析，能把全部 PTH-氨基酸分开，灵敏度为 1pmol。

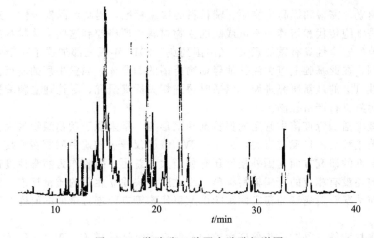

图 15-1　羧肽酶 P 胰蛋白酶酶解谱图

HPLC 条件：色谱柱 RP-18 50mm×1mm（Applied Biosystemsp）；流速 100μL/min，
梯度 60min 0.1%TFA/H_2O-0.085%TFA/70%乙腈；检测波长 214nm。

七、《中国药典》2010 年版三部对生物制品质量的控制

《中国药典》2010 年版三部以科学、实用、规范为总体编制原则，以临床常用、疗效肯定、工艺成熟、质量稳定、标准完善为品种收载原则，进一步完善生物制品安全性、有效性，使质量标准的科学性、先进性和可操作性有机结合，同时在保持生物制品质量控制特点的基础上进一步实现《中国药典》整体的协调统一。

《中国药典》2010 年版收载附录 149 个，新增 9 个，修订 39 个，删除 3 个。经过全面、系统的分析研究、验证，在上版药典三部的基础上，对附录方法进行了补充、完善和统一。采用先进的分析检测技术，检测方法更趋科学、合理。主要表现在以下方面：

① 建立专属性的含量测定方法，如重组产品成品有效成分蛋白含量检测方法，排除制品中蛋白保护剂的干扰作用，真实反映成品比活性和产品纯度；建立和增订疫苗专属性鉴别试验，改变了部分制品采用效力试验替代鉴别试验的情况，使疫苗质量控制进一步完善。

② 对于有效成分明确、单一组分的纯化制品，逐步采用体外方法替代动物试验用于活性/效价测定，以减少试验中动物的使用。体现动物保护、环境友好的理念。

③ 无菌检测法与国内外通用方法统一，对培养基的适用性、方法验证、检测过程、结果判定方面进行了全面修订，使检测方法更加科学、合理和严谨；异常毒性检查法在具体操作、供试品的要求以及结果判定方面进行了完善和补充，同时增设空白动物对照，使结果判定更加严谨。

④ 提高疫苗病毒灭活验证试验方法的灵敏度，进一步保证疫苗安全性。

⑤ 增订离子色谱法用于血液制品中枸橼酸离子含量测定；修订了多项高效液相色谱法的系统适用性条件，进一步完善质量控制。

⑥ 增订防腐剂有效性测定指导原则，对制品中防腐剂使用的有效性提出原则性要求。

⑦ 进一步加强产品中杂质的控制，对病毒类疫苗增订了细胞基质残留蛋白检测，提高了产品质量，进一步保证临床使用的安全性；同时，提高了部分疫苗细菌内毒素检测的限值要求，以减少可能由此导致的接种后不良反应。

⑧ 对采用静脉注射给药的部分制品增订渗透压摩尔浓度测定和限度范围，增加安全性控制措施和产品批间一致性的控制。

生物制品作为国家药品监管中的高风险产品，其安全性和有效性受到广泛关注。《中国药典》2010 年版三部围绕上述方面进行了标准的提高和完善，但随着生产工艺技术的进步和检测分析方法的发展，进一步探讨生物制品国家标准的完善和提高仍然具有十分重要的意义。

（1）进一步建立、完善和提高生物原、辅材料的质量标准，提高产品安全性　来源于动物组织的胰酶和牛血清是细胞传代和培养中不可或缺的生物材料，严格控制这些生物材料的外源病毒污染对于保证病毒疫苗的安全性具有重要意义。《中国药典》2010年版三部加强了对新生牛血清外源因子污染的质量控制，在此基础上应关注其他经动物传播的病原体，如疯牛病的流行情况和相关病源学检测以及安全性风险的最新研究进展，以适时跟进相关标准研究；尽快建立胰酶原材料标准，尤其应对外源因子污染进行严格控制。

明胶是冻干减毒活病毒疫苗中常用的保护剂和赋形剂，是来源于动物组织的大分子蛋白质，由于明胶可能与疫苗接种后不良反应有关，近年来WHO建议减少和避免明胶在病疫苗中的使用。我国目前在疫苗保护剂的研究方面与国外相比还有相当大的差距，明胶作为病毒性疫苗的保护剂仍然广泛使用，但目前还没有相应的药用辅料标准，因此应尽快建立相关的质量标准；同时，应对疫苗中明胶含量、分布情况、对病毒的稳定性影响以及替代物等方面进行全面的研究，以逐步取消明胶在疫苗中的添加。

原料血浆病毒核酸筛查是进一步保证血液制品病毒安全性的措施，WHO和《欧洲药典》对原料血浆进行丙肝、艾滋病毒核酸筛查已有规定，我国应在研究检测方法的敏感性和适用性的基础上，尽快建立原料血浆核酸检测的方法，以进一步降低原料血浆病毒污染的风险。

（2）完善质量控制，提高产品质量

① 完善已收载方法　根据阶段性的方法学研究结果，通过对方法学与质量控制必要性的综合评估，本版药典新增采用酶联免疫吸附试验检测病毒性疫苗中细胞基质残留蛋白，目前国外药典尚无相关要求，在方法学的特异性和标准化以及适用性方面应进一步研究；此外，应在特异性和敏感性方面进一步完善逆转录酶活性测定方法，研究斑点杂交DNA残留量检测方法用于传代细胞（Vero）宿主DNA含量测定的适用性，同时应尽快建立相关标准物质，以确保检测结果准确可靠。

② 采用现代分析检测技术用于生物制品质量控制，建立新的检测方法控制产品质量　生物制品的关键质量控制，如活性、毒力测定等一般多采用经典的动物试验方法，随着科技的进步和发展，现代分析技术将会愈来愈多地渗透到生物制品的质量控制中，推动生物制品标准化研究的不断发展。对成分复杂、不能对有效成分进行含量检测的生物制品，可进一步探索建立适宜方法（如指纹图谱）控制产品中各成分的分布，保证产品批间成分的一致性，保证制品的安全性和有效性。

③ 进一步研究纯化疫苗热稳定性试验。建立纯化疫苗热稳定性试验效价下降幅度的限度要求，加强制品有效性的保障；进一步研究建立各类重组细胞因子产品主药蛋白质含量测定方法，增订成品比活性限度，提高产品纯度；研究比较不同工艺生产的静注人免疫球蛋白Fc段生物学活性，建立适宜的活性限度标准，控制产品质量。

④ 控制防腐剂的使用。对添加防腐剂的制品进行防腐剂有效性的验证，并规定限度范围，保证制品中防腐剂的加量为有效抑菌剂量的最低剂量。

（3）完善《中国药典》三部主体结构，使收载内容更全面，分类更加系统化　建立生物制品质量标准分析方法验证指导原则，从方法建立开始，选择适合的方法用于相应检测，使分析方法经过充分验证，保证检测方法可靠、检测结果准确、质量标准可控。建立生物制品稳定性试验指导原则，考察生物制品在温度、湿度、光线的影响下随时间变化的规律，为制品生产、包装、贮存、运输条件提供科学依据，同时通过试验建立药品的有效期。

第四节
多肽和蛋白质类药物分析方法和药物动力学研究进展

多肽和蛋白质类药物，由于它们在维持机体的正常功能中发挥重要作用而受到重视。特别是近年来，随着生物技术的发展，已能生产出多种多肽和蛋白质，从而使其治疗疾病成为现实，加速了此类药物的发展。美国 FDA 已批准的就有人胰岛素、人生长激素、干扰素（INF-α、β、γ）、组织纤溶酶原激活剂（t-PA）、促红细胞生成素（EPO）、粒细胞集落刺激因子（G-CSF）、粒-巨噬细胞集落刺激因子（GM-CSF）和白细胞介素-2（IL-2）等。该类药物的开发是当今生物技术及制药工业中最为活跃的领域之一，已显示出了很大的社会效益和经济效益。

我国基因工程制品的研究和开发起步较晚，但在国家确定的发展高技术计划中，生物技术产品作为优先开发的领域之一，并明确地提出了以产品为目标的策略，增加了资金投入，优选了一部分重点研究开发产品，如活性多肽类药物。现已取得了可喜的成绩，INF 和 IL-2 已正式批准，有许多正处于实验室研究、临床试验及报批过程中。

蛋白质多肽药物尤其是基因重组生物因子产品的医学应用，是 20 世纪 90 年代国内外关注的课题和研究动向，我国对生物高新技术产品的医学应用极为重视，许多生物因子研究已列入国家 863 计划。当前面临基础研究转向临床应用的新阶段。各因子相继进入临床前评价，临床试验或临床应用阶段。为了正确评价各种重组生物因子在人体中的疗效和安全，必须研究生物因子在动物和人体内的药代动力学、吸收、分布、代谢和排泄的规律，这是解释生物因子的生理学、药效学和毒理学正确合理地进行临床试验必不可少的重要资料。

生物技术产品在实现产品的产业化过程中，受到诸多因素的制约，其中，药物动力学的研究面临更为严重的挑战。其主要原因是目前多肽和蛋白质的检测方法尚不成熟，加之生物体内有大量相似物质的干扰，且该类药用量都很小，更加增加了检测难度，因而检测方法是药物动力学研究中的限速步骤。另外，该类药物的结构不同于传统药物，具有一定的生物活性，因而有其特有的药物动力学特性。

一、多肽和蛋白质药物的分析方法

与传统药物相比，生物技术药物具有种属特异性、免疫原性和非预期的多向性活性等特性，给这类药物的分析方法提出了特殊的要求。药代动力学研究的前提是建立可靠的测定方法，优良方法的主要标志是：特异性高、灵敏度高、重现性好、回收率高、线性范围宽。生物体液中活性蛋白质多肽的测定比化学药物更困难，因为蛋白质多肽与内源性蛋白质结构相似，由相同氨基酸组成，微量被测定目标蛋白质存在于大量各种内源性多肽蛋白质中，如何专一地识别目标多肽蛋白质又不受其他组分干扰是主要难题，鉴别蛋白质多肽和它的代谢物或降解物也有困难，其次是活性蛋白质多肽的给药量极低，一般为微克水平，体内浓度极低，要求高灵敏度测定方法。非生物技术药物分析所用的常规方法用于生物技术药物分析时在特异性、灵敏度和精确度方面都有所欠缺。

（一）生物检定法

依据生物技术药物具有生物活性如抗菌、抗肿瘤、降压、凝血等药理学作用，就可将其作为生物分析法的观察指标用于药代动力学研究。生物分析法的基本原理是在体内和体外组织或细胞对被测生物技术药物的某种特异反应，通过剂量（或浓度）效应曲线对目标生物技术药物定量分析（绝对量或比活性单位）。整体生物分析法测定过程对实验条件的要求较严格，操作程序较多。如体内实验要建立动物模型，对设定的观察指标需建立相应的检查方法，耗时数周才能完成，价格昂贵又费时，增加了研究费用，并且观察终点受主观因素影响。细胞生物分析法常以细胞增殖、变异和细胞毒为观察终点。因为多肽和蛋白质多为有活性的物质，故生物检定法宜被首先建立。生物检定法通常是利用在体或组织（细胞）进行分析。在体需要动物模型和外科手术，耗时，观察结果有主观性，因而变异性大，而且灵敏度低。用细胞测定的方法花费少，省时。特别是随着分子生物学技术的发展，有许多特异性强、稳定性好、灵敏度高的依赖株被建立，如 EPO 依赖株 UT-7/EPO 等，使生物检定法更可靠、客观，灵敏度也高，可测到 1pg 以下。其最大优点是能反映生物活性。多肽，尤其是蛋白质的生物活性不仅取决于一级结构而且与三级结构有关，因此生物检定法迄今在活性蛋白质多肽的研究及应用中有特殊的地位。检定生产的活性蛋白质样品的质量时，主要质控标准之一是产品的比活性单位。生物检定法的原理是在体和体外组织或细胞对被测定活性蛋白质多肽的某种特异反应，通过剂量（或浓度）效应曲线对目标蛋白质定量分析（绝对量或比活性单位）。因为生物反应是一个非常复杂的过程，受许多实验条件影响，因此生物检定的特异性较差，有时灵敏度不高，观察终点受主观因素影响，而且变异性较大。对于涉及整体动物的生物检定往往需要特殊外科处理，价格昂贵又费时，对于许多活性细胞因子已建立了国际通用的标定国际单位的特定依赖细胞株和标准方法，利用这些系统进行药代动力学研究也是相对可靠的方法。

生物检定法有两个目的，直接测定体液中药物浓度及鉴定标记药物的生物活性。其方法主要可分为两大类。

1. 在体分析

常规的有胰岛素的小鼠血糖法等，另外还有根据各类蛋白多肽的生物活性不同而建立的各异的方法，如根据 IL-8 可将大量中性粒细胞从骨中动员出的性质而建立的 IL-8 动员中性粒细胞家兔体内实验。这类方法最直观地反映生物活性，但涉及整体动物，费时费力，灵敏度不高，变异较大。

2. 离体组织（细胞）分析

如 NGF 刺激鸡背根神经节增长，缩宫素的大鼠离体子宫法等。随着分子生物学的发展，许多特异性强，灵敏度高的依赖细胞株被建立，细胞培养已是最常用的方法。根据蛋白多肽与细胞相互作用的机理不同，具体的操作亦有多种。如细胞增殖法，快速灵敏，但特异性稍差；抑制增殖法，检测系统简单，灵敏而专一；减少细胞损伤法，则是依据具有抗病毒活性的药物如干扰素，保护细胞不受病毒损伤，方法直观灵敏，但可能会受到多肽亚型的干扰。以上的方法都是以细胞数目的增减为量效指标，计数方法有直接计数法和间接计数法，后者包括 MTT 法，同位素（^{3}H，^{14}C）掺入法等。此外，还有根据蛋白多肽与细胞间接作用进行检测，如与免疫检测联用的抗体诱导法，结合酶反应的酶诱导分解法等。总的说来，细胞培养法多具有灵敏特异，客观可靠的优点，但其不足也显而易见。首先，生物检定法无法定量失去活性的小代谢物，无法示踪它们的体内动态；其次，样品多存在于人或动物血清中，血清中内源物质的干扰以及可能存在的内源因子的交叉反应，影响了方法的专属性；再者，启动生物过程常需阈量细胞因子从而降低了方法的灵敏度；依赖株细胞长期培养易发生变异而影响检测的特异性。

汤仲明等曾在重组人肿瘤坏死因子 α（rhTNFα）的药代动力学研究中，采用 TNFα 敏感细胞株 L929 测定给药后血清中 rhTNFα 浓度随时间的变化，并证实了该重组因子的抗肿瘤作用。汤仲明认为该法的特异性、重复性和精密度较差，观察终点易受主观因素的影响。与免疫分析法相似，生物分析法也受到活性代谢产物、生物基质、血清中抑制因子的干扰以及种属特异性的限制，也不能提供关于分析药物体内降解过程的信息。应用生物分析法进行药代动力学研究时应对上述情况的发生严格加以控制。

（二）放射性同位素标记法

放射性同位素标记技术是通过在目标蛋白质多肽上标记同位素，从而鉴别目标蛋白质和内源性蛋白质多肽，一直是活性蛋白质多肽临床前动物药代动力学研究的主要手段之一。通常有两种操作方法。一种是内标（incorporated）法，即把含有同位素，如 ^{3}H，^{14}C 或 ^{35}S 的氨基酸，加入生产细胞或合成体系。该法对生物活性的影响可能较小，但由于制备复杂而限制了其广泛应用；另一种是外标法，常用标记方法是氯胺 T 法或 Iodogen 法，通过碘化反应将 ^{125}I 共价结合在蛋白质多肽的芳香氨基酸如酪氨酸残基的苯环或组氨酸残基咪唑环上，因 ^{125}I 比放射性高，半衰期适宜，标记制备简单，是一种较好的标记物。其中 Iodogen 法操作简单、标记效率高，反应温和，对蛋白质多肽生物活性及免疫原性影响较小，是相对理想的固相碘化试剂 ^{125}I，可获得血液药物浓度变化动力学、分布、代谢和排泄的全面资料。Cosaum 等用 5-半胱氨酸对人类松弛激素（hRlx-2）进行内标记，以比较 hRlx-2 在孕大鼠和非孕大鼠体内的药代动力学性质。高凌和汤仲明等均用 ^{125}I 标记法分别对重组人白细胞介素-2（rhIL-2）进行了药代动力学研究，两者所得结果相似。

但是随着方法复杂化，灵敏度、重现性和回收率也受到影响，其缺点亦显而易见。首先，它不能进行人体药物动力学研究。其次，同位素标记后是否会引起药物的生物活性及其在生物体内的代谢行为发生变化，一直存在争议。前者可通过调整反应条件和生物检定法加以改善和验证，基本上可使生物活性无明显变化；后者因药而异则复杂得多，已有报道认为，放射性标记法可干扰表皮生长因子与细胞的相互作用，从而导致其体内清除的紊乱；最后，由于蛋白多肽进入体内会被降解代谢，或与其他蛋白质结合，总的放射性不能代表药物动力学过程。因此如何鉴别样品的原药，降解物及结合物是该法中需解决的关键问题。为了准确分析生物技术药物必须分离并分别测定血浆或尿中标记的原形物和其降解物、代谢产物的放射活性：可选择的用来分离标记生物技术药物的方法有：分子筛高效液相色谱法、反相高效液相色谱法、聚丙烯酰胺凝胶电泳法和酸沉淀法等。常用的酸沉淀和免疫技术只是能够粗略地区分标记重组蛋白质药物与小片段蛋白质或游离标记核素。因此，酸沉淀后测得的放射性只是被用来近似代表原形重组蛋白质药物。但是，如果标记核素被重利用而合成别的蛋白质或产生分子量大（>1~3kDa）的蛋白质片段或代谢产物，酸沉淀法的准确性将降低。对标记不均匀的重组蛋白质药物来说，不含有标记氨基酸的任何降解产物将不能被检测到；由于存在这些问题，所以生物技术药物药代动力学特征的描述不能仅仅依赖于放射性标记法的研究结果，还应该结合其他分析方法的实验结果综合分析。

1. 放射性标记物和标记方法的选择

将^{3}H、^{14}C或^{35}S标记在目标蛋白质多肽上的方法包括生物合成或半合成法，如将胰岛素B链N末端的苯丙氨酸用［^{3}H］苯丙氨酸置换，这些氨基酸结构原来的标记对生物活性的影响可能较小。但是制备相对复杂，最简便的方法是用放射性碘标记蛋白质。必须指出各种同位素的标记多肽蛋白质都存在被蛋白质酶水解后标记氨基酸被重新利用合成内源性蛋白质，从而干扰测定，有必要建立分离测定原药和代谢物的方法。关于标记位点的选择，理论上任何部位均可被标记，但需考虑是否存在标记氨基酸被机体再利用，合成新的蛋白质而影响检测结果的问题。当然，如果生物技术药物含有非天然氨基酸（如D-氨基酸），标记位点的选择就不必再担心这样的问题了。

2. 标记后的放射性纯度、比放射性和比生物活性

这是衡量标记是否成功的三个主要参数。

（1）比放射性 比放射性过低将影响灵敏度，过高可能引起蛋白质三级结构改变和变性，影响蛋白质的生物活性。体内代谢过程和免疫活性，通过控制蛋白质、碘化试剂和标记碘的比例和质量，控制反应温度和时间达到所需要的比放射性，因此反应过程需不断摇动使反应充分。

（2）放射性纯度 高纯度的标记蛋白质多肽是可靠研究药代动力学的前提，放射性纯度必须高于95%制备高纯度^{125}I标记蛋白质有一定困难。首先被标记蛋白质多肽原料纯度要高、如高于98%，标记后杂质包括原制品中的杂蛋白质或多肽，在^{125}I标记后更容易发现，标记过程可能存在副反应如氧化损伤、聚合和分解，蛋白质多肽吸附的少量游离^{125}I等，许多实验室将标记后混合物用Sephadex G25简单洗脱法，这种方法对蛋白质多肽杂质无分离纯化作用，产品常不能达到药代动力学纯度要求。汤仲明等曾发现98%纯度的rhIL2，在标记后混合物用Sephndex G25分离，十二烷基硫酸钠-聚丙烯酰胺凝胶电泳（SDS-PAGE）检定纯度仅55%，电泳图谱特征表明杂质是rhIL2的二聚体，其后用高分辨Sephacryl HR S200凝胶层析分离纯化［^{125}I］rhIL2后获得95%纯度标记样品，为制备高纯度产品，可按被标记蛋白质特点选用生产工艺纯化中通气步骤，通过预实验选定最佳分离纯化条件。此外对层析行为与标准品相同的放射性峰中的每一份样品都要测定纯度，选择纯度最高，符合要求的标记蛋白质多肽进行药代动力学研究。因为并非每份样品都符合要求，如［^{125}I］rhGMCSF标记混合物凝胶层析谱的主峰上有一小台阶，峰尖处纯度98%，峰台阶处纯度为91.3%，主峰中只有部分样品满足纯度要求，说明分离纯化步骤严格选择样品是关键步骤之一。

（3）测定纯度的方法 纸层析法能得到无机^{125}I纯度，不能发现标记蛋白质的杂质；电泳法能发现蛋白质杂质，但泳动和漂洗时无机^{125}I和小分子^{125}I标记杂质扩散至溶液中，使标记蛋白质纯度值人为偏高，反相高效液相色谱（RH-HPLC）测定可以同时发现蛋白质和非蛋白质的^{125}I标记杂质，是更可靠的测定方法。

① SDS-PAGE法 根据药物分子量的大小选择不同浓度的凝胶电泳，通过控制电流等条件使得原药与其他产物分开，然后通过切割胶条放射计数或放射自显影的方法，来检测电泳放射性图谱。该法具有较高的分辨率和灵敏度，但电泳过程中，^{125}I-小肽和游离^{125}I可能扩散至空白凝胶或电

解液中，从而使结果可能偏高。

② HPLC法　反相高效液相色谱、高效排阻液相色谱、高效离子交换液相色谱分别根据保留时间与蛋白多肽的疏水-亲水性特征、分子量大小、极性的关系来分离样品中的物质。它们共同的优点是特异性高，分辨率好，可同时测定原药和降解物，其中高效排阻液相色谱亦可得到结合物的信息，而反相高效液相色谱用于蛋白多肽的分离有独特的优越性。但因受注入样品量的限制，灵敏度，重现性都受影响，且设备昂贵，成本较高。

(4) ^{125}I标记蛋白质多肽的生物活性　是碘标法令人担忧和受到批评的主要问题之一，引入非蛋白质结构的碘原子是否会影响蛋白质的三级结构生物活性乃至代谢过程？ Harris 等曾对 Iodogen 法和氯胺 T 法^{125}I 标记重组人组织纤溶酶激活剂生物免疫活性进行观察；Salacinski 等对 Iodogen 法及其他标记法的^{125}I 标记的人生长激素、人黄体生成激素和人促肾上腺皮质激素等 23 种多肽的生物免疫活性进行系统研究也得到相似结论。免疫生物活性影响与碘化方法有关，其中 Iodogen 法最好。因此用放射性碘标记法进行药代动力学研究时应尽可能提供标记蛋白质生物活性的资料。

(5) 标记物储存中的变化　对标记蛋白质担忧的另一个问题是纯度和生物活性随储存而改变的问题。Harris 等观察的 23 个多肽蛋白质的结果表明除了人和大鼠催乳激素在 2～3 个月保存期间内免疫活性相对迅速下降外，其他均稳定不变。

3. 鉴别标记蛋白质和降解物或代谢产物

大量资料表明外源性注射药理剂量的蛋白质多肽后，蛋白质多肽在体内迅速降解，或被机体再利用，样品总放射性不代表原型^{125}I 标记生物因子浓度。用总放射性表示药代动力学过程显然是不恰当的，必须引入分离分析蛋白质的其他方法分别测定血浆或尿中^{125}I 标记的原型和降解物或代谢产物。

(三) 免疫学方法

免疫学方法是利用蛋白多肽药物抗原决定簇部位的单克隆或多克隆抗体特异地识别被检药物，再以放射计数，比色等方法予以定量，即将特异的抗原抗体反应配以灵敏检测的方法。常用的免疫学方法有放射免疫测定法、免疫放射定量法和酶联免疫吸附测定法。由于生物技术药物具有免疫原性，这就为免疫分析法测定生物体液中此类药物提供了依据。

1. 放射免疫法 (radio immumoassays RIA)

该法是被测药物 (Ag)，标记药物 (多为^{125}I-Ag) 与抗体 (Ab) 的竞争性结合反应，方法的特异性取决于抗原抗体的亲和力及标记药物的纯度，与生物检定法相比，有简明，易于控制的优点。

2. 免疫放射定量法 (immunoradiometre assays IRMA)

该法中被测药物依然是 Ag，它先与固定相上的 Ab 形成 Ab∶Ag 复合物，再与标记抗体^{125}I-Ab 结合，形成 Ab∶Ag∶^{125}I-Ab 夹心状。由于 Ag 需有两个 Ab 来识别，这就大大增加了方法的特异性，是一灵敏而低变异的方法，只是对标记抗体的纯度要求很高。

3. 酶联免疫法 (enzyme-linked immunosorbent assays ELISA)

ELISA 的原理与 IRMA 相似，只是第二个抗体不是用碘标，而是用可以与底物发生显色反应的酶如 HRP 来标记，与上述两法相比，ELISA 法是最常用的免疫分析方法：主要是因为它具有使用寿命长、高灵敏度、重复性较好、自动化、非放射性、高效性和适合批量测定等优点。已有不少实验证明，它与生物检定法具有一定的量效关系及相关性，而且在有的实验研究中它与生物检定法有相似的量效曲线，提示它可部分地反映药物的生物活性。现在被广泛地用于药物动力学，尤其是临床药物动力学研究。Aoki 等用 EIJSA 法研究了滤过性毒菌白介素-6 的受体结合特性；曾衍霖等用 ELISA 法对重组新型人白细胞介素-2 (125Ala) 进行了大鼠药代动力学研究。双抗体夹心法能够选用单克隆或多克隆抗体，甚至两者可以同时使用。

放射免疫分析法是最敏感的免疫标记分析方法，精确度高且易规格化和自动化，也经常被用于生物技术药物的测定。临床上最常用 IRMA 来测定胰岛素样生长因子，以监测成年人和儿童体内生长激素的缺乏或过量，长期临床实践表明，IRMA 分析法快速、准确和有高度的特异性。RIA 和IRMA 是通过放射性核素来定量的，它们测定结果的优劣很大程度上依赖于抗体的选择。内源性物质的干扰会降低 RIA 和 IRMA 的灵敏度，重组蛋白质药物与血浆蛋白所形成的结合蛋白质由于掩蔽显迹同位素而人为地增加或降低最终结果，从而干扰结果的准确测定。和 ELISA 相比，RIA 和 IRMA 的缺点包括试剂寿命较短、操作自动化较低、潜在的健康危险、必须进行放射性防护、放射性废弃物的产生以及结果的处理问题等，使它们的应用受到一定限制。总之，目前的每一种方法都不完善，为了得到比较可靠的结果，常需几种方法联合使用。

免疫分析法的缺点是对被分析蛋白质多肽不可能给出阳性的确定，如确切的生化组成和序列；它测定的是蛋白多肽的免疫活性而不是生物活性，所以，不能区别有活性和无活性的形式，不能同时测定原型药物和代谢产物，且具有抗原决定簇的代谢片段可能增加结果误差；不同来源的抗体与相同的蛋白多肽反应可能有较大的差别；还可能受到内源物质如血浆结合蛋白质，抗体生成等的干扰。蛋白质部分降解后也有可能使蛋白质与抗体相互作用发生变化甚至使之消失。但免疫分析法毕竟是一种迅速，灵敏，经济和适于批处理的方法，它已被认为是蛋白质药代动力学研究的"备选方法"，尤其用于人体药代动力学研究。主要因为它是灵敏、不用同位素、很大程度自动化而且可批处理，与生物检定法比较，免疫分析法特异性更好而且更易操作，观察终点也更客观。目前数十种生物活性因子已被开发成免疫分析商品药盒，其特异性、灵敏度和精密度均能满足药代动力学研究的需要。目前临床药动学领域，免疫法已逐渐取代生物检定法。

其他以免疫为基础的有助于生物技术药物分离和鉴定的分析方法还有免疫沉淀法、免疫亲和层析法和免疫印迹法。

（四）色谱法与质谱法

1. 高效液相色谱法（HPLC）

色谱法对混合物分离鉴定的良好性能在生物技术药物的药代动力学研究中显示出至关重要的作用。其优势在于高度的特异性、精确的定量以及能够同时测定多种受试分析物等方面。色谱法中最常用的是高效液相色谱法，它对生物技术药物进行有效的分离鉴定而不影响受试物的分子结构和生物活性等优点。因此我国新药审批实验指导中明确规定：新药在进行临床前药代动力学实验时分析方法应首选高效液相色谱法。按照这个规定，几乎所有新药审批材料的药代动力学研究和药物测定力法均采用高效液相色谱法。如 Gaillard 等用快速 HPLC 法测定胰岛素，Terry 等用免疫亲和色谱法来测定中性白细胞减少症病人的粒细胞集落刺激因子。在药代动力学研究中为进行药物原形和代谢物的有效分离鉴定，尺寸排阻高效液相色谱（size-exclusion HPLC）已经被用来从脂质中分离绵羊肺表面活性剂所包含的两个憎水蛋白 SP-B 和 SP-C。Sato 等曾用反相高效液相色谱来分析测定放射性碘标记的胰岛素。

体内外药代动力学研究所收集的样品常为含有杂质的混合物，其中杂质浓度经常远远高于目标分析物，因而需要用离子交换法、免疫亲和层析色谱法等方法对混合物中生物技术药物进行分离。因此高效液相色谱分析对样品的预处理要求较高，对操作中注入 HPLC 系统的血清量也有一定限制。色谱柱固相和流动相（溶剂）费用较高，与单纯同位素分析相比，检测灵敏度降低了 10～50 倍，重现性略差。与免疫分析法相比，回收率和灵敏度也有所降低。气相色谱法由于受试物的沸点、样品处理、检测条件（柱温等）常限制了其在生物技术药物分析中的应用。在进行普通药物动力学研究中，HPLC 是技术成熟，应用广泛的分析手段。在蛋白多肽药物的实验研究或产业化中，HPLC 都是主要的分离纯化工具。但鉴于蛋白多肽药物结构的特殊性，除了一些小分子多肽，如 peptichemio，加压素的八肽拮抗剂可分别直接或经选择性柱反应后，单独用带荧光检测器的 HPLC 进行药动学研究外，HPLC 常需进一步改进或与其他更灵敏的检测技术联用方能满足药动学的需要。除了上述提及的与同位素的联用，还有许多与免疫学方法的联用，如 Phillips 采用免疫亲和色谱技术分析人三种不同体液中粒细胞集落刺激因子的浓度；Partilla 等认为 HPLC 与 RIA 联用可以检测人体液中的神经肽。此外，令人瞩目的还有液质在线联用（LC-MS）。

2. 液质联用（LC-MS）

质谱分析对生物技术药物及其代谢物的鉴定起到决定性作用。然而，生物样品的处理过程和生物样品中分析物的含量太少已经很大程度上限制了它的应用和普及。质谱最新的改进使它能够分析分子量大于 100kDa 的蛋白质，甚至更复杂的混合物。液相色谱-质谱联用技术（LC-MS）在选择性、灵敏度、分子量测定和提供结构信息等方面具有明显的优势，能够同时获得可靠的定性定量结果。因而已经被广泛应用于药物在生物体内的吸收、分布和代谢研究（包括代谢物的结构确定及定量）；如 Ferraiolo 等在给实验对象大剂量（0.5～1.0mg/kg）静脉注射松弛激素后，用单克隆抗体亲和层析分离得到外源性人松弛激素后再用快速原子轰击质谱进行分析。LC-MS 已逐渐成为新药研究必不可少的手段之一。

LC-MS 将高分离能力，适用范围广泛的色谱分离技术与高灵敏、专属及通用，在研究蛋白多肽的结构中具有重要价值的质谱法联用起来，成为强有力的分离分析方法。多年来限制 LC-MS 技术发展的决定因素是接口问题，由传送带接口（moving-belt interface），热喷雾接口（thermospray），到最近的电喷雾离子化接口（electroptay ionization ESI），联用技术日趋成熟，尤其适用于生物样品中低浓度（pg/mL）药物及代谢物的测定，而蛋白多肽类药物恰有在体内代谢快，浓度低的特点。国外已将 LC-MS 用于该类药物和药物代谢物的动力学研究，我国尚处于起步阶段，除了仪器本身价格昂贵，技术上亦存在一些问题，如它对样品的纯度要求很高，如何将药物从生物体液，尤其是血浆中提取纯化以减少干扰；如何选择合适的内标以减少系统误差；在将 LC-MS 用于检测体育禁用肽（HCG、EPO 等）时发现，糖肽难用于质谱分析，因为在质谱条件下，同样的氨基酸序列可产生多种不同质量的多糖链，而每条链及整个分子都可以产生质谱信号，这就大大降低了质谱信号的专属性。目前，尽管 LC-MS 在蛋白多肽药物的体内药物代谢动力学研究中还存在一定的难度，但其作为实用性强，前景好的领域已引起人们的广泛关注。

3. 高效毛细管电泳（HPCE）

HPCE 已成为蛋白多肽生物分子分离分析的重要手段。在临床上，生物体液中低浓度蛋白多肽的分析面临的问题是蛋白多肽与毛细管壁的相互作用所引起的迁移时间的改变，这可以通过涂层 CE 加以改善；由于毛细管很细，管内容积很小，进样量的不易控制给实验的重复性带来影响，而且很可能无法对低浓度的样品提供足够的灵敏度。近年来，国外根据样品的性质采用不同的预处理，大体上可分为非特异性和高亲和性两种，将样品加以浓缩，取得了满意的效果。HPCE 在检测上的迅速发展与 HPLC 已有并驾齐驱之势，况且鉴于 HPCE 在样品微量分析的优越性，已有人在药物动力学研究、体内分析中，将微透析连续采样与之联用，这在整个药动学研究中都不失为有希望的方向。最近几年迅速崛起的高新技术——蛋白芯片（protein chip）技术也有望应用于生物技术药物药代动力学的研究，其基本原理是将待测药品的抗体作为探针固定于固相支持物上，制成芯片；然后取待测药品与芯片进行反应，反应信号用扫描仪来检测，扫描结果再经计算机显示、分析。

4. 毛细管电泳-质谱联用法（CE-MS）

目前，CE 的高效分离与 MS 的高鉴定能力相结合已成为微量生物样品尤其是蛋白质、多肽分离分析的强有力工具，可提供相对分子质量及结构信息。Ensing 等用 CE-MS 分离并鉴定了神经肽 Y（NPY）及其两个碎片的结构，能区分仅有一个氨基酸差别的多肽，而在常规的 CE-UV 上仅能看到一个峰。Li 等进行了芯片-CE-ESI-MS 和芯片-CE-MS-MS 用于蛋白多肽类药物的分析，与 CE-MS 法相比较，具有更高的灵敏度和选择性，分析时间明显缩短。目前，CE-MS 没有 LC-MS 发展成熟，可以期待其在蛋白多肽类药物的研究方面有更广泛的应用。

二、药物动力学机理

传统药物动力学原理同样适用于多肽和蛋白质，但这类药物又有其特殊药物动力学行为。蛋白多肽类药物的药代动力学十分复杂，受给药途径、给药方案、结合蛋白、种属差异、内源性物质等多种因素影响。例如，一些作为激素功能的多肽，往往半衰期短，如血管紧张素Ⅱ的半衰期小于1min，这与其药理作用相对应；转运蛋白质如白蛋白，半衰期长，能确保其持续存在于血浆中。另外，多肽和蛋白质有自己的分解、代谢系统。

1. 吸收

蛋白多肽类药物相对分子质量大，对蛋白分解酶敏感，在生物体血浆中被快速清除，因此其口服给药后难以进行系统转运。一般认为，小分子肽的吸收是通过被动扩散或载体转运；脂溶性大分子蛋白多肽可通过膜脂扩散，其中高度亲脂性的蛋白多肽则通过淋巴系统被吸收，而水溶性蛋白多肽可通过水合孔和（或）细胞间隙扩散，经内吞或胞饮过程被摄取进入细胞。近年来有报道称，一些细胞转运肽（cell penetratingpeptide）可通过非耗能途径穿过真核细胞的质膜，这些多肽已被成功地用于在细胞内转运比自身的相对分子质量大许多倍的大分子物质。

2. 体内分布

跟小分子药物一样，多肽和蛋白质药物的被动分布也受其理化性质，如电荷、分子大小、分子极性和亲和性等的影响。但它们的分布行为又不同于小分子药物，如分布容积为 0.04～0.20L/kg，而小分子药物一般为 1～20L/kg。组织分布也有一定的特异性，如 IL-6 在肝中，神经生长因子在颈上神经节中的分布远远大于其他组织，可能分布与靶组织有关。蛋白多肽类药物在体内通常与相应受体结合而引起代谢，因而受体在组织器官中的分布往往对药物在体内的分布及效应产生重要影响。

3. 失活和消除

多肽和蛋白质的失活和消除机制十分复杂，许多组织，如胃肠道、肾、肝、血液、肺、脑等都是潜在的分解代谢部位，而且参与降解的酶也很多。体内存在的蛋白多肽酶可使相应的蛋白质和多肽迅速失活，这是蛋白多肽类药物的主要代谢途径。胃肠道腔管内分布着大量特异酶，结肠、回肠中相对较少。但对某一特定的药物，常只有一种或两种酶起主要作用，如在心钠素（atrial natriuretic peptide，ANP）的降解中，中性内肽酶起主要作用。

综上所述，现代科学技术的发展给蛋白多肽类药物的研究提供了多样的分析手段，但鉴于该类药物的特殊性，目前在活性蛋白质多肽药代动力学研究中还没有十分满意的方法。生物样品中生物技术药物药代动力学研究的分析方法应该根据具体情况来选择。在某种程度上，可应用的分析方法依赖于生物技术药物的物理化学性质和生物特性。一般来说，没有哪一种分析方法能够解决研究中可能遇到的所有分析问题如原形物、复合物和代谢物的定量，生物活性的评价等。故几种分析方法联用，取长补短。一般说来，在动物药代动力学研究阶段首选放射性同位素标记法结合电泳法或 HPLC 法进行全面药代动力学研究，同时选用免疫分析法或生物检定法测定血液药浓度的动力学，用两种以上方法彼此互相补充和验证，以求得到可靠并与临床研究衔接的药代动力学资料。根据人用药物注册国际协调会议（ICH）对生物药物临床前安全性评价"在科学基础上的灵活性和具体情节个别处理"的总则，人们通常将几种方法联合应用，互相补充，才能得到比较可靠的结果。

肾脏是最重要的清除器官，尤其是对分子量小于 5.994×10^4 Da 多肽。此类物质经肾小球滤过，在刷状缘被部分水解，水解产物氨基酸和小分子肽穿过近球小管进入血循环；当分子接近或者大于 2997～4995Da 时，内吞在刷状缘起主导作用，内吞后经溶酶体消化，游离氨基酸和小分子多肽返回血液中。

除肾脏外，肽酶在多肽和蛋白质的降解中起主导作用，肽酶和蛋白酶有胞内酶和胞外酶，存在广泛，它们对肽链的水解是高效和特异性的。另外，受体介导的转运也支配多肽和蛋白质类药物的处置，清除的限速步骤是药物和细胞表面受体之间非共价复合物的形成。

多肽和蛋白质的降解也起解毒作用，这一点与传统药物的分解代谢相同，但多肽和蛋白质的降解还有激素调节和保存氨基酸的作用。

在多肽和蛋白质类药物动力研究中，蛋白酶的位置如同在传统药物代谢研究中的细胞色素 P-450 的地位，蛋白酶对肽键结构药物的代谢和处置有很大的影响。血药浓度与药效有一定的联系，对多肽水解中关键酶的认识能使多肽类药物在体内的滞留时间增加。如中性内肽酶抑制剂能有效地抑制 ANP 的降解，与 ANP 合用使 ANP 的半衰期延长，单独使用时能模拟 ANP 的作用，用于利尿，抗高血压及慢性心衰等的治疗。另外，在药物研究中除了以多肽类受体为药靶以外，对多肽和蛋白质处置机理的研究也为新药设计提出了新靶——多肽酶，导致两类完全不同的药物出现，即能抑制有害多肽形成（如血管紧张肽 2）和抑制治疗肽（如 ANP）降解的药物。

4.种属特异性

多肽和蛋白质有结构和种属特异性，同一种因子在种属间有不同的氨基酸序列。因而某一种属的物质当在其他种属中试验时，可能完全无活性、有抗原性或有不同的药物动力学行为。所以在选用动物时要考虑到被测物质的同源性问题。

5.药物相互作用

目前使用的多肽和蛋白质类药物多为细胞因子，细胞因子作用广泛，有些能凋节肝和其他组织中的细胞色素 P-450 酶的水平。研究发现 INF、肿瘤坏死因子（TNF）、IL-2、IL-1、IL-6 等均能下调肝细胞色素 P-450 酶的活性，因而当与其他药物合用时，由于代谢酶受到一定程度的抑制，可能导致其他药物的代谢减慢，血药浓度升高及蓄积中毒。如 TNF 能大大地减少安替比林和地西泮在血浆中的清除。因而在联合用药时，应注意药物的相互作用，在药物动力学研究中，其药物动力学特性可能改变，在解释结果时也应考虑到这一点。

多肽和蛋白质类药物的发展前景良好，对它们的药物动力学研究尚不深入。检测方法是影响其进展的原因之一，目前的几种方法各有利弊。生物检定法发展较早，但灵敏度低；放射性核素标记示踪法及免疫分析法较为常用；色谱法的应用也比较普遍，但不能提供结构信息。只有联合应用，才能得到比较可靠的结果。以 LC-ESI-MS、LC-MALDI-TOF-MS 及 CE-MS 等为代表的联用技术近年来得以不断完善和发展，既可以分离样品及其代谢物，又可以提供分子结构及分子质量信息，这为蛋白多肽类药物的药代动力学研究提供了必要的技术手段。该类药物在结构和作用机理上不同于传统药物，有其自己独特的处置行为及代谢机理。对其代谢酶——蛋白酶的研究，可能导致新药的出现。另外，多肽和蛋白质类药作用广泛，其中细胞因子对细胞色素 P-450 酶的抑制作用，必将在药物代谢及其相互作用研究中引起人们的重视。

目前用于药物动力学研究中的生物检定、放射性同位素标记及免疫学方法正在被不断地改进和完善，该类药物在体内分布、失活和消除及种属特异性方面有其特点，与其他药物的相互作用应引起广泛地注意。

三、药代动力学研究的实验设计应注意的问题

蛋白质多肽临床前动物药代动力学研究中的重要问题是良好的实验设计。

① 首先是要充分认识到活性蛋白质结构有明显种属差异性，如人的 rhIL3 一级结构与长臂猿的同源性很高，但与大鼠及小鼠同源性极低。药效学研究表明除恒河猴外，rhIL3 对其他动物疗效很低或无效。因此必须选择有疗效的动物进行研究。此外有些研究表明性别间也有一些差别。

② 药代动力学研究应当参考药效学与毒性实验的资料，给药途径必须与药效学实验相同，剂量必须覆盖有效至低毒性剂量范围。蛋白质是大分子又较易降解破坏，胃肠道对蛋白质多肽有较大的影响，经眼、鼻或口腔滴入必须研究生物利用度。应注意蛋白质的吸收、消除和结合均可能涉及非线性的饱和机理。由于蛋白质分子在体内极易降解，一般认为降解部位遍及全身各组织，因此可能存在体循环前代谢降解。为了确定蛋白质分子通透性屏障，可以测定注射残留的药量（放射性）。

③ 分布实验设计时应注意研究不同活性蛋白质的分布特点，应当尽可能注意蛋白质多肽的分布是否存在效应器官特异性和受体介导的分布；是否与毒性有关；是否有助于说明药物代谢、转运和排泄的过程。

④ 代谢降解问题是活性蛋白质多肽药代动力学研究中的重要环节，但是难度很大，代谢产物的分离分析和活性检定是关键。目前迫切需要解决的问题是原型药物和降解代谢物的分离分析，特别是测定原型药物，代谢物研究也应借助于体外细胞、组织和器官水平的研究。

⑤ 大多数蛋白质多肽的主要排泄途径是泌尿系统，一部分通过粪便。进行可靠研究的关键是要尽可能完全收集排泄的尿粪，精确地测定注入量和排泄量，使药物总回收量达到 80% 以上。由于蛋白质多肽不同，采集样品的持续时间应当根据实际情况而定。

（何华）

参 考 文 献

[1] 张天民等. 中国生化药物杂志，1995，16（5）：24.
[2] 吴文俊等. 药物生物技术，1997，增刊：149.
[3] 储士官. 中国生化药物杂志，1996，17（5）：226.
[4] 吴梧桐. 药学进展，1997，21（4）：219.
[5] Mark D. Biopharm，1997，10（9）：24.
[6] 孙曼霁等. 中国药物研究与发展. 北京：科学出版社，1996.
[7] 吴梧桐主编. 生物化学. 北京：人民卫生出版社，1999.
[8] 彭司勋主编. 药物化学. 北京：中国医药科技出版社，1999.
[9] Knopfel P，et al. J Med Chem，1995，38（9）：1417.
[10] 方福德等. 分子生物学前沿技术. 北京：北京医科大学、中国协和医科大学联合出版社，1998.
[11] Wermut. Medicinal Chemistry of the 21st Century. London：Oxford Black well Scientific Publications，1993.
[12] Ramab Hadran T V. Pharmaceutical Design and Development，A Molecular Biology Approach. New York：Ellis Horwczxt，1994.
[13] 李玲等. 药物分析杂志，1998，18：349.
[14] 赵寿元. 生命科学，1999，11（1）：1.
[15] 吴梧桐等. 基因工程药物——基础与临床. 北京：人民卫生出版社，1995.
[16] 中华人民共和国药典. 1953 年版～1995 年版. 中华人民共和国药典. 2000 年版，2005 年版. 北京：化学工业出版社. 中华人民共和国药典. 2010 年版. 北京：中国医药科技出版社.
[17] 李玲等. 药物分析杂志，1998，18：349.
[18] 卫生部药品审评办公室编. 新药审批办法及有关法规汇编（一）. 1992.
[19] 宋振玉主编. 药物代谢研究——意义，方法，应用. 北京：人民卫生出版，1990.
[20] 孙毓庆主编. 分析化学：上册. 北京：人民卫生出版社，1993.
[21] 高鸿主编. 分析化学前沿. 北京：科学技术出版社，1991.
[22] 胡方远. 中国药品标准，2001，2（1）：22.
[23] 毕家正. 生命的化学，1997，17（3）：40.
[24] 李玲等. 药物分析杂志，1998，18：349.
[25] 林亚君等. 医院图书馆杂志，2001，10（1）：48.
[26] 赵志耘等. 情报杂志，2000，19（6）：60.
[27] 朱兆梅. 农业图书情报学刊，1997，4：13.
[28] 龙旭梅. 生物医学期刊，1999，2：31.
[29] 刘树春. 网络信息技术，2001，22（4）：34.
[30] 蒋悟生. 书林漫步，1997，3：77.
[31] 吴水生编. 分析化学文献及其检索. 北京：高等教育出版社，1992.
[32] 李晓霞等. Internet 上的化学化工资源. 北京：科学出版社，2000.
[33] http://www.yahoo.com.
[34] http://www.altavista.com.
[35] http://www.excite.com
[36] http://compass.net.edu.cn
[37] http://www.biomed.net.com
[38] http://www.pharma.web.com
[39] http://www.fda.com
[40] http://www.fast.search.com
[41] http://www.china.info.gov.cn
[42] http://www.patent.com.cn
[43] http://www.umi.com
[44] http://www.acs.org
[45] http://www.ntis.gov
[46] http://www.sda.gov.cn
[47] 黄方一等. 武汉生物工程学院学报，2006，2（2）：111.
[48] 霍光华等. 生命的化学，2002，22（2）：194.
[49] Edwardson P A D，et al. J Parm Biomed Anal，1990，8（8-12）：929.
[50] Carr G P. J Pharm Biomed Anal，1990，8（8-12）：613.
[51] 美国药典委员会. 美国药典 24 版，30 版，37 版.
[52] 英国药品委员会. 英国药典 2007 版，2013 版.
[53] Buick A R，et al. J Pharm Biomed Anal，1990，8（8-12）：629.
[54] 曾苏. 中国医药工业杂志，1995，26（3）：136.
[55] 曾经泽等. 中国药学杂志，1996，31（12）：707.
[56] 曾经泽等. 中国药学杂志，1995，30（11）：692.
[57] 国家技术监督局. 产品质量检验机构计量认证技术考核范围. 北京：中国计量出版社，1990.
[58] 国家技术监督局政法宣教司. 中华人民共和国技术监督法规汇编（计量法规分册）1984—1994，北京：中国计量出版社，1995.
[59] 赵全仁等. 标准化词典. 北京：中国标准出版社，1990.
[60] 日本厚生省. 日本药局方第十四改正版. 2000.
[61] 黄贤武等. 传感器原理与应用. 北京：电子科技大学出版社，1995.
[62] 王明时. 现代传感技术. 北京：电子工业出版社，1995.
[63] 彭承琳. 生物医学传感器——原理与应用. 重庆：重庆大学出版社，1992.
[64] 刘迎春等. 新型传感器及其应用. 长沙：国防科技大学出版社，1991.
[65] 刘广玉等. 新型传感器技术及应用. 北京：北京航空航天大学出版社，1995.
[66] 贺安之等. 现代传感器原理及应用. 北京：宇航出版社，1995.
[67] 何圣静. 新型传感器. 北京：兵器工业出版社，1993.
[68] （日）清山哲郎著. 化学传感器. 董万堂译. 北京：化学工业出版社，1990.

［69］ 李际荣等．电子传感器．北京：国防工业出版社，1993.

［70］ 菊地真．国外医学一生物医学工程分册，1992，15（1）：16.

［71］ 贺安之等．现代传感器原理及应用．北京：宇航出版社，1995.

［72］ 杨昌国等．临床检验杂志，2001，19（5）：311.

［73］ 叶应妩．全国临床检验操作规程．南京：东南大学出版社，1991.

［74］ 伍先托等．中华医学检验杂志，1993，16（3）：140.

［75］ 崔云龙等．中华医学检验杂志，1994，17（2）：19.

［76］ 周玉贵等．临床检验杂志，1996，14（3）：118.

［77］ ［日］清水祥一．酵素分析法—その原理と土応用．东京：东京讲谈社，1978.

［78］ 何忠效等．电泳．北京：科学出版社，1990.

［79］ 陈义．分析仪器，1991，（4）：40.

［80］ 陈义等．色谱，1990，8：154.

［81］ 孙威等．生理学报，1998，50（4）：444.

［82］ 颜光涛．生物工程进展，2001，21（4）：71.

［83］ 颜光涛等．生物工程进展，1999，119（6）：68. 刘道平等．标记免疫分析与临床，1999，6（1）：22.

［84］ 贾茜．中国生化药物杂志，2001，22（4）：180.

［85］ 黄量主编．中过医学百科全书：药物学与药理学卷．上海：上海科学技术出版社，1988.

［86］ 任晋斌等．山西医药杂志，1998，27（5）：388.

［87］ Inagaki H, et al. J Immunol Methods, 1990, 128.

［88］ 胡昌勤等．药学学报，1998，33（2）：92.

［89］ 胡昌勤等．中国抗生素杂志，1990，15（2）：97.

［90］ 陈义．中国科学，B辑，1991，（6）：561.

［91］ Chen Y. Sci in China, 1992, 35：649.

［92］ 陈义．中国科学，B辑，1996，26：529.

［93］ Chen Y. J Chromatogr A, 1997, 772：129.

［94］ Chen Y. Sci in China, 1997, 40：245.

［95］ Chen Y. Talanta, 1998, 46：727.

［96］ Horgstadler S A, et al. Anal Chem, 1995, 67：1477.

［97］ Gfrorer P, et al. Anal Chem News & Features, 1999, 315.

［98］ 陈义等．分析仪器手册．北京：化学工业出版社，1997.

［99］ Rose DJ Jr, et al. Anal Chem, 1988, 60：642.

［100］ 陈义．色谱，1991，9：353.

［101］ Chen Y, et al. J Chromatogr A, 1994, 680：63.

［102］ 陈义等．生物化学与生物物理进展，1990，17：390.

［103］ 陈义．仪器分析，1992，2：42.

［104］ Richmond M D. Anal Biochem, 1993, 210：245.

［105］ Fuchigami T. Anal Chim Acta, 1994, 291：183.

［106］ Xue Q F. J Chromatogr A, 1994, 661：287.

［107］ Deshene P L, et al. J Chromatogr A, 1995, 689：135.

［108］ Deshene P L. J Spectra Anal, 1996, 25：15.

［109］ Ward V L. J Chromatogr B, 1998, 718：15.

［110］ Lee T T. J Chrometogr, 1992, 595：319.

［111］ Lee T T. Anal Chem, 1992, 64：3045.

［112］ Nie S. Anal Chem, 1993, 65：3571.

［113］ Chang H T. Anal Chem, 1993, 65：2947.

［114］ Chan K C, et al. J Chromatogr, 1993, 653：93.

［115］ Chan K C, et al. J Liq Chromatogr, 1993, 16：1877.

［116］ Engstrom A. Anal Chem, 1995, 67：3018.

［117］ Shippy S A. Anal Chim Acta, 1995, 307：163.

［118］ Chang H T. Anal Chem, 1995, 67：1709.

［119］ Miller K J. J Chromatogr, 1993, 648：245.

［120］ Nunnally B K, et al. Anal Chem, 1997, 69：2393.

［121］ Timperman A T. Anal Chem, 1995, 67：3421.

［122］ Wong K S. Microchim Acta, 1995, 120：321.

［123］ Kok S J. et al. J Chromatogr A, 1997, 771：331.

［124］ Hempelg. J Chromatogr B, 1996, 657：131.

［125］ Hempelg. J Chromatogr B, 1996, 675：139.

［126］ Legendre B L, et al. J Chromatogr A, 1997, 779：185.

［127］ Daneahvar M I, et al. J Fluoresc, 1996, 6：69.

［128］ Lin J M, et al, Fresenius' J Anal Chem, 1996, 354：451.

［129］ Chen Z. et al. J Chromatogr A, 1998, 813：369.

［130］ Lin J M, et al, J Pharm Biomed Anal, 1997, 15：1351.

［131］ 周国华等．中国药学杂志，1998，33：424.

［132］ Yashima T, et al. Anal Chem, 1992, 64：2981.

［133］ Maguregui M I. J Chromatogr Sci, 1998, 36：516.

［134］ Thormann W, et al. J Chromatogr, 1992, 593：275.

［135］ Taylor M R, et. al Methodol Surr Bioanal Drugs, 1996, 24：288.

［136］ Shihabi Z. Electrophoresis, 1997, 18：1724.

［137］ Warner M. Anal Chem, 1989, 61：795.

［138］ Kuhr W G. Anal Chem, 1990, 62：403R.

［139］ Kuhr W G. Anal Chem, 1992, 64：389R.

［140］ Cohen A. J Chromatogr, 1987, 397：409.

［141］ 胡昌勤．生物化学与生物物理进展，1993，20：85.

［142］ Konx J J. J Chromatogr, 1989, 12（13）：2435.

［143］ 陈义，竺安．色谱，1990，8：3.

［144］ Yamamoto M, et al. J Chromatogr, 1989, 480：227.

［145］ Lee C S. Anal Chem, 1990, 62：1550.

［146］ Kaniasky D. J Chromatogr, 1990, 498：191.

［147］ 陈义．分析仪器，1992，1：38.

［148］ Liu J P. Anal Chem, 1992, 64：1328.

［149］ Kenndler E. Anal Chem, 1991, 63：2499.

［150］ Romano J. J Chromatogr, 1991, 546：411.

［151］ Ong C P. J. Chrmatogr, 1991, 559：209.

［152］ Guoarino B C. Am Lab, 1991, 23：68.

［153］ Chen T M. J High Resolut Chrmatogr, 1990, 13：782.

［154］ Tran A D. J Chrmatogr, 1990, 516：241.

［155］ Miller C. Anal Chim Acta, 1991, 249：215.

［156］ Kzjiwara H. J Chromatogr, 1991, 559：345.

［157］ Chen F T A. J Chromatogr, 1991, 559：445.

［158］ Ong C P. J Chromatogr, 1991, 588：335.

[159] Swedberg S A. J Chromatogr, 1990, 503：449.

[160] Weinberger R. Anal Chem, 1991, 63：823.

[161] Cobb K A. Anal Chem, 1992, 64：879.

[162] Nishi H. J Chromatogr, 1991, 553：503.

[163] Cohen A S. J Chromatogr, 1990, 516：49.

[164] Hogan B L. Anal Chem, 1992, 64：2841.

[165] Kaniasky O. J Chromatogr, 1990, 478：191.

[166] Keough T. Anal Chem, 1992, 64：1594.

[167] Bayer E. 第四届北京分析测试学术报告会及展览会. 北京：1991.

[168] 高娃等. 生物技术, 1998, 8 (2)：44.

[169] Howard E. EP0358463. 1990.

[170] 胡明. 色谱, 1996, 14 (2)：147.

[171] Houghten R A, et al. Nature, 1991, 354：84.

[172] 郭立安. 高效液相色谱法纯化蛋白质理论与技术. 西安：陕西科学技术出版社, 1993.

[173] FodorS P A, et al. Science, 1991, 251：767.

[174] 刘国诠. 生物工程下游技术. 北京：化学工业出版社, 1993.

[175] LL Lloyd. J Chromatogr, 1991, 544：201.

[176] TS Su, et al. Anal Sci, 1991, 7 (Supptement)：191.

[177] K Nakamura. J Chromatogr, 1990, 510：101.

[178] N Afeyan. J Chromatogr, 1991, 554：267.

[179] 邹汉法等. CN 971012431, 1997.

[180] 常文保等. 分析化学, 1994, 22：1167.

[181] 国外医学：麻醉学与复苏分册, 2005, 26 (13)：180.

[182] 师治贤. 生物大分子的液相色谱分离和制备：第二版. 北京：科学出版社, 1996.

[183] 华家榱. 色谱, 1991, 9 (1)：34.

[184] 康建等. 色谱, 1997, 15 (1)：18.

[185] 廖杰等. 分析测试学报, 1997, 16 (6)：39.

[186] 乔文本等. 中国生化药物, 1995, 16 (5)：214.

[187] 刘晓东. 生物统计学与生物检定学. 南京：中国药科大学出版社, 1996.

[188] 林志其. 中国药学杂志, 1990, 25 (6)：327.

[189] 马剑文. 现代药品检验学. 北京：人民军医出版社, 1994.

[190] 董纯定. 生化药物分析. 南京：中国药科大学, 1992, 1995.

[191] Johnstone A, et al. Immunochemistry in Practice. Blackwell Sci Pubications, 1987.

[192] 朱晓东. 国外医学：临床生物化学与检验学分册, 2000, 21 (2)：86.

[193] 林志共. 中国药学杂志, 1990, 25 (6)：327.

[194] 杨今祥. 中国药师, 1999, 2 (6)：287.

[195] 李金屏. 中国药学杂志, 1991, 26：550.

[196] 宋金斗. 药物分析杂志, 1991, 11：234.

[197] 安富荣. 生化药物杂志, 1990, (3)：55.

[198] 乔德水. 全国药物分析学术会议论文汇编, 1991.

[199] 南京药学院生化班. 药学资料, 1976, (1)：48.

[200] 张天民. 生化药物杂志, 1987, 2：65.

[201] 邓旭久等. 生化药物杂志, 1988, 1：6.

[202] 张培培. 药物分析杂志, 1990, 10：199.

[203] 徐本明等. 药物分析杂志, 1990, 10：235.

[204] 徐宜为编著. 免疫检测技术：第二版. 北京：科学出版社, 1991.

[205] 陈执中. 生化药物杂志, 1984, 4：23.

[206] 陈乐仪等. 生化药物杂志, 1985, 1：48.

[207] 李成文编著. 现代免疫化学技术. 上海：上海科学技术出版社, 1992.

[208] 袁勤生. 生化药物杂志, 1989, 4：31.

[209] 王亚辉著. 分子免疫学. 北京：科学出版社, 1982.

[210] 魏宜琴. 药学通报, 1987, 22：553.

[211] Watzig H. J Chromatogr A, 1998, 817：239.

[212] 阳明福. 第三军医大学学报, 1999, 21 (1)：60.

[213] 熊术道等. 生理科学进展, 2001, 32 (1)：23.

[214] 周国华等. 药物分析杂志, 1999, 19 (4)：288.

[215] 曾苏. 中国医药工业杂志, 1995, 26 (3)：136.

[216] 李治洪. 药学进展, 1998, 22 (3)：129.

[217] 邹行彦. 国外医药抗生素分册, 1994, 15 (4)：261.

[218] 张新咏等. 生物工程进展, 1997, 17 (1)：13.

[219] 周俊岭等. 第一军医大学学报, 1998, 18 (2)：138.

[220] 丁锡申. 生物工程进展, 1995, 15 (5)：5.

[221] 李湛君等. 中国生化药物杂志, 1999, 20 (1)：50.

[222] 陈博. 中国生化药物杂志, 1996, 17 (6)：275.

[223] 周海钧. 药物分析杂志, 1993, 13 (1)：45.

[224] [英] 斯图尔德著. 施秉仪译. 免疫化学. 北京：科学出版社, 1979.

[225] 吕秋军等. 中国新药杂志, 2001, 10 (4)：252.

[226] 杨光等. 国外医学分子生物学分册, 1990, 12 (3)：124.

[227] 钱蓓丽等. 上海医学情报研究, 1998, 2 (48)：7.

[228] 吕秋军等. 中国新药杂志, 2001, (14)：252.

[229] 刘谦等. 生物安全. 北京：科学出版社, 2001.

[230] 马大龙. 生物技术药物. 北京：科学出版社, 2001.

[231] 夏其昌. 蛋白质化学研究技术与进展. 北京：科学出版社, 1998.

[232] 周同惠. 化学通报, 1987, 7：14.

[233] 汪尔康主编. 21世纪的分析化学. 北京：科学出版社, 2001.

[234] 钱友存等. 中国生物化学与分子生物学报, 2000, 16 (3)：340.

[235] 安登魁主编. 现代药物分析选论. 北京：中国医药科技出版社, 2001.

[236] 周同惠. 中国医学科学院学报, 2001, 23 (6)：537.

[237] 黄哲苏. 中国生化药物杂志, 1998, 19 (6)：399.

[238] British Pharmacopoeia Commission, British Pharmacopoeia (BP), 2000, volume Ⅲ.

[239] 赵利淦等. 暨南大学学报（自然科学版）, 1997, 18 (3)：108.

[240] 宋原智等．西北药学杂志，2000，15（5）：219.

[241] 徐连连．药物生物技术，1994，1（2）：58.

[242] 赫苏丽等．中国药事，1999，13（1）：53.

[243] 夏尔宁．中国生化药物杂志，1985，4：30.

[244] 重组 DNA 制品通则．B.P，1993.

[245] 周海铭．药物分析杂志，1993，1：45.

[246] 中华人民共和国卫生部．人用重组 DNA 制品质量控制要点．1990.

[247] 中华人民共和国卫生部．人用鼠源单克隆抗体制备及质量控制要点．1990.

[248] 中华人民共和国卫生部药典会．药典通讯，1991，1：173.

[249] 周海钧．中国新药杂志，2002，11（1）：21.

[250] 蔡年生．中国新药杂志，1999，8：73

[251] 秦伯益主编．新药评价概论：第 2 版．北京：人民卫生出版社，1998.

[252] 胡之壁．中药现代化，1999，1（1）：23.

[253] 贺淹才．简明基因工程原理．北京：科学出版社，1998.

[254] 周海钧等．中国药学杂志，1995，30（5）：259.

[255] 周海钧等．当代新药研究与开发指南．北京：中国医药科技出版社，1997.

[256] 国家经贸委医药司．医药高新技术产业导报，1999，9：3.

[257] 国家中医药管理局科技司．中药现代化，1999，1（1）：67.

[258] 马大龙．中国高科技产业导报，1999，11：11.

[259] Sangar D, et al. Biologicals, 1999, (27)：1.

[260] Tsikas D, et al. J Chromatogr B, 1998, 70 (8)：55.

[261] Ercal N, et al. J Chromatogr B, 1996, 685 (2)：329.

[262] Nozal M J, et al. J Chromatogr A, 1997, 778 (1/2)：347.

[263] Shigeyuk O. Analyst, 1996, 121 (11)：1683.

[264] Jones L J. Anal Biomchem, 1997, 251 (2)：144.

[265] 张东裔等．生物化学与生物物理进展，1996，23（6）：551.

[266] 李薇等．药物分析杂志，1996，16（6）：363.

[267] 李湛君等．药物分析杂志，1998，18（4）：278.

[268] Kunkel A, et al. J Chromatogr A, 1997, 781 (1/2)：445.

[269] Tong W, et al. J Chromatogr B, 1996, 685 (1)：35.

[270] Friedstoem A. J Microcolumn Sep, 1997, 9 (1)：1.

[271] Jin W, et al. Anal Lett, 1997, 30 (4)：753.

[272] Shihabi Z K. J Chromatogr A, 1998, 807 (1)：129.

[273] 罗桂荣等．中国生化药物杂志，1996，17（5）：201.

[274] Arcelloni C. Electrophoresis, 1998, 19 (8/9)：1475.

[275] 潘富友等．分析化学，1998，26（5）：528.

[276] 汤建林等．药学学报，1996，31（5）：371.

[277] Dervieux T. Clin Chem, 1998, 44 (3)：551.

[278] Mawatari H, et al. J Chromatogr B, 1998, 716 (1/2)：392.

[279] McCrudden E A. J Chromatogr B, 1999, 721 (1)：87.

[280] Sczesny F. J Chromatogr B, 1998, 718 (1)：177.

[281] Marsilio R. Clin Chem, 1998, 44 (8)：1685.

[282] Pospisilova M, et al. J Chromatogr A, 1997, 772 (1/2)：277.

[283] Corradini C, et al. J Chromatogr A, 1997, 791 (1/2)：343.

[284] 柴彪新．中国药学杂志，1996，31（7）：387.

[285] 王广基等．药物生物技术，2000，7（2）：126.

[286] 国家自然科学基金委员会生命科学部主编．药学科学，生命科学展望丛书之三．北京：中国林业出版社，1995.

[287] 宋原智等．中国生化药物杂志，1993，14（3）：68.

[288] 丁健等．中国药学科学发展战略与新药研究开发．上海：第二军医大学出版社，1999.

[289] Gilpin R K. Anal Chem, 1999, 71 (12)：217R.

[290] Chankuetedze B. Trends Anal Chem, 1999, 18 (7)：485.

[291] Larive C. Anal Chem, 1999, 71 (12)：389R.

[292] Miaugaki M. Yakugaku Aasshi, 1999, 119 (1)：61.

[293] Hansen D K. J Pharm Sci, 1999, 88 (1)：14.

[294] Moore J M. Curt Opin Biotechnol, 1999, 10 (1)：54.

[295] Watts A. Curr Opin Biotechnol, 1999, 10 (1)：48.

[296] Denoroy L, et al. Electrophoresis, 1998, 19 (16/17)：2841.

[297] Verleysen K. Electrophoresis, 1998, 19 (16/17)：2798.

[298] Couderc F. Electrophoresis, 1998, 19 (16/17)：2777.

[299] Kok S J, et al. Electrophoresis, 1998, 19 (16/17)：2753.

[300] Watzig H. Electrophoresis, 1998, 19 (16/17)：2695.

[301] 王立兰等．蛇志，1998，10（1）：28.

[302] Heegaard N. J Chromatogr B, 1998, 715 (1)：29.

[303] Kaliskan R. J Chromatogr B, 1998, 715 (1)：229.

[304] 中国药学会药物分析专业委员会．中国药学杂志，1997，32（11）：705.

[305] 韩俊等．药物分析杂志，1998，18（2）：125.

[306] 芮建中等．药物分析杂志，1999，19（1）：64.

[307] 王鹏等．药物分析杂志，1998，18（6）：408.

[308] 李玲等．药物分析杂志，1998，18（5）：349.

[309] 倪坤仪等．中国药学杂志，2000，35（12）：796.

[310] 吴梧桐主编．现代生化药学．北京：中国医药科技出版社，2000.

[311] 何华等．药学进展，2001，25（2）：71.

[312] 张天民等．中国药学杂志，1995，30（10）：579.

[313] 陈执中．西北药学杂志，1992，7（3）：30.

[314] 蔡年生．中国新药杂志，1999，8：73.

[315] 沈克温主编．现代药品检验学．北京：人民军医出版社，1994.

[316] 国家药典委员会．（97）卫典业字第 226 号，寄发地标生化药品类再评价通过品种制订部标准分工计划（一）.

[317] 宋原智等．西北药学杂志，1998，13（3）：127.

[318] 孙毓庆等．分析化学：第三版．北京：科学出版社，2011.

[319] 林贤福．现代波谱分析方法．上海：华东理工大学出版社，2009.

[320] 赵瑶兴等．有机分子结构光谱解析．北京：科学出

版社，2010.

[321] 张正行主编.有机光谱分析.北京：人民卫生出版社，1995.

[322] 华西苑.无锡轻工业学院学报，1983，2：71.

[323] 姜凌等.物理，2011，4（6）：366.

[324] http://www.fiercebiotech.com/story/10-next-gen-biologics-platforms-watch/2012-09-27.

[325] Steven A. Nature Reviews Drug Discovery, 2012, 11：527.

[326] 郭家彬等.生理科学进展，2007，38（1）：25.

[327] 李谦等.中国天然药物，2006，4（4）：250.

[328] 刘杨等.药学进展，2001，2：71.

[329] Causey A G. J Pharm Biomed Anal, 1990, 8（8-2）：625.

[330] 韦英亮等.2010，27（11）：97.

[331] 宋原智等.中国生化药物杂志，1992，13（4）：60.

[332] Hanusovska E, et al. Neoplasma, 1998, 45（4）：187.

[333] Heegaard N H. J Chromatogr B, 1998, 715（1）：29.

[334] Hansen D K, et al. J Pharm Sci, 1999, 88（1）：14.

[335] Cossum P A, et al. Pharm Res, 1992, 9：415.

[336] Ferraiolo B L. Drug Metab Dispos, 1988, 16：270.

[337] Park C W. Methods Enzymal, 1990, 182：721.

[338] Zioncheck T F, et al. Pharm Res, 1994, 11（2）：213.

[339] Nieol P, et al. Peptides, 1994, 15（6）：1013.

[340] Daggett V. Pharm Res, 1987, 4（4）：278.

[341] 陈执中等.离子选择性电极分析法在药物分析上的应用.北京：人民卫生出版社，1985.

[342] 李文杰等.生物化学与生物物理学报，1986，18：185.

[343] 陈执中等.中国药学杂志，1989，24（10）：582.

[344] 陈执中等.福建药学杂志，1989，2（2）：52.

[345] 陈执中等.西北药学杂志，1990，5（2）：45.

[346] 刘翠平.分析化学，2001，29（6）：716.

[347] 沈国励等.全国第二届药物电极学术会议论文汇编，1988.

[348] 陈执中.药物分析杂志，1988，8（6）：370.

[349] 陈执中.沈阳药学院学报，1989，6（3）：217.

[350] Tanaka H. J Pharmcol Exp Ther, 1990, 255：724.

[351] 白东亭.中国生物制品学杂志，2000，15（3）：186.

[352] 柴瑞震等.中国药品检验标准规范与药品质控工作法规全书.成都：成都科技大学出版社，1995.

[353] 欧阳平凯主编.生物分离原理及技术.北京：化学工业出版社，1999.

[354] Otsuka K, et al. J Chromatogr A, 1985, 332：219.

[355] Cohen A S, et al. Anal Chem, 1987, 59：21.

[356] 张尔贤等.全国 SOD 检测讨论会论文.中国药学会，1991.

[357] 陈执中等.中国药学会汕头分会学术报告会.1991.

[358] 林秀丽等.中国生化药物杂志，1999，20（3）：155.

[359] 傅若农.国外分析仪器与应用，2000，4：1.

[360] 琚志昌.卫生研究，2002，31（2）：133.

[361] 熊宗贵主编.生物技术制药.北京：高等教育出版社，1999.

[362] 蔡美芳主编.药物分析.北京：中国医药出版社，1996.

[363] Cai J, et al. Anal Chem, 1996, 56（1）：72.

[364] Vanboutte K, et al. Anal Chem, 1997, 69（16）：3161.

[365] Edvander Heeft, et al. Anal Chem, 1998, 70（15）：3742.

[366] Miller K J, et al. Anal Chem, 1996, 68（18）：3077.

[367] Pascual J A, et al. J Microcolumn Sep, 1996, 8（6）：383.

[368] Chervet J P, et al. LC/GC International, 1992, 5：33.

[369] Chervet J P, et al. J of HRC, 1988, 12：278.

[370] McWhorter S, et al. J Chromatogr A, 2000, 883：1.

[371] Heron S, et al. J Chromatogr A, 1999, 848：95.

[372] Enami T, et al. Am Lab, 1998, 12：29.

[373] Tde Beer, et al. Anal Chim Acta, 1999, 390：55.

[374] 夏其昌主编.蛋白质化学研究与进展.北京：科学出版社，1997.

[375] Tde Beer, et al. J Chromatogr A, 1998, 811：35.

[376] Wallenborg S R, et al. Anal Chim Acta, 1997, 344（1-2）：77.

[377] Hong S, et al. J Chromatogr B, 1997, 704：43.

[378] Hooijschum E W J, et al. J Chromatogr A, 1999, 849：433.

[379] Edwin W J, et al. Anal Chem, 2000, 72（15）：1199.

[380] Hooker T F, et al. Anal Chem, 1997, 69（20）：4134.

[381] 倪星忠主编.临床生化酶试剂方法.上海：华东师范大学出版社，1993.

[382] Cores H J, et al. J of Microcolumn Sep, 1992, 4：51.

[383] 傅若农.国外分析仪器，2000，2：1.

[384] Schlotterbeck G, et al. Anal Chem, 1997, 69（7）：1421.

[385] Roboz J, et al. Rapid Comm Mass Spectrometry, 1994, 8：621.

[386] Kassel D B, et al. Anal Chem, 1994, 66：236.

[387] Murata H, et al. Anal Biochem, 1993, 210：206.

[388] Hsieh S, et al. Anal Chem, 1998, 70（9）：1847.

[389] F-C, Cheng, et al. J Chromatogr A, 2000, 870：405.

[390] Ying Q. J Chromatogr A, 1998, 798：19.

[391] Catabay A P, et al. J Liqchromatogr Related Tech, 1999, 22（9）：490.

[392] Ayrton J, et al. Rapid Commun Mass Spectrom, 1993, 13：1657.

[393] Shahgboli M, et al. Anal Chem, 1997, 69（10）：1956.

[394] Nielen M W F. Anal Chem, 1998, 70（8）：1563.

[395] 郭勇主编.生物制药技术.北京：中国轻工业出版社，2000.

[396] 刘文英主编.药物分析.北京：人民卫生出版社，2001.

[397] 中国药事.2001，15（2）：126.

[398] 刘长暖等.中国肿瘤生物治疗杂志，2000，7（3）：212.

[399] Goodkin D E. Lancet, 1994, 334：1057.

[400] Russell H D, et al. Biochem Biophys Res Commun,

1999，255（2）：53.

[401] 卫生部生物制品标准化委员会. 中国生物制品规程. 北京：化学工业出版社，2000.

[402] 郭尧君. 蛋白电泳实验技术. 北京：科学出版社，1999.

[403] 王军志等. 中国肿瘤生物治疗杂志，1999，6（4）：272.

[404] 孔祥苓等. 现代仪器使用与维修，1999，（1）：20.

[405] Paulait, et al. Analyst, 2000, 125：627.

[406] 方晓明等. 检验检疫科学，2002，12（1）：53.

[407] Abiant, et al. J Mass Spectrom, 1999, 34：244.

[408] 曹玲华等. 分析化学，2002，30（6）：249.

[409] 石磊等. 分析化学，2002，30（5）：608.

[410] Pandey A. Nature, 2000, 405：837.

[411] 许崇峰等. 高等学校化学学报，2002，23（6）：1035.

[412] 徐修礼等. 第四军医大学学报，2002，23（3）：250.

[413] 陈素娟. 标记免疫分析与临床，2000，9（1）：41.

[414] 吴笑春. 中国医院药学杂志，1994，14（2）：83.

[415] 高平. 免疫学杂志，1992，8（3）：192.

[416] 陈泮藻. 免疫学杂志. 1992，6（1）：54.

[417] 马三元. 中国实验临床免疫学杂志，1991，3（1）：5.

[418] Jarkko U E. Clin Biochem, 1997, 30（3）：231.

[419] Barbara G. Clin Biochem, 1996, 29（2）：125.

[420] 李振甲等. 免疫学杂志，1991，7（1）：54.

[421] 汪海林等. 分析化学，1997，25（2）：212.

[422] Dannette K H, et al. J Pharm Sci, 1999, 88（1）：14.

[423] 李美发主编. 医药高效液相色谱技术. 北京：人民卫生出版社，1999.

[424] Lafantan M. 国外医学药学分册，1997，24（4）：210.

[425] Elmqmuist W F. 国外医学药学分册，1997，24（6）：347.

[426] 安登魁等. 国外医学药学分册，1997，24（6）：338.

[427] 储小曼等. 中国医院药学杂志，1994，4（10）：435.

[428] Christopher J H. Clin Chem, 1997, 43（8）：1408.

[429] Donald H C, et al. Clin Chem, 1997, 43（11）：2106.

[430] 刘文英等. 药学进展，1997，21（1）：8.

[431] Callejas S L, et al. J Chromatogr B, 1998, 713（2）：243.

[432] Paul J T. J Chromatogr B, 1998, 713（2）：251.

[433] 李修禄. 国外医学药学分册，1994，21（4）：193.

[434] 魏伟等. 分析化学，1997，25（3）：361.

[435] 李意义等. 国外医学药学分册，1997，24（5）：257.

[436] Lausecher B. J Chromatogr B, 1998, 713（1）：1.

[437] Bogusz M J. J Chromatogr B, 1998, 713（2）：361.

[438] 方红. 国外医学分子生物学分册，2002，24（2）：124.

[439] 罗国安. 分析化学，1997，25（11）：1348.

[440] Aoki Y, et al. Blood, 2001, 98（10）：3042.

[441] White M L, et al. J Immu Meth, 1994, 167：227.

[442] Galliard L. J Chromatogr A, 1994, 679：261.

[443] Terry M. J Chromatogr B, 1994, 662：307.

[444] Bunger H, et al. Protein Expr Purif, 2001, 23（2）：319.

[445] Salo H, et al. Diabetes, 1990, 39：563.

[446] Ferraiolo B L, et al. Pharm Res, 1990, 7：8.

[447] 高陵等. 中国药科大学学报，1997，28（4）：228.

[448] 曾衍霖. 中国新药杂志，1997，（5）：381.

[449] 汤仲明等. 中国药理学与毒理学杂志，1996，10（3）：161.

[450] 陈执中. 药物生物技术，2000，7（2）：122.

[451] 李悦等. 中国医药工业杂志，1998，29（11）：524.

[452] 应万等. 军事医学科学院院刊，2000，24（2）：146.

[453] 王红霞. 药物分析杂志，2001，21（5）：312.

[454] 于海英. 光谱实验室，2007，24（05）：877.

[455] 吴立军. 有机化合物波谱解析：第三版. 北京：中国医药科技出版社，2009.

[456] 彭小彬等. 中国科学（B辑，化学），2001，31（02）：97.

[457] Pêcher Ju lien, et al. European Journal of Medicinal Chemistry, 2009, 44（6）：2643.

[458] Kosanam Hari. International Journal of Mass Spectrometry, 2011, 301：202.

[459] Matei Iulia. Journal of Pharmaceutical and Biomedical Analysis, 2010, 51（3）：768.

[460] Naldi Marina, et al. Journal of Pharmaceutical and Biomedical Analysis, 2010, 53（2）：200.

[461] Pistolozzi Marco, et al. Journal of Pharmaceutical and Biomedical Analysis, 2010, 53（2）：179.

[462] 甘礼社等. 有机化学，2009，29（06）：848.

[463] 田芹等. 分析化学，2006，34（03）：427.

[464] 吴明和. 氨基酸和生物资源，2010，32（04）：77.

[465] 沈星灿等. 分析化学，2004，32（03）：388.

[466] 蔡燕等. 大豆科学，2011，30（01）：150.

[467] 张智印等. 生命科学，2011，23（07）：714.

[468] 张铭倚等. 核技术，2011，34（02）：134.

[469] 刘振佳等. 药学学报，2010，45（12）：1478.

[470] 史新昌. 药物分析杂志，2007，27（04）：481.

[471] 尤颖健等. 中国优生与遗传杂志，1997，5（3）：18.

[472] 唐干等. 化学通报，2012，75（1）：84.

[473] 张朝红等. 分析科学学报，2005，21（2）：179.

[474] 黄汉昌等. 天然产物研究与开发，2011，23：476.

[475] Bellina B, et al. International Journal of Mass Spectrometry, 2010, 297（1-3）：36.

[476] 夏炳乐等. 光谱学与光谱分析，2004，24（7）：830.

[477] Patil S H, et al. Journal of Pharmaceutical, 2012, 2（6）：470.

[478] 文志刚等. 黔南民族师范学院学报，2008，（6）：52.

[479] 文志刚等. 化学试剂，2009，31（5）：362.

[480] Argemí A, et al. Journal of Pharmaceutical and Biomedical Analysis, 2007, 44（4）：859.

[481] Landoni M, et al. Journal of the American Society for Mass Spectrometry, 2008, 19（7）：923.

[482] 中华人民共和国药典委员会. 中国药典 2010 年版.

[483] 杨春梅等.2008，25（2）：202.

[484] 李省云.中国卫生检验杂志，2005，15（1）：78.

[485] 郝晋青.光谱实验室，2007，24（2）：191.

[486] 杨毅萍等.光谱实验室，2008，25（4）：611.

[487] 李省等.光谱实验室，2005，22（6）：1239.

[488] 李省云等.光谱实验室，2004，21（6）：1167.

[489] 刘云等.化学分析计量，2007，16（5）：63.

[490] 焦德权等.光谱与光谱分析，2006，26（7）：285.

[491] 范爱玲等.太原师范学院学报，2004，3（4）：48.

[492] 李省云等.太原师范学院学报，2004，3（3）：60.

[493] 李省云.光谱实验室，2004，21（5）：962.

[494] 冯喜兰等.光谱与光谱分析，2003，23（4）：745.

[495] 李省云.理化检验（化学分册），2007，43（12）：1048.

[496] 李省云等.分析测试学报，2006，25（4）：132.

[497] 冯敏.药学进展，1998，22（4）：200.

[498] 王大志等.首都医药，2004，11（22）：30.

[499] 孟海燕.中国药物依赖性杂志，2005，3：23.

[500] 司伊康.药学学报，1997，3：21.

[501] 胡敏等.分析化学，2004，32（4）：451.

[502] 蒋高喜等.波谱学杂志，2003，20（4）：393.

[503] 刘买利等.自然科学进展，2001，4：213.

[504] 张小华等.中国民族民间医药杂志，2000，43：112.

[505] 赵天增等.中草药，2000，31（11）：868.

[506] 王思宏等.中草药，2002，33（9）：846.

[507] 郭跃伟.天然药物研究与开发，2003，15（5）：456.

[508] 李忠红等.国外医学药学分册，2001，28（1）：47.

[509] 宁黎丽.药品评价，2008，5（5）：219.

[510] 石志红等.西安交通大学学报（医学版），2011，6：725.

[511] 钟兴祥等.实用医学杂志，2012，5：789.

[512] 顾如兵等.上海医药，2012，5：30.

[513] 伏秦超等.四川大学学报（自然科学版），2012，1：211.

[514] 刘双燕等.现代食品科技，2010，11：1267.

[515] 薄红艳等.分析化学，2011，12：1893.

[516] 孙利伟等.中国现代药物应用，2010，4：15.

[517] 胡志刚等.中国实验诊断学，2012，1：16.

[518] 杨伯宇等.科学通报，1994，39（14）：1299.

[519] 惠朝晖.内蒙古中医药，2010，22：98.

[520] 郭玮等.临床检验杂志，2003，2：93.

[521] 黄学泓等.检验检疫学刊，2011，4：21.

[522] 谭慧.中国卫生检验杂志，2010，7：1649.

[523] 金娜等.食品工业科技，2011，9：423.

[524] 彭杰雄.国际检验医学杂志，2011，6：631.

[525] Boutell J M, et al. Proteomics, 2004, 4 (7)：1950.

[526] 卢艳等.中国中医药咨讯，2011，19：73.

[527] 黄彩云等.标记免疫分析与临床，2012，3：147.

[528] 贾茜等.中国生化药物杂志，2001，4：180.

[529] 孙威等.生理学报，1998，4：444.

[530] 张香梅等.海南医学，2010，21：4.

[531] 李梅等.中华风湿病学杂志，2010，12：815.

[532] 蔡军等.山西医科大学学报，2011，5：406.

[533] 彭海等.检验医学与临床，2011，9：1101.

[534] 杨彬等.中国计量，2010，3：79.

[535] 张江等.免疫学杂志，2010，4：333.

[536] 田建广主编.生物核磁共振.上海：第二军医大学出版社，2001.

[537] 张云等.科技信息，2010，15：116.

[538] 季怡萍等.分析化学，1999，27（7）：814.

附　录

附录 1　常见无机基质生物大分子分离分析用反相固定相

名称	配基	粒径/μm	孔径/nm	供应公司或厂家
Amicon C$_8$	辛基	5,10,15,20	6,10	Amicon
		20~45,35~70	25	
Amicon C$_{18}$	十八烷基	20~45,35~70	6	Amicon
Ultraspher C$_3$	丙基	5	—	Beckman
Ultraspher C$_8$	辛基	5	—	Beckman
Ultraspher C$_{18}$	十八烷基	5	—	Beckman
Hi-Pore RP-304	C$_{18}$ 或 C$_4$	5	30	Bio-Rad
Bio-sil ODS	C$_{18}$	5,10	8	Bio-Rad
Zorbax ODS	C$_{18}$	5,7	7~8	Du Pont
Zorbax Phenyl	苯基	3,5,7	7~8	Du Pont
Zorbax TMS	甲基	3,5,7	7~8	Du Pont
Zorbax C$_4$	丁基	5	7~8	Du Pont
Zorbax Bio Series	辛基	10	15	Du Pont
PEP RP-1 Protein PLUS		—	30	
HP-12	可以是丙基,丁基	5,10,15,20	6	HP Chernicals
HP-22	辛基,十八烷基	5,10,15,20	15	
HP-32	烷基,苯基等	5,10,15,20	25	
Nucleosil 800 C$_{18}$	C$_{18}$	5,7,10	30	Macherey Nagel
Nucleosil 500 C$_4$	丁基	7	50	Macherey Nagel
Nucleosil 500 C$_8$	辛基	7	50	Macherey Nagel
Nucleosil 500 C$_{18}$	C$_{18}$	7	50	Macherey Nagel
Nucleosil 1000 C$_4$	丁基	7	100	Macherey Nagel
Nucleosil 4000 C$_4$	丁基	7	400	Macherey Nagel
Nucleosil 4000 C$_{18}$	C$_{18}$	7	400	Macherey Nagel
Nucleosil C$_8$	辛基	5,7,10	10	Macherey Nagel
Nucleosil C$_{18}$	C$_{18}$	3,5,7,10,30	10	Macherey Nagel
Lichrosper RP8	辛基二甲基	5,10	10	E Merck
Lichrosper 100 RP18	C$_{18}$ 二甲基	5,10	10	E Merck
Lichrosper 500 RP8	辛基二甲基	10	50	E Merck
Lichrosper 1000 RP8	辛基二甲基	10	100	E Merck
Lichrosper 4000 RP8	辛基二甲基	10	400	E Merck
μ-Bondapak C$_{18}$	正十八烷基	10	12.5	Waters(Millipone)
μ-Bondapak Phenyl	苯基	10	1.25	Waters(Millipone)
Pep RPC HR5	C$_{18}$ 二甲基	5	10	Pharmacia/LKB
Pro RPC HR5/2	C$_{18}$ 二甲基	5	30	Pharmacia/LKB
Vydac 201 HSB	C$_{18}$	5,10,15~20,20~30	8	Separation Groups
Vydac 201 TPB	C$_8$	5,10,15~20,20~30	30	Separation Groups
Vydac 214 TPB	丁基	5,10,15~20,20~30	30	Separation Groups
Vydac 218 TPB	C$_{18}$	5,10,15~20,20~30	30	Separation Groups
TSK gel ODS-80T	C$_{18}$	5	8	TOSOH(东曹)
TSK gel ODS-120T	C$_{18}$	5	12	TOSOH(东曹)
TSK gel ODS-120A	C$_{18}$,封尾	5	12	TOSOH(东曹)
300A ODS	C$_{18}$	5	30	YMC
300A Butyl	丁基	5	30	YMC

附录 2　部分常见生物大分子分离分析用高分子类型高效反相色谱填料

名称	基质材料	粒度/μm	孔径/nm	应用
TSK gel Phenyl-5PW RP	亲水高聚物	10	100	分离蛋白质、肽、核酸等
TSK gel Octadecyl-4PW	亲水高聚物	10	50	分离蛋白质、肽等
TSK gel Styren-250	PS-DVB	5,10		分离药物、食品添加剂等
TSK Gel Octadecyl-NPR	聚丙烯酸酯类	2,5	非多孔	快速分离蛋白质等
Hamilton PRP-1	PS-DVB	10	7.5	分离核苷、磺胺药等
Hamilton PRP-3	PS-DVB	10	30	分离蛋白质、肽等
ARPP	PS-DVB	5,10	8	类似于 C_{18} 键合相填料
PLRP-S	PS-DVB	8,10	300,100	分离蛋白质、肽等
ACT-1	PS-DVB-C_{18}	10		与 C_{18} 键合相填料性能相同
SodexRS pak DS-613	PS-DVB			类似于 C_{18} 键合相填料
SodexRS pak DS-613	聚丙烯酸酯类			类似于 C_{18} 键合相填料
Polypore Phenyl RP	PS-DVB	10	30	分离生物大分子化合物
Polypore RP	PS-DVB	10	8	类似于 C_{18} 键合相填料
Bio GEL PRP 70-5	含 Benzyl 高聚物	5	7	分离高分子和有机物
Bio GEL PRP+	含 Benzyl 高聚物	70	100	分离高分子和有机物

附录 3　部分常见的高分子类型高效离子交换色谱固定相

名称	基质	官能基团	粒度/μm	孔径/nm	应用
Mono Q	PS-DVB	$-N(CH_3)_3^-$	10	80	分离纯化蛋白质等
Mono S	PS-DVB	$-SO_3^-$	10	80	分离纯化蛋白质等
TSK gel SP-5PW	亲水性高聚物	SP	10	100	分离蛋白质、肽、核酸等
TSK gel DEAE-5PW	亲水性高聚物	DEAE	10	100	分离蛋白质、肽、核酸等
TSK gel CM-5PW	亲水性高聚物	CM	10	100	分离蛋白质、肽、核酸等
TSK gel DEAE-NPR	亲水性高聚物	DEAE	2.5	非多孔	快速分离蛋白质、核酸等
TSK gel SP-NPR	亲水性高聚物	SP	2.5	非多孔	快速分离蛋白质、核酸等
TSK gel SCX	PS-DVB	$-SO_3^-$	10		分离氨基酸、碱基、有机酸、糖类
TSK gel SAX	PS-DVB	$-NR_3^+$	10		分离氨基酸、碱基、有机酸、糖类
Macrosphene/R DEAE	HEMA 共聚物	DEAE	10	35	分离蛋白质等
Macrosphene/R QAE	HEMA 共聚物	QAE	10	35	分离蛋白质等
Macrosphene/R DM	HEMA 共聚物	DM	10	35	分离蛋白质等
Macrosphene/R SB	HEMA 共聚物	SB	10	35	分离蛋白质等
Bio-Gel MA7P	高聚物	PEI^-	7	非多孔	快速分离蛋白质、肽、核酸等
Bio-Gel MA7C	高聚物	CM^-	7	非多孔	快速分离蛋白质、肽、核酸等
Bio-Gel MA7S	高聚物	SP	7	非多孔	快速分离蛋白质、肽、核酸等
Bio-Gel MA7Q	高聚物	$-NR_3^+$	7	非多孔	快速分离蛋白质、肽、核酸等

附录 4　常见薄壳型离子交换介质

商品名称	类型	聚合物涂层	交换基团	粒径/μm	交换容量/(μg 当量/g)	厂家或公司
AE-Pellionex SAX	SAX	PS-AE	—NR_3^+	44～53	10	Alltech Assoc
AS-Pellionex SAX	SAX	PS-DVB	—NR_3^+	44～53	10	Alltech Assoc
Bonda Pak AX/Cor	SAX	BP	NMe_3^+	37～50	10～15	Waters
Vydac SAX	SAX	PS-DVB	—NMe_3^+	30～44	100	Separation Group(Vydac)
Zilpax SAX	SAX	LA-ME	—NR_3^+	25～37	12	Du Pont
Bonda Pak CX/Cor	SCX	BP	—SO_3^-	35～50	30～40	Waters
HC-Pellionex SCX	SCX	PS-DVB	—SO_3^-	37～53	60	Alltech Assoc
Vydac SC cation	SCX	PS-DBV	—SO_3	30～40	100	Separation Group(Vydac)
Zilpax SCX	SCX	FC	—SO_3^-	25～37	5	Du Pont

注：BP 为键合相；PS-DVB 为苯乙烯-二乙烯苯共聚物；FC 为氟塑料；PS-AE 为苯乙烯脂肪族酯共聚物。

附录 5　常见生物大分子分离分析用的无机基质型离子交换色谱介质

商品名称	用途	交换基团	粒径/μm	孔径/nm	交换容量 μmol/g	公司与厂家
Anion SW	离子色谱	—NR_3^+	5	17.5	400	Bio Rad
Zorbax Bio	通用	—$N(CH_3)_3^+$	7	30	—	Du Pont
Series SAX,WAX	核苷酸	NH_2	7	30	—	Du Pont
Nucleosil SB	通用	—$N(CH_3)_3^+$	5,10	10	1000	Macherey-Nagel
Lichrospher SAX	通用	$-(CH_2)_2^- NR_3^+$	5,10	18	—	E Merck
Poly Methyl A	多肽、蛋白、HIC	Polypeptides	5,7,15～20	30,200	—	Poly LC
Poly Ethyl A	多肽、蛋白、HIC	Polypeptides	5,7,15～20	30,100	—	Poly LC
Polypropyl A	多肽、蛋白、HIC	Polypeptides	5,7,15～20	30,100	—	Poly LC
Poly butyl A	多肽、蛋白、HIC	Polypeptides	5,7,15～20	30,100	—	Poly LC
SynChropak 300	蛋白质	—NR_3^+	5	30		SynChrom
SynChropak AX 100	蛋白质	—NR_2	5,6,5,55	10		SynChrom
SynChropak AX 1000	蛋白质	—NEt_2	5,6,5,55	10		SynChrom
TSK-Gel DEAD-2SW	生化用	—NEt_2	5	12.5	＞300	Tovo Soda
TSK-Gel DEAE-2SW	生化用	—NEt_2	10	15	＞300	
Zorbax Bio	有机碱	—SO_3	7	30		Du Pont
Series SCX,WCX	多肽	—COOH	7	30		Du Pont
Nucleosil-SA	通用	SO_3^-	5,10	10	1000	Macherey-Nagel
Poly CATA	蛋白	聚天门冬氨酸	5,7,15,～20	30,10		Poly LC
SynChropak S300	蛋白质	—SO_3^-	6.5	30		SynChrom
SynChropak CW300	蛋白质	—COOH	6.5	30		SynChrom
TSK-Gel CM-2SW	生化分离	—COOH	5	12.5	＞300	Toyo Soda
TSK-Gel CM-3SW	生化分离	—COOH	10	25	＞300	Toyo Soda

附录 6　部分常见高分子类型高效体积排阻色谱填料

名称	基质材料	粒度/μm	排除极限或分离范围
Superose 6	高交联琼脂糖	10,13	$5000,5\times10^6$(蛋白质)
Superose 12	高交联琼脂糖	10,13	$<3.3\times10^6$(蛋白质)
OHpak Q-801	聚乙烯醇	10	700(PEG),1800(多糖)
OHpak Q-802	聚乙烯醇	10	1500(PEG),5000(多糖)
OHpak B-803	GMA 共聚物	10	2×10^4(PEG),1×10^5(多糖)
OHpak B-804	GMA 共聚物	10	2×10^5(PEG),5×10^6(多糖)
OHpak B-805	GMA 共聚物	10	2×10^6(PEG),5×10^6(多糖)
OHpak B-806	GMA 共聚物	10	1×10^7(PEG),2.5×10^7(多糖)
Ionpak S-801	磺化 PS-DVB	10~15	1000(多糖)
Ionpak S-802	磺化 PS-DVB	10~15	10000(多糖)
Ionpak S-803	磺化 PS-DVB	10~15	5×10^4(多糖)
Ionpak S-804	磺化 PS-DVB	10~15	5×10^5(多糖)
Ionpak S-805	磺化 PS-DVB	10~15	5×10^6(多糖)
Ionpak S-806	磺化 PS-DVB	10~15	5×10^7(多糖)
Spheron P40	HEMA 共聚物		$2\times10^4\sim6\times10^4$(多糖)
Spheron P100	HEMA 共聚物		$7\times10^4\sim2.5\times10^5$(多糖)
Spheron P300	HEMA 共聚物		$2.6\times10^5\sim7\times10^5$(多糖)
Spheron P1000	HEMA 共聚物		$8\times10^5\sim7\times10^5$(多糖)
Spheron P10000	HEMA 共聚物		$<10^8$(估计值)
TSK gel G2000PW	亲水性高聚物	10	100~5000(PEG)
TSK gel G3000PW	亲水性高聚物	13,6	1000×10^4(PEG)
TSK gel G4000PW	亲水性高聚物	13,10	$2000\sim3\times10^5$(PEG)
TSK gel G5000PW	亲水性高聚物	17,10	$4000\sim1\times10^6$(PEG)
TSK gel G6000PW	亲水性高聚物	17,13	$4\times10^4\sim8\times10^6$(PEG)
TSK gel Oligo PW	亲水性高聚物	6	100~5000(PEG)
TSK gel GMPW	亲水性高聚物	17,13	$100\sim8\times10^6$(PEG)
TSK gel DNA-PW	亲水性高聚物	10	$4\times10^4\sim8\times10^6$(PEG)

附录 7　常见的无机基质亲水体积排阻色谱固定相

商品名称	键合相	粒径/μm	孔径/nm	孔容/(mL/g)	比表面积/(m²/g)	排除极限 蛋白	排除极限 葡聚糖	排除极限 聚苯乙烯	供应厂家或公司
Aquapore-OH	二醇相（甘油基）	10	10	1.7	350	1×10^5	9×10^4		Berownleelabs
			30	2.2	100	1×10^5	8×10^5		
			50			—	2×10^5		
			100			—	2×10^7		
			400			—	—		
Lichrospher Diol	二醇	10	10	1.2	250			8×10^4	E Merck
			30	2.0	250		3×10^5		
			50	0.8	50		6×10^5		

商品名称	键合相	粒径/μm	孔径/nm	孔容/(mL/g)	比表面积/(m²/g)	排除极限			供应厂家或公司
						蛋白	葡聚糖	聚苯乙烯	
			100	0.8	20		1.4×10^5		
			400	0.8	60		8×10^5		
Protein Columns 160	二醇	10	6	0.4	190	2×10^4			Waters Millipore
Protein Columns 1125			12.5	0.96	320	8×10^4			
Protein Columns 1250			25	0.98	130	5×10^5			
SyChropack GPC	二醇	10	10	0.97	250	5×10^5	10^5	8×10^4	SynChrom Inc
			30	1.48	—	—	10^6	3×10^5	
			50	0.91	50	5×10^5	3×10^5	6×10^5	
			100	0.8	20	2×10^7	3×10^7	1.4×10^6	
			400	—	8	—		3×10^6	
TSK-G2000SW	表面羟基	10	13	0.8~1.0	—	1×10^5			TOSOH(东曹)
TSK-G3000SW		10	24	1.5~2.0	—	5×10^5			
TSK-G4000SW		13	45	2.4~2.8	—	7×10^5			

附录 8　Mioro Pak TSK H 柱的色谱特性

柱型号	固定相孔径/nm	固定相粒度/μm	渗透极限(聚苯乙烯分子量)	柱内径/mm	柱长/cm	理论塔板数/(块/m)
1000H	4	10	1×10^3	7.5	30(60)	25000
2000H	25	10	1×10^4	7.5	30(60)	25000
2500H	50	10	2×10^4	7.5	30(60)	25000
3000H	150	10	6×10^4	7.5	30(60)	25000
4000H	10^3	13	4×10^5	7.5	30(60)	25000
5000H	10^4	17	4×10^6	7.5	30(60)	10000
6000H	10^5	17	4×10^7	7.5	30(60)	10000
7000H	10^6	17	4×10^8	7.5	30(60)	10000
GMH6	150~10^6	17	2×10^3~2×10^6	7.5	30(60)	10000

附录 9　NDG 和 μ-Bondagel 的色谱性能

硅胶	平均孔径/Å	孔度	渗透极限(聚苯乙烯分子量)	分离范围(聚苯乙烯分子量)	固流相比(V_i/V_o)
NDG-1L	<100	0.69	4×10^4	1×10^2~2×10^4	1.1
2L	160	0.71	1×10^5	1×10^3~1×10^5	1.1
3L	360	0.70	4×10^5	1×10^4~4×10^5	1.1
4L	700	0.65	7×10^5	2×10^4~7×10^5	1.1
5L	1200	0.68	2×10^6	1×10^5~2×10^6	1.1
6L	>2000	0.65	5×10^6	4×10^5~5×10^6	—
μ-Bondagel					
E-125	125		5×10^4	5×10^2~5×10^4	
-300	300		1×10^5	5×10^3~1×10^5	
-500	500		5×10^5	8×10^3~5×10^5	0.8~0.95
-1000	1000		2×10^6	1×10^4~2×10^6	
-线性柱	-500		2×10^6	2×10^3~2×10^6	

附录 10　部分常见高分子类型亲和色谱固定相

名称	基质	配基	粒度/nm	主要应用
Affi-Prep 10	高聚物	羟基琥珀酰胺	50	分离伯氨基偶合物等
Bio-Gel Protein A	高聚物	蛋白 A	50	分离纯化抗体等
Affi-Prep Prot. A	高聚物	蛋白 A	40～60	分离纯化免疫球蛋白等
PL-AFC Protein A	高聚物	蛋白 A	10～25	分离纯化免疫球蛋白等
Shodex AF-PAK	高聚物	Cibacron 蓝	15～20	分离纯化酶类等
Shodex AF-PAK	高聚物	半刀豆球蛋白 A	15～20	分离糖类等
TSK gel Chelate-5PW	亲水性高聚物	亚氨基二乙酸	10	分离纯化蛋白质、酶类等
TSK gel Heparin-5PW	亲水性高聚物	肝素	10	纯化蛋白酶、核酸酶类等
TSK gel Blue-5PW	亲水性高聚物	Cibacron 蓝	10	纯化核酸酶、细胞生长素等
TSK gel Boronate-5PW	亲水性高聚物	间氨基苯基硼酸	10	分离糖蛋白、糖类、转移RNA 等
TSK ABA-5PW	亲水性高聚物	对氨基苯甲脒	10	纯化蛋白酶、激酶等、

附录 11　市售高效亲和介质载体

类型	商品名	基质	材料/μm	主要用途	供应公司或厂家
活化凝胶					
醛基		硅胶	10,30	偶联氨基	Serva，Sterogen，Chromatochem
氯甲酸酯	HyPAC Carbonite N	硅胶	5～10	偶联氨基	Barspec
环氧	Ultraffinity-EP	硅胶	10	偶联氨基	Beckman
	Durasphere A	硅胶	7	偶联氨基	Alltech
Tresyl	SelectiSpher Tresyl	硅胶	10	偶联巯基	Pierce
	Shim-Pack AFC-RT	硅胶	10	偶联巯基	Shimadzu
	YMC-Pack AFS-Tresyl	硅胶	10	偶联巯基	YMC
清蛋白	Resolvosil	硅胶	10	对映体分离	Nachery-Nagel
硼酸盐	SelectiSpher Boronate	硅胶	10		Perstorp Biolytica AB
	Shim-Pack AFC-BN	硅胶	10		Shiadzu
	YMC-Pack AFS-Boronate	硅胶	10		YMC
蓝染料	SelectiSpaer	硅胶	10		Perstorp Biolytica AB
	Cibacron Blue Durasphere	硅胶	7		Alltech
	Shim-Pack AFC-CB	硅胶	10		Shimadzu

类型	商品名	基质	材料/μm	主要用途	供应公司或厂家
伴刀豆球 蛋白 A	SelectiSpher Con A	硅胶	10		Perstorp Biolytica AB
	Durasphere Con A	硅胶	7		Alltech
	Shim-Pack AFC-CA	硅胶	10		Shimadzu
亚氨基二 乙酸	Immunodiacetic and	硅胶	10		Serva
	Si 100				
	Shodex AF-PAK	硅胶	15～20		Showa Denko
血清类黏 蛋白	LKB-Enantiopac	硅胶	10		Pharmacia-LKB
蛋白质 A	SelectiSpher Protein A				
	Durasphere	硅胶	10		Perstor Biolytica